袁颖 主编

中药学

（第2版）

清华大学出版社
北京

内 容 简 介

本教材分总论、各论、附篇三部分。第 1 章至第 5 章为总论部分,系统介绍中药的起源及中药学的发展概况、中药的性能、中药的炮制、中药的应用、中药的品种、产地、采集与贮藏等中药学基本理论知识。第 6 章至第 27 章为各论部分,共收载常用中药 528 味。每章先列概述,介绍该章药物的含义、性能特点、功效主治、配伍原则、使用注意等内容。每味药以来源、药性、功效、应用、用法用量、使用注意、文献摘要等项详细论述。附篇包括引用方剂组成和药名拼音索引。

图书在版编目 (CIP) 数据

中药学/袁颖主编 .-2 版 .—北京: 清华大学出版社, 2024.3
ISBN 978-7-302-65118-5

Ⅰ.①中…　Ⅱ.①袁…　Ⅲ.①中药学-高等学校-教材　Ⅳ.①R28

中国国家版本馆 CIP 数据核字 (2024) 第 010192 号

责任编辑: 罗健
封面设计: 常雪影
责任校对: 李建庄
责任印制: 刘海龙

出版发行: 清华大学出版社
　　　　网　　　址: https://www.tup.com.cn,https://www.wqxuetang.com
　　　　地　　　址: 北京清华大学学研大厦 A 座　　　　邮　　编: 100084
　　　　社 总 机: 010-83470000　　　　　　　　　　邮　　购: 010-62786544
　　　　投稿与读者服务: 010-62776969, c-service@tup. tsinghua. edu. cn
　　　　质量反馈: 010-62772015, zhiliang@tup. tsinghua. edu. cn
印 装 者: 三河市科茂嘉荣印务有限公司
经　　销: 全国新华书店
开　　本: 185mm×260mm　　　　印　张: 25.75　　　　字　数: 646 千字
版　　次: 2012 年 7 月第 1 版　2024 年 4 月第 2 版　　印　次: 2024 年 4 月第 1 次印刷
定　　价: 89.80 元

产品编号: 097797-01

《中药学》（第2版）编委会

本教材为清华大学出版社高等院校规划教材之一，供中医药院校中医药类专业教学使用。本次编写是对前版教材的修订。第 1 版教材应用至今已逾 10 年，得到各用书单位的好评。近年来，《中华人民共和国药典》及执业考试考纲有所变化，中药现代研究不断取得进展，教学方式呈现多元化，教材内容需要与时俱进，故进行本次修订。

党的二十大报告中明确指出要"促进中医药传承创新发展"，为中医药发展指明了方向。本教材以传承创新，培养新时代中医药人才为目标，继续坚持"以学生为中心、以实用为导向、以方便教学为目的"的编写思路，在前版教材的基础上，充分汲取各版《中药学》教材编写经验，参考执业中医师、执业中药师考试大纲要求，以最新版《中华人民共和国药典》为依据，确保概念准确，内容完整，叙述精炼，更加切合教学及临床实际需要。

本教材分总论、各论、附篇三部分。第 1 章至第 5 章为总论部分，系统介绍中药的起源及中药学的发展概况、中药的性能、中药的炮制、中药的应用、中药的品种、产地、采集与贮藏等中药学基本理论知识。第 6 章至第 27 章为各论部分，共收载常用中药 528 味。每章先列概述，介绍该章药物的含义、性能特点、功效主治、配伍原则、使用注意等内容。每味药以来源、药性、功效、应用、用法用量、使用注意、文献摘要等项详细论述。附篇包括引用方剂组成和药名拼音索引。

在纸质版教材基础上，本次修订增加了数字资源，包括中药图片、知识链接、微视频、 PPT 课件、药物比较、思维拓展题、章节自测题等内容，以二维码形式附于教材中，有助于学生自主学习。

编写任务由 20 家高等中西医院校的 23 位教学一线资深教师共同完成。分工如下：袁颖编写总论、泻下药，王海颖编写解表药，肖锦仁、冯秀芝、王茜编写清热药，王加锋编写祛风湿药，王又闻编写化湿药、止咳平喘药，陈芳编写利水渗湿药，赵海平编写温里药、安神药，王淳编写行气药，宁艳梅编写消食药、驱虫药、涌吐药，管家齐编写止血药，杭爱武、刘洋编写活血化瘀药，胡晨霞编写化痰药，张慧卿编写平肝息风药、开窍药，王玉凤、李敏、王亭编写补虚药，秦旭华编写收涩药，李玲玲编写攻毒杀虫止痒药、拔毒化腐生肌药，金素安编写数字资源部分，辛晓伟负责全书药物图片。在本教材编写过程中，得到了各有关院校专家、同仁的热情支持。第 1 版教材编者的精心编撰给本次编写工作打下了坚实的基础，第1版教材主编上海中医药大学朱国福教授对全书内容进行了审定，在此一并表示感谢！同时，本教材得到了上海中医药大学教务处、中药学院领导及中药学教研室全体老师的大力协助，谨表示衷心感谢！

限于编者水平，本教材仍有不足之处，敬请广大读者批评指正。

主编

2023 年 9 月

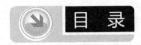

总论

各论

第八章　祛风湿药　　108

第十章 利水渗湿药   **133**

第十一章　温里药   151

第十二章　行气药   160

第十三章　消食药　173

第二十章　平肝息风药　　　　　　　　262

第二十三章　收涩药 **320**

第二十四章　驱虫药　335

第二十五章　涌吐药　341

附篇

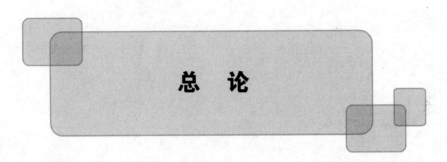

总　论

在中国辽阔的疆域内，分布着丰富的药用资源，古代本草所载已逾 3000 种，20 世纪 90 年代结束的第 3 次全国中药资源普查结果表明，我国中药已达 12807 种，其中药用植物 11146 种，药用动物 1581 种，药用矿物 80 种。2011—2020 年开展的第 4 次全国中药资源普查结果汇总了 13000 多种中药资源的种类分布等信息。中药的发现与应用有着悠久的历史，经过亿万人次的口尝身受，积累了丰富的经验，对保障人民健康和民族繁衍起着不可忽视的作用。

这些药用资源在中国古代医药文献中，通常被称为"药"，其义为治病之草，其音从"乐""草"之声。除部分药物来源于动物、矿物及化学制品、生物制品外，最主要的来源是植物，占总数的 70% 以上，故自古相沿又称"药"为本草，取"诸药以草为本"之义。另外，古人将记载药物的专著、研究药物的学科，也称为本草。中国本草典籍和文献资料十分丰富，是中国人民同疾病作斗争的智慧结晶，也是中华民族优秀文化宝库中的重要内容之一。

约在 19 世纪后期，为了与日渐传入中国的西方医药相区别，人们逐渐地将中国传统医药称为中医和中药。

中药是指在中医药理论指导下认识和使用的药物，具有独特的理论体系和应用形式，既有中医基础理论的精髓，体现中国传统文化和哲学思想，又包含了区域自然资源、生物自然属性等方面的内容，体现自然科学的特点。中药学则是研究中药基本理论及各种中药的来源、采制、性能、功效及临床应用等知识的一门学科，是中医学的重要组成部分。

此外，与中药相关的名词术语，如草药、中药材、中药饮片、中成药、民族药等，在学习中药学之前也应该有所了解。兹分述如下：

草药：草药的最初含义是指植物药。宋代至明清时期，一般指主流本草尚未记载、多为民间医生使用的药物，以区别于官药。但有些草药因其疗效确切，被广泛应用于临床，它扩大了中药的品种，现多统称为中草药，即指中药。

中药材：指来自于自然界的原植物、原动物和原矿物，采集后经过简单的产地加工而成的原料药，不能直接用于配方或制剂。

中药饮片：指中药材经过炮制后可直接用于中医临床或制剂生产使用的处方药品。

中成药：是指以中药饮片为原料，在中医药理论指导下，按处方标准制成一定剂型的中药制剂。中成药是中药的重要应用形式之一，具有方便、安全、有效等优点，成为中药走向世界的先导。

民族药：是中国除汉族以外各兄弟民族使用的传统药，如藏药、蒙药、维药、傣药、苗药等。其药源与中药基本相同，民族药与中药一样，都是中国传统医药的重要组成部分。

第一章
中药的起源及中药学的发展概况

📚 **知识目标**

（1）了解中药的起源。

（2）熟悉历代中药代表著作。

● 第一节　中药的起源 ●

现有的文献史料及民间传说印证了中药的发现和应用有着悠久的历史，经历了漫长的实践过程。劳动不仅创造了人类社会，也创造了医药。

原始社会生产力十分低下，先民们为了生存，在寻找食物的过程中，一方面难免会误食一些有毒的植物，以致发生呕吐、腹泻、腹痛、昏迷甚至死亡等中毒现象；另一方面，也可能因为偶然吃了某些植物，使原有的一些症状得以缓解甚至消除。经过一次次的口尝身受，人们逐步积累了一些有关植物药的知识。可见中药的起源与古人寻觅食物的过程密切相关，故有"药食同源"之说。中国古籍中记述的"神农尝百草……一日而遇七十毒"的传说，生动地反映了人们认识药物的艰难历程。随着生产力的发展，人们进入了渔猎时代，自然会发现某些动物药。原始社会晚期，随着采石、开矿和冶炼的兴起，又相继发现了矿物药。同时，人们从野果和谷物的自然发酵中得到启示，逐步掌握了酿造技术，从而认识了酒类及发酵制剂。酒不但是一种饮料，其本身也具有行药势、通血脉等多种作用，而且可作为溶媒使用，故古人将酒誉为"百药之长"。用药酒治病，使医学又前进了一步。

文字的创造和使用，促进了药物知识的传播。金文中已有"药"字。《说文解字》将其训释为"治病草，从草，乐声"。明确指出了"药"即治病之物，并以"草"（植物）类居多的客观事实。西周时已有专业的"医师"，其职责是"掌医之政令，聚毒药以供医事"。中国现存最早的诗歌总集《诗经》中记载了300多种植物和动物，其中不少成为后世本草著作中所收载的药物。《山海经》载有100多种药物，并记述了它们的医疗用途。《万物》是1977年安徽阜阳出土汉简的一部分，编撰年代约在春秋战国时期，收载70余种药物，对各药作用的记载比《山海经》更为详尽，且有复方治病的相关内容。有学者认为，这是迄今发现最早的药物专编或本草古籍。20 世纪 70 年代初出土的帛书《五十二病方》，载方约 300 个，涉及药物 240 多种，对炮制、制剂、用法、禁忌等均有记述，说明中药的复方应用具有十分悠久的历史。

● 第二节　中药学的发展概况 ●

一、秦汉时期（公元前 221—公元 220 年）

中药的起源及
中药学的发展
概况 PPT

秦汉时期，境内外的交流日益增加。西域的西红花、胡桃、胡麻、大蒜、葡萄，越南的薏苡仁等相继传入中国；边远地区的麝香、羚羊角、琥珀、龙眼等不断传入内地。华佗发明的"麻沸散"作为外科手术麻醉剂，以及东汉炼丹术的应用等，都在不同程度上丰富了本草学的内容。

西汉时期已有药学专著出现，如《史记·仓公列传》称吕后 8 年（公元前 180 年）名医公乘阳庆传其弟子淳于意《药论》一书。从《汉书》中的有关记载可以看出，西汉晚期已用"本草"一词来指称药物学及药学专著，而且拥有一批通晓本草的学者。

中国现存最早的药学专著是《神农本草经》（简称《本经》）。该书虽托名"神农"，实非出于一时一人之手。其成书的具体年代尚有争议，但不会晚于东汉末年（公元 2 世纪）。《本经》原书早佚，目前的各种版本均系明清以来学者考订、整理、辑复而成。其"序例"部分，言简意赅地论述了中药的基本理论，如四气五味、有毒无毒、配伍法度、服药方法、剂型选择等，并简要介绍了中药的产地、采集、加工、贮存、真伪鉴别等知识，初步奠定了药学理论的基础。各论载药 365 种，其中植物药 252 种、动物药 67 种、矿物药 46 种，按药物有毒无毒、养生延年与祛邪治病的不同分为上、中、下三品，即后世所称的"三品分类法"。每药之下，依次介绍正名、性味、主治功用、生长环境，部分药物还有别名、产地等内容。书中所载药物大多朴实有验，至今仍然习用，如黄连治痢、麻黄定喘、当归调经、海藻治瘿等等。《本经》系统地总结了汉以前的药学成就，对后世本草学的发展具有十分深刻的影响，被奉为中医药学的四大经典著作之一。

二、魏晋南北朝时期（公元 220—581 年）

这一时期因战乱而亡佚的文籍较多，但流传后世的本草书目仍有近百种。如《吴普本草》《李当之药录》《名医别录》《徐之才药对》等。其中最重要的是梁·陶弘景所辑的《本草经集注》。该书约完成于公元 500 年，载药 730 种。为保存文献资料原貌，陶氏采用朱书《本经》原文，墨书《别录》文，小字作注的方式。序例部分首先回顾本草学发展概况，接着对《本经》序例条文逐一加以注释、发挥。针对当时药材伪劣品种较多的情况，补充了大量的采收、鉴别、炮制、制剂等方面的理论知识和操作原则，还增列了"诸病通用药""解百药及金石等毒例""服药食忌例"（原书无标题，以上标题为后人所称用）等，大大丰富了药学总论的内容。各论部分，将所载药物分为玉石、草木、虫兽、果、菜、米食、有名未用七类，首创按药物自然属性分类的方法。除有名未用一类外，其余每类中又结合三品分类排列药物顺序。对于药性，又以"朱点为热，墨点为冷，无点者是平"加以区分。本书全面、系统地整理和补充了《本经》的内容，反映了魏晋南北朝时期的主要药学成就，在本草发展史上占有重要地位。惜原书在北宋年间逐渐亡佚，现仅存敦煌石窟藏本的序录残卷，但其主要内容仍可在后世《经史证类备急本草》和《本草纲目》中看到。近代有尚志钧重辑本刊印。

南北朝刘宋时期雷敩著《炮制论》，载药 300 种，详细介绍每味药物的炮制方法，叙述药物通过适宜的炮制，可以降低毒性或烈性，提高疗效。该书是中国第一部炮制学专著，也标志着本草学新分支学科的产生。

三、隋唐时期（公元 581—960 年）

这一时期，中国南北统一，地域辽阔，经济文化繁荣，交通发达，外贸增加，从海外输入的药材品种亦不断增多，从而推动了医药学术的迅速发展，各地使用的药物总数已达千种。但由于种种原因，药物品种及名称出现了一些混乱的情况，加之《本草经集注》成书之际，正是南北分裂时期，陶氏对北方药物情况掌握不够，内容上存在着一定的局限性，而且经过 100 多年的传抄，出现了不少错误，因而有必要对本草进行一次大规模的整理与总结。

唐显庆四年（公元 659 年）颁布了由李勣、苏敬等主持编纂的《新修本草》（又名《唐本草》）。该书卷帙浩博，共 54 卷，载药 844 种（一说 850 种），新增 114 种，分为玉石、草、木、兽禽、虫、鱼、果菜、米谷、有名未用等九类。以当时全国各地选送的道地药材作为实物标本，书中还增加了药物图谱，并附以文字说明。这种图文对照的方法，开创了世界药学著作的先例。该书内容丰富，取材精要，具有很高的学术价值，不仅反映了唐代本草学的辉煌成就，对后世药学的发展也有深远影响，并很快流传到国外，如公元 731 年即传入日本，广为流传，日本古书《延喜式》中即有"凡医生皆读苏敬《新修本草》"的记载。由于《唐本草》是由国家组织修定和推行的，为中国第一部药典性官修本草，比公元 1546 年颁布的号称欧洲第一部药典的《科德药方书》（习称《纽伦堡药典》）要早 800 余年。本书现仅存残卷的影刻、影印本，但其内容保存于后世本草及方书中。近年有尚志钧重辑本刊印。

唐朝初年，甄权著《药性本草》（又名《药性论》），是一部专门论述药物的性味、有毒无毒、功效、主治、配伍等药性理论的著作。惜原书已亡佚，内容散见于后世本草书籍中。

唐代孙思邈深受佛、道、儒思想的影响，悉心钻研医药，著有《备急千金要方》和《千金翼方》，尤其在药学方面作出了巨大贡献，被后人尊为"药王"。他在《备急千金要方》中列《食治篇》，收集了 162 种食物，分果实、蔬菜、谷米、鸟兽（附虫鱼）四门来叙述，是现存最早有关饮食疗法的专篇，为中国饮食疗法的发展奠定了基础。此后，其学生孟诜在唐代饮食疗法的基础上，收集有关资料，编成《补养方》。孟诜的学生张鼎又将该书增订，取名为《食疗本草》，为中国第一部食疗专著。原书亡佚，内容散见于后世本草著作中。现代有谢海洲、马继兴等的辑复本和尚志均的辑复本刊印。

唐开元年间（公元 713—741 年），陈藏器深入实际，搜集《新修本草》漏载及当时新发现的药物，对《新修本草》进行增补和辨误，著成《本草拾遗》10 卷。此书收罗广博，为丰富本草学的内容作出了贡献。书中还根据药物功效，提出宣、通、补、泻、轻、重、滑、涩、燥、湿"十剂"的分类方法，对后世方药分类产生了很大影响。

约在五代时期，李珣著《海药本草》。李氏的祖先为波斯人，家庭经营进口香药，又曾到过岭南，接触外来药物的机会较多。该书共收载外来药物 124 种，其中香药达 50 余种。李珣介绍海外药物，补充本草学之不足，为本草学的发展作出了贡献。原书亡佚，内容散见于后世本草著作中。翰林学士韩保昇等受蜀主孟昶之命，以《新修本草》为蓝本，参阅有关文献，编成《蜀本草》。该书对药物的性味、形态和产地做了许多补充，绘图也很精致，颇具特点，对本草学发展起到了一定的作用。

唐代已开始使用动物组织、器官及激素制剂。《新修本草》记载了用羊肝治疗夜盲症和改善视力的经验，《本草拾遗》记录了人胞作为强壮剂的效力，《备急千金要方》还记载了用鹿魇（鹿的甲状腺）和羊魇治疗甲状腺病及酵母制剂（神曲）普遍用于医药的经验。

唐高祖武德七年（公元 624 年），国家设立了药学专校，称为"药园"，园内辟有良田 300 亩，培植药材 850 种，以供处方及鲜药之用。每年春秋招收 16～20 岁的学生，称为"药园生"。毕业后成绩好的选拔为教师，称为"药园师"。可以想象当时中国药学之盛。

四、宋金元时期（公元 960—1368 年）

经济文化、科学技术和商业交通的进步，尤其是雕版印刷的应用，为宋代本草学的发展提供了有利条件。公元 973 年刊行了由刘翰、马志等主持编纂的宋代第一部官修本草——《开宝新详定本草》，次年发现其仍有遗漏和不妥之处，经李昉等重加校定，名《开宝重定本草》，收载药物 983 种。1060 年刊行了由掌禹锡、林亿、苏颂等人编写的《嘉祐补注本草》（简称《嘉祐本草》）。该书共 21 卷，载药 1082 种。公元 1061 年，刊行了由苏颂编辑成册的《本草图经》（一名《图经本草》）。该书 21 卷，所附 900 多幅药图是中国现存最早的版刻本草图谱。本书与《嘉祐本草》互为姊妹篇，并行天下。公元 1062 年，陈承将两书合编，附以古今论说及个人见解，名《重广补注神农本草图经》。上述诸本草均已亡佚，其内容散见于《经史证类备急本草》《本草纲目》等后世本草著作中。

唐慎微于公元 1082 年撰成的《经史证类备急本草》（简称《证类本草》，可谓宋代本草学的巅峰之作。全书 33 卷，载药 1558 种（一说 1746 种），每味药物附有图谱，附方 3000 余首，这种方药兼收、图文并茂的编写形式，较前代本草前进了一步。他引证广泛，且所收载的资料采用原文照录，注明出处的方法，为后世保存了大量古代方药的宝贵文献，不仅具有很高的学术和实用价值，而且具有很高的文献价值。该书在本草学的发展历程中，起了承前启后、继往开来的作用。此后出版的《经史证类大观本草》（简称《大观本草》）、《政和新修证类备用本草》（简称《政和本草》）、《绍兴校定经史证类备急本草》（简称《绍兴本草》）等，都是在此书的基础上，稍加修订补充而成的官修本草著作。直到现代，它仍然是中医药工作者必备的重要参考书目之一。

此外，公元 1116 年，刊行了由寇宗奭编撰的《本草衍义》，共 20 卷，载药 472 种。该书对本草所载药物的功用、效验做了补充，对品种做了鉴别。作者还强调按年龄老少、体质强弱、疾病新久等决定药量，这在临床上很有意义。

设立国家药局是北宋政府的一大创举，也是中国乃至世界药学史上的重大事件。1076年，北宋政府在开封开设由国家经营的熟药所，其后发展为修合药所（后更名为"医药和剂局"）及出卖药所（后更名为"惠民局"）。药局的设立，对药材检验、炮制、制剂规范、成药生产等均有着巨大的促进作用，《太平惠民和剂局方》即是这方面的重要文献。

宋代在中药制剂方面取得了一定的成就。如《苏沈良方》记载了从人尿中提取性激素制剂——秋石的制备方法。《宝庆本草折衷》则有"猪胆合为牛黄"的记载。此外，还有用升华法制取冰片、樟脑，用蒸馏法制酒等记载。

金元时期，本草著作多出自医家之手，具有明显的临床药学特征。如刘完素的《素问药注》《本草论》，张元素的《珍珠囊》《医学启源》《脏腑标本药式》，李东垣的《药类法象》《用药心法》，王好古的《汤液本草》，朱丹溪的《本草衍义补遗》等，发展了升降浮沉、归经等中药药性理论，使之系统化，建立了法象药理模式，以探求药物奏效原理，虽然带有明显的主观臆断性，但其运用类比法，试图从药物形、色、味等基本特征入手，结合临床应用的探索在一定程度上丰富了中药药性理论。

元代忽思慧于 1330 年编著的《饮膳正要》是饮食疗法的专门著作。介绍了不少回、蒙民族的食疗方药和有关膳食的烹调方法，至今仍有较高的参考价值。

五、明代（公元 1368—1644 年）

由于中外交流日益频繁，医药知识和技术的进一步积累，沿用已久的《证类本草》已不能满足时代的要求。公元 1503 年，刘文泰奉敕修订本草，花费两年时间编成《本草品汇精要》一书，共 42 卷，载药 1815 种，是我国封建社会最后一部大型官修本草。但书成之后未刊行流传，故在药学史上影响较小，1936 年始由商务印书馆据故宫旧抄本铅印出版。

医药学家李时珍，在《证类本草》的基础上，参考 800 多部医药著作，历时 27 年，于 1578 年完成了中医药科学巨著《本草纲目》。该书共 52 卷，载药 1892 种，新增 374 种，改绘药图 1100 多幅，附方 11000 余首，大大地丰富了本草学的内容。该书序例部分对本草史和中药基本理论进行了全面、系统的总结和发挥。各论将所载药物按自然属性分为水、火、土、金石、草、谷、菜、果、木、器服、虫、鳞、介、禽、兽、人共 16 部，每部之下再分若干小类，共 60 类（有版本为 62 类）。每一味药都按释名、集解、正误、修治、气味、主治、发明、附方等项逐一叙述。本书集中国 16 世纪以前药学成就之大成，在语言文字、训诂、历史、地理、植物、动物、矿物、冶金等方面也有突出的贡献，其影响远远超出了本草学范围。1596 年在南京印行后，很快风行中国，17 世纪即传播至国外，先后有多种文字的译本，对世界自然科学有卓越贡献。2011 年，《本草纲目》与《黄帝内经》同时入选《世界记忆名录》。

明代的专题本草也取得了令人瞩目的成就。1406 年，朱橚撰著《救荒本草》，选择民间可供食用的救荒之物 414 种，记述其名称、产地、形态、性味及食用方法等，并按实物绘图，丰富了本草学内容，有一定的科学价值。15 世纪中期，兰茂实地调查和搜求云南地区药物 400 余种，编成《滇南本草》，是中国现存内容最丰富的古代地方本草。缪希雍的《炮炙大法》是明代影响最大的炮制专著。1612 年，李中立编著《本草原始》，对本草名实、性味、形态详加考证，绘图逼真，注重生药学研究。

《本草蒙筌》所载用五倍子制百药煎（没食子酸），早于欧洲 200 余年。明末的《白猿经》记载了用新鲜乌头制取冰晶状的"射罔"，即乌头碱的结晶，比 19 世纪欧洲人从鸦片中提炼出号称世界上第一种生物碱——吗啡，还要早 100 多年。

此外，卢复历时 14 年，以《本草纲目》《证类本草》等资料为主，于 1626 年辑成《神农本草经》3 卷，为该书现存最早的辑复本。

六、清代（公元 1644—1911 年）

清代研究本草之风盛行，成果颇丰，著作达 400 种左右。1765 年，著名学者赵学敏编著完成《本草纲目拾遗》。全书共 10 卷，载药 921 种，新增 716 种，主要是疗效确切的民间药物和外来药。卷首列正误 34 条，对《本草纲目》中的错误加以订正。该书还收录了大量今已散失的方药书籍的部分内容，具有一定的文献价值。吴其濬的《植物名实图考》，于1848 年刊行，收录植物 1714 种，新增 519 种。对每种植物均详记其形态、产地、栽培、用途、药用部位、效用治验等内容。对植物品种做了大量考证，对植物形态的描述较为详细，所绘药图极为精审，远远超过了历代本草，是一部水平很高的药用植物学巨著，对后世本草学、植物学的发展产生了很大影响。

清代涌现了一批切合临床、实用的简约本草著作。如刘若金的《本草述》（1666 年）、汪昂的《本草备要》（1694 年）、吴仪洛的《本草从新》（1757 年）、严西亭的《得配本草》（1761 年）、黄宫绣的《本草求真》（1769 年）。《本草求真》以临床实用为宗旨，正文药物分为补、涩、散、泻、血、杂、食物 7 类，每类又分若干子目。其所采用的按药物主要功效进行分类的方法，不仅较《本经》三品分类、陈藏器的"十剂"分类更为先进，而且对后世中药学的功效分类法的形成也有重要影响。

清代还出现了不少专题类本草，如张仲岩的《修事指南》，为炮制类专著；郑肖岩的《伪药条辨》，为优秀的药物辨别专书。

七、中华民国时期（公元 1912—1949 年）

随着西方文化和西方医药学在中国的进一步传播，社会和医药界对传统的中国医药学逐渐有了"中医""中药"之称。这一时期中国医学发展呈现出中西医药并存的特点。虽然国民政府对中医药采取了压抑、限制和歧视的政策，但在仁人志士的努力下，中医药学以其顽强的生命力，在继承和发扬方面均有新的发展。

中药辞典类大型工具书的产生和发展，是民国时期中药学发展中的一件大事，其中成就和影响最大的当推陈存仁主编的《中国药学大辞典》（1935 年），全书约 200 万字，收录词目 4300 条，汇集古今有关论述及研究成果，资料详尽，查阅方便，且附有标本图册，受到药界推崇。虽有不少错讹，仍不失为一部具有重要影响的大型药学丛书。

此时期随着中医学校的纷纷建立，出现了一批适应教学和临床需要的中药学讲义，其中不乏佳作。如浙江兰溪中医学校张山雷的《本草正义》、上海中医专门学校秦伯未的《药物学》、浙江中医专门学校何廉臣的《实验药物学》、天津国医函授学校张锡纯的《药物讲义》等。

这一时期，本草学的现代研究亦开始起步，初步建立了以中药为主要研究对象的药用植物学、药用动物学、生药学、中药鉴定学、中药药理学等新的学科，研究成果主要集中在生药学、药理学、化学分析、有效成分提取及临床验证等方面，它对本草学发展所做的贡献应当给予充分肯定。

八、中华人民共和国成立以后（1949 年 10 月以后）

中华人民共和国成立以来，政府高度重视中医药事业的继承和发展，制定了一系列相应的政策和措施，本草学也取得了前所未有的成就。

从 1954 年起，各地出版部门根据卫生部的安排和建议，积极开展历代中医药书籍的整理刊行工作。在本草方面，陆续影印、重刊或校点评注了《神农本草经》《新修本草》（残卷）《证类本草》《滇南本草》《本草品汇精要》《本草纲目》等数十种重要的古代本草著作。20 世纪 60 年代以来，对亡佚本草的辑复也取得突出成绩，其中有些著作正式出版发行，对本草学的研究和发展做出了较大贡献。

当代还涌现了一批中药新著，数量多，门类全，从各个角度将本草学提高到崭新的水平。其中最能反映当代本草学术成就的，有各版《中华人民共和国药典》《中药志》《中药大辞典》《中国中草药汇编》《原色中国本草图鉴》《中国民族药志》《中华本草》等。《中华人民共和国药典·一部》作为中药生产、供应、检验和使用的依据，以法典的形式确定了中药在当代医药卫生事业中的地位，对中药材及中药制剂质量的提高、标准的确定等起了巨大的促进作用，在一定程度上反映了当代药学水平。《中华本草》（1999 年）由国家中医药管理局主持，南京中医药大学总编审，全国 60 多个单位 500 余名专家参加编写，历时 10 年才得以完成。全书前 30 卷为中药卷，载药 8980 味，插图 8534 幅，约 2200 万字，全面总结了中国 2000 多年来传统药学成就，还增加了化学成分、药理、制剂、药材鉴定和临床报道等内容，在深度和广度上，都超过了以往的本草文献，是一部反映 20 世纪中药学科发展水平的综合性本草巨著。

此外，自 20 世纪 50 年代以来，政府先后多次组织各方面人员对中药资源进行全国性的普查。在此基础上，编著出版了全国性的中药志及一大批药用植物志、药用动物志及地区性的中药志，藏、蒙、维、傣、苗等少数民族药也得到科学整理。1999 年的全国中药资源普查结果显示，我国中药总数达到 12800 余种。一些原来依赖进口的药材，如沉香、马钱子、安息香、阿魏、萝芙木等，其国产资源的开发也取得了显著成就，能在相当程度上满足国内需求。在中药资源保护、植物药异地引种和人工栽培、药用动物的人工养殖及驯化等方面，均取得很大成绩。

随着现代自然科学的迅速发展，中药的现代研究在深度和广度上都取得了令人瞩目的成就，也大大促进了中药鉴定学、中药化学、中药药理学、中药炮制学、中药药剂学等分支学科的发展。

当代中药教育事业的发展，为本草学和中药事业的进步造就了大批高质量的专业人才。1956 年起，在北京、上海、广州、成都、南京等地相继建立了中医学院，将中医教育纳入现代高等教育行列。河南中医学院于 1958 年首先创办了中药专业，之后成都、北京、南京、湖南、云南等中医学院也相继增设该专业。1978 年以来，中国不少高等院校及药学科研机构相继开始招收中药学硕士学位和博士学位研究生。中国的中药教育形成了从中专、大专、本科到硕士、博士研究生多层次的完整培养体系。为了适应中药教育的需要，各种中药学教材经过多次修订，质量不断提高。

2021 年 2 月，国务院办公厅发布《关于加快中医药特色发展的若干政策措施》，全面加强对中医药的政策支持和投入力度，为推动中医药传承创新发展提供了政策保障。中医药理论和原创思维与现代科技结合，为临床诊疗和产业发展服务，中医药现代化不断深入。"传承精华，守正创新"，中国医药学源远流长，随着当代科学技术的飞速发展，中药学科必将取得更大的成就，为人类的健康事业做出更多的贡献。

知识链接：中药在实践中发现和发展

学习小结

一、知识要点

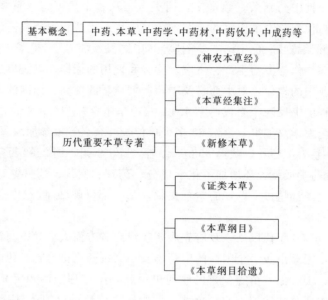

二、思维拓展

　　本草文献反映了不同历史时期中药的发展情况，试述主要代表性本草著作的特点，它们是如何反映成书时期的本草学创新的？

中药的起源及中药学的发展概况
思维拓展答题要点

中药的起源及中药学的发展
概况自测题及答案

中药的性能

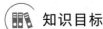 **知识目标**

掌握中药性能中四气、五味、升降浮沉、归经、毒性等主要内容。

中药的性能是对中药作用的基本性质和特征的高度概括，简称药性。主要包括四气、五味、归经、毒性、升降浮沉等。

中医药学对中药性能的认识源远流长，在《黄帝内经》《神农本草经》等著作中已有相关记载。后世医药学家在长期的实践过程中，以阴阳学说、藏象学说、经络学说等传统中医学理论为依据，结合各种中药的性质、治疗效应等不断加以总结提高，最后形成了可以用于指导临床用药的药性理论。中药药性理论是中医学理论体系的重要组成部分之一，是学习中药学所必须掌握的基本理论知识。

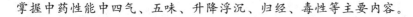

第一节　四　　气

四气，是指药物的寒、热、温、凉四种药性，又称四性。它反映了药物在影响人体阴阳盛衰、寒热变化方面的作用倾向，是说明药物作用性质的重要概念之一。

有关四气的记载，最早可追溯到《神农本草经》，该书在序例中提出药有寒、热、温、凉四气。宋代药物学家寇宗奭为了避免与药物的香臭之气相混淆，提出将"四气"改为"四性"。但四气一词沿用已久，习用至今。

四气之中，寒凉与温热属于两类不同的性质。寒凉属阴，温热属阳。寒与凉、温与热之间仅有程度上的差异，凉次于寒，温次于热。有些药物通常还标以大寒、大热、微寒、微温等，这是对中药四气程度的进一步区分，以利于临床更好的应用。此外，还有一类平性药，是指寒热偏性不明显，如茯苓、山药、香附等。但平性药依然有寒、热的偏性，称其性平只是相对而言，实际上仍未超出四性的范围。因此，四性从本质而言，可概括为寒、热二性。

药物的寒、热、温、凉之性是从其作用于人体所产生的反应概括出来的，是与其所治疾病的性质相对而言的。能够减轻或消除热性病证的药物，其药性一般属于寒性或凉性，如金银花、连翘能治疗热毒疮疡，表明这两种药物具有寒凉之性。能够减轻或消除寒性病证的药物，其药性一般属于热性或温性，如附子、肉桂等能治疗脘腹冷痛及四肢厥逆等，表明两药均具有温热之性。

一般具有清热泻火、凉血解毒、泻热通便、清化热痰、清心开窍、凉肝息风等作用的药物，性属寒凉；具有温里散寒、暖肝散结、补火助阳、温阳利水、温经通络、回阳救逆等作用的药物，性属温热。

药性寒热与治则密切相关。《素问·至真要大论》云："寒者热之，热者寒之。"《神农本草经·序例》云："疗寒以热药，疗热以寒药。"明确指出了药性寒热与治则的关系。治疗热性疾病使用寒凉药物，治疗寒性疾病使用温热药物，这是中医临床用药的基本规律；反之，如果热性疾病用温热药，寒性疾病用寒凉药，可能导致病情进一步恶化，甚至引起死亡。正如李中梓《医宗必读》所言："寒热温凉，一匕之谬，覆水难收。"

● 第二节 五 味 ●

五味，是指辛、甘、酸、苦、咸五种药味。此外，还有淡味和涩味。但五味是最基本的五种药味，习惯于将涩附于酸，淡附于甘，所以一般仍称五味。若以阴阳论五味，则辛、甘、淡属阳，酸、苦、咸、涩属阴。

五味的最早记载见于《吕氏春秋》，在伊尹向商汤进言中，即有"调和之事，必以甘、酸、苦、辛、咸，先后多少"之说。五味作为药性理论最早见于《黄帝内经》（简称《内经》）和《神农本草经》（简称《本经》）。《内经》对五味的阴阳五行属性、作用等做了系统的论述。《素问·藏气法时论》曰："辛散、酸收、甘缓、苦坚、咸软。"这是对五味作用的最早概括。《本经》明确指出"药有酸、咸、甘、苦、辛五味"，并且以五味配合四气，标明每种药物的药性特征，为五味学说的形成奠定了基础。后世医药学家在此基础上不断补充发挥，到清代汪昂《本草备要·药性总义》中概括为："凡药酸者能涩能收，苦者能泄能燥能坚，甘者能补能和能缓，辛者能散能润能横行，咸者能下能软坚，淡者能利窍能渗泻，此五味之用也。"至此，五味的含义和作用基本形成。

中药味的确定依据主要有两种：首先是由人的味觉器官直接感知。如乌梅味酸、甘草味甘、干姜味辛、黄连味苦等。其次，由药物的治疗作用推理而来。如葛根口尝并无辛味，但因其能解表散邪，所以推定其味辛。由此可见，五味既反映了药物的真实滋味，又是药物功能的高度概括。不同的药味代表不同的功效，综合历代医家的论述和用药经验，兹将五味的作用总结如下：

辛，能散、能行，有发散、行气、行血等作用。如麻黄、桂枝发汗解表，治疗表证；陈皮理气健脾，治疗脾胃气滞证；川芎活血化瘀，治疗血瘀证，均有辛味。此外，一些具有芳香气味的药物也多标辛味，亦称辛香之气。芳香药除有能散、能行的特点外，还包含了芳香辟秽、芳香化湿、芳香开窍等作用。

甘，能补、能和、能缓，有补益、和中、调和药性、缓急止痛等作用。如人参、阿胶、熟地黄等补气补血，治疗虚证；饴糖缓急止痛，甘草调和药性等，均有甘味。某些甘味药还具有解药食中毒的作用，如绿豆、甘草等。

酸，能收、能涩，有收敛、固涩作用。具有酸味的药物多用于治疗体虚多汗，肺虚久咳，久泻久痢，崩带不止，肾虚遗精等滑脱病证。如山茱萸、五味子固表止汗，涩精止遗；乌梅敛肺止咳；五倍子涩肠止泻等。

涩，能收敛固涩，与酸味药作用相似，如煅龙骨、煅牡蛎涩精止遗，莲子固精止带，乌贼骨收敛止血等。但涩味与酸味又不尽相同，酸能生津，酸甘能够化阴，但涩味药无此作用。

苦，能泄、能燥。泄的作用甚广，有指通泄的，如大黄泻下通便，治疗热结便秘；有指降泄的，如杏仁降泄肺气，可治疗肺气上逆的咳喘证，枇杷叶降泄胃气，可治疗胃气上逆的呕吐呃逆；有指清泄的，如黄芩能清泄肺热，治疗肺热咳喘。燥指燥湿，用于治疗湿证。湿证有湿热和寒湿之不同，寒性的苦味药，如黄连、苦参，适用于前者；热性的苦味药，如苍术、厚朴，适用于后者。此外，前人认为苦还有坚阴（即泻火存阴）的作用，如黄柏、知母用治肾阴亏虚、相火偏盛之证，即是此意。

咸，能软、能下，有软坚散结、泻下作用。多用治瘰疬、痰核、瘿瘤、癥瘕痞块、大便燥结等。如鳖甲软坚消癥，可治癥瘕痞块；芒硝泻热通便，可治热结便秘。

淡，能渗、能利，有渗湿利水作用。多用治水肿、脚气、小便不利等。如茯苓、猪苓、薏苡仁均有利水渗湿作用，常用治水肿，小便不利。

气和味分别从不同侧面反映了药物的部分性能。临床用药时，必须把气、味结合起来，综合分析。气味相同，药物功用相似，如黄芩、黄连、黄柏均性寒味苦，皆可清热燥湿，用于湿热证。气同味异或味同气异，其作用往往是同中有异。如鹿茸与细辛均为温性，鹿茸甘温，补肾助阳，而细辛辛温，解表散寒，二者的作用有差异。再如麻黄与薄荷均有辛味，薄荷辛凉，发散风热，而麻黄辛温，发散风寒，二者的作用也不一样。由此可见，只有认识和掌握每味药物的全部性能，性味合参，才能全面准确地了解和使用药物。

第三节　归　　经

归经是药物作用的定位概念。"归"即归属，"经"是脏腑经络的概称。归经是指药物对机体某些部分的选择性作用，主要对某经（包括脏腑和经络）或某几经产生明显的作用，而对其他经作用较小或没有作用。

《内经》中有关"五入""五走"的记载及《伤寒论》的六经辨证用药理论是归经理论形成的先声。南北朝时期出现了归经理论的雏形。如《名医别录》载有韭"归心"，蒜"归脾、胃"等。至北宋时寇宗奭在《本草衍义》中论述泽泻时已有"引药归就肾经"的说法。宋代《梦溪笔谈》中亦有"某物入肝""某物入肾"的记载，但此时尚未形成归经理论。金元时期张元素提倡分经分部用药，并于《珍珠囊》中载有"某经药""某行经药"的内容，为归经理论奠定了基础。其后李东垣、王好古等又加以补充，使归经理论逐步充实。清代沈金鳌正式提出"归经"一词，将前人关于归经的理论加以总结，在其《要药分剂》一书中，每味药下均列"归经"一项，说明药物作用范围。从此归经理论得以完善，并得到后世医家的继承和发展，成为中药性能的重要组成之一。

中药的归经是以脏腑经络学说为基础，以其所治疗的具体病证为依据而确定的。经络能沟通人体内外表里，当发生疾病时，体表病变可以影响到内脏，内脏病变也可以反映到体表。因此人体各部位发生疾病时所出现的证候，可以通过经络系统而获得全面的认识。如心经病变常见心悸失眠，肝经病变每见胁痛抽搐，肺经病变多见胸闷喘咳等。故将药物的疗效与脏腑、经络理论结合起来，可以说明某药对某些脏腑、经络的疾病起主要治疗作用，从而确定该药的归经。如远志能治疗心悸失眠，归心经；柴胡能治疗肝郁胁痛，归肝经；杏仁能治疗咳嗽气喘，归肺经。说明中药的归经是通过脏腑辨证用药，从疗效观察中总结出来的。

历史上不同时期，不同医家在确定药物归经时，或侧重于经络系统，或侧重于脏腑系统，造成某些药物归经的含义有所不同。如本草文献记载，羌活和泽泻皆归膀胱经，但羌活归膀胱经是依据经络辨证，泽泻归膀胱经是依据脏腑辨证，二者虽同归膀胱经，其中的含义是不同的。有的药物只归一经，有的药物可归数经，说明不同药物的作用范围不同。此外还须注意，归经主要是指用药后机体效应所在，而不是指药物成分在体内的具体分布。

归经理论对临床用药具有重要的指导意义。即使同类及功能相似的药物，由于归经的不同，往往具有不同的治疗效果。临床可以参照药物归经选择用药。如黄芩、黄柏、龙胆均有苦寒之性，均能清泄火热，但黄芩归肺经，善清肺热；黄柏归肾经，善泻相火；龙胆归肝经，善清肝火。再如羌活善治太阳头痛，白芷善治阳明头痛，柴胡善治少阳头痛，细辛善治少阴头痛，吴茱萸善治厥阴头痛。故在治疗头痛时，如果能考虑到药物归经的因素，可以提高疗效。但归经须与四气、五味等重要性能结合起来，才能更加完整地说明药物功能特点。即使同归一经的药物，由于其气、味不同，作用也有差异。如黄芩、干姜、百合、葶苈子均能治疗肺系疾病，都归肺经，但由于性味不同，其主治也各异，黄芩主要清肺热，干姜则能温肺寒，百合补肺虚，葶苈子泻肺实。此外，由于各脏腑之间有着相生、相克的关系，脏腑经络的病变可以相互影响和传变。因此，在治疗某一脏腑或经络病变时，还应考虑相关的脏腑，不局限于归某经的药物。如对肺病兼有脾虚的患者，除选用归肺经的药物外，常兼用健脾之品，以收培土生金之效。在治疗肝病时，除选用归肝经的药物外，也常选用补脾之品，以先安未受邪之地。

总而言之，既要了解每味中药的归经，又要注意脏腑、经络之间的关系，并结合中药的其他性能特点，才能用归经理论更好地指导临床用药。正如徐灵胎所言："不知经络而用药，其失也泛；执经络而用药，其失也泥，反能致害。"

● 第四节　升降浮沉 ●

升降浮沉反映药物作用的趋向性，是药物作用的定向理论。

升降浮沉学说起源于《内经》。如《素问·阴阳应象大论》曰："清气在下，则生飧泄；浊气在上，则生䐜胀。"针对人体升降出入功能的紊乱，自然就产生了旨在调节这种功能紊乱的药物升降浮沉学说。金元时期，张元素在其著作《医学启源》中，对升降浮沉理论进行了系统论述，使这一学说渐趋成熟。明清时期，医药学家如陈嘉谟、李时珍、汪昂等在前贤的基础上，进一步总结，并不断推广应用，使之逐渐普及，最终和四气、五味、归经等一样，成为药性理论的重要组成部分。

气的升降出入运动是人体生命活动的重要基础之一。一旦发生障碍，机体便处于疾病状态，从而产生不同的病势趋向：向上（如喘咳、呃逆）、向下（如脱肛、泄泻）、向内（如表证不解而入里）、向外（如自汗、盗汗）等。能够针对病情，改善或消除这些病证的药物，相对来说也就分别具有向下、向上、向外、向内的作用趋向。升是指向上升提，降是指向下降逆，浮表示向外发散，沉表示泄利二便和收敛固藏。

升与浮、沉与降的趋向类似，不易严格区分，故通常"升浮""沉降"并称。若以阴阳属性而言，则升浮属阳，沉降属阴。一般具有升阳解表、祛风散寒、涌吐开窍等功效的药物，都能上行向外，药性都是升浮的；具有清热泻火、泻下通便、利水渗湿、重镇安神、潜阳息风、消积导滞、降逆止呕、止咳平喘、收敛固涩等功效的药物，则能下行向内，药性都是沉降的。某些药物的升降浮沉之性不明显，如南瓜子的杀虫功效。有的药物则存在二向性，如生姜既能解表散寒，又能降逆止呕。

掌握药物的升降浮沉之性，可以更好地指导临床用药。一般说来，病变在上、在表者，宜用升浮之性的药物，如外感表证，用紫苏、薄荷发散表邪；在下、在里者，宜用沉降之性的药物，如热结便秘之证，用大黄、芒硝清热泻下，以因势利导，祛邪外出。病势逆上者，宜用沉降的药物，如肝阳上亢之头痛眩晕，用石决明、牡蛎等平肝潜阳；病势下陷者，宜用升浮的药物，如久泻不止，内脏下垂，用黄芪、柴胡等益气升阳，以调整脏腑气机，遏制病势发展。

影响药物升降浮沉之性的因素很多，主要有性味、质地、炮制、配伍等几个方面。

药物的性味与升降浮沉的关系：一般来说，药性升浮的，大多具有辛甘之味和温热之性；药性沉降的大多具有酸苦咸涩之味和寒凉之性。故李时珍说："酸咸无升，辛甘无降，寒无浮，热无沉。"当然，这里的"无"应理解为"大多数不"才更为恰当。

药物的质地与升降浮沉的关系：一般来说，花、叶、皮、枝等质轻的药物大多是升浮的，种子、果实、矿物、贝壳等质重者大多是沉降的。但上述关系并非是绝对的，如旋覆花能降气消痰，止呕止呃，药性是沉降的；苍耳子能祛风解表，药性是升浮的。应该说，药物的质地和升降浮沉之间并无本质、必然的联系，因此不能仅以药物质地轻重作为确定其升降浮沉的根本依据。

炮制和配伍是影响药物升降浮沉之性的两个重要因素。一般来说，酒炒则升，姜汁炒则散，醋炒则收敛，盐水炒则下行。在复方中，性质升浮的药物在与较多的沉降性药物配伍时，其升浮之性可受到一定的制约；性质沉降的药物在与较多的升浮性药物配伍时，其沉降之性亦可受到一定的制约。正如李时珍所言："升降在物，亦在人也。"

● 第五节　毒　　性 ●

中药毒性的含义有广义和狭义之分。广义的毒性是指各种中药的偏性；狭义的毒性是指药物对机体的损害性。

在先秦时期的文献中，已有不少关于毒性、毒药的记载。《内经》首次将毒性作为中药的性能之一。其后，《本经》根据"毒性"将药物分为上、中、下三品，而且明确指出，毒性与四气、五味等一样，属于中药的性能之一。此后，历代本草在各药之下，多标示其有毒、无毒，以保证用药安全。

西汉以前，"毒药"常是一切药物的总称。《周礼·天官》有"医师掌医之政令，聚毒药以供医事"的记载。《素问·脏气法时论》曰："毒药攻邪，五谷为养，五果为助……"说明在当时，毒、药二字，常并用连称。"毒"的含义是广义的，是指各药的偏性。这反映了药、食分离在认识上的进步，同时也说明当时对药物的治疗作用和毒副作用还不能很好地把握。

东汉时期，《本经》提出了有毒、无毒的区分。该书在序例中曰："若用毒药疗病，先起如黍粟，病去即止，不去倍之，不去十之，取去为度。"《素问·五常政大论》云："大毒治病，十去其六；常毒治病，十去其七；小毒治病，十去其八；无毒治病，十去其九；谷、肉、果、菜，食养尽之，无使过之，伤其正也。"从毒、药并称到有毒、无毒的区分，反映人们对毒性认识的进步。

总结历代文献可以看出，前人往往是以药物偏性的强弱来解释有毒、无毒及毒性大小的。有毒药物的治疗剂量与中毒剂量接近或相当，临床用药时安全度较小，易引起中毒反应。无毒药物安全度较高，但也不是绝对不会引起中毒反应。人参、何首乌等都有产生中毒反应的报道，这与应用不当有着密切的关系。

毒性反应的产生与药材品种、贮藏、炮制、配伍、剂量、剂型、使用时间及患者个体情况、证候性质等多种因素有关。因此，使用有毒药物时，应从上述各个环节进行严格控制，以避免毒性反应的发生。

有毒药物的偏性强，易伤害人体，但也有可以利用的一面。根据"以偏纠偏""以毒攻毒"的原则，利用某些有毒中药治疗恶疮肿毒、麻风疥癣、癌肿癥瘕等，积累了许多经验。如现代应用砒霜来源的制剂治疗白血病，获得了肯定的疗效。

需要指出的是，古代文献中有关药物毒性的记载大多是正确的，但也有一些错误之处。如《本经》认为丹砂无毒，且列于上品之首；《本草纲目》认为马钱子无毒等。因此，我们在借鉴古代用药经验的同时，也要重视现代药理研究成果及临床报道，以便更全面地认识中药的毒性。

现代所言的"毒性"，大多是指狭义的概念，即对机体的损害性。1988 年国务院颁布了《医疗用毒性药品管理办法》，其中规定的毒性中药管理品种有：砒石（红砒和白砒）、砒霜、水银、生马钱子、生川乌、生草乌、生白附子、生附子、生半夏、生南星、生巴豆、斑蝥、青娘虫、红娘虫、生甘遂、生狼毒、生藤黄、生千金子、生天仙子、闹羊花、雪上一枝蒿、红升丹、白降丹、蟾酥、洋金花、红粉、轻粉、雄黄。这些都是从狭义毒性的观点而立论的。

在古代文献中，有不少关于药物中毒诊断和解救方法的记载，其中包含很多宝贵的经验。我们既要继承前人经验，更应结合现代研究成果，以取得更好的解救效果。

学习小结

一、知识要点

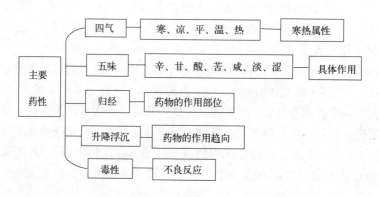

二、思维拓展

（1）中药药性理论中的四气五味与中药功效的关系是什么？

（2）如何正确认识中药的毒性？

中药的性能思维拓展答题要点

中药的性能自测题及答案

第三章

中药的炮制

 知识目标

（1）掌握中药炮制的目的。

（2）熟悉主要炮制方法。

中药的
炮制 PPT

炮制是指中药在应用以前或制成各种剂型以前必要的加工处理过程，包括对原药材进行一般的修事整理和部分药材的特殊处理。历史上又称炮炙、修事、修治等。

中药主要来源于自然界的植物、动物和矿物，在采集时，经过产地粗加工而成为原药材，但它们或质地坚硬、个体粗大，或含有杂质，或有较大的毒副作用，一般不能直接用于临床，需经过特定的炮制，使之成为中药饮片之后才能应用。炮制是中医临床用药的一个特点，也是中医药学的一大特色。

中药种类繁多，成分复杂，一药多效，因此，每味药物炮制的目的可能不同。在进行炮制时，必须依据中医药理论、辨证用药需要、中药自身性质，以及调剂制剂的不同要求等，采取适宜的方法。炮制是否得当对保障药效、用药安全、便于制剂和调剂都有十分重要的意义。正如陈嘉谟在《本草蒙筌》中所言："凡药制造，贵在适中，不及则功效难求，太过则气味反失。"

第一节 炮制的目的

炮制的主要目的可归纳为以下六个方面。

一、降低或消除药物的毒副作用，保证用药安全

川乌、草乌、附子、半夏、马钱子等生用内服易中毒，需炮制后使用；常山酒炒可以减轻其催吐的副作用；巴豆、续随子泻下作用剧烈，常去油取霜用。

二、增强药物作用，提高临床疗效

酒炒丹参、川芎，能增强活血的作用；姜汁炙黄连、竹茹，能增强止呕作用；醋制延胡

索、香附，能增强止痛作用；蜜炙百部、紫菀，能增强润肺止咳作用；明矾煅为枯矾，可增强收敛、燥湿作用。

三、改变药物的性能或功效，扩大应用范围

生地黄药性甘寒，长于清热凉血，若加入黄酒反复蒸晒制成熟地黄则性转甘温，而以补血见长；何首乌生用能泻下通便，用黑豆汁拌蒸成制首乌后功转滋补肝肾。

四、改变药物的某些性状，便于贮存和制剂

多数原药材均需要经过干燥处理，才可贮藏和运输。用于汤剂的动植物药材多须经过切制处理。矿物药多用煅法，动物甲壳及某些种子类药物多用砂烫法，使其质地酥脆，再进行粉碎处理，有利于药效成分煎出。另有少数的动物药及植物药，需经特殊处理。如桑螵蛸应加热处理杀死其中的虫卵，苦杏仁焯用使酶失活，利于保存苦杏仁苷。

五、清洁纯净药材，保证用量准确

一般植物药的根茎和根应洗去泥沙，除去杂质。其他如山茱萸去核，远志去心，虻虫去足翅，枇杷叶刷去毛等，均为保证用量准确。

六、矫嗅矫味，便于患者服用

海藻、昆布、盐苁蓉应漂去咸腥味，乳香、没药应醋制，乌梢蛇用酒制，僵蚕用麸炒等，都是为了矫正其不良气味，以便于患者服用。

● 第二节　炮制的方法 ●

根据目前的实际应用情况，炮制方法可分为以下五大类型。

一、修制

1. 纯净处理　采用挑、拣、簸、筛、刮、刷、撞等方法，去除灰屑杂质、非药用部分，使药物清洁纯净。如拣去合欢花、辛夷中的枝叶，簸去薏苡仁中的杂质，刷去石韦叶背面的绒毛，撞去蒺藜的硬刺等。

2. 粉碎处理　采用捣、碾、研、磨、镑、锉等方法，使药材粉碎，便于服用，或符合制剂和其他炮制法的要求。如三七、川贝母打粉便于吞服，龙骨、牡蛎捣碎便于煎煮，羚羊角镑成薄片或锉成粉末，便于服用和制剂。

3. 切制处理　采用切、铡等方法，把药材切制成一定的规格，以利于干燥、贮藏、调剂时称量，也可使药物有效成分易于溶出，或便于进行其他炮制。根据药材性质和临床应用的不同，切制药材常有很多规格。如天麻、白芍宜切薄片，山药、泽泻宜切厚片，黄芪、木香宜切斜片，黄柏、陈皮宜切丝，茯苓、葛根宜切成块，麻黄、芦根宜铡成段。

二、水制

水制是指用水或其他液体辅料处理药材的方法。主要目的是清洁、软化药材，便于切制，调整药性等。常用的有漂、洗、淋、泡、润、水飞等。这里主要介绍漂、洗、润、水飞四种方法。

1. 漂 指将药材置宽水或长流水中浸渍，并反复换水，以去除腥味、盐分等。如紫河车漂去腥味，海藻、昆布漂去盐分等。

2. 洗 指将药材放入清水中，快速洗涤后，及时捞出晒干，以除去杂质。除少数易溶、不易干燥者外，大多数药材需要淘洗。

3. 润 根据药材质地、加工时的气温、工具之不同，有洗润、淋润、浸润、泡润、晾润、露润、盖润、伏润、复润、双润等方法，使清水或其他液体辅料缓慢渗入药材内部，以软化药材，便于切制饮片。如酒洗润当归，水淋润荆芥，姜汁浸润厚朴，水泡润槟榔，水盖润大黄，水伏润天麻等。

4. 水飞 是指根据药材在水中的沉降性质不同，分取其极细粉末的方法。将不溶于水的药材粉碎，置碾槽、乳钵、球磨机等容器内，加入适量清水，反复研磨后，再加入多量的水搅拌，粗粉沉于下，将混悬于水中的细粉随水倾出，剩余之粗粉再研再飞。将收集得到的混悬液沉淀后，分出，干燥即成极细粉末。此法不但可制得极细粉末，而且可减少研磨时粉末的飞扬损失。常用于矿物类、甲壳类药物的制粉，如水飞朱砂、水飞雄黄、水飞蛤粉等。

三、火制

火制是指用火加热处理药材的方法。常用的火制法有炒、炙、煅、煨、烘焙等。

1. 炒 指将药物置容器内，用火加热，并不断翻动或转动，使之达到一定程度的方法。若不加辅料即为清炒法，根据炒制程度不同，可分为炒黄、炒焦、炒炭。用文火炒至药材表面微黄称炒黄，如炒决明子、炒牛蒡子等；用中火或武火炒至药材表面焦黄或焦褐色，内部颜色加深，并具有焦香气味称炒焦，如焦山楂、焦川楝子等；用武火炒至药材表面焦黑，部分炭化，内部呈棕褐色或棕黄色，但仍保留药材固有气味（即存性）称炒炭，如大蓟炭、地榆炭等。加固体辅料如麸、米、土等同炒即为合炒法，如麸炒枳壳、米炒斑蝥、土炒白术等。与砂、滑石粉、蛤粉同炒的方法习称烫，如砂烫穿山甲，滑石粉烫制刺猬皮、蛤粉烫阿胶珠等。

2. 炙 指将药材与液体辅料拌炒，使辅料逐渐渗入药材内部的炮制方法。常用的液体辅料有酒、蜜、醋、盐水、姜汁等。如酒炙川芎、当归可增强活血作用；蜜炙百部、紫菀可增强润肺之功；醋炙柴胡、香附可增强疏肝之效；盐水炙杜仲、补骨脂可增强补肾作用；姜汁炙半夏、竹茹可增强止呕作用等。

3. 煅 将药材用猛火直接或间接煅烧，可使其质地松脆，有效成分易于煎出，以更好发挥疗效。矿物、动物甲壳类药材可直接放炉火上或非密闭容器内加热，至红透为度，称为明煅，如煅石膏、煅牡蛎等。质地疏松，易炭化类药材可置于密闭容器内加热，至容器底部红透为度，称为闷煅，如煅血余炭、煅棕榈炭等。

4. 煨 指将药材用湿纸或湿面包裹，放在热火灰中加热，或用吸油纸与药物隔层分放进行加热的方法。如煨葛根、煨肉豆蔻均可增强止泻作用。

5. 烘焙　指将药材用微火加热，使之干燥的方法。如焙水蛭、焙蜈蚣，可降低其腥臭之味和毒性，且便于粉碎。

四、水火共制

常用的水火共制法有蒸、煮、焯、淬等。

1. 蒸　指将药物加辅料（酒、醋、药汁等）或不加辅料装入蒸制容器内隔水加热至一定程度的方法。如生大黄泻下作用较强，酒蒸后泻下作用减弱，活血作用增强。黄精蒸制后补脾润肺益肾功能增强。

2. 煮　指将药物与水或液体辅料置容器内共同加热的方法。如生川乌毒性较大，水煮后毒性降低，可供内服。甘草煮远志缓和燥性，消除麻味。

3. 焯　指将药物置沸水中浸煮短暂时间，立即取出的方法。常用于肉质多汁类药物的干燥处理和种子类药物的去皮。如焯马齿苋、天冬以便于晒干贮存；焯桃仁、杏仁以去皮。

4. 淬　指将药物煅烧红后，迅速投入冷水或液体辅料中，使其酥脆的方法。如醋淬自然铜、鳖甲可使其酥脆，有效成分易于煎出。

五、其他制法

1. 制霜　药物经过适当加热去油制成松散粉末的方法称为去油制霜法，如巴豆霜、瓜蒌子霜；药物与物料经过加工析出细小结晶的方法称为渗析制霜法，如西瓜霜；药物经过高温加工处理，升华成结晶或细粉的方法，称为升华制霜法，如砒霜；药物经过多次长时间煎熬处理后所剩下的残渣而另作药用的方法，称为煎煮制霜法，如鹿角霜。

2. 发酵　将药物置于一定的温度和湿度条件下，利用霉菌和酶的催化分解作用，使其发泡、生衣的方法，称为发酵法。如神曲、淡豆豉、半夏曲等。

3. 发芽　将新鲜成熟的种子类药材置于一定的温度和湿度条件下，促使其萌发幼芽的方法，称为发芽法。如麦芽、谷芽、大豆黄卷等。

学习小结

一、知识要点

```
              ┌─ 降低或消除药物的毒副作用,保证用药安全
              │  增强药物作用,提高临床疗效
  ┌──────┐   │  改变药物的性能或功效,扩大应用范围
  │炮制的目的├─┤  改变药物的某些性状,便于贮存和制剂
  └──────┘   │  清洁纯净药材,保证用量准确
              └─ 矫嗅矫味,便于患者服用
```

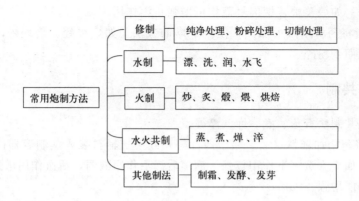

二、思维拓展

为什么说炮制是中药的特色之一？

中药的炮制思维拓展答题要点

中药的炮制自测题及答案

第四章

中药的应用

 知识目标

（1）掌握中药配伍、"七情"的含义及其临床意义。

（2）掌握用药禁忌的主要内容。

（3）熟悉确定剂量的原则、中药煎煮和服药的要求。

中药的应用 PPT

第一节　中药的配伍

配伍是指根据病情需要和药性特点，有目的、有选择地将两味或两味以上的药物配合同用。

配伍用药的方法和理论，来源于运用药物防治疾病的实践。远古时期，人们用药防治疾病，大多采用单方。后经无数次的反复实践与认识，才逐步掌握了配伍用药的方法与理论。《黄帝内经》和《五十二病方》均载有两药或多药同用的方例，说明医药学家在秦汉时期已经有了配伍用药的经验。《神农本草经》首先对其进行条理化总结，名曰"七情"配伍。该书在序例中云："药有阴阳配合，子母兄弟……有单行者，有相须者，有相使者，有相畏者，有相恶者，有相反者，有相杀者。凡此七情，合和视之，当用相须、相使者良，勿用相恶、相反者；若有毒宜制，可用相畏、相杀者。不尔，勿合用也。"从而为中药基本配伍奠定了理论基础。南北朝时期，《雷公药对》等配伍专著的问世，说明配伍用药已经在实践和理论上初步形成了独立体系。此后历代医药学家不断充实中药配伍理论及其内容。清代严西亭等著的《得配本草》，今人丁光迪著的《中药的配伍运用》、陈维华等著的《药对论》等专论中药配伍的著作，从不同角度论述了药物的配伍，可供学习、研究之用。

前人将单味药的应用及药与药之间的配伍关系总结为七个方面，称为药物的"七情"，即单行、相须、相使、相畏、相杀、相恶、相反。"七情"之中，除单行外，都是谈药物配伍关系的，现分述如下：

1. 单行　即使用单味药来治疗某种病情单一的疾病。如清金散，即单用一味黄芩治疗肺热咳血；独参汤单用一味人参，治疗大失血所引起的元气虚脱之证。

亦有观点认为，单行指配伍后各药单独取效，互不影响或影响不明显。

2. 相须　即性能功效相似的药物配合应用，可以增强其原有疗效。如石膏配知母可以明显增强清热泻火的疗效；全蝎配蜈蚣能明显增强息风止痉的功效，提高治疗惊厥抽搐的效果；大黄配芒硝能增强攻下泻热的作用。

3. 相使　即性能功效有某些共性，或性能功效虽不相同，但治疗目的一致的药物配合应用，而以一种药物为主，另一种药物为辅，能提高主药的疗效。如黄芪配茯苓治疗脾虚水肿，黄芪补气健脾、利水消肿，为主药，配淡渗利水兼能健脾的茯苓，可增强黄芪补脾利水的作用；黄连配木香治疗湿热泻痢、里急后重，以清热燥湿、解毒止痢的黄连为主，以行气调中止痛的木香为辅，可增强黄连治痢之功。

4. 相畏　即一种药物的毒性反应或副作用，能被另一种药物减轻或消除。如生半夏、生南星的毒性能被生姜减轻或消除，所以说生半夏、生南星畏生姜。

5. 相杀　即一种药物能减轻或消除另一种药物的毒性反应或副作用。如生姜能减轻或消除生半夏、生南星的毒性反应或副作用，所以说生姜杀生半夏、生南星的毒。可见，相畏和相杀实际上是同一配伍关系的两种提法。

6. 相恶　即两药合用，一种药物能使另一种药物原有功效降低，甚至丧失。如人参恶莱菔子，因莱菔子能削弱人参的补气作用；生姜恶黄芩，因黄芩能削弱生姜的温肺胃的作用。但有两点是需要注意的：其一，相恶只是两药的某方面或某几方面的功效减弱或丧失，并非两药的各种功效全部相恶。如生姜配黄芩，虽生姜温肺胃的作用和黄芩清肺胃的作用因互相牵制而降低，但生姜和中降逆止呕、黄芩清泄少阳及清热安胎的作用并不受影响。其二，两药是否相恶还与所治证候及用药目的有关。如用人参治疗元气虚脱或肺脾气虚无实之证时，若配伍莱菔子则会使人参补气的疗效降低，此时即表现为人参恶莱菔子。倘治脾胃虚弱运化无权，食积气滞，虚实夹杂，单用人参或莱菔子均非十分切合病情。此时，可应用人参补脾胃之气，配莱菔子消积导滞，以收标本同治之效。故相恶配伍一般应当避免，但也有可利用的一面。

7. 相反　即两种药物合用，能产生或增强毒性反应或副作用，如用药禁忌"十八反""十九畏"中的若干药物。

中药"七情"中有关配伍的理论对临床用药具有重要的指导意义。除单行外，上述配伍关系可概括为以下四个方面：相须、相使配伍均可增强疗效，临床用药时应充分利用；相畏、相杀配伍可以减轻毒副作用，应用毒性或烈性药物时可考虑选用；相恶配伍有可能削弱疗效，临床用药时应加以注意；相反配伍可能产生或增强毒副作用，应当避免使用。

知识链接：
中和思想在中药
药性及配伍中的
体现

● 第二节　中药的用药禁忌 ●

用药禁忌是指在用药时一般应避忌的问题。传统的用药禁忌包括配伍禁忌、证候用药禁忌、妊娠用药禁忌和服药时的饮食禁忌四个方面。根据对患者造成不良影响的程度，又常分为忌用和慎用两类。

一、配伍禁忌

在选药组方时，某些药物同用会产生毒副作用，或降低、破坏药效，因而应当避免合用，称为配伍禁忌。

《神农本草经》提出配伍禁忌的总原则是："勿用相恶、相反者。"据《蜀本草》所言，《本经》载药 365 种，相恶者 60 种，相反者 18 种。后世所称"十八反"之名，盖源于此。宋代以后，一些医药书籍中，出现畏、恶、反名称使用混乱的状况，"十九畏"就是在这种情况下提出的。因此，需要注意的是，"十九畏"之"畏"与中药七情配伍中"相畏"的含义并不相同。"十八反""十九畏"的内容被编成歌诀，以便诵读。

十八反歌诀首见于金代张子和的《儒门事亲》："本草明言十八反，半蒌贝蔹及攻乌，藻戟遂芫俱战草，诸参辛芍叛藜芦。"即半夏、瓜蒌、贝母、白蔹、白及反乌头；海藻、大戟、甘遂、芫花反甘草；人参、丹参、玄参、沙参、细辛、芍药反藜芦。

十九畏歌诀最早见于明代刘纯的《医经小学》："硫黄原是火中精，朴硝一见便相争；水银莫与砒霜见，狼毒最怕密陀僧；巴豆性烈最为上，偏与牵牛不顺情；丁香莫与郁金见，牙硝难合京三棱；川乌草乌不顺犀，人参最怕五灵脂；官桂善能调冷气，若逢石脂便相欺；大凡修合看顺逆，炮爁炙煿莫相依。"即硫黄畏朴硝，水银畏砒霜，狼毒畏密陀僧，巴豆畏牵牛，丁香畏郁金，牙硝畏三棱，川乌、草乌畏犀角，人参畏五灵脂，官桂畏赤石脂。

十八反、十九畏作为配伍禁忌，历代医药学家遵者居多，但亦有持不同意见者。有人认为十八反、十九畏并非绝对禁忌；有人甚至认为，相反药物同用，能相反相成，产生较强的作用，运用得当，可起沉疴。

现代医学对配伍禁忌的研究也未曾停止，如国家科技部将十八反配伍禁忌本质的研究列入了 2011 年度国家重点基础研究发展计划（973 计划），从文献、实验及临床等方面开展了深入细致的研究，取得了一些阶段性成果。但总的来说，对十八反、十九畏的实验研究还处于初期阶段，决定取舍为时尚早，有待进一步研究。因此，若无充分的根据和经验，不宜盲目使用有禁忌记载的配伍。

二、证候用药禁忌

某类或某种证候应当避免使用某类或某种药物，称为证候用药禁忌。证候禁忌涉及面很广，几乎各类和每味药物都普遍存在。

药物各有偏性，或寒凉或温热，或补益或通泻，或升浮或沉降。若用之得当，其偏性可纠正疾病的病理偏向；否则，反能助长病势，加重病情，或导致新的病理偏向，即属于证候禁忌范围。如表虚自汗、阴虚盗汗者，应忌用有发汗作用的药物。脏腑热证者，忌用有温里作用的药物。里寒证忌用有清热作用的药物。脾胃虚寒，大便溏泻者，忌用泻下药。如此等等，不一而足。

本教材各论中，各章节概述部分将具体介绍与该类药物有关的证候用药禁忌。在某些药物的"使用注意"项下，还将介绍与该药密切相关的证候用药禁忌。

三、妊娠用药禁忌

妇女妊娠期间，除为了中断妊娠或引产外，须禁忌使用或慎重使用的药物，称为妊娠用药禁忌，又名孕妇药忌、产前药忌等。

东汉《神农本草经》记载有堕胎作用的药物 6 种，如牛膝、水银等，梁代《本草经集注》中专设堕胎药一项，载药 41 种。南宋《卫生家宝产科备要》有产前所忌药物歌，收载妊娠禁忌药 78 种，为现存最早明确提出妊娠禁忌药物的文献。

现代临床上一般将妊娠禁忌药分为禁用药与慎用药两类。禁用药多系剧毒或药性峻猛之品，或堕胎作用较强的药物，如水银、砒霜、雄黄、轻粉、斑蝥、马钱子、蟾酥、川乌、草乌、藜芦、胆矾、瓜蒂、巴豆、甘遂、大戟、芫花、牵牛子、商陆、麝香、干漆、水蛭、虻虫、三棱、莪术等。慎用药主要是活血祛瘀药、行气药、攻下药、温里药中的部分药物以及性质滑利之品，如牛膝、川芎、红花、桃仁、姜黄、牡丹皮、枳实、大黄、番泻叶、芦荟、芒硝、附子、肉桂、滑石、冬葵子等。

妊娠禁忌的理由多种多样，其中最主要的是避免引起堕胎，其他对母体、胎儿、产程、小儿不利等，均是应该考虑的因素。因此，无论从用药安全角度，还是从优生优育角度，都应当对妊娠用药禁忌给予高度的重视。

一般来说，对妊娠期的妇女，若无特殊需要，应避免使用妊娠禁忌药，以免发生事故。若孕妇患病非用不可时，则应注意辨证准确，并严格控制剂量、疗程、配伍、炮制等，尽量减轻危害，做到安全有效。

四、服药时的饮食禁忌

服药期间禁忌进食某些食物，称为服药时的饮食禁忌，简称服药食忌，俗称忌口。

在中国古代本草、方书中，记载服药食忌的药物和所禁忌的食物品类较多，如《本草经集注》说："服药，不可多食生胡蒜杂生菜，又不可多食诸滑物果实，不可多食肥猪、犬肉、肥羹及鱼臊脍。"古今中医皆重视药、食之间的服用避忌，其目的是避免发生不良反应和降低疗效，导致病情恶化，影响康复。一般来说，服用中药期间应忌食生冷、辛热、油腻、腥膻、有刺激性的食物。此外，患者的病情不同，饮食禁忌也有所区别。如热性病者应忌食辛辣、油腻、煎炸类食物；寒性病者应忌食生冷食物；胸痹患者应忌食肥肉、动物内脏及烟、酒等；肝阳上亢，烦躁易怒者应忌食辣椒、胡椒、大蒜、白酒等辛热助阳之品；脾胃虚弱者应忌食油炸黏腻、寒冷固硬、不易消化的食物；疮疡、皮肤病患者，应忌食鱼、虾、蟹等腥膻发物及辛辣刺激性食物。此外，古代文献记载，甘草、黄连、桔梗、乌梅忌猪肉，土茯苓、使君子忌茶，地黄、何首乌忌葱、蒜、萝卜，蜜反生葱，柿反蟹等，也可作为服药食忌的参考。

第三节　中药的剂型与剂量

一、中药的剂型

将中药加工制成适合于医疗或预防应用的形式，称为中药的剂型。它是药物作用于人体前的最后形式。古代医家在长期的临床实践中，创造了丰富多彩的传统剂型，现代在保留传统内容的基础上，又研制出多种新剂型，以适应临床各科疾病的治疗需要。目前常用的中药剂型有汤剂、煎膏剂、散剂、丸剂、片剂、胶囊剂、注射剂、气雾剂等 40 多种剂型。

不同剂型各有特点。丸剂、片剂、胶囊剂等口服固体制剂，吸收较散剂、汤剂等缓慢，奏效迟缓。故李东垣曰："丸者缓也。"丸剂因所用赋形剂不同，其崩解、吸收速率也不同，按由快到慢排列为水丸、蜜丸、糊丸、蜡丸。散剂系直接吞服药物粉末，较服用丸剂、片剂、胶囊剂更容易分散与溶解，故吸收较迅速。汤剂、合剂、口服液等口服液体制剂，可直接被胃肠黏膜吸收入血，较丸、散类固体制剂吸收、奏效快，疗效也高。酒剂、酊剂亦是液体药剂，因乙醇能畅旺血行，促进吸收，故酒类制剂内服比汤剂吸收更快，奏效更速。吸入气雾剂，吸收速率不亚于静脉注射，尤其是对肺部及气管疾病，气雾剂可在病变部位迅速形成很高的血药浓度。注射类制剂吸收快，显效迅速，剂量准确，用量少，作用可靠，适用于急救。栓剂系由药物和基质混合制成不同形状，以供肛门、阴道、鼻腔等体腔应用的一种剂型。在常温下为固体，纳入体腔后能很快软化溶解，逐渐被吸收而产生作用。不仅能发挥局部作用，通过黏膜被吸收入血后，亦可对全身发挥作用，且干扰因素较口服少。此外，外用类制剂，如硬膏剂、软膏剂、搽剂等，多为局部用药，主要起局部治疗作用。

临床应用中药时，可根据病情的需要来选择剂型。陶弘景云："病有宜服丸者，服散者，服酒者，服膏煎者，亦兼参用，察病之源，以为其制也。"一般而言，急性新病宜服汤剂；慢性久病宜服丸、散或膏煎剂；风湿痹证、跌打损伤宜服酒剂等。多数药物可根据剂型的特点，随病情需要来确定剂型。

亦可根据药物的特性来选择剂型。《神农本草经》云："药性有宜丸者，宜散者，宜水煮者，宜酒渍者，宜膏煎者，亦有一物兼宜者，亦有不可入汤酒者，并随药性，不得违越。"汤剂应用广泛，但有效成分难溶于水的药，有效成分加热易被破坏的药，以及滋味过于苦烈、气味过于臭秽、对胃肠道刺激过大的药物均不宜作汤剂服用。有效成分易溶于乙醇者，可作酒剂，反之则不宜。多数药物可作散剂或丸剂服用。但液体类、半流体类药物，含大量糖、油脂等不易研细成分的药，以及对黏膜刺激较大的药，则不适宜作散剂。

二、中药的剂量

中药剂量是指临床的使用分量，主要是指单味药饮片入汤剂时成人一日内服用量。一般指干燥饮片，如为鲜品入药，药物入丸、散剂，或外用时的用量则另加注明。本教材各论中每味药后标注的用量即指此而言。另有方剂中药与药之间的比较分量，即相对剂量。

中药的计量单位有重量单位，如市制的斤、两、钱、分、厘；公制的千克、克、毫克。还有数量单位，如生姜四片、蜈蚣三条、大枣六枚等。明清以后，中国曾普遍采用 16 进位制的"市制"计量单位，即 1 市斤＝16 两＝160 钱。1979 年起，中国对中药计量统一采用公制，即 1 公斤＝1000 克＝1000000 毫克。为了处方和调剂计算方便，规定按如下的近似值进行公、市制单位的换算：1 市两（16 进位制）＝30 克，1 钱＝3 克，1 分＝0.3 克，1 厘＝0.03 克。《处方管理办法》要求，药品剂量与数量用阿拉伯数字书写，剂量应当使用法定计量单位。中药饮片以克（g）为单位。

用药剂量大小对其效用影响很大。药量太小，病重药轻，达不到治疗效果；药量太大，病轻药重，未必能获得预期疗效，反而可能造成不良后果。因此，在保证安全的前提下，可通过剂量变化来增强或改变药效，以适应不同的病证。临床上主要根据以下几个方面来确定中药的具体用量。

1. 中药的性质和性能 质优力强者，用量宜小；质次力差者，用量宜大。气味平淡，作用缓和者，用量宜重；气味浓厚，作用峻猛者，用量宜轻。花叶类质轻之品，用量宜轻，金石、贝壳类质重之品，用量宜重，干品用量宜轻，鲜品用量宜重（一般为干品的 2～4 倍）。有毒者，应严格控制剂量，不得超出安全范围，一旦病情好转，应立即减量或停服，防止过量或蓄积中毒；无毒者，剂量变化幅度较大，可适当增加用量。过于苦寒之品也不宜久服过量，免伤脾胃。对于麝香、牛黄、羚羊角、鹿茸等贵重药材，应在保证药效的前提下，尽可能减少用量。

除峻烈药、毒性药和某些精制品外，单味中药的成人每日内服常用剂量，一般干品药为 3～10g，部分质地沉重的矿石类及贝壳类药物为 15～30g。

2. 中药的配伍和剂型 在一般情况下，同样的药物单味应用时剂量宜大，复方应用时剂量宜小；在复方中作主药时用量宜稍大，作辅药时用量宜小。入汤剂时用量宜大，入丸、散时用量宜小。

3. 中药的使用目的 用药目的不同，其用量也可能不同。如槟榔，行气消积用 3～10 g 即可，而驱杀绦虫时则须用 30～60 g。即使利用药物的同一功效，也可能因用药目的不同而使用不同剂量，如牵牛子，同是泻下，用以通便导滞，用量宜小；若用以峻下逐水，则用量宜大。

4. 患者的具体情况 确定中药用量时，还应考虑患者情况。一般体质较强者，用量宜重；体质较弱者，用量宜轻。小儿、老人用量宜轻；青壮年用量宜重。小儿五岁以下，可用成人量的四分之一，六岁以上可用成人量的一半。一般男女用量差别不大，但妇女在月经期、妊娠期，使用活血化瘀药宜减量。新病患者，用量可稍大；久病患者，用量宜小。病急病重者用量宜重，病缓病轻者用量宜轻。平素嗜食辛辣热烫食物者，用辛热药时，量可稍大，反之可稍小。

此外，还应综合考虑季节、气候、地域环境等因素酌定用量。

第四节　中药的用法

中药的应用方法涉及内容非常广泛。本教材主要讨论中药的给药途径、中药汤剂的煎煮方法和服药方法。

一、给药途径

给药途径是影响中药疗效的重要因素之一。中药的传统给药途径，主要有口服和皮肤给药两种，此外还有吸入、舌下给药、黏膜表面给药、直肠给药等。20 世纪 30 年代后，又增添了皮下注射、肌内注射、穴位注射和静脉注射等。

使用中药时，到底选择何种途径给药，除须考虑各给药途径的特点之外，还应根据病证与药物两方面选择给药途径，这主要通过对剂型的选择来体现。

二、汤剂的煎煮方法

汤剂是中药最常用的剂型之一，汤剂的制作对煎具、用水、火候、煮法等都有一定的要求。

1. 煎药器具　首选陶瓷器皿，如砂锅、砂罐。其次为白色搪瓷器皿或不锈钢锅。忌用铜、铁、锡、铝等金属器具，以免发生化学变化，影响疗效。

2. 煎药用水　古人曾用长流水、井水、雨水、泉水、米泔水等煎煮。目前多用自来水、井水、蒸馏水等，总体以水质洁净新鲜为好。一般加水量为将饮片适当加压后，液面高出饮片约 2 cm 为宜。质地坚硬、黏稠，或需久煎的药物，加水量可略多；质地疏松、有效成分容易挥发、煎煮时间较短的药物，液面淹没药材即可。

3. 煎前浸泡　煎煮前将饮片用水适当浸泡，有利于有效成分的溶出，缩短煎煮时间。多数药物宜用冷水浸泡，一般 20~30 min 即可。以种子、果实为主者，可浸泡 1 h。

4. 煎煮火候及时间　要根据药物性能而定。一般煎煮中药时，先武后文，即先用武火使药液尽快煮沸，以节约时间，后用文火使药液保持沸腾状态，以免药液溢出或熬干。解表药、清热药宜武火煎煮，时间宜短，煮沸后煎 5~15 min 即可；有效成分不宜煎出的，如矿物类、介壳类及补益药，需用文火慢煎，煮沸后再续煎 30~60 min。

5. 榨渣取汁　可避免有效成分的损失，尤其是一些遇高热后有效成分易损失或破坏而不宜久煎的药，或只煎一次的药，药渣中所含有效成分会更多，榨渣取汁的意义就更大。

6. 煎煮次数　一般中药煎煮 2 次，也可煎煮 3 次。每煎完成后及时将药液滤出，混合后分 2~3 次服用。

7. 特殊煎煮方法　某些药物因其性质和质地不同，煎法比较特殊，处方上需加以注明，主要有以下几种。

（1）先煎：先于其他药物煎煮。矿物、贝壳类药物质地坚硬，有效成分较难煎出，应打碎先煎，如赭石、石决明、鳖甲等。乌头、附子等毒性较强的药物，久煎可降低毒性，也应先煎。

（2）后下：有效成分易挥发或加热易破坏的药物，如薄荷、砂仁、钩藤等，宜在其他药物即将煎好时放入，再煎 5 min 左右即可，以防有效成分损失，大黄用于泻下攻积，宜生用后下。

（3）包煎：有些药物黏性强，或为粉末状，或带有绒毛，宜先用纱布袋包好，再与其他药物同煎，以防止药液混浊，或沉于锅底，加热时引起焦化或糊化，或刺激咽喉引起咳嗽。如滑石、旋覆花、车前子、蒲黄等。

（4）另煎：单独煎煮，又称另炖。为了避免药材浪费，某些贵重药物须另煎，如人参、西洋参等。

（5）烊化：溶化。胶质、黏性大而且易溶的药物，应先行加热溶化，再与其他药汁兑服，或在他药煎好后，置于药液中微煮或趁热搅拌，使之溶解，如阿胶、鹿角胶、饴糖等。

（6）冲服：一些入水即化及汁液性药材，如芒硝、竹沥等，可用开水或药汁冲服。某些贵重而又难以煎出有效成分的药物，用量少，可先加工成粉末后冲服。如三七粉、羚羊角粉等。中药配方颗粒也应冲服。

（7）泡服：又称焗服。有效成分易溶于水，或久煎容易破坏药效，用量又少的药物，可用少量开水，或用煮好的一部分药液趁热浸泡，加盖闷润。如西红花、肉桂、番泻叶等。

（8）煎汤代水：泥沙多的药物如灶心土、糯稻根等，宜先煎后取其上清液代水再煎煮其他药物。此外，某些药物质地轻疏，用量较多，体积较大，吸水量大，如玉米须、丝瓜络、金钱草等，有时也可煎汤代水用。

三、服药方法

口服是临床应用中药的主要给药途径，其效果不但受剂型等因素的影响，还与服药时间、次数及冷热等服药方法密切相关。

1. 服药时间 适时服药是合理用药的重要方面。具体服药时间，应根据胃肠的状况、病情需要及药物特性来确定。

（1）空腹服：清晨空腹时，胃肠内没有食物，所服药物能迅速发挥药效。因此，驱虫药、峻下逐水药、攻积导滞药均宜晨起空腹时服。

（2）饭前服：饭前胃中空虚，有利于药物迅速进入小肠消化吸收，故大多数药物，尤其是补虚药和治疗胃肠疾病的药物，宜在饭前服用。

（3）饭后服：对胃肠道有刺激性的药宜在饭后服用，可减轻其对胃肠道的刺激。消食药亦适合饭后服用，以利其发挥药效。

一般药物，无论饭前还是饭后服，服药与进食都应间隔 1 h 左右，以免影响药效的发挥与食物的消化。

（4）睡前服：为了顺应人体生理节律，充分发挥药效，某些药宜在睡前服用。如安神药宜在睡前 0.5～1 h 服，以便安眠；缓下通便药宜在睡前服，以便次日清晨排便；涩精止遗药宜在临睡前服，以便治疗梦遗滑精。

（5）定时服：有些疾病有定时发作的特点，为了使药物能充分发挥作用，应在特定时间服药。如截疟药应在疟疾发作前 2 h 服。

（6）不拘时服：对于急性病，病情凶险，则当不拘时服，以便力挽狂澜。

2. 服药次数 一般疾病服药，多采用每日 1 剂，每剂分 2～3 次服用。病情急重者，可每隔 4 h 左右服药一次，昼夜不停，以利顿挫病势。病情缓轻者，亦可间日服或煎汤代茶，以图缓治。

应用药力较强的发汗药、泻下药时，服药应适可而止，一般以得汗或得下为度，不必尽剂，以免因汗、下太过而伤正。

呕吐患者可以浓煎药汁，小量频服。小量以减轻药物对胃肠刺激，不至于药入即吐；频服，才能保证一定的服药量。

3. 服药冷热 一般汤剂多宜温服。治疗寒证用温热药宜热服，特别是辛温解表药用治外感风寒表实证时，不仅药宜热服，服药后还要温覆取汗。治疗热病用寒凉药，如热在胃肠，患者欲冷饮者，可凉服。热在其他脏腑，患者不欲冷饮者，仍以温服为宜。治疗真寒假热证或真热假寒证用从治法时，可热药凉服，或凉药热服。

此外，丸剂中颗粒较小者，可直接用温开水送服；大蜜丸，可分成小粒吞服，亦可嚼服；若水丸质硬者，可用开水溶化后服。散剂、粉剂，可加蜂蜜调和后送服，或装入胶囊中吞服，避免直接吞服刺激咽喉。膏剂，宜用开水冲服。冲剂，宜用温开水冲服。糖浆剂，可以直接吞服。对于神志不清或因其他原因不能口服的患者，可采用鼻饲给药。

学习小结

一、知识要点

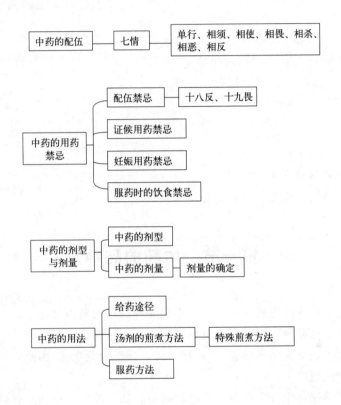

二、思维拓展

（1）如何正确看待以十八反、十九畏为代表的配伍禁忌？

（2）中药的剂量与用法的临床意义是什么？

（3）如何理解中药配伍理论中七情的关系？

中药的应用思维拓展答题要点

中药的应用自测题及答案

第五章

中药的品种、产地、采集与贮藏

中药的品种、
产地、采集与
贮藏 PPT

 知识目标

（1）熟悉道地药材的含义。

（2）了解中药产地、采集、贮藏的相关知识。

● 第一节　中药的品种 ●

　　中药是中医防治疾病的主要工具之一，中药品种的稳定与可靠是中医临床用药安全有效的基本前提。如果中药品种不统一，质量不稳定，就很难保证中药的疗效，甚至会使患者病情加重，危及生命。正如陶弘景所言："一物有谬，便性命及之。"因此，中药的品种问题是影响其疗效的关键问题之一。

　　中国历代本草学家都十分重视中药的品种问题，如《神农本草经》就强调使用正品，提出要重视中药材的真伪问题。但由于历史的局限性，历代本草所用药物未能对药材基原的名称做到规范化，存在不少错误。正如李建元在《进本草纲目疏》中所言："以兰花为兰草，卷丹为百合，此寇氏衍义之舛谬；谓黄精即钩吻，旋花即山姜，乃陶氏别录之差讹；酸浆、苦耽，草菜重出，掌氏之不审；天花、栝楼，两处图形，苏氏之欠明。"《本草纲目》也存在许多不足之处，如认为《开宝本草》不应该将"南星、虎掌一物而分为两种"。事实上，二者并非一物，南星为天南星属植物，虎掌为半夏属植物。

　　目前，全世界绝大多数植物、动物品种都有了统一的名称，称为学名。学名通常用拉丁文表示，由三部分组成：属名、种名和定名人。在中药文献中，中文名相同的药物，不一定指同一品种药物，但拉丁名相同的药物，即使中文名不同，也指的是同一品种药物。因此，本教材在介绍具体药物时，首先要确定其学名，以保证其来源正确，也有利于中药的对外交流与传播。

　　一味中药可能来源于一个品种，也可能来源于两个或多个品种。如果来源于多个品种，则各品种之间的有效成分、临床疗效等均有优劣差异。如黄芪来源于豆科植物蒙古黄芪和膜荚黄芪两个品种。二者所含成分相似，但黄芪多糖、黄芪皂苷等有效成分的含量并不相同，故其临床疗效高低肯定存在差异。假如一味中药来源于不同科的多个品种,各品种之间的差异应该还会更大。厘清基源,考查中药资源的工作一直在不断进行。如 2000 年版及以前历版《中华人民共和国药典》(简称《中国药典》)均一直把山银花作为金银花药用,自 2005版《中国药典》以后,将金银花的正品基原定为忍冬,山银花则另作品种单列。另外,还不断有新的品种被《中国药典》收录,丰富了中药的资源。如杜仲传统药用树皮,杜仲叶自 2005 年纳入《中国药典》。

因为药物的不同品种之间存在质量差异。所以,在栽培、引种植物药或驯化药用动物时,应当注意选择其优良品种。临床、科研用药,或搜集民间用药经验时,一定要弄清其品种来源。使用中药名称时,一定要书写正名。凡《中国药典》收载的品种,必须以其使用的名称为准,不要使用别名,更不能杜撰名称,造成混乱。正本清源,从源头上保证中药的品种准确,品质优良,才能确保后期临床应用疗效的确切。

● 第二节 中药的产地 ●

中药的产地不同,其临床疗效往往存在差异。因为天然药材的分布和生产,离不开一定的自然条件和生长环境,有的生于高山寒冷地带,如黄连、冬虫夏草等;有的则生于沙漠地区,如肉苁蓉、锁阳等;有的生于阳坡之处,如地黄、芍药;有的则生于荫蔽之地,如细辛、七叶一枝花等;蕨类药物多生于阴湿之地;水生药材则离不开江河湖海等。特别是由于自然地理状况的不同,水土、气候、日照、水质等生态环境各地有所不同。不仅南暖北寒、西高东低迥然有异,甚至同一地区也会因山阴山阳、江左河右而不尽相同。而药物的生长,往往对周围的地理环境有特殊的要求。因此药材的生产,无论在产量和质量方面,都有一定的地域性要求,历史上吉林的人参、四川的黄连、河南的地黄、甘肃的当归、宁夏的枸杞、云南的茯苓等都是产量较大且质量较佳的著名中药材。

前人通过长期的使用、观察和比较,了解到各个地区所出产的特定药材,其疗效确比其他地区所产者为优,从而形成了传统的"道地药材"的观念,因此有"凡用药必须择土地所宜者,则药力具,用之有据"之说。道地药材指传统中药材中具有特定的种质、特定的产区、特有的生产技术或加工方法的质量、疗效优良的药材。现代研究也证明,有些中药虽是同一品种,因产地不同,其所含的有效成分与疗效确实存在差异,充分证明古今医家重视中药产地是有一定道理的。

随着中医药事业不断发展,中药的需求量日益增加,道地药材难以完全满足实际应用的需要。因此,在不影响疗效的前提下,也可发掘和应用其他地域所出产的药物,或者进行引种和驯化。中华人民共和国成立后,在药材的异地引种和动物驯养方面开展了大量的研究工作,并取得了显著的成就。如天麻原为野生,主产于贵州,现已在陕西大面积引种成功;鹿茸、珍珠也主要通过人工饲养(养殖)的方法获得,人工虫草菌的培养也取得了一定成果。从而在一定程度上解决了部分短缺药材的需求矛盾,保证了中医药事业的顺利发展。总之,对于中药的产地,既要有计划地发展道地药材的生产,又要在确保药物的原有性能和功效的原则之下就地取材,或进行引种和驯养,充分合理地利用药用资源,以保证中药资源的可持续发展。

● 第三节　中药的采集 ●

中药材所含有效成分是药物具有防病、治病作用的物质基础，有效成分的质和量与中药材的采收季节、时间和方法有着十分密切的关系。唐代孙思邈在《千金翼方》中指出："夫药采取，不知时节，不以阴干暴干，虽有药名，终无药实，故不依时采收，与朽木不殊，虚费人工，卒无裨益。"因此，采收药材必须掌握它们的采收标准、适收标志、采收期、采收年限和采收方法。采收野生药材还必须掌握它们的生态环境和植物的形态特征等。

一、植物类药材的采收

1. 全草类药材　通常在植株充分生长、枝叶生长最茂盛的花前期或刚开花时采收。有的仅割取地上部分即可，如青蒿、薄荷、益母草、仙鹤草等。以带根全草入药的，则连根拔起全株，如细辛、车前草、蒲公英、紫花地丁等。以茎叶同时入药的藤本植物，亦应在生长旺盛时割取。个别须用嫩苗入药的全草类药材，如茵陈等，应适时采收。

2. 花类药材　有些要求在含苞待放时采摘花蕾，如辛夷、丁香、金银花、款冬花等。有些要求在花盛开时采收，如旋覆花、菊花等。有的须在刚开放时采摘，如月季花、洋金花等。红花一般在花冠由黄变红时采收最佳。至于蒲黄之类以花粉入药，亦须在花盛开时采收。

3. 叶类药材　以叶为药用部位的药材，通常在花蕾将开或正盛开时采收。此时植物叶片生长茂盛，性味完壮，药力雄厚，如艾叶、荷叶、枇杷叶等。有研究表明，在五月开花前所采摘的臭梧桐叶，对动物的降压作用明显强于开花后所采的叶。个别叶类药材的采收有其特定的要求，如桑叶须在深秋或初冬经霜后采收，银杏叶多在深秋即将落叶时采收，而番泻叶则须采摘嫩叶。

4. 果实和种子类药材　以果实入药的药材，多在果实成熟或接近成熟时采摘，如山楂、马兜铃、五味子等。有些果实须待成熟后经霜变色时采收，如山茱萸、川楝子。易于变质的浆果应在略成熟时于清晨或傍晚采收为好，如枸杞子、女贞子等。若果实成熟期不一致，须随熟随采，过早、过晚均会影响药材的质量与产量。少数药材以采摘未成熟的幼果为佳，如青皮、枳实、乌梅、覆盆子等。以种子入药者，应在果实尚未完全成熟时采集，以免果实成熟后开裂，种子散失，如小茴香、豆蔻、青葙子、决明子等。

5. 根和根茎类药材　古人经验以阴历二月、八月为佳，认为春初"津润始萌，未充枝叶，势力淳浓""至秋枝叶干枯，津润归流于下"，并指出"春宁宜早，秋宁宜晚"，这种认识是非常正确的。早春二月，新芽未萌；深秋时节，多数植物的地上部分停止生长，其营养物质多储存于地下部分，有效成分含量高，此时采收质量好，产量高，如天麻、葛根、大黄、玉竹等。少数根类药材例外，如半夏、延胡索、太子参等以夏季采收为宜。

6. 树皮及根皮类药材　树皮药材通常在春末、夏初采集。此时植物生长旺盛，树皮养分汁液充沛，质量较好，药力较强，且此时皮部与木质部易于剥离，伤口较易愈合，如黄柏、杜仲、厚朴、秦皮等。少数树皮类药材，如肉桂、川楝皮等，应在秋、冬两季采收，此时皮中有效成分较高。木本植物生长周期长，应避免伐树取皮或环剥树皮，以保护药源。根皮药材多以秋后剥取为佳，如牡丹皮、桑白皮、五加皮等；或春秋两季采剥，如白鲜皮、地骨皮等。

二、动物及矿物类药物的采收

药物品种不同，采收各异，总体以保证药效和容易获得为原则。一般动物及虫类药材大多在春、夏、秋三季，动物活动期中捕捉，如全蝎、斑蝥、土鳖虫等。鹿茸一般在 5 月中旬至 7 月下旬锯取，过时则骨化为角。桑螵蛸则应在深秋至翌年春初时节采收，过时则孵化为虫。驴皮应在冬至后剥取，其皮厚质佳，所制阿胶疗效较好。牛黄等结石类药材，应在屠宰时随时收取。

矿物类药材大多可随时采收。

● 第四节　中药的贮藏 ●

中药材采收后，除规定用鲜品者外，须先经过产地加工，以便于运输和贮藏。中药在贮藏过程中，由于受外界和自身因素的影响，质量会不断发生变化，其变化的性质和程度各不相同。质变后的中药，有效成分含量降低甚至丧失，可致疗效降低，或失去药用价值，甚至产生不良反应，危害人体健康。

中药质变的主要表现有虫蛀、霉变、泛油和泛糖、色泽变化、气味变化、质地变化、形态变化、融化、潮解、风化等。多数中药贮存时间过长，会出现品质降低，所含成分减少，同时易于发生变质。但是，根据前人经验，某些药物"用药宜陈"，即贮存时间不宜过短，如陈皮、半夏等，对此值得进一步研究。

目前，中药的贮藏养护方法主要有：干燥处理贮藏，包括晾晒处理、烘干处理、微波干燥处理、远红外干燥处理等；密封贮藏，包括容器密封贮藏、罩帐密封贮藏、库房密封贮藏；吸潮养护，包括吸潮剂吸潮养护、机械吸潮养护；化学药剂养护，如硫黄熏蒸养护、低氧低药量养护；气调养护，主要有自然降氧、机械降氧和充二氧化碳等方法。由于中药种类多，性状差异大，所含成分复杂，故应根据具体药物的情况，采用相应的贮藏技术和方法。

另外，对剧毒药，应使用专柜保藏，上锁，指定专人保管，以免发生严重后果。

学习小结

一、知识要点

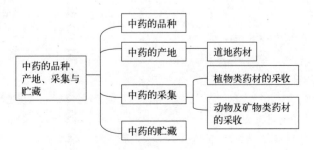

二、思维拓展

（1）如何理解以道地药材为代表的中药资源问题？

（2）为何植物药的采收时间非常重要？

中药的品种、产地、采集与贮藏
思维拓展答题要点

中药的品种、产地、采集与
贮藏自测题及答案

附：中药的命名与分类

一、中药的命名

中药的名称非常繁复，但它们的命名大多有一定的来历和意义，往往与其典型特征或其本身所蕴含的知识文化背景有关，了解中药名称的来由，可以对中药加深印象，有利于记忆及掌握应用。概括起来，中药名称的由来大致有以下几个方面。

1. 因形态而命名 中药原植物或生药的形态各异，依据形态命名者颇多。如白头翁，因近根处有白茸，状如白头老翁；牛膝，因其茎节膨大，似牛之膝关节；半边莲，半边开花，似莲花状；乳香，因树脂垂滴如乳头，又有香气；人参状如人形；昆布宽大如布；乌头似乌鸦头；虎杖，虎言其斑，杖言其茎。

2. 因颜色而命名 某些中药具有特定的天然颜色，根据颜色而命名的中药亦不在少数。色红者多冠以红、赤、丹、朱、茜，如红花、赤芍、赤小豆、丹参、朱砂、茜草等。色黑者多冠以黑、乌、玄、墨，如黑芝麻、乌梅、玄参、墨旱莲等。色黄者多冠以黄、金，如黄芩、黄连、黄柏、大黄、金樱子、金铃子、海金沙等。色白者多冠以白、银，如白及、白芷、白茅根、银耳等。色青者如青蒿、青黛、青皮等。色紫者如紫菀、紫草、紫苏叶等。色绿者如绿豆、绿矾等。

3. 因气味或滋味而命名 有些中药是以其所特有的气味或滋味来命名的。因其气香而得名者，如麝香、木香、檀香、藿香、丁香、茴香、香附、香橼、香蒲等；因其气味怪异而得名者，如败酱草、鱼腥草、臭梧桐等；因其滋味突出而得名者，如甘甜之甘草、甜杏仁；苦口之苦参、苦楝皮、龙胆；淡而无味之淡竹叶、淡豆豉；因皮肉甘酸，核中辛苦，全果皆有咸味，五味俱全而得名之五味子；因其根辛苦，戟人咽喉而得名之大戟等。

4. 因功效及秉性而命名 由功效命名的中药也很多。如石决明、决明子均具明目之功；骨碎补、续断皆可续筋接骨疗伤；防风，善祛风邪；益母草，活血调经，治妇女疾患。亦有从其秉性或功效之猛缓来命名的，如王不留行，功能活血通利，走而不守；滑石，其质滑腻，其性滑利；肉苁蓉，其性从容，作用和缓，补而不峻；威灵仙、急性子，因其性猛而得名；大黄，亦名将军，因其攻下力强，犹如斩关夺门之将军；甘草，亦名国老，因能解毒，调和诸药，如善调和化解之国老。

5. 因入药部位而命名 根据入药部位而命名的中药非常多。植物药如以叶入药的有桑叶、枇杷叶、侧柏叶等；以花入药的有菊花、金银花、旋覆花等；以根入药的有葛根、芦根、白茅根等；以茎枝入药的有桂枝、桑枝等；以皮入药的有牡丹皮、地骨皮、瓜蒌皮等；以果实或种子、种仁入药的有白果、牛蒡子、桃仁等；以藤入药的如忍冬藤、络石藤、鸡血藤等。动物药如以内脏或某些器官入药的有熊胆、鸡内金、海狗肾等；以角类入药的有羚羊角、水牛角、鹿角等；以外皮或甲壳类入药的有刺猬皮、蝉蜕、鳖甲等。

6. 因产地而命名 中药常因产地不同而使其疗效参差不齐，故而从古至今中医药学家都十分讲究"道地药材"，用药时常在药名前面冠以产地之名。如产于浙江之贝母、菊花、白芍，常称之为浙贝母、杭菊花、杭白芍；产于四川之芎䓖、黄连、续断、乌头、厚朴、大黄，常称之为川芎、川连、川断、川乌、川朴、川军；产自广东的广藿香、广陈皮、广木香；产于河南古怀庆府之四大怀药——怀地黄、怀菊花、怀牛膝、怀山药；产自天台山的天台乌药；产自山东东阿县的阿胶；产自山西上党的党参等，皆因其疗效优于其他地区所产者而得名。

7. 因进口国名或译音而命名　某些进口药材是以进口国家或地区的名称来命名的。如苏合香原产于古苏合国、苏方木原产于古苏方国。有的在药名上冠以番、西、胡等字样，如番泻叶、番木鳖、西红花、西洋参、胡桃、胡黄连等。亦有些药材则直接以译音为名，如没药、诃黎勒、曼陀罗等。

8. 因生长特性、季节、环境而命名　某些中药是根据其生长特性来命名的，如附子，因其依附在母根（川乌头）旁边长出，如子之附母；侧柏叶，因数种柏树当中，惟取叶扁而侧生者入药；知母，原名蚔母，因其旁边有幼芽，像小虫在母体上舐舐吸乳一样；地榆，因其叶片似榆，且布地而生等。有些中药是依据生长季节而命名的，如半夏，因"五月半夏生，盖当夏之半也"；夏枯草，于夏至后即干枯；麦冬、忍冬、冬青，皆因到冬季而不凋亡；款冬花，因冬天的到来而开花；冬虫夏草，古人视其冬则为虫，夏则为草，故名之。根据生长环境来命名的中药，如泽兰、海藻、水蛭、水菖蒲、石菖蒲、石韦、地龙、土鳖虫、山楂、沙参、桑寄生等。

9. 因采制、贮藏特点而命名　据采集时间命名的中药，如冬天麻、霜桑叶、春柴胡等。据炮制方法命名的如炙甘草、熟地黄、制远志、胆南星、炮姜、煨木香、法半夏、醋延胡、酒大黄、炒白术、焦山楂、荆芥炭等。据贮藏时间命名的如鲜地黄、鲜荷叶、生石斛、生麦冬、生姜、陈皮、陈仓米等。

10. 因人名或传说典故而命名　某些中药的用名带有传奇色彩，这些药多以发现者或最初使用者的名字作为药名。如使君子，传说古时有位名医叫郭使君，他治小儿疾病喜用此药，因而得名。其他如刘寄奴、杜仲、何首乌、徐长卿、牵牛子等，均系据此命名。

11. 因避讳而改名　在封建社会，为了避帝王的名讳，某些中药被改换名称。如因避康熙讳，玄参改为元参，玄明粉改为元明粉；因后赵明帝石勒"讳胡"，胡荽改名香荽；虎耳草科植物恒山因避宋真宗赵恒讳改为常山。

12. 为方便书写而名　临床处方时为了减少繁琐的笔画，方便书写，医生往往以某些方法如拆字、谐音、用原药名含义延伸等来改写药名。如硼砂又名月石；信石又名人言；如漆黏物的山漆改成三七；牵牛子有黑白之分，牛在十二生肖中属丑，故又名为黑丑、白丑等。

二、中药的分类

中药来源复杂，数目众多，为了便于学习研究、临床应用，古今医药学家采用了多种分类方法，兹简介如下：

1. 功能分类法　《神农本草经》按药物的补益或祛病的作用及有无毒性将365种药物分成上、中、下三品。此法为本草学中最早的分类法，虽较简单，但为后世奠定了中药分类的基础。北齐徐之才曰："药有宣、通、补、泄、轻、重、滑、涩、燥、湿十种，是药之大体。"唐代陈藏器的《本草拾遗》按此将药物分为十类。后世有不少本草著作使用此法，如明代贾所学的《药品化义》《药品辨义》，清代沈金鳌的《要药分剂》等。清代黄宫绣的《本草求真》有所发展，将药物分成补、涩、散、泻、血、杂、食物七大类，每大类功效当中又分若干小类，如泻剂分为渗湿、泻湿、泻水、降痰、泻热、泻火、下气、平泻。现代的中药学教材普遍采用此种分类法，本教材把药物按功效分为 22 类，如解表药、清热药、温里药、补益药等。功能分类法能揭示药物的功效主治、共性、禁忌等，具有便于记忆及指导临床用药的优点。

2. 自然属性分类法　是依据药物来源、形态等自然属性特征进行分类的一种方法，即把来源相同、属性相近的药物分为一类。梁代陶弘景首用此法，《本草经集注》在三品分类法的基础上，将药物分为玉石、草木、虫兽、果、菜、米食、有名未用七类，对后世影响深远，如《新修本草》《证类本草》亦仿之。明代李时珍的《本草纲目》发展为按水、火、土、金石、草、谷、菜、果、木、服器、虫、鳞、介、禽、兽、人等分为十六部。当代已发展为按照原植物或动物在自然界中的位置，采用分类学的门、纲、目、科、属、种的分类方法，如《中华本草》等。按此法分类，便于查阅药物的来源、属性、入药部位，以及药物之间的关系，但不便于临床掌握功效应用。

3. 脏腑经络分类法　即按药物的作用部位在何脏腑或经络进行分类的方法。此法首见于金代张元素《脏腑虚实标本用药式》，该书按十二脏腑之肝、心、脾、肺、肾、命门、三焦、胆、胃、大肠、小肠、膀胱，对药物进行分类。后世亦有清代的《本草分经》《本草害利》等采用该法。此法揭示了药物的作用部位及范围，有利于用药准确性，可作为功效分类法的补充。

4. 药理作用分类法　即按中药的现代药理学、现代医学的药理作用进行分类的方法。如抗菌与抗病毒中药、麻醉镇痛中药、强心中药、抗心律失常中药、降血压中药、利尿中药、抗癌中药等。此法便于西医学者掌握、应用与研究。

5. 化学成分分类法　即按中药材的主要化学成分进行分类的方法。主要用于中药化学成分分析、鉴定、提取、分离、纯化、制剂等研究与新药开发方面。

6. 笔画分类法　即按药名笔画顺序进行分类的方法。此法多用于工具书类，便于检索、查阅。

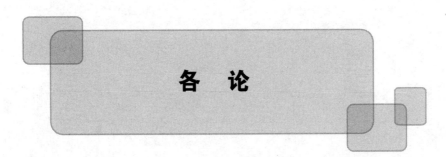

各　论

第六章

解 表 药

解表药 PPT

解表药图片

知识目标

1. 掌握药物：麻黄、桂枝、紫苏叶、荆芥、防风、白芷、细辛、羌活、薄荷、牛蒡子、蝉蜕、桑叶、菊花、柴胡、葛根。

2. 熟悉药物：生姜、香薷、藁本、苍耳子、辛夷、蔓荆子、升麻。

3. 了解药物：西河柳、淡豆豉、木贼、浮萍。

一、含义

凡以发散表邪为主要功效，用于治疗外感表证的药物，称为解表药，又称发表药。

根据其药性及功效主治的不同，可分为发散风寒药和发散风热药两类。前者多具辛温之性，又称辛温解表药；后者多具辛凉之性，又称辛凉解表药。

二、性能特点

解表药性分温、凉，多具辛味，主入肺、膀胱二经，偏行肌表，善于透达，可使表邪外散或从汗解，故长于治疗表证，此即《黄帝内经》所谓"其在皮者，汗而发之"之意。

三、功效主治

解表药以发散表邪为主要作用，主治外感表证，症见恶寒发热，头身疼痛，无汗或汗出不畅，脉浮等。

四、配伍原则

针对外感风寒、风热表邪的不同，分别选用长于发散风寒、风热的药物，并进行适当的配伍。根据四时气候的不同，恰当配伍祛暑、化湿、润燥药。虚人外感，视正虚的不同，恰当配伍补虚药。发散风热药用于温病初起，适当配伍清热解毒药。

五、使用注意

使用发汗力强的解表药，用量不宜过大，以免发汗太过，反伤正气。根据季节及地域不同，调整用量，春夏季节或温热地区，用量宜小，严冬季节或寒冷地区，用量宜大。多为质轻芳香之品，一般不宜久煎。多宜饭后热服，以助发汗。以得汗为度，中病即止。表虚自汗、阴虚盗汗、疮疡日久、淋证、失血患者和孕妇以及年老体弱之人，虽有表证，也当慎用或禁用。

● 第一节　发散风寒药 ●

本节药物多味辛性温，以发散风寒为主要作用，主治外感风寒表证，症见恶寒发热，无汗或汗出不畅，头身疼痛，鼻塞，舌苔薄白，脉浮紧等。部分药物兼有利水消肿，止咳平喘，胜湿止痛，透疹止痒，消散疮疡等功能，可用治水肿，咳喘，风湿痹痛，风疹，麻疹及疮疡初起等兼有风寒表证者。

麻　黄　Máhuáng

《神农本草经》

为麻黄科植物草麻黄 *Ephedra sinica* Stapf.、中麻黄 *Ephedra interme-dia* Schrenk et C. A. Mey. 或木贼麻黄 *Ephedra equisetina* Bge. 的草质茎。主产于河北、山西、内蒙古等地。秋季采收。生用、蜜炙用或捣绒用。

【药性】辛、微苦，温。归肺、膀胱经。

【功效】发汗解表，宣肺平喘，利水消肿。

微视频：麻黄的
副作用

【应用】

1. 风寒表实证　本品善开腠理，透毛窍，具有较强的发汗解表散寒之功，多用治外感风寒，恶寒发热，无汗，头身疼痛，脉浮紧等表实无汗证，常与桂枝相须为用，以增强发汗散寒解表之力，如麻黄汤。若素体阳虚，外感风寒者，常与附子、细辛配伍，即麻黄附子细辛汤。

2. 咳喘实证　本品宣畅温通，有良好的宣肺平喘之功，多用治风寒外束，肺气壅遏的咳喘实证，常配伍苦杏仁、甘草以增强止咳平喘之力，如三拗汤。若内兼寒饮，可与干姜、细辛、半夏等配伍，如小青龙汤。热邪壅肺而致喘咳者，常与石膏、苦杏仁、甘草配伍，以清肺平喘，如麻杏石甘汤。

3. 风水水肿　本品开宣肺气，发散表邪，为宣肺利尿之要药。治风邪袭表，肺失宣降的水肿，小便不利兼有表证者，常与生姜、白术等同用，如越婢加术汤。

此外，本品具有一定的散寒通滞作用，配合其他药物也可用治风寒湿痹、阴疽、痰核等。

【用法用量】煎服，2~10 g。发汗解表宜生用；蜜炙麻黄偏于止咳平喘，多用于表证已解，气喘咳嗽；麻黄绒发汗力弱，多用于老人及小儿。

【使用注意】本品发汗力强，故表虚自汗、阴虚盗汗及肺肾不足之虚喘均当慎用。

【文献摘要】

（1）《神农本草经》："主中风、伤寒头痛、温疟，发表出汗，去邪热气，止咳逆上气，除寒热，破癥坚积聚。"

（2）《本草经集注》："俗用疗伤寒，解肌第一。"

（3）《本草纲目》："麻黄乃肺经专药，故治肺病多用之。张仲景治伤寒，无汗用麻黄，有汗用桂枝。"

知识链接：

麻黄病案分析

【备注】　现代研究发现，麻黄具有发汗、平喘、镇咳、祛痰、解热、抗炎、抗病毒、抑菌、利尿、兴奋中枢、升高血压等药理作用。

桂　枝　Guìzhī

《神农本草经》

为樟科植物肉桂 *Cinnamomum cassia* Presl 的嫩枝。主产于广西、广东、云南等地。春、夏二季采收。切薄片或小段，生用。

【药性】　辛、甘，温。归心、肺、膀胱经。

【功效】　发汗解肌，温通经脉，助阳化气，平冲降逆。

【应用】

1. 风寒表证　本品发汗之力较麻黄缓和。治外感风寒，表虚有汗者，配伍白芍，以调和营卫、发汗解肌，如桂枝汤。治外感风寒，表实无汗者，常与麻黄相须为用，如麻黄汤。

2. 寒凝血滞诸痛证　本品能温经助阳，散寒止痛。治心阳不振，胸痹心痛，常与枳实、薤白、瓜蒌等配伍，如枳实薤白桂枝汤。治中焦虚寒，脘腹冷痛，常与白芍、饴糖、生姜等同用，如小建中汤。治妇女寒凝血滞，经闭、痛经，每与当归、川芎、吴茱萸等同用，如温经汤。治寒凝血滞，癥瘕作痛，常与牡丹皮、桃仁、白芍等配伍，如桂枝茯苓丸。治风寒湿痹，肩臂疼痛，可与附子、生姜、甘草等配伍，如桂枝附子汤。

3. 阳虚水肿，痰饮　本品能逐寒邪，扶脾阳，温肾阳，助膀胱之气化，为治疗阳虚水肿、痰饮之常用药。治肾虚寒凝，膀胱气化不行之小便不利，水肿，常与茯苓、猪苓、泽泻等同用，如五苓散。治脾虚不运，水湿内停之痰饮，眩晕等，常与白术、茯苓、甘草同用，即苓桂术甘汤。

4. 心悸，奔豚　本品能助心阳，通心脉，止心悸。治心阳不振，心动悸，脉结代，常与甘草、人参、麦冬等配伍，如炙甘草汤。治阴寒内盛，引动下焦冲气，上凌心胸所致奔豚者，可重用本品，并与白芍、甘草、生姜等配伍，如桂枝加桂汤。

【用法用量】　煎服，3～10 g。

【使用注意】　外感热病、阴虚火旺、血热妄行者，均当忌用。孕妇及月经过多者慎用。

【文献摘要】

（1）《神农本草经》："主上气咳逆，结气，喉痹，吐吸，利关节，补中益气。"

（2）《医学启源》："去伤风头痛，开腠理，解表发汗，去皮肤风湿。"

（3）《本草求真》："驱风散邪，为解肌第一要药。""桂枝所优，为在温经通脉，内外证咸宜。"

紫苏叶 Zǐsūyè

《名医别录》

为唇形科植物紫苏 *Perilla frutescens*（L.）Britt. 的叶（或带嫩枝）。主产于江苏、浙江、河北等省。夏季采收。切碎，生用。

【药性】 辛，温。归肺、脾经。

【功效】 解表散寒，行气和胃。

【应用】

1. 风寒表证 本品清扬宣通，能祛风寒之邪，但其发汗之力较为和缓，故多用治风寒轻证，可单用取效，亦可与生姜等辛温解表药同用。因兼具行气和胃之功，对风寒表证兼见气滞胸闷者，尤为适宜，常与香附、陈皮、甘草同用，即香苏散。外感风寒兼有咳嗽者，常与杏仁、前胡、桔梗等同用，如杏苏散。

2. 脾胃气滞证 本品有行气宽中、和胃止呕功效，常用治脾胃气滞之胸脘胀闷、恶心呕吐等。偏寒者，常与砂仁、丁香等同用；偏热者，常与黄连、芦根等同用。治胎气上逆，妊娠呕吐，胎动不安者，常与砂仁、陈皮等同用。治痰凝气滞之梅核气，常与半夏、厚朴、生姜等同用，如半夏厚朴汤。

此外，本品具有一定的解鱼蟹毒功能，治进食鱼蟹引起的腹痛，吐泻，可单用本品或与生姜、白芷等同用。

【用法用量】 煎服，5～10 g，不宜久煎。

【文献摘要】

(1)《名医别录》："主下气，除寒中。"

(2)《滇南本草》："发汗，解伤风头痛，定吼喘，下气，宽膨胀，消痰。"

(3)《本草纲目》："行气宽中，消痰利肺，和血，温中，止痛，定喘，安胎。"

【附药】

紫苏梗

为紫苏的茎。辛、甘，微温。归肺、脾经。功能理气宽中，止痛，安胎。适用于胸膈痞闷，胃脘疼痛，嗳气呕吐，胎动不安等。煎服，5～10 g，不宜久煎。

生 姜 Shēngjiāng

《名医别录》

为姜科植物姜 *Zingiber officinale* Rosc. 的新鲜根茎。中国各地均产。秋、冬二季采挖。切片，生用。

【药性】 辛，微温。归肺、脾、胃经。

【功效】 解表散寒，温中止呕，化痰止咳，解鱼蟹毒。

【应用】

1. 风寒表证 本品发汗解表作用较弱，适用于风寒感冒轻证，可单煎或配红糖、葱白煎服；亦常作为辅助之品，加入辛温解表剂中，以增强发汗解表效果，如桂枝汤等方剂中均有本品。

2. 胃寒呕吐 本品能温胃散寒，和中降逆，善能止呕，素有"呕家圣药"之称，随证配伍可治多种呕吐。尤长于治疗胃寒呕吐，每与高良姜、豆蔻等同用；治胃热呕吐，可与黄连、竹茹等配伍；治痰饮呕吐，常与半夏同用，即小半夏汤。此外，某些止呕药用姜汁制过，可增强止呕作用，如姜半夏、姜竹茹等。

3. 肺寒咳嗽　本品能温肺散寒而止咳。治肺寒咳嗽，无论有无外感，痰多痰少，均可选用，常配伍其他止咳药同用。

4. 鱼蟹中毒　本品能解鱼蟹之毒，食鱼蟹中毒吐泻者，可用生姜煎汤内服或生姜汁冲服。

此外，本品能解生半夏、生南星之毒，误食生半夏、生南星喉舌发麻者，亦可用此而解。

【用法用量】　煎服，3～10 g。或捣汁服。

【使用注意】　热盛及阴虚内热者慎用。

【文献摘要】

(1)《名医别录》："主伤寒头痛鼻塞，咳逆上气，止呕吐。"

(2)《药性论》："主痰水气满，下气。生与干并治嗽，疗时疾，止呕吐不下食。"

(3)《本草纲目》："生用发散，熟用和中。"

【附药】

1. 生姜皮

为生姜根茎切下的外皮。辛，凉。归脾经。功能利水消肿。主要用治水肿，小便不利。煎服，3～10 g。

2. 生姜汁

用生姜捣汁入药。辛，微温。归肺、脾、胃经。功同生姜，但偏于开痰止呕。可用于恶心呕吐不止及痰迷昏厥之急救；也可配伍竹沥，每次 3～10 滴，冲服或鼻饲给药，治疗中风昏厥。

3. 煨姜

将生姜用纸包浸湿，置火上煨熟入药。辛，温。归脾、胃经。辛散之力不及生姜，但温中止呕之效胜于生姜。适用于脾胃虚寒、腹痛吐泻等。煎服，3～10 g。

香　薷　Xiāngrú

《名医别录》

为唇形科植物石香薷 *Mosla chinensis* Maxim. 或江香薷 *Mosla chinensis* 'Jiangxiangru' 的地上部分。主产于江西、安徽、广西等地。夏季采割。切段，生用。

【性能】　辛，微温。归肺、胃经。

【功效】　发汗解表，化湿和中，利水消肿。

【应用】

1. 阴暑证　本品既能发汗解表，又能化湿和中，善治夏季乘凉饮冷，外感风寒，内伤暑湿所致的阴暑证，症见发热恶寒、头痛无汗、胸闷呕吐、腹痛泄泻等，常与厚朴、白扁豆同用，即香薷散。治暑温初起，复感于寒，发热恶寒，口渴面赤，常与金银花、连翘、厚朴等同用，如新加香薷饮。

2. 水肿　本品兼有解表、利水双重功效，用治水肿而有表证者，可与白术、茯苓、泽泻等同用。

【用法用量】 煎服，3～10 g。用于解表，量不宜过大，且不宜久煎；用于利水消肿，量宜稍大，且须浓煎。

【使用注意】 表虚有汗者、暑热证者忌用。

【文献摘要】

（1）《名医别录》："主霍乱腹痛，吐下，散水肿。"

（2）《滇南本草》："解表除邪，治中暑头疼，暑泻肚肠疼痛，暑热咳嗽，发汗，温胃，和中。"

（3）《本草纲目》："世医治暑病，以香薷饮为首药。然暑有乘凉饮冷，致阳气为阴邪所遏，遂病头痛，发热恶寒，烦躁口渴，或吐，或泻，或霍乱者，宜用此药，以发越阳气，散水和脾……盖香薷乃夏月解表之药，如冬月之用麻黄。气虚者尤不可多服。而今人不知暑伤元气，不拘有病无病，概用代茶，谓能辟暑，真痴人说梦也。"

荆 芥 Jīngjiè

《神农本草经》

为唇形科植物荆芥 *Schizonepeta tenuifolia* Briq. 的地上部分。主产于江苏、浙江、河南等地。夏、秋二季采收。切段，生用或炒炭用。

【药性】 辛，微温。归肺、肝经。

【功效】 解表散风，透疹，消疮。

【应用】

1. 外感表证 本品微温不烈，药性和缓，长于祛风解表，对于外感表证，无论因于风寒还是风热，均可应用。治外感风寒表证，常与防风、羌活、独活等同用，如荆防败毒散。治外感风热表证，常与金银花、连翘、薄荷等配伍，如银翘散。

2. 麻疹不透，风疹瘙痒 本品能祛风止痒，透散疹毒。治表邪外束，小儿麻疹不透，常与薄荷、蝉蜕、紫草等同用。治风疹瘙痒，可与防风、苦参、蒺藜等同用。

3. 疮疡初起兼有表证 本品尚有一定的消散疮疡之效，可用于疮疡初起而有表证者，常与防风、金银花、连翘等同用。

此外，本品炒炭，其性苦涩，而有止血之功，可用治吐血、衄血、便血、痔血、崩漏等多种出血证，常与白茅根、侧柏叶、地榆、槐花等同用。

【用法用量】 煎服，5～10 g，不宜久煎。解表、透疹、消疮宜生用，止血须炒炭用。

【文献摘要】

（1）《神农本草经》："主寒热，鼠瘘，瘰疬生疮，破结聚气，下瘀血，除湿痹。"

（2）《滇南本草》："荆芥穗，上清头目诸风，止头痛，明目，解肺、肝、咽喉热痛，消肿，除诸毒，发散疮痈。治便血，止女子暴崩，消风热，通肺气鼻窍塞闭。"

（3）《本草纲目》："散风热，清头目，利咽喉，消疮肿，治项强、目中黑花、生疮阴癞、吐血衄血、下血血痢、崩中痔漏。"

防 风 Fángfēng

《神农本草经》

为伞形科植物防风 *Saposhnikovia divaricata* （Turcz.）Schischk. 的根。主产于东北及

内蒙古东部。春、秋二季采挖。切片，生用。

【药性】 辛、甘，微温。归膀胱、肝、脾经。

【功效】 祛风解表，胜湿止痛，止痉。

【应用】

1. 外感表证 本品长于祛风解表，药性和缓，为治风通用之药。治外感风寒，恶寒发热，头痛身痛，常与荆芥、羌活、前胡等配伍，如荆防败毒散。治外感风热，发热头痛，咽痛目赤，可与薄荷、蝉蜕、连翘等同用。治外感风湿，头痛如裹，身重肢痛，常与羌活、藁本、川芎等同用，如羌活胜湿汤。治气虚不固，易受风邪，动则感冒，常与黄芪、白术同用，即玉屏风散。治风热发疹，皮肤瘙痒，可与荆芥、蒺藜等配伍。

2. 风湿痹痛 本品具有良好的胜湿止痛之功。治风寒湿痹，肢节疼痛，筋脉拘挛，每与羌活、姜黄、当归等同用，如蠲痹汤。

3. 破伤风 本品有祛风解痉之效。治破伤风角弓反张、牙关紧闭、肌肉痉挛、四肢抽搐，常与天南星、天麻、白附子等同用，如玉真散。

此外，本品炒用，又能止泻，用治肝郁乘脾，腹痛泄泻，常与白芍、白术、陈皮同用，即痛泻要方。炒炭还可用治肠风下血。

【用法用量】 煎服，5～10 g。

【使用注意】 阴血亏虚及热极生风者不宜使用。

【文献摘要】

(1)《神农本草经》："主大风头眩痛，恶风，风邪，目盲无所见，风行周身，骨节疼痹，烦满。"

(2)《药类法象》："疗风通用，泻肺实如神，散头目中滞气，除上焦风邪之仙药也。"

(3)《本草蒙筌》："尽治一身之痛，而为风药中之润剂也。治风通用，散湿亦宜。"

白 芷 Báizhǐ

《神农本草经》

为伞形科植物白芷 *Angelica dahurica* (Fisch. ex Hoffm.) Benth. et Hook. f. 或杭白芷 *Angelica dahurica* (Fisch. ex Hoffm.) Benth. et Hook. f. var. *formosana* (Boiss.) Shan et Yuan 的根。主产于河南、河北、浙江等地。夏、秋间叶黄时采挖。切片，生用。

【药性】 辛，温。归胃、大肠、肺经。

【功效】 解表散寒，祛风止痛，宣通鼻窍，燥湿止带，消肿排脓。

【应用】

1. 风寒表证 本品祛风解表之力较为温和，兼有通窍止痛之功。治外感风寒，头痛鼻塞者，每与羌活、细辛、川芎等同用，如九味羌活汤。

2. 头痛牙痛，风湿痹痛 本品长于通窍止痛，入阳明经而善治阳明头痛、眉棱骨痛、头风痛等。属外感风寒者，可单用，亦可与防风、细辛、川芎等同用，如川芎茶调散；属外感风热者，可与薄荷、菊花等同用。治风冷牙痛，可与细辛、川芎、全蝎等配伍；治风热牙痛，可与石膏、荆芥等同用。治风寒湿痹、关节疼痛、屈伸不利等，可与苍术、川芎、草乌等配伍。

3. 鼻鼽，鼻渊 本品祛风、散寒、燥湿，可宣利肺气，升阳明清气，通鼻窍而止疼痛，可治疗鼻科疾病，症见鼻塞不通，流涕不止，前额疼痛，每与苍耳子、辛夷等同用，如苍耳子散。

4. 寒湿带下 本品具有良好的燥湿止带之功。治寒湿带下，常与白术、山药、茯苓等同用。治湿热带下，则须与黄柏、车前子等配伍。

5. 疮痈肿毒 本品有消肿排脓止痛之功，治疮疡初起，红肿热痛者，多与金银花、防风、穿山甲等同用，如仙方活命饮；若疮疡脓成难溃，可与黄芪、人参、当归等同用，如托里消毒散。治乳痈肿痛，常与浙贝母、蒲公英、瓜蒌等同用。

此外，本品还能祛风止痒，可用治皮肤瘙痒。

【用法用量】 煎服，3～10 g。外用适量。

【使用注意】 本品辛温香燥，阴虚血热者忌服。

【文献摘要】

（1）《神农本草经》："主女人漏下赤白，血闭，阴肿，寒热，风头侵目泪出。"

（2）《本草纲目》："治鼻渊，鼻衄，齿痛，眉棱骨痛，大肠风秘，小便出血，妇人血风眩晕，翻胃吐食。"

（3）《本草求真》："色白味辛，气温力厚，通窍行表，为足阳明胃经祛风散湿主药，故能治阳明一切头面诸疾。"

细 辛 Xìxīn

《神农本草经》

为马兜铃科植物北细辛 *Asarum heterotropoides* Fr. Schmidt var. *mandshuricum*（Maxim.）Kitag.、汉城细辛 *Asarum sieboldii* Miq. var. *seoulense* Nakai 或华细辛 *Asarum sieboldii* Miq. 的根和根茎。前两种习称"辽细辛"，主产于东北三省；华细辛主产于陕西、河南、山东等地。夏季采挖。切段，生用。

【药性】 辛，温。有小毒。归心、肺、肾经。

【功效】 解表散寒，祛风止痛，通窍，温肺化饮。

【应用】

1. 风寒表证，阳虚外感 本品既能散在表之风寒，又能散在里之阴寒。治外感风寒，头身疼痛者，常与羌活、防风、白芷等同用，如九味羌活汤。治阳虚外感，恶寒发热，脉反沉者，常与麻黄、附子同用，即麻黄附子细辛汤。

2. 头痛，牙痛，风湿痹痛 本品具有良好的散寒通窍止痛功效。治外感风寒之偏正头痛，常与川芎、羌活、白芷等同用，如川芎茶调散。治风冷牙痛，可单用本品，或配白芷、荜茇等煎汤含漱；治胃火牙痛，则须配伍生石膏、黄连、升麻等。治风寒湿痹，腰膝冷痛，常与独活、桑寄生、杜仲等同用，如独活寄生汤。

3. 鼻鼽，鼻渊 本品辛散温通，芳香透达，散风邪，化湿浊，通鼻窍，治鼻渊头痛，时流清涕者，可与白芷、辛夷等配伍。

4. 寒饮咳喘 本品既能解表散寒，又能温肺化饮。治外感风寒，寒饮伏肺，咳嗽气喘，痰多清稀者，常与干姜配伍以增温肺化饮之功，再与麻黄、五味子等同用，如小青龙汤。治寒痰停饮阻肺，咳嗽胸满，气逆喘急者，常配伍茯苓、干姜、五味子等，如苓甘五味姜辛汤。

【用法用量】　煎服，1～3 g。入散剂，每次 0.5～1 g。外用适量。

【使用注意】　气虚多汗、阴虚阳亢头痛、阴虚燥咳或肺热咳嗽不宜用。不宜与藜芦同用。用量不宜过大。

【文献摘要】

(1)《神农本草经》："主咳逆，头痛脑动，百节拘挛，风湿痹痛，死肌。久服明目，利九窍。"

(2)《本草别说》："细辛若单用末，不可过半钱匕，多则气闷塞，不通者死。"

(3)《本草汇言》："细辛，佐姜、桂能驱脏腑之寒，佐附子能散诸疾之冷，佐独活能除少阴头痛，佐荆、防能散诸经之风，佐芩、连、菊、薄，又能治风火齿痛而散诸郁热最验也。"

羌　活　Qiānghuó
《神农本草经》

为伞形科植物羌活 *Notopterygium incisum* Ting ex H. T. Chang 或宽叶羌活 *Notopterygium franchetii* H. dei Boiss. 的根茎及根。主产于四川、甘肃、青海等地。春、秋二季采挖。切片，生用。

【药性】　辛、苦，温。归膀胱、肾经。

【功效】　解表散寒，祛风除湿，止痛。

【应用】

1. 风寒表证　本品气味雄烈，有解表胜湿之功。治外感风寒夹湿，恶寒发热、头痛项强、肢体酸痛较重者，常与防风、细辛、川芎等配伍，如九味羌活汤；治一身尽痛者，常配伍独活、防风、藁本等，如羌活胜湿汤。

2. 风寒湿痹　本品有较强的胜湿止痛作用。治风寒湿痹证，尤多用于上半身风寒湿痹、肩背肢节疼痛者，每与姜黄、防风、当归等同用，如蠲痹汤。

【用法用量】　煎服，3～10 g。

【使用注意】　本品辛温香燥，阴血亏虚、有燥热者慎用；用量过大，易致呕吐；脾胃虚弱者不宜服。

【文献摘要】

(1)《药性论》："治贼风，失音不语，多痒血癞，手足不遂，口面㖞斜，遍身顽痹。"

(2)《珍珠囊》："太阳经头痛，去诸骨节疼痛。"

(3)《本草品汇精要》："主遍身百节疼痛，肌表八风贼邪，除新旧风湿，排腐肉疽疮。"

藁　本　Gǎoběn
《神农本草经》

为伞形科植物藁本 *Ligusticum sinense* Oliv. 或辽藁本 *Ligusticum jeholense* Nakai et Kitag. 的根茎及根。主产于陕西、四川、辽宁等地。秋季采挖。切片，生用。

【药性】　辛，温。归膀胱经。

【功效】　祛风散寒，除湿止痛。

【应用】

1. 外感风寒，巅顶头痛　本品药性升浮，善达巅顶，具有良好的发散风寒、胜湿止痛之功。治外感风寒之头痛鼻塞，巅顶痛甚者，常与羌活、川芎、苍术等同用，如神术散。治外感风寒夹湿，头身困重疼痛明显者，常与羌活、独活、防风等同用，如羌活胜湿汤。

2. 风寒湿痹　本品善于祛风除湿，蠲痹止痛。治疗风寒湿痹，关节疼痛，常与羌活、苍术等同用。

【用法用量】　煎服，3～10 g。

【使用注意】　肝阳上亢、阴血亏虚、火热内盛所致头痛忌服。

【文献摘要】

(1)《神农本草经》："主妇人疝瘕，阴中寒，肿痛，腹中急，除风头痛。"

(2)《珍珠囊》："治太阳头痛，巅顶痛，大寒犯脑，痛连齿颊。"

(3)《本草正义》："藁本味辛气温，上行升散，专主太阳太阴之寒风寒湿，而能疏达厥阴郁滞，功用与细辛、川芎、羌活近似。"

苍耳子　Cāng'ěrzǐ

《神农本草经》

为菊科植物苍耳 *Xanthium sibiricum* Patr. 的成熟带总苞的果实。主产于江西、山东、湖北等地。秋季果实成熟时采收。生用或炒去硬刺用。

【药性】　辛、苦，温。有毒。归肺经。

【功效】　散风寒，通鼻窍，祛风湿。

【应用】

1. 风寒表证　本品能发散风寒、宣通鼻窍。治外感风寒、鼻塞流涕者，可与防风、白芷、羌活等同用，但其发汗解表之力较弱，故临床应用较少。

2. 鼻渊头痛　本品散风通窍，又能止痛，为治鼻渊头痛之常用药。对鼻渊兼有外感风寒者尤为适宜，常与辛夷、白芷、薄荷同用，即苍耳子散。对风热外袭或湿热内蕴之鼻渊，可与薄荷、黄芩等同用。

3. 风疹瘙痒　本品能祛风止痒，治疗风疹瘙痒，可与地肤子、白鲜皮、蒺藜同用。

4. 湿痹拘挛　本品辛散苦燥，有一定的祛湿止痛功效，治风湿痹痛、四肢拘挛等，可与羌活、威灵仙、木瓜等同用。

【用法用量】　煎服，3～10 g。或入丸、散。

【使用注意】　过量服用易致中毒，引起呕吐、腹痛、腹泻等。血虚头痛不宜服用。孕妇慎用。

【文献摘要】

(1)《神农本草经》："主风头寒痛，风湿周痹，四肢拘挛痛，恶肉死肌。"

(2)《本草备要》："善发汗，散风湿，上通脑顶，下行足膝，外达皮肤。治头痛目暗，齿痛鼻渊，肢挛臂痛，瘰疬疮疥。"

(3)《得配本草》："治风湿周痹、四肢挛痛，能善通顶脑，疗头风目暗、瘰疬疮疥。"

【附药】

苍耳草

为苍耳的茎叶。苦、辛，微寒。有小毒。功能祛风、清热、解毒。适用于风湿痹痛，麻风，疗毒，皮肤瘙痒等。水煎、熬膏或入丸散，6～15 g。外用适量。但本品有毒，能散气耗血，体虚者慎用。内服不宜过多，亦不可持续服用。

辛　夷　Xīnyí

《神农本草经》

为木兰科植物望春花 *Magnolia biondii* Pamp.、玉兰 *Magnolia denudata* Desr. 或武当玉兰 *Magnolia sprengeri* Pamp. 的花蕾。主产于河南、安徽、四川等地。冬末、春初花蕾未开放时采收，阴干。生用。

【药性】　辛，温。归肺、胃经。

【功效】　散风寒，通鼻窍。

【应用】

1. 风寒表证　本品能发散风寒，宣通鼻窍。治外感风寒，恶寒发热，头痛鼻塞，常与苍耳子、白芷等同用。

2. 鼻渊　本品通鼻窍之功类似苍耳子，亦为治鼻渊要药。偏风寒者，常与苍耳子、白芷等同用；偏风热者，可与薄荷、菊花等同用。

【用法用量】　煎服，3～10 g。本品有毛，刺激咽喉，宜包煎。外用适量。

【使用注意】　阴虚火旺者忌服。

【文献摘要】

（1）《神农本草经》："主五脏身体寒热、风头脑痛、面奸。"

（2）《名医别录》："温中解肌，利九窍，通鼻塞，涕出，治面肿引齿痛。"

（3）《本草纲目》："辛夷之辛温，走气而入肺，能助胃中清阳上行，所以能温中，治头面目鼻之病。"

西河柳　Xīhéliǔ

《开宝本草》

为柽柳科植物柽柳 *Tamarix chinensis* Lour. 的嫩枝叶。野生于辽宁、河北、山东等地；中国东部至西南各地有栽培。5～6 月花未开时割取细嫩枝叶。切段，生用。

【药性】　甘、辛，平。归肺、胃、心经。

【功效】　发表透疹，祛风除湿。

【应用】

1. 麻疹不透，风疹瘙痒　本品辛散透发，功专发表透疹。治麻疹初起，疹出不畅，或表邪外束，疹毒内陷，单用煎汤熏洗，或与牛蒡子、蝉蜕、淡竹叶等同用，如竹叶柳蒡汤。治风疹瘙痒，可与防风、荆芥、薄荷等同用。

2. 风湿痹痛　本品能祛风除湿。治风湿痹证、肢节疼痛，常与羌活、独活、秦艽等同用。

【用法用量】　煎服，3～6 g。外用适量。

【使用注意】　麻疹已透者不宜使用。用量过大易致心烦、呕吐。

【文献摘要】

（1）《本草图经》："治痧疹热毒。"

（2）《本草经疏》：“近世治痧疹热毒不能出，用为发散之神药。”

（3）《本经逢原》：“去风，煎汤浴风疹身痒效。”

表 6-1-1　发散风寒药的参考药

药名	药性	功效	主治	用法用量	备注
葱白	辛，温。归肺、胃经	发汗解表，散寒通阳	风寒感冒；阴盛格阳证	煎服，3～10 g。外用适量	
胡荽	辛，温。归肺、胃经	发表透疹，开胃消食	麻疹初期，透出不畅；胃纳不佳，食欲不振	煎服，3～6 g。外用适量	热毒壅盛而疹出不畅者忌服
鹅不食草	辛，温。归肺经	发散风寒，宣通鼻窍，化痰止咳	风寒表证；寒痰咳喘	煎服，6～9 g。外用适量	

第二节　发散风热药

本节药物多味辛性凉，以疏散风热为主要作用，主治外感风热表证、温病初起邪在卫分，症见发热微恶风寒，头痛目赤，咽干口渴，舌红，苔薄黄，脉浮数等。部分药物兼有清头目、利咽喉、透疹止痒等作用，可用治风热上攻所致的头痛眩晕、目赤多泪、咽喉肿痛、麻疹不透、风疹瘙痒等。

薄　荷　Bòhe

《新修本草》

为唇形科植物薄荷 *Mentha haplocalyx* Briq. 的地上部分。主产于江苏、浙江、湖南等地。夏、秋二季采割。切段，生用。

【药性】　辛，凉。归肺、肝经。

【功效】　疏散风热，清利头目，利咽，透疹，疏肝行气。

【应用】

1. 风热表证，温病初起　本品清轻凉散，善解风热。治风热表证或温病初起，邪在卫分，发热，微恶风寒，头痛等，常与金银花、连翘、牛蒡子等同用，如银翘散。

2. 头痛目赤，咽喉肿痛　本品长于疏散上焦风热，而能清头目，利咽喉。治风热上攻，头痛目赤，可与桑叶、菊花、荆芥等同用。治风热壅盛、咽喉肿痛，常与桔梗、荆芥、生甘草等配伍，如六味汤。

3. 麻疹不透，风疹瘙痒　本品具有良好的透疹止痒作用。治风热外束、麻疹不透，常与蝉蜕、牛蒡子、荆芥等同用，如竹叶柳蒡汤。治疗风疹瘙痒，可与荆芥、防风、蝉蜕等同用。

4. 肝郁气滞证　本品略具疏肝解郁之功。治肝郁气滞、胸胁胀痛、月经不调，常与柴胡、白芍、当归等同用，如逍遥散。

此外，本品芳香辟秽，用治夏令感受暑湿秽浊之气引起的脘腹胀痛、呕吐泄泻，可与香薷、金银花、厚朴等同用。

【用法用量】　煎服，3～6 g，宜后下。薄荷叶偏于发汗解表，薄荷梗长于理气和中。

【使用注意】　本品芳香辛散，发汗耗气，故体虚多汗者不宜使用；阴虚血燥者慎用。

【文献摘要】

（1）《新修本草》："主贼风伤寒，发汗，治恶气心腹胀满。"

（2）《本草纲目》："辛能发散，凉能清利，专于消风散热。故头痛、头风、眼目、咽喉、口齿诸病，小儿惊热及瘰疬、疮疥为要药。"

（3）《本草新编》："薄荷不特善解风邪，尤善解忧郁。"

牛蒡子　Niúbàngzǐ

《名医别录》

为菊科植物牛蒡 *Arctium lappa* L. 的成熟果实。中国大部分地区均产。秋季果实成熟时采收。生用或炒用，用时捣碎。

【药性】　辛、苦，寒。归肺、胃经。

【功效】　疏散风热，宣肺透疹，解毒利咽。

【应用】

1. 风热表证，温病初起　本品发散之力不及薄荷，但苦寒清泄之力较优。治风热表证，或温病初起，发热、咽喉肿痛等，常与金银花、连翘、桔梗等同用，如银翘散。

2. 麻疹不透，风疹瘙痒　本品能疏散风热，透泄疹毒。麻疹初起，透发不畅以及风疹瘙痒，常与竹叶、薄荷、蝉蜕等同用，如竹叶柳蒡汤。若热毒壅盛者，可与大青叶、紫草、升麻等同用。

3. 咽喉肿痛　本品苦寒，能解热毒，利咽喉。治风热或热毒上攻所致的咽喉肿痛，常与薄荷、桔梗、生甘草等同用。

4. 热毒疮疡，痄腮丹毒　本品能解毒消肿。治热毒疮疡，痄腮丹毒，常与金银花、连翘、紫花地丁等同用。

【用法用量】　煎服，6～12 g。或入丸、散。炒用可使其苦寒及滑肠之性略减。

【使用注意】　本品性寒，能滑肠通便，脾虚便溏者慎用。

【文献摘要】

（1）《名医别录》："主明目，补中，除风伤。"

（2）《药品化义》："牛蒡子能升能降，力解热毒。味苦能清火，带辛能疏风，主治上部风痰，面目浮肿，咽喉不利，诸毒热壅，马刀瘰疬，颈项痰核，血热痘疮，时行疹子，皮肤瘾疹。凡肺经郁火，肺经风热，悉宜用此。"

（3）《本草正义》："牛蒡之用，能疏散风热，起发痘疹，而善通大便。苟非热盛，或脾气不坚实者，投之辄有泄泻，则辛泄苦降，下行之力为多。"

桑　叶　Sāngyè

《神农本草经》

为桑科植物桑 *Morus alba* L. 的叶。中国大部分地区均产，以安徽、浙江、江苏等地产量较大。初霜后采收。生用或蜜炙用。

【药性】　甘、苦，寒。归肺、肝经。

【功效】 疏散风热，清肺润燥，清肝明目。

【应用】

1. 风热表证，温病初起 本品甘寒清润，疏散风热作用较为缓和。治风热表证，或温病初起，发热咳嗽，咽痒咽痛，常与菊花、连翘、桔梗等同用，如桑菊饮。

2. 肺热咳嗽，燥热咳嗽 本品有清肺润燥之功，治肺热或燥热伤肺，咳嗽痰少、鼻咽干燥，常与苦杏仁配伍以宣肺润燥，如桑杏汤。

3. 头痛眩晕，目赤肿痛，目暗昏花 本品苦寒，兼入肝经，能平肝阳，清肝热，明目。治肝阳上亢，头痛眩晕，常与石决明、菊花、白芍等同用。治风热上攻或肝火上炎之目赤涩痛，羞明多泪，常与菊花、夏枯草、决明子等同用。治肝肾精血不足之目暗昏花，视物不清，常与黑芝麻同用以增滋补肝肾、益精明目之力，如桑麻丸。

此外，本品略具凉血止血作用，可用治血热吐血之轻证，单用或入复方。

【用法用量】 煎服，5～10 g。或入丸、散。外用煎水洗眼。肺燥咳嗽多蜜炙用。

【文献摘要】

(1)《神农本草经》："除寒热，出汗。"

(2)《本草纲目》："治劳热咳嗽。明目，长发，止消渴。"

(3)《本经逢原》："桑叶清肺胃，去风明目。取经霜者煎汤，洗风眼下泪。同黑芝麻蜜丸久服，须发不白，不老延年。"

菊 花 Júhuā

《神农本草经》

为菊科植物菊 *Chrysanthemum morifolium* Ramat. 的头状花序。主产于浙江、安徽、河南等地。根据产地和加工方法的不同，分为亳菊、滁菊、贡菊、杭菊等；按花的颜色不同，又有黄菊花和白菊花之分。9～11月花盛开时分批采收。生用。

【药性】 甘、苦，微寒。归肺、肝经。

【功效】 散风清热，平肝明目，清热解毒。

【应用】

1. 风热表证，温病初起 本品具有良好的疏散风热作用。治风热表证、温病初起、发热、头痛、咳嗽等，每与桑叶相须同用以增加疏散风热之力，如桑菊饮。

2. 肝阳上亢证 本品既能清肝热，又能平肝阳。治肝阳上亢、头痛眩晕，常与石决明、钩藤、白芍等同用。对肝经热盛、热极动风者，每与羚羊角、钩藤、桑叶等配伍，如羚角钩藤汤。

3. 目赤昏花 本品除能清肝、平肝外，略具养肝之功，善疗目疾。治肝经风热、目赤多泪，可与蝉蜕、木贼、蔓荆子等同用。治肝火上攻、目赤肿痛，常与石决明、决明子、夏枯草等同用。治肝肾不足、目暗昏花，常与枸杞子、熟地黄、山茱萸等同用，如杞菊地黄丸。

4. 疔疮肿毒 本品有清热解毒之效。治疔疮肿毒，常与金银花、连翘、生甘草等同用。

【用法用量】 煎服，5～10 g。疏散风热多用黄菊花，平抑肝阳、清肝明目多用白菊花。

【文献摘要】

（1）《神农本草经》："主诸风头眩肿痛，目欲脱，泪出，皮肤死肌，恶风湿痹。久服利血气。"

（2）《用药心法》："去翳膜，明目。"

（3）《本草纲目》："昔人谓其能除风热，益肝补阴，盖不知其得金水之精英尤多，能益金水二脏也。补水所以制火，益金所以平木，木平则风息，火降则热除。用治诸风头目，其旨深微。"

蝉　蜕　Chántuì

《名医别录》

为蝉科昆虫黑蚱 *Cryptotympana pustulata* Fabricius 的若虫羽化时脱落的皮壳。中国大部分地区均产。夏、秋二季收集。生用。

【药性】　甘，寒。归肺、肝经。

【功效】　疏散风热，利咽，透疹，明目退翳，解痉。

【应用】

1. 风热表证，咽痛暗哑　本品有疏散风热、利咽开音作用。治外感风热或温病初起之发热恶风、头痛口渴，常与薄荷、连翘等同用。治火毒上攻之咽喉疼痛、声音嘶哑，常与胖大海、牛蒡子、薄荷等同用，以清热解毒、利咽止痛。

2. 麻疹不透，皮肤瘙痒　本品轻清宣发，善能透疹止痒。治风热外束、麻疹不透，常与牛蒡子、升麻等同用。治风湿相搏之风疹湿疹，皮肤瘙痒，常与荆芥、防风、苦参等同用，如消风散。

3. 肝经风热，目赤翳障　本品能疏散肝经风热，明目退翳。治风热上攻或肝火上炎之目赤肿痛、羞明多泪、翳膜遮睛等，常与菊花、蒺藜、决明子等同用。

4. 小儿惊风，破伤风　本品外能疏肝经之风热，内能息肝风而止痉。治小儿急惊风，可与牛黄、钩藤、僵蚕等同用。治破伤风，常与天麻、僵蚕、全蝎等同用，如五虎追风散。

【用法用量】　煎服，3～6 g。或单味研末冲服。一般病证用量宜小，止痉则需用大量。

【使用注意】　孕妇慎用。

【文献摘要】

（1）《名医别录》："主小儿惊痫夜啼，去三虫，妇人生子不下。"

（2）《本草纲目》："蝉乃土木余气所化，引风吸露，其气清虚。故主疗一切风热证……又主哑病、夜啼者，取其昼鸣而夜息也。"

（3）《景岳全书》："凡小儿惊痫，壮热烦渴，天吊口噤，惊哭夜啼，及风热目昏翳障，疔肿疮毒，风疹痒痛，破伤风之类，俱宜以水煎服。或为末，以井花水调服一钱，可治暗哑之病。"

葛　根　Gěgēn

《神农本草经》

为豆科植物野葛 *Pueraria lobata*（Willd.）Ohwi 的根。习称野葛。主产于湖南、河南、广东等地。秋、冬二季采挖。切厚片或小块，生用或煨用。

【药性】 甘、辛，凉。归脾、胃、肺经。

【功效】 解肌退热，生津止渴，透疹，升阳止泻，通经活络，解酒毒。

【应用】

1. 外感表证，项背强痛 本品善于解肌退热。治外感表证，邪郁化热，发热重，恶寒轻，头痛无汗等，常与柴胡、黄芩、羌活等配伍，如柴葛解肌汤。治风寒表证，恶寒发热，项背强痛者，常与麻黄、桂枝等同用，如葛根汤。

2. 热病烦渴，内热消渴 本品有良好的生津功效。治热病伤津，口渴引饮，常与芦根、天花粉、知母等配伍。治内热消渴，口渴多饮，常与麦冬、天花粉、人参等同用，如玉泉丸。

3. 麻疹初起，透发不畅 本品能透发麻疹。治麻疹初起，表邪外束，疹出不畅者，常与升麻、白芍、甘草同用，即升麻葛根汤。

4. 湿热泻痢，脾虚泄泻 本品能升发清阳，鼓舞脾胃清阳之气上升而收止泻之效。治湿热泻痢，多与黄芩、黄连配伍，可清利肠道湿热，即葛根芩连汤。治脾虚泄泻，常与人参、白术、木香等同用，如七味白术散。

5. 中风偏瘫，胸痹心痛，眩晕头痛 本品味辛能行，能通经活络，用于治疗中风偏瘫、胸痹心痛，眩晕头痛，可与三七、丹参、川芎等活血化瘀药配伍。

6. 酒毒伤中 本品味甘能解酒毒，可用于治疗酒毒伤中，恶心呕吐，脘腹痞满，可以与陈皮、豆蔻、枳椇子等药同用。

【用法用量】 煎服，10~15 g。退热、透疹、生津宜生用，止泻宜煨用。

【文献摘要】

（1）《神农本草经》："主消渴，身大热，呕吐，诸痹，起阴气，解诸毒。"

（2）《名医别录》："疗伤寒中风头痛，解肌发表，出汗，开腠理，疗金疮，止痛，胁风痛。""生根汁，疗消渴、伤寒壮热。"

（3）《本草纲目》："生葛根重解肌清热，煨葛根重升清止泻。"

【附药】

1. 粉葛

为甘葛藤 *Pueraria thomsonii* Benth 的干燥根。与葛根性能、功效、应用、用法、用量相同，临证可相互替代使用。

2. 葛花

为野葛或甘葛未开放的花蕾。甘，平。归脾、胃经。功能解酒毒，醒脾和胃。适用于饮酒过度，头昏头痛，烦渴呕吐等。煎服，3~15 g。

【备注】 现代药理研究发现，葛根具有抗心肌缺血、扩张血管、降低心肌耗氧量、降血压、改善微循环、抑制血小板凝集、降血糖、降血脂、抗氧化等作用。

柴 胡 Cháihú

《神农本草经》

为伞形科植物柴胡 *Bupleurum chinense* DC. 或狭叶柴胡 *Bupleurum scorzonerifolium* Willd. 的根。前者习称"北柴胡"，主产于辽宁、河北、河南等地；后者习称"南柴胡"，主产于湖北、四川、安徽等地。春、秋二季采挖。切段，生用或醋炙用。

【药性】　辛、苦，微寒。归肝、胆、肺经。

【功效】　疏散退热，疏肝解郁，升举阳气。

【应用】

1. 外感发热，少阳证　本品能疏散退热，尤长于疏散少阳半表半里之邪，为治疗少阳证之要药。治外感表证，邪郁化热，常与葛根、黄芩、白芷等同用，如柴葛解肌汤。治伤寒邪在少阳，寒热往来，胸胁苦满，口苦咽干，目眩，常与黄芩同用，以清半表半里之热，共收和解少阳之功，如小柴胡汤。

2. 肝郁气滞证　本品善于疏肝解郁，为治疗肝气郁滞证要药。治情志抑郁，肝失疏泄，胁肋胀痛，妇女月经不调，经闭痛经，常与香附、白芍、川芎等同用，如柴胡疏肝散。若肝郁血虚，脾失健运，神疲食少，胁肋作痛，妇女月经不调，乳房胀痛者，常与当归、白芍、茯苓等同用，如逍遥散。

3. 中气下陷证　本品能升举清阳之气，可用治中气不足，气虚下陷，症见食少倦怠、脘腹重坠作胀、久泻脱肛、脏器下垂等，常与人参、黄芪、升麻等同用，如补中益气汤。

此外，本品还有退热截疟功效，可用治疟疾寒热，常与常山、黄芩、草果等同用。

【用法用量】　煎服，3～10 g。退热多生用，疏肝宜醋炙用，升阳可酒炙用。

【使用注意】　其性升散，故肝阳上亢、肝风内动、阴虚火旺及气机上逆者当忌用或慎用。

【文献摘要】

(1)《神农本草经》："主心腹，去肠胃中结气，饮食积聚，寒热邪气，推陈致新。"

(2)《滇南本草》："伤寒发汗解表要药。退六经邪热往来、痹痿，除肝家邪热、痨热，行肝经逆结之气，止左胁肝气疼痛，治妇人血热烧经，能调月经。"

(3)《本草纲目》："治阳气下陷，平肝、胆、三焦、包络相火，及头痛、眩晕、目昏、赤痛障翳、耳聋鸣、诸疟，及肥气寒热，妇人热入血室，经水不调，小儿痘疹余热，五疳羸热。"

【备注】　现代研究发现，柴胡具有解热、抗炎、镇静、镇痛、镇咳、降血脂、保肝、利胆、兴奋胃肠平滑肌、抑制胃酸分泌、抗溃疡、抑制胰蛋白酶、抗病原微生物、兴奋子宫、影响物质代谢、抗肿瘤、抗辐射、促进免疫功能等药理作用。

升　麻　Shēngmá

《神农本草经》

为毛茛科植物大三叶升麻 *Cimicifuga heracleifolia* Kom.、兴安升麻 *Cimicifuga dahurica*（Turcz.）Maxim. 或升麻 *Cimicifuga foetida* L. 的根茎。主产于辽宁、吉林、黑龙江等地。秋季采挖。切片，生用或蜜炙用。

【药性】　辛、微甘，微寒。归肺、脾、胃、大肠经。

【功效】　发表透疹，清热解毒，升举阳气。

【应用】

1. 风热表证，麻疹不透　本品能发表透疹。治风热表证或温病初起之发热头痛，常与桑叶、菊花、薄荷等同用。治外感风热夹湿之阳明头痛、呕逆心烦者，常与苍术、葛根、鲜荷叶等同用，如清震汤。治麻疹初起，透发不畅，常与葛根、白芍、甘草同用，即升麻葛根汤。

2. 热毒证 本品有良好的清热解毒作用，尤善清阳明热毒。治胃火炽盛，牙龈肿痛，口舌生疮等，常与石膏、黄连、生地黄等同用；如清胃散。治疫毒上攻、大头瘟毒、头面红肿、咽喉肿痛等，多与黄芩、黄连、板蓝根等同用，如普济消毒饮。治热毒疮疡，常与蒲公英、金银花、连翘等配伍。

3. 中气下陷证 本品能升举阳气。治中气不足，气虚下陷，脘腹重坠作胀，久泻脱肛，脏器下垂等，常与黄芪、人参、柴胡等同用，如补中益气汤。治气虚下陷、月经量多或崩漏者，常与人参、黄芪、白术等同用，如举元煎。

【用法用量】 煎服，3～10 g。发表透疹、清热解毒宜生用，升举阳气宜蜜炙用。

【使用注意】 麻疹已透、阴虚火旺及肝阳上亢者，均当忌用。

【文献摘要】

(1)《神农本草经》："解百毒……避温疫、瘴气、邪气、蛊毒。"

(2)《名医别录》："主中恶腹痛，时气毒疠，头痛寒热，风肿诸毒，喉痛口疮。"

(3)《本草纲目》："升麻引阳明清气上行，柴胡引少阳清气上行。此乃禀赋素弱，元气虚馁，及劳役饥饱生冷内伤，脾胃引经最要药也。升麻葛根汤，乃发散阳明风寒药也。时珍用治阳气郁遏，及元气下陷诸病，时行赤眼，每有殊效。"

蔓荆子 Mànjīngzǐ

《神农本草经》

为马鞭草科植物单叶蔓荆 *Vitex trifolia* L. var. *simplicifolia* Cham. 或蔓荆 *Vitex trifolia* L. 的成熟果实。单叶蔓荆主产于山东、江西、浙江等地；蔓荆主产于广东、广西等地。秋季果实成熟时采收。生用或炒用。

【药性】 辛、苦，微寒。归膀胱、肝、胃经。

【功效】 疏散风热，清利头目。

【应用】

1. 风热表证，头痛头晕 本品解表之力较弱。但能清利头目。治风热表证、头痛头晕，可与薄荷、菊花、桑叶等同用。治风邪上攻之偏头痛，常与川芎、白芷、菊花等同用。

2. 目赤肿痛，目昏多泪 本品既能疏散风热，又能清利头目。治风热上攻之目赤肿痛，目昏多泪，常与菊花、蝉蜕、蒺藜等同用。

此外，本品有一定的祛风止痛作用，可用治风湿痹痛，常与羌活、独活、川芎等同用，如羌活胜湿汤。

【用法用量】 煎服，5～10 g。

【文献摘要】

(1)《神农本草经》："主筋骨间寒热、湿痹拘挛，明目坚齿，利九窍，去白虫。"

(2)《名医别录》："去长虫，主风头痛、脑鸣、目泪出。"

(3)《医林纂要》："行肝气于上极，以散热祛风，兼能燥湿。"

淡豆豉 Dàndòuchǐ

《名医别录》

为豆科植物大豆 *Glycine max*（L.）Merr. 的成熟种子（黑豆）的发酵加工品。中国各地均产。生用。

【药性】 苦、辛，凉。归肺、胃经。

【功效】 解表，除烦，宣发郁热。

【应用】

1. 外感表证 本品药性平和，无论风热、风寒表证，均可应用，但其解表力较弱，多用于外感轻证，或作为辅助用药。治外感风热，发热、微恶风寒，头痛口渴等，常与金银花、连翘、薄荷等同用，如银翘散。治外感风寒，恶寒发热，头痛鼻塞，常与葱白同用，即葱豉汤。

2. 热病烦闷 本品能宣发郁热，治外感热病，邪热内郁，心中懊恼，烦热不眠，常与栀子同用，即栀子豉汤。

【用法用量】 煎服，6～12g。

【文献摘要】

（1）《名医别录》："主伤寒头痛，寒热，瘴气恶毒，烦躁满闷，虚劳喘急，两脚疼冷。"

（2）《珍珠囊》："去心中懊恼，伤寒头痛，烦躁。"

（3）《本草纲目》："下气，调中，治伤寒温毒发斑，呕逆。"

【附药】

大豆黄卷

为大豆的成熟种子经发芽干燥的炮制加工品。甘，平。归脾、胃经。功能解表祛暑，清热利湿。适用于暑湿、湿温初起，湿热内蕴所致的发热汗少，恶寒身重，胸闷脘痞，苔腻等。煎服，9～15 g。

木 贼 Mùzéi

《嘉祐本草》

为木贼科植物木贼 *Equisetum hyemale* L. 的地上部分。主产于黑龙江、吉林、辽宁等地。夏、秋二季采割。切段，生用。

【药性】 甘、苦，平。归肺、肝经。

【功效】 疏散风热，明目退翳。

【应用】

风热目赤，多泪翳障 本品能疏散风热，明目退翳。主要用于风热上攻之目赤肿痛，迎风流泪，目生翳障等，常与蝉蜕、谷精草、菊花等同用。若肝热目赤，可与夏枯草、菊花等同用。

此外，本品兼有止血作用，但药力较弱。治便血，痔血等，常与槐角、地榆等同用。

【用法用量】 煎服，3～9 g。

【文献摘要】

（1）《嘉祐本草》："主目疾，退翳膜。又消积块，益肝胆，明目，疗肠风，止痢及妇人月水不断。"

（2）《本草纲目》："解肌，止泪，止血，去风湿、疝痛、大肠肛脱。"

（3）《本经逢原》："专主眼目风热暴翳，止泪，取发散肝肺风邪也。"

浮 萍 Fúpíng

《神农本草经》

为浮萍科植物紫萍 *Spirodela polyrrhiza*（L.）Schleid. 的全草。中国各地均产。6～9月采收。生用。

【药性】 辛，寒。归肺经。

【功效】 宣散风热，透疹止痒，利尿消肿。

【应用】

1. 风热表证 本品能宣散风热。治风热感冒、发热无汗，常与薄荷、蝉蜕、连翘等同用。

2. 麻疹不透 本品善能透疹止痒。治麻疹初起、疹出不畅、风疹瘙痒，常与薄荷、蝉蜕、牛蒡子等同用。

3. 水肿，小便不利 本品可利尿消肿。治水肿、小便不利兼风热表证者，可单用，或与麻黄、连翘等同用。

【用法用量】 煎服，3～9 g。外用适量，煎汤浸洗。

【使用注意】 表虚自汗者不宜使用。

【文献摘要】

（1）《神农本草经》："主暴热身痒，下水气，胜酒，长须发，止消渴。"

（2）《本草图经》："治时行热病，亦堪发汗。"

（3）《本草从新》："发汗去风，利尿消肿。"

学习小结

一、知识要点

分类	药名	相同点	不同点
发散风寒药	麻黄	发汗解表	宣肺平喘，利水消肿
	桂枝		温通经脉，助阳化气，平冲降逆
	香薷		化湿和中，利水消肿
	葱白		散寒通阳
	紫苏叶	解表散寒	行气和胃
	生姜		温中止呕，化痰止咳，解鱼蟹毒

续表

分类	药名	相同点	不同点
发散风寒药	白芷	解表散寒	祛风止痛，宣通鼻窍，燥湿止带，消肿排脓
	羌活		祛风除湿，止痛
	细辛		祛风止痛，通窍，温肺化饮
	荆芥	祛风解表	透疹，消疮
	防风		胜湿止痛，止痉
	西河柳		透疹，祛风除湿
	藁本	祛风散寒	除湿止痛
	苍耳子		通鼻窍，祛风湿，止痛
	辛夷		通鼻窍
发散风热药	薄荷	疏散风热，透疹	清利头目，利咽，疏肝行气
	牛蒡子		宣肺祛痰，利咽，解毒消肿
	蝉蜕		利咽开音，明目退翳，息风止痉
	浮萍		利水消肿
	桑叶	疏散风热，明目	清肺润燥，清肝明目
	菊花		平抑肝阳，清肝明目，清热解毒
	蔓荆子		清利头目
	木贼		退翳
	柴胡	发表，升阳	疏散退热，疏肝解郁
	升麻		透疹，清热解毒
	葛根		生津止渴，透疹，止泻，通经活络，解酒毒
	淡豆豉	解表除烦	宣发郁热

二、用药鉴别

需掌握生麻黄与炙麻黄，麻黄与桂枝，荆芥与防风，紫苏与生姜，薄荷、牛蒡子与蝉蜕，桑叶与菊花，柴胡、葛根与升麻的功用异同。

三、思维拓展

（1）如何理解防风为"风药之润剂"？
（2）柴胡与葛根、升麻均能升阳，如何区别使用？

解表药用药鉴别参考答案

解表药思维拓展答题要点

解表药自测题及答案

第七章

清 热 药

清热药 PPT

清热药图片

知识目标

1. 掌握药物：石膏、知母、栀子、夏枯草、天花粉、黄芩、黄连、黄柏、龙胆、金银花、连翘、蒲公英、鱼腥草、白头翁、板蓝根、大青叶、射干、生地黄、玄参、牡丹皮、赤芍、青蒿、地骨皮。

2. 熟悉药物：芦根、决明子、淡竹叶、苦参、金荞麦、穿心莲、青黛、重楼、土茯苓、白花蛇舌草、大血藤、败酱草、马齿苋、贯众、山豆根、半边莲、紫草、水牛角、银柴胡、胡黄连。

3. 了解药物：谷精草、密蒙花、青葙子、秦皮、白鲜皮、紫花地丁、野菊花、鸦胆子、马勃、半枝莲、山慈菇、熊胆粉、木蝴蝶、漏芦、地锦草、白薇。

一、含义

凡以清解里热为主要功效，用于治疗里热证的药物，称为清热药。

根据功效及主治病证的不同，可分为清热泻火药、清热燥湿药、清热解毒药、清热凉血药及清退虚热药五类。

二、性能特点

清热药性偏寒凉，多具苦味，沉降入里。苦寒之品，能直折火势，部分甘寒之品，有清热养阴之效，故善治疗各种里热之证，此即《黄帝内经》"热者寒之"及《神农本草经》"疗热以寒药"在药物应用上的具体体现。

三、功效主治

清热药以清解里热为主要功效，因药性的差异、所治病证的不同，常将其功效分别表述为清热泻火、清热燥湿、清热解毒、清热凉血及清退虚热等，可用治气分实热证、脏腑火热证、湿热证、热毒诸证、热入营血证及阴虚内热证等里热证。

四、配伍原则

使用清热药时，应辨清热证的性质、类型和具体部位，选择相应的清热药，同时应视其兼证进行适当的配伍。如兼外感表证，宜先解表后清里或表里同治；若气血两燔者，应气血两清；兼有积滞者，当与泻下药同用；如阴虚津伤者，当配伍养阴生津药。此外，若热退正伤，或余热未尽而正气受损，出现气阴亏虚时，当配伍益气养阴药。

五、使用注意

清热药性偏寒凉，易伤脾胃，故不宜久用，当中病即止；脾胃虚弱、食少便溏者尤当慎用；苦燥易伤阴的药物慎用于热病伤阴或阴虚津亏者；应明辨寒热的真假，清热药忌用于阴盛格阳、真寒假热者。

第一节 清热泻火药

本类药物性味多为苦寒或甘寒，主归肺、胃、心、肝经。以清热泻火为主要功效，主治气分实热证，症见高热、汗出、烦渴，甚至神昏谵语、脉象洪大等。亦可用治肺热咳嗽、胃热口渴、心火烦躁、肝火目赤等脏腑火热病证。部分药物兼有养阴生津、润肠通便的功效，可用治阴虚津亏证和肠燥便秘。

石 膏 Shígāo
《神农本草经》

为硫酸盐类矿物石膏族石膏，主含含水硫酸钙（$CaSO_4 \cdot 2H_2O$）。主产于湖北、甘肃、四川等地。全年可采。打碎，生用或煅用。

【药性】 辛、甘，大寒。归肺、胃经。

【功效】 生用：清热泻火，除烦止渴；煅用：收湿，生肌，敛疮，止血。

【应用】

知识链接：石膏与阿司匹林中体现的中西医结合

1. 气分实热证 本品药性大寒，清热泄火力强，为清泻气分实热之要药。治气分实热证之高热，烦渴，汗出，脉洪大，常与知母相须为用，以增强清热泻火、生津止渴之力，如白虎汤。治气血两燔、高热不退、身发斑疹，常与牡丹皮、玄参、栀子等同用，如清瘟败毒饮。

2. 肺热咳喘 本品长于清泻肺热。治肺热壅盛之咳喘，常与麻黄、苦杏仁、甘草同用，即麻杏甘石汤。

3. 胃火牙痛，胃热消渴 本品善于清泻胃火。治胃火上炎所致的牙龈肿痛，常与黄连、升麻、生地黄等同用，如清胃散。治胃热阴虚之消渴证，以及头痛、牙痛、口臭等，常与知母、麦冬、牛膝等同用，如玉女煎。

4. 疮疡不敛，湿疹瘙痒，水火烫伤 本品煅后研末外用，有收湿、敛疮、生肌功效。治疮疡溃后不敛，常与升药同用，如九一丹。治湿疹瘙痒，常与枯矾、黄柏同用。治水火烫伤，常配青黛、黄柏等。

此外，本品煅用，有一定的止血作用，可用于外伤出血，常与其他止血药同用。

【用法用量】 生用煎服，15～60 g，宜打碎先煎。火煅外用适量，研末撒敷患处。生石膏能清热泻火，除烦止渴，用治气分实热证，肺热咳喘，胃火牙痛，内热消渴等。煅石膏能收湿、生肌、敛疮、止血，用治疮疡不敛，湿疹瘙痒，水火烫伤等。

【使用注意】 脾胃虚寒及阴虚内热者忌用。

【文献摘要】

(1)《神农本草经》："主治中风寒热，心下逆气，惊喘，口干舌焦不能息。"

(2)《名医别录》："除时气、头痛、身热、三焦大热、皮肤热、肠胃中膈热，解肌，发汗，止消渴，烦逆，腹胀，暴气喘息，咽热。"

(3)《医学衷中参西录》："外感实热者，放胆用之，直胜金丹。……愚用生石膏以治外感实热，轻证亦必至两许，若实热炽盛，又恒用至四五两或七八两，或单用，或与他药同用。愚尝用煅石膏细末，敷金疮出血者甚效。"

【备注】 现代药理研究发现，本品有解热、抗炎、抗病毒、增强免疫、缩短凝血时间等作用。

知 母 Zhīmǔ

《神农本草经》

为百合科植物知母 *Anemarrhena asphodeloides* Bge. 的根茎。主产于河北、山西及东北等地。春、秋二季采挖，晒干，习称"毛知母"；乘鲜除去外皮，晒干，习称"知母肉"。切片，生用或盐水炙用。

【药性】 苦、甘，寒。归肺、胃、肾经。

【功效】 清热泻火，滋阴润燥。

【应用】

1. 气分实热证 本品苦寒清泄，甘寒滋润，既善清热泻火，又能生津止渴。治气分实热证之高热烦渴，常与石膏相须为用，如白虎汤。

2. 肺热咳嗽，阴虚燥咳 本品既清肺热，又润肺燥。治肺热咳嗽、痰黄黏稠者，常与黄芩、桑白皮、浙贝母等同用。治肺热伤阴，燥咳无痰者，常与川贝母同用，既增强润肺之力，又清热化痰，即二母散。

3. 阴虚火旺，骨蒸潮热 本品既清实热，又滋肾阴、退虚热，而能泻火存阴。治肾阴不足、虚火内生、骨蒸潮热、盗汗遗精者，常与黄柏、熟地黄、牡丹皮等同用，以增退热除蒸、滋阴降火之力，如知柏地黄丸。

4. 内热消渴 本品有滋阴润燥、生津止渴的功效。治内热伤津，口渴引饮，以及阴虚消渴，常与天花粉、葛根、山药等同用，如玉液汤。

5. 肠燥便秘 本品能滋阴润燥以通便。治阴虚肠燥便秘，常与生地黄、玄参、麦冬等同用。

【用法用量】 煎服，6～12 g。清热泻火宜生用，滋阴降火宜盐水炙用。

【使用注意】 本品寒润滑肠，故脾虚便溏者不宜用。

【文献摘要】

(1)《神农本草经》："主消渴，热中，除邪气。"

(2)《用药法象》："泻无根之肾火，疗有汗之骨蒸，止虚劳之热，滋化源之阴。"

（3）《本草纲目》："知母之辛苦寒凉，下则润肾燥而滋阴，上则清肺金而泻火，乃二经气分药也。"

栀　子　Zhīzǐ

《神农本草经》

为茜草科植物栀子 *Gardenia jasminoides* Ellis 的成熟果实。主产于浙江、湖南、江西等地。9～11 月果实成熟呈红黄色时采收。生用、炒用或炒炭用。

【药性】　苦，寒。归心、肺、三焦经。

【功效】　泻火除烦，清热利湿，凉血解毒；外用消肿止痛。

【应用】

微视频：栀子

1. 热病烦闷　本品善清脏腑火热，尤长于清心泻火除烦。治热病心烦、躁扰不宁，常与淡豆豉配伍，增强清宣郁热、除烦之力，即栀子豉汤。治热毒炽盛，高热烦躁，神昏谵语，常与黄芩、黄连、黄柏同用，即黄连解毒汤。

2. 湿热黄疸，淋证　本品能清热利湿。治湿热黄疸，常与茵陈、大黄同用，增强清热利湿退黄之力，即茵陈蒿汤；或配伍黄柏、甘草，即栀子柏皮汤。治湿热下注之淋证，常与车前子、滑石、萹蓄等同用，如八正散。

3. 血热出血证　本品能清热凉血止血。治血热妄行之吐血、衄血、尿血等，常与白茅根、侧柏叶、小蓟等同用，如十灰散。

4. 疮痈肿毒，目赤肿痛　本品能清热泻火，解毒消痈。治热毒疮疡，目赤肿痛，常与金银花、蒲公英、连翘等同用，内服、外用均可。

5. 扭挫伤痛　本品外用消肿止痛。生栀子研粉，以鸡蛋清或黄酒调敷局部，用治跌打伤痛。

【用法用量】　煎服，6～10 g。外用适量。止血多炒炭或炒焦用。

【使用注意】　本品苦寒较重，易伤脾胃，故脾虚便溏者不宜用。

【文献摘要】

（1）《神农本草经》："味苦，寒。主五内邪气、胃中热气、面赤、酒皶皻鼻、白癞、赤癞、疮疡。"

（2）《药类法象》："治心烦懊憹而不得眠、心神颠倒欲绝、血滞、小便不利。"（引自《汤液本草》）

（3）《本草纲目》："治吐血、衄血、血痢、下血、血淋、损伤瘀血、伤寒劳复、热厥头痛、疝气、汤火伤。"

【备注】　现代药理研究发现，本品有抗炎、抗病毒、清热、镇痛、保肝、利胆、降血压等作用。

夏枯草　Xiàkūcǎo

《神农本草经》

为唇形科植物夏枯草 *Prunella vulgaris* L. 的果穗。主产于江苏、浙江、安徽等地。夏季果穗呈棕红色时采收。生用。

【药性】　辛、苦，寒。归肝、胆经。

【功效】　清肝泻火，明目，散结消肿。

【应用】

1. 肝火上炎证　本品善于清泄肝火，为治疗肝火上炎所致的目赤肿痛、头痛眩晕之要药，常与石决明、菊花等同用。若肝阴不足，目珠疼痛，入夜尤剧者，可与当归、白芍、枸杞子等同用。

2. 瘰疬瘿瘤，乳痈乳癖 本品既能清肝火，又能散郁结。治痰火郁结之瘰疬，瘿瘤，可单用熬膏服，亦可与玄参、生牡蛎、浙贝母等同用。治乳痈，乳癖，乳房胀痛，常与蒲公英、金银花、浙贝母同用。

【用法用量】 煎服，9～15 g。或熬膏服。

【使用注意】 脾胃虚弱者慎用。

【文献摘要】

（1）《神农本草经》："主寒热，瘰疬，鼠瘘，头疮，破癥，散瘿结气，脚肿湿痹。"

（2）《滇南本草》："除肝热，治肝风暴赤火眼，眼珠夜胀疼。开肝郁，行肝气。"

（3）《本草纲目》："楼全善云：夏枯草治目珠疼，至夜则甚者，神效。或用苦寒药点之反甚者，亦神效。盖目珠本肝系也，属厥阴之经。夜甚及点苦寒反甚者，夜与寒亦阴故也。夏枯禀纯阳之气，补厥阴血脉，故治此如神，以阳治阴也。"

芦 根 Lúgēn

《名医别录》

为禾本科植物芦苇 *Phragmites communis* Trin. 的根茎。中国大部分地区均产。全年均可采挖。切段，鲜用或生用。

【药性】 甘，寒。归肺、胃经。

【功效】 清热泻火，生津止渴，除烦，止呕，利尿。

【应用】

1. 热病烦渴 本品能清热除烦，生津止渴，除烦。治热病伤津，烦热口渴，常与石膏、麦冬、天花粉等同用。

2. 胃热呕哕 本品能清胃热而止呕逆。治胃热呕哕，可单用本品煎浓汁频饮，或与姜汁、竹茹等同用。

3. 肺热咳嗽，肺痈吐脓 本品善清肺热。治肺热咳嗽，常与黄芩、浙贝母、瓜蒌等同用。治肺痈咳吐腥臭脓痰，常与薏苡仁、冬瓜仁、桃仁同用，即苇茎汤。

4. 热淋涩痛 本品能清热利尿通淋。治热淋涩痛，常与白茅根、车前子等同用。

【用法用量】 煎服，15～30 g。鲜品用量加倍，或捣汁服用。

【使用注意】 脾虚便溏者慎用。

【文献摘要】

（1）《名医别录》："味甘，寒。主消渴客热。"

（2）《新修本草》："此草，根疗呕逆不下食，胃中热，伤寒患者弥良。"

（3）《本草经疏》："甘能益胃和中，寒能除热降火，热解胃和，则津液流通而渴止矣……火升胃热，则反胃呕逆，不下食，及噎哕不止，甘寒除热安胃，亦能下气，故悉主之也。"

天花粉 Tiānhuāfěn

《神农本草经》

为葫芦科植物栝楼 *Trichosanthes kirilowii* Maxim. 或双边栝楼 *Trichosanthes rosthor-*

nii Harms 的根。主产于河南、山东、江苏等地。秋、冬二季采挖。切片，生用。

【药性】　甘、微苦，微寒。归肺、胃经。

【功效】　清热泻火，生津止渴，消肿排脓。

【应用】

1. 热病烦渴，内热消渴　本品既能清热泻火，又能生津止渴。用于热病伤津，烦热口渴，常与芦根、白茅根、麦冬等同用。治内热伤阴之消渴，常与葛根、五味子、知母等同用，如玉液汤。

2. 肺热咳嗽，燥咳少痰　本品能泻肺热，润肺燥。治肺热燥咳，常与川贝母、桑白皮、桔梗等同用。

3. 疮疡肿毒　本品内服外用，均有消肿排脓作用。无论疮疡初期红肿热痛者，还是疮疡中期脓成不溃者，均可用本品与金银花、白芷、穿山甲等同用，如仙方活命饮。

【用法用量】　煎服，10～15 g。

【使用注意】　脾虚便溏者不宜用。孕妇慎用。不宜与乌头类药，如川乌、制川乌、草乌、制草乌、附子同用。

【文献摘要】

（1）《神农本草经》："主消渴，身热，烦满，大热，补虚安中，续绝伤。"

（2）《日华子本草》："通小肠，排脓，消肿毒，生肌长肉，消扑损瘀血，治热狂时疾，乳痈发背，痔漏疮疖。"

（3）《景岳全书》："味苦，性寒。气味颇轻，有升有降，阴中有阳。最凉心肺，善解热渴，大降膈上热痰，消乳痈肿毒。"

决明子　Juémíngzǐ

《神农本草经》

为豆科植物决明 *Cassia obtusifolia* L. 或小决明 *Cassia tora* L. 的成熟种子。主产于安徽、广西、四川等地。秋季采收。生用或炒用，用时捣碎。

【药性】　甘、苦、咸，微寒。归肝、大肠经。

【功效】　清热明目，润肠通便。

【应用】

1. 目赤肿痛，羞明多泪，目暗不明　本品能清肝火，益肝阴，善能明目，为治疗目疾之要药，单用亦效。治肝热、肝火上炎之目赤肿痛，可与黄芩、菊花、木贼等同用。治肝经风热所致目赤肿痛、羞明多泪，常与菊花、青葙子、蒺藜等同用。治肝肾阴亏之视物昏花，目暗不明，常与山茱萸、熟地黄、桑叶等同用。

2. 头痛眩晕　本品又能平抑肝阳。治肝阳上亢之头痛眩晕，常与菊花、钩藤、夏枯草等同用。

3. 肠燥便秘　本品能润肠通便。治内热肠燥，大便秘结，常与火麻仁、瓜蒌等同用。

【用法用量】　煎服，9～15 g。用于通便不宜久煎。

【使用注意】　脾虚便溏者慎用。

【文献摘要】

（1）《神农本草经》："主青盲、目淫、肤赤、白膜、眼赤痛、泪出。久服益精光，轻身。"

（2）《药性论》："明目，利五脏，除肝家热。朝朝取一匙，挼令净，空心吞之，百日见夜光。"

（3）《本草求真》："苦能泄热，咸能软坚，甘能补血，力薄气浮，又能升散风邪，故为治目收泪止痛要药。并可作枕以治头风。但此服之太过，搜风至甚，反招风害。"

淡竹叶 Dànzhúyè

《本草纲目》

为禾本科植物淡竹叶 *Lophatherum gracile* Brongn. 的茎叶。主产于浙江、江苏、安徽等地，尤以浙江产量大、质量优。夏季未抽花穗前采割。切段，生用。

【药性】 甘、淡，寒。归心、胃、小肠经。

【功效】 清热泻火，除烦止渴，利尿通淋。

【应用】

1. 热病烦渴 本品既能清泻心胃之火以除烦，又甘寒生津以止渴。治热病伤津，烦热口渴者，常与石膏、芦根等同用。

2. 口舌生疮，热淋涩痛 本品能清泻心火，利尿通淋。治心火上炎之口舌生疮，以及心火移热于小肠之热淋涩痛，常与滑石、白茅根、灯心草等同用。

【用法用量】 煎服，6～10 g。

【使用注意】 阴虚火旺，骨蒸潮热者慎用。

【文献摘要】

（1）《本草纲目》："去烦热，利小便，清心。"

（2）《生草药性备要》："消痰止渴，除上焦火，明眼目，利小便，治白浊，退热，散痔疮毒。"

（3）《本草再新》："清心火，利小便，除烦止渴，小儿痘毒，外症恶毒。"

【附药】

竹叶

为禾本科植物淡竹 *Phyllostachys nigra*（Lodd.）Munro var. *henonis*（Mitf.）Stapf ex Rendle 等的叶。味甘、辛、淡，性寒。归心、胃、小肠经。能清热泻火，除烦，生津，利尿，用治热病烦渴，口舌生疮，尿赤涩痛。煎服，6～15g。鲜品加倍。阴虚火旺，骨蒸潮热者慎用。

谷精草 Gǔjīngcǎo

《开宝本草》

为谷精草科植物谷精草 *Eriocaulon buergerianum* Koern. 的带花茎的头状花序。主产于江苏、浙江、安徽等地。秋季采收。切段，生用。

【药性】 辛、甘，平。归肝、肺经。

【功效】 疏散风热，明目退翳。

【应用】

1. 风热头痛，风火牙痛 本品能疏散风热。治风热头痛、风火齿痛，常与薄荷、菊花、牛蒡子等同用。

2. 肝经风热，目赤翳障 本品能散肝经风热，以明目退翳。治肝经风热之目赤肿痛，目生翳膜，可与菊花、决明子、赤芍等同用。

【用法用量】 煎服，5～10 g。

【使用注意】 阴虚血亏之眼疾者慎用。

【文献摘要】

（1）《开宝本草》："主疗喉痹、齿风痛及诸疮疥。"

（2）《本草纲目》："凡治目中诸病，加而用之，甚良。明目退翳之功，似在菊花之上也。"

（3）《本草正义》："专行上焦，直达巅顶，能疏散头部风热，治目疾头风，并疗风气痹痛者，亦以轻清之性，善于外达也。"

密蒙花　Mìménghuā

《开宝本草》

为马钱科植物密蒙花 *Buddleja officinalis* Maxim. 的花蕾和花序。主产于湖北、四川、河南等地。春季花未开放时采收。生用。

【药性】 甘，微寒。归肝经。

【功效】 清泄肝火，养肝明目，退翳。

【应用】

目赤肿痛，视物昏花 本品兼有清肝、养肝之功，能明目退翳，为治疗目疾常用药。治肝火上炎之目赤肿痛，羞明多泪，常与菊花、决明子、蒺藜等同用。治肝虚有热之目生翳膜，视物昏花，常与枸杞子、沙苑子等同用。

【用法用量】 煎服，3～9 g。

【文献摘要】

（1）《开宝本草》："主青盲肤翳，赤涩多眵泪，消目中赤脉，小儿麸痘及疳气攻眼。"

（2）《本经逢原》："搜风散结，目疾之专药。"

（3）《本草经疏》："密蒙花为厥阴肝家正药，所主无非肝虚有热所致。……肝血虚则为青盲肤翳，肝热甚则为赤肿眵泪，及小儿痘疮余毒，疳气攻眼。此药甘以补血，寒以除热，肝血足而诸证无不愈矣。"

青葙子　Qīngxiāngzǐ

《神农本草经》

为苋科植物青葙 *Celosia argentea* L. 的成熟种子。中国大部分地区均产。秋季果实成熟时采收。生用。

【药性】 苦，微寒。归肝经。

【功效】 清肝泻火，明目退翳。

【应用】

目赤翳障 本品善清肝火，明目退翳。治肝火上炎之目赤肿痛，目生翳膜，常与决明子、茺蔚子、菊花等同用。

此外，本品的清肝泻火作用可用于肝阳上亢之头痛、眩晕，常与石决明、夏枯草等同用。

【用法用量】 煎服，9～15 g。

【使用注意】 青光眼患者禁用。

【文献摘要】

(1)《神农本草经》："主邪气，皮肤中热，风瘙身痒，杀三虫。"

(2)《药性论》："治肝脏热毒冲眼，赤障，青盲，翳肿。"

(3)《日华子本草》："治五脏邪气，益脑髓，明耳目，镇肝，坚筋骨，去风寒湿痹。"

表 7-1-1　清热泻火药的参考药

药名	药性	功效	主治	用法用量	备注
寒水石	辛、咸，寒。归心、胃、肾经	清热泻火，解毒消肿	热病烦渴，热毒疮疡，水火烫伤	煎服，10～15 g。打碎先煎。外用适量	脾胃虚寒者忌用
鸭跖草	甘、淡，寒。归肺、胃、小肠经	清热泻火，解毒，利水消肿	热病烦渴，风热表证；咽喉肿痛，痈肿疮毒；水肿尿少，热淋涩痛	煎服，15～30 g。鲜品加倍。外用适量	脾胃虚弱者慎用

● 第二节　清热燥湿药 ●

本类药物多味苦性寒，以清热燥湿为主要功效，主治湿热诸证。如湿温或暑温夹湿之身热不扬、肢体困倦、胸脘痞闷；脾胃湿热之脘腹痞满、恶心呕吐、食欲不振、口苦口黏、渴不多饮；肝胆湿热之黄疸尿赤、胁痛口苦；大肠湿热之泻痢腹痛、里急后重；湿热下注之淋证、带下；湿热流注关节之关节红肿热痛；湿热浸淫肌肤之湿疹、湿疮等。此外，部分药物兼有泻火解毒作用，可用治脏腑火热证及热毒所致痈肿疮疡。

本类药物苦寒较甚，燥湿力强，易伤脾胃，又能伤阴，故脾胃虚弱及阴津不足者当慎用。

黄　芩　Huángqín

《神农本草经》

为唇形科植物黄芩 *Scutellaria baicalensis* Georgi 的根。产于河北、山西、内蒙古等地。春、秋二季采挖。生用，炒用，炒炭，或酒炙用。

【药性】 苦，寒。归肺、胆、脾、大肠、小肠经。

【功效】 清热燥湿，泻火解毒，止血，安胎。

【应用】

1. 湿温、暑湿，胸闷呕恶，湿热痞满，黄疸，泻痢，热淋涩痛　本品苦寒，清热燥湿作用较强，可用于多种湿热病证，尤长于清中上焦湿热。治湿温、暑湿之身热不扬，胸脘痞闷，常与滑石、豆蔻、通草等同用，如黄芩滑石汤。治湿热中阻，痞满呕吐，常与黄连、半夏、干姜等同用，如半夏泻心汤。治湿热黄疸，常与茵陈、滑石、连翘等同用，如甘露消毒丹。治湿热泻痢，常与黄连、白芍、木香等同用，如芍药汤。治湿热下注，热淋涩痛，常与车前子、白茅根等同用。

微视频：黄芩、黄连、黄柏异同点

2. 肺热咳嗽 本品善于清泻肺热。治肺热咳嗽，痰多色黄，常与瓜蒌仁、胆南星、苦杏仁等同用，如清气化痰丸。

3. 高热烦渴，寒热往来 本品善于清泻气分实热。治高热烦渴，尿赤便秘，常与栀子、大黄、芒硝等同用，如凉膈散。治邪入少阳，寒热往来，常与柴胡同用，以和解少阳，并配伍半夏、生姜、人参等，如小柴胡汤。

4. 痈肿疮毒，咽喉肿痛 本品泻火解毒功效较强。治热毒壅盛之痈肿疮毒，咽喉肿痛，常与黄连、黄柏、栀子同用，即黄连解毒汤。

5. 血热出血证 本品既能清热泻火，又能凉血止血。治血热妄行之吐血、衄血、便血、尿血及崩漏等，常与生地黄、白茅根、三七等同用。

6. 胎动不安 本品有清热安胎之效。治胎热之胎动不安，常与当归、白芍、白术等同用，如当归散。

【用法用量】 煎服，3～10 g。清热泻火宜生用，清上焦热可酒炙用，安胎炒用，止血炒炭用。

【使用注意】 脾虚便溏者慎用。

【文献摘要】

（1）《神农本草经》："主诸热、黄疸、肠澼泄痢，逐水，下血闭、恶疮疽蚀、火疡。"

（2）《药性论》："能治热毒，骨蒸，寒热往来，肠胃不利，破壅气，治五淋，令人宣畅，去关节烦闷，解热渴，治热，腹中疗痛，心腹坚胀。"

（3）《滇南本草》："上行泻肺火，下行泻膀胱火，男子五淋，女子暴崩，调经清热，胎中有火热不安，清胎热，除六经实火实热。"

黄 连 Huánglián
《神农本草经》

为毛茛科植物黄连 *Coptis chinensis* Franch.、三角叶黄连 *Coptis deltoidea* C. Y. Cheng et Hsiao 或云连 *Coptis teeta* Wall. 的根茎，以上三种分别习称"味连""雅连""云连"，产于重庆、四川、云南等地。秋季采挖。生用或清炒，酒炙，姜汁炙，或吴茱萸水炙用。

【药性】 苦，寒。归心、脾、胃、肝、胆、大肠经。

【功效】 清热燥湿，泻火解毒。

【应用】

1. 湿热痞满，呕吐，泻痢腹痛 本品清热燥湿之力显著，尤长于清中焦及大肠湿热，为治湿热痞满、呕吐、泻痢之要药。治湿热蕴结中焦，气机升降失常所致的脘腹痞闷、恶心呕吐，常与半夏、瓜蒌等同用，以清热燥湿、宽胸散结，如小陷胸汤。治湿热泻痢、腹痛、里急后重，常与木香配伍，以清热燥湿、行气化滞，即香连丸。治外邪入里、泻痢身热，常与葛根、黄芩、甘草同用，即葛根芩连汤。治热毒血痢，常与白头翁、黄柏、秦皮同用，即白头翁汤。

2. 高热神昏，心火亢盛，心烦不寐，心悸不宁 本品清热泻火力强，尤长于清心火，可用于心经热盛所致诸证。治三焦热盛，壮热烦躁，甚或神昏谵语，常与黄芩、黄柏、栀子同用，即黄连解毒汤。治阴虚火旺，心烦失眠，常与白芍、阿胶、黄芩等同用，如黄连阿胶汤。治心火亢盛，心肾不交之心悸失眠，常与肉桂同用，即交泰丸。

3. 胃热呕吐吞酸，消渴，胃火牙痛 本品善于清胃热。治胃热呕吐，常与半夏、竹茹等同用。治肝火犯胃之呕吐吞酸，常与吴茱萸同用，以清热泻火，疏肝和胃，即左金丸。治胃火炽盛之消谷善饥、烦渴多饮的中消证，常与麦冬、天花粉等同用。

4. 痈肿疔疮，目赤肿痛，口舌生疮 本品能清热燥湿，又能泻火解毒，尤善治疗毒。治热毒疮疡，亦可与黄芩、黄柏、栀子同用。治肝火上炎，目赤肿痛，常与栀子、夏枯草等同用。治心火上炎，口舌生疮，或心火下移小肠之心烦、口疮、尿赤，常与栀子、竹叶等同用。

5. 血热吐衄 本品有泻火凉血之功。治火邪内炽，迫血妄行之吐血、衄血，常与大黄、黄芩同用，即泻心汤。

6. 湿疹湿疮，耳道流脓 本品清热燥湿，泻火解毒，外用亦效。治皮肤湿疹、湿疮，可单用本品制膏外用。治耳道流脓，可取其浸汁涂患处。

【用法用量】 煎服，2～5 g。外用适量。

【使用注意】 脾胃虚寒者忌用。阴虚津伤者慎用。

【文献摘要】

（1）《神农本草经》："主治热气目痛，眦伤泣出，明目，肠澼腹痛下痢，妇人阴中肿痛。久服令人不忘。"

（2）《名医别录》："主治五脏冷热，久下泄澼脓血，止消渴、大惊，除水利骨，调胃厚肠，益胆，疗口疮。"

（3）《本草纲目》："元素曰……其用有六：泻心脏火，一也；去中焦湿热，二也；诸疮必用，三也；去风湿，四也；治赤眼暴发，五也；止中部见血，六也。"

【备注】 现代药理研究发现，本品有抗炎、抑菌、解热、抗胃溃疡、抑制胃酸分泌、保护胃黏膜、止泻、降血糖、强心、抗心肌缺血、抗动脉粥样硬化、抗心律失常、降压、抗血小板聚集、抗肿瘤、降血脂等作用。

黄 柏 Huángbǎi

《神农本草经》

为芸香科植物黄檗 *Phellodendron amurense* Rupr. 或黄皮树 *Phellodendron chinense* Schneid. 的树皮。前者习称"关黄柏"，产于辽宁、吉林、河北等地；后者习称"川黄柏"，产于四川、湖北、贵州等地。剥取树皮后，除去粗皮。生用，盐水炙用，或炒炭用。

【药性】 苦，寒。归肾、膀胱经。

【功效】 清热燥湿，泻火除蒸，解毒疗疮。

【应用】

1. 带下阴痒，热淋涩痛，脚气痿躄，黄疸尿赤，湿热泻痢 本品清热燥湿作用较强，尤长于清泄下焦湿热。治湿热带下，黄浊臭秽，阴肿阴痒，常与山药、车前子、芡实等同用，如易黄汤。治湿热淋证，小便涩痛，常与绵草薢、茯苓、车前子等同用，如草薢分清饮。治湿热下注，脚气痿躄，足膝肿痛，常与苍术、牛膝同用，以加强清热燥湿之功，如三妙丸。治湿热黄疸，常与栀子、甘草同用，即栀子柏皮汤。治湿热泻痢，常与黄连、白头翁、秦皮等同用，如白头翁汤。

2. 骨蒸劳热，盗汗，遗精 本品善于清泻相火，退热除蒸。治肾阴不足，阴虚火旺，五心烦热，潮热盗汗，遗精，常与知母相须为用，以滋肾阴、降虚火，如知柏地黄丸。

3. 疮疡肿毒，湿疹湿疮 本品既能泻火解毒，又能清热燥湿。治疮疡肿毒，常与黄芩、黄连、栀子同用，即黄连解毒汤。治湿疹湿疮，常与苦参、荆芥等同煎内服，或煎汁洗患处。

【用法用量】 煎服，3～12 g。外用适量。滋阴降火宜盐炙用。

【使用注意】 脾胃虚寒者忌用。

【文献摘要】

（1）《神农本草经》："主治五脏肠胃中结气热，黄疸，肠痔，止泄痢，女子漏下赤白，阴伤蚀疮。"

（2）《日华子本草》："治骨蒸，洗肝，明目，多泪，口干，心热，杀疳虫，治蛔心痛，疥癣。蜜炙治鼻洪，肠风，泻血。"

（3）《本草衍义补遗》："得知母滋阴降火，得苍术除湿清热，为治痿要药；得细辛泻膀胱火，治口舌生疮。"

苦 参 Kǔshēn

《神农本草经》

为豆科植物苦参 *Sophora flavescens* Ait. 的根。中国大部分地区均产。春、秋二季采挖。生用。

【药性】 苦，寒。归心、肝、胃、大肠、膀胱经。

【功效】 清热燥湿，杀虫止痒，利尿。

【应用】

1. 带下阴痒，黄疸，泻痢 本品善除下焦湿热。治湿热下注，带下黄臭，阴部瘙痒，常与黄柏、白芷、蛇床子等同用，内服、外洗均可。治湿热黄疸，常与龙胆、茵陈等同用。治湿热泻痢，可单用，或与木香、甘草同用，即香参丸。

2. 湿疹湿疮，皮肤瘙痒，疥癣麻风，滴虫性阴道炎 本品能清热燥湿，杀虫止痒。治湿疹湿疮，皮肤瘙痒，可单用煎汤外洗，或配伍黄柏、蛇床子煎汤外洗。治疥癣，常与花椒煎汤外搽，亦可配枯矾、硫黄制膏外涂。治麻风，可与大风子、苍耳子等同用。治滴虫性阴道炎，多煎汤熏洗或作栓剂外用。

3. 小便不利，灼热涩痛 本品有清热利尿作用。治湿热蕴结之小便不利，灼热涩痛，常与石韦、栀子、车前子等同用。

【用法用量】 煎服，4.5～9 g。外用适量，煎汤洗患处。

【使用注意】 脾胃虚寒、阴虚津伤者慎用。不宜与藜芦同用。

【文献摘要】

（1）《神农本草经》："主治心腹结气、癥瘕积聚、黄疸、溺有余沥，逐水，除痈肿，补中，明目，止泪。"

（2）《本草纲目》："治肠风泻血，并热痢。"

（3）《本草正义》："苦参，大苦大寒，退热泄降，荡涤湿火，其功效与芩、连、龙胆草皆相近，而苦参之苦愈甚，其燥尤烈，故能杀湿热所生之虫，较之芩、连力量益烈，近人乃不敢以入煎剂，盖不特畏其苦味难服，亦嫌其峻厉而避之也。然毒风恶癞，非此不除，今人但以为洗疮之用，恐未免因噎而废食耳。"

龙 胆 Lóngdǎn

《神农本草经》

为龙胆科植物条叶龙胆 *Gentiana manshurica* Kitag.、龙胆 *Gentiana scabra* Bge.、三花龙胆 *Gentiana triflora* Pall. 或滇龙胆 *Gentiana rigescens* Franch. 的根和根茎。前三种习称"龙胆"，主产于吉林、辽宁、黑龙江等地；后一种习称"坚龙胆"，主产于云南。春、秋二季采挖。生用。

【药性】 苦，寒。归肝、胆经。

【功效】 清热燥湿，泻肝胆火。

【应用】

1. 湿热黄疸，带下，阴肿阴痒，湿疹瘙痒 本品能清热燥湿，善除下焦湿热。治湿热黄疸，常与茵陈、栀子等同用。治湿热下注，妇女带下黄臭，阴肿阴痒，或男子阴囊湿痒肿痛，或湿疹瘙痒等，常与黄柏、苦参、蛇床子等同用。

2. 肝胆实火，头痛目赤，耳鸣耳聋，胁痛口苦，惊风抽搐 本品善能清泻肝胆实火。治肝胆火盛之头痛目赤，耳鸣耳聋，胁痛口苦，常与黄芩、栀子、柴胡等同用，如龙胆泻肝汤。治肝经热盛，热极生风所致的小儿惊风，手足抽搐，常与牛黄、钩藤、黄连等同用，如凉惊丸。

【用法用量】 煎服，3～6 g。

【使用注意】 脾胃虚寒者、阴虚津伤者慎用。

【文献摘要】

(1)《神农本草经》："主治骨间寒热，惊痫，邪气，续绝伤，定五脏，杀蛊毒。"

(2)《药性论》："能主小儿惊痫入心，壮热骨热，痈肿，治时疾热，黄口疮。"

(3)《本草备要》："泻肝胆火，下焦湿热。"

秦 皮 Qínpí

《神农本草经》

为木犀科植物苦枥白蜡树 *Fraxinus rhynchophylla* Hance.、白蜡树 *Fraxinus chinensis* Roxb.、尖叶白蜡树 *Fraxinus szaboana* Lingelsh. 或宿柱白蜡树 *Fraxinus stylosa* Lingelsh. 的枝皮或干皮。主产于辽宁、河北、陕西等地。春、秋二季剥取。生用。

【药性】 苦、涩，寒。归肝、胆、大肠经。

【功效】 清热燥湿，收涩止痢，止带，明目。

【应用】

1. 湿热泻痢，赤白带下 本品能清热燥湿，收涩止痢，止带。治大肠湿热之泻痢，常与白头翁、黄连、黄柏等同用，如白头翁汤。治湿热下注之带下，可与黄柏、苦参等同用。

2. 目赤肿痛，目生翳膜 本品善于清泻肝火，明目退翳。治肝经郁热之目赤肿痛，常与黄连、竹叶等同用，亦可单用洗眼。治肝经风热，目生翳膜，可与菊花、薄荷、决明子等同用。

【用法用量】 煎服，6～12 g。外用适量，煎洗患处。

【使用注意】 脾胃虚寒者慎用。

【文献摘要】

(1)《神农本草经》："主治风寒湿痹、洗洗寒气，除热、目中青翳、白膜。"

(2)《名医别录》："主治男子少精、妇人带下、小儿痫、身热，可作洗目汤。"

(3)《汤液本草》："主热痢下重。"

白鲜皮 Báixiānpí

《神农本草经》

为芸香科植物白鲜 *Dictamnus dasycarpus* Turcz 的根皮。主产于辽宁、河北、江苏等地。春、秋二季采挖根部，剥取根皮。生用。

【药性】 苦，寒。归脾、胃、膀胱经。

【功效】 清热燥湿，祛风解毒。

【应用】

1. 湿疹湿疮，风疹，疥癣瘙痒，湿热黄疸 本品能清热燥湿，解毒，止痒，尤善除皮肤湿热。治湿疹湿疮，黄水淋漓，常与苦参、苍术等同用。治风疹，常与防风、地肤子等同用。治疥癣瘙痒，常与苦参、蛇床子等煎汤外洗。治湿热黄疸，可与茵陈、栀子等同用。

2. 风湿热痹 本品既能清热燥湿，又能祛风除痹，用于风湿热痹，常与苍术、黄柏、薏苡仁等同用。

【用法用量】 煎服，5～10 g。外用适量，煎汤洗或研粉敷。

【使用注意】 脾胃虚寒者慎用。

【文献摘要】

(1)《神农本草经》："主头风，黄疸，咳逆，淋沥，女子阴中肿痛，湿痹死肌，不可屈伸起止行步。"

(2)《本草纲目》："白鲜皮气寒善行，味苦性燥，足太阴、阳明经去湿热药也，兼入手太阴、阳明，为诸黄风痹要药。世医止施之疮科，浅矣。"

表 7-2-1 清热燥湿药的参考药

药名	药性	功效	主治	用法用量	备注
三颗针	苦，寒。有毒。归肝、胃、大肠经	清热燥湿，泻火解毒	湿热泻痢，黄疸，湿疹湿疮；痈肿疮毒，咽痛目赤，聤耳流脓	煎服，9～15 g。外用适量	

● 第三节 清热解毒药 ●

本类药物多味苦性寒，具有清解火热毒邪的作用，主治热毒所致的多种病证，如疮痈疔疖、丹毒、痄腮、热毒下痢、咽喉肿痛，以及虫蛇咬伤、癌肿、水火烫伤、温热病等。部分药物兼有疏散风热、凉血止血功效，可用治外感风热、温病初期，以及血热出血证。

金银花 Jīnyínhuā

《新修本草》

为忍冬科植物忍冬 *Lonicera japonica* Thunb. 的花蕾或带初开的花。中国南北各地均有分布，尤以山东、河南为主。夏初花开放前采收。生用。

【药性】 甘，寒。归肺、心、胃经。

【功效】 清热解毒，疏散风热。

【应用】

1. 痈肿疔疮 本品清热解毒，消肿散痈力佳，为治内外热毒疮痈疔肿之要药。治皮肤疮痈，红肿热痛，单用有效，内服外敷均可，或与天花粉、白芷、当归等同用，以奏清热解毒、消肿溃坚、活血止痛之效，如仙方活命饮。治疔疮如粟，根深坚硬，常与蒲公英、紫花地丁、野菊花等同用，如五味消毒饮。治脱疽热毒内蕴，脓水淋漓，溃烂不敛，常与玄参、当归、甘草同用，以达清热解毒、活血止痛之功，即四妙勇安汤。治肠痈腹痛，可与大血藤、薏苡仁、黄芩等配伍。治肺痈吐脓，常与鱼腥草、芦根、桃仁等同用。

2. 外感风热，温病发热 本品能疏散风热，清热解毒。治外感风热及温病初起，身热头痛，咽痛口渴，常与连翘、牛蒡子等同用，以增强疏散风热、清热解毒之力，如银翘散。治热入营血，神昏舌绛，斑疹吐衄等，常与生地黄、黄连、连翘等同用，如清营汤。

3. 热毒血痢 本品有清热解毒、凉血止痢之功。治热毒泻痢、大便脓血，轻者可单用本品浓煎口服，重者可配伍黄连、白头翁等。

此外，将本品制成金银花露，有清解暑热之效，可用治暑热烦渴及小儿疮疖、痱子等。

【用法用量】 煎服，6～15 g。外用适量。

【使用注意】 脾胃虚寒、气虚疮疡脓清者慎用。

【文献摘要】

(1)《名医别录》："味甘，温，无毒。主治寒热、身肿。"

(2)《本草拾遗》："主热毒、血痢、水痢，浓煎服之。"

(3)《景岳全书》："善于化毒，故治痈疽肿毒疮癣，杨梅风湿诸毒，诚为要药。毒未成者能散，毒已成者能溃。但其性缓，用须倍加。或用酒煮服，或捣汁搀酒顿饮，或研烂拌酒厚敷。若治瘰疬，上部气分诸毒，用一两许，时常煎服，极效。"

【附药】

忍冬藤

为忍冬的干燥茎枝。甘、寒。归肺、胃经。功能与金银花类似，但解毒作用不及金银花，而有疏风通络之效。适用于温病发热，热毒血痢，痈肿疮疡，风湿热痹，关节红肿热痛等。煎服，9～30 g。

山银花

为忍冬科植物灰毡毛忍冬 *Lonicera macranthoides* Hand.-Mazz.、红腺忍冬 *Lonicera hypoglauca* Miq.、华南忍冬 *Lonicera confusa* DC. 或黄褐毛忍冬 *Lonicera fulvotomentosa* Hsu et S. C. Cheng 的干燥花蕾或带初开的花。性味甘，寒。归肺、心、胃经。功能与金银花相似，有些地区作为金银花的代用品使用。功能清热解毒、疏散风热。适用于痈肿疔疮、喉痹、丹毒、风热感冒、温病发热。煎服，6～15 g。

微视频：金银花

【备注】 现代药理研究发现，本品有抑菌、抗病毒、解热、抗炎、抗过敏、增强免疫、调节血脂、降血糖、保肝、抗血小板聚集、促进胃液分泌等作用。

连 翘 Liánqiào

《神农本草经》

为木犀科植物连翘 *Forsythia suspensa* (Thunb.) Vahl 的果实。主产于山西、河南、陕西等地。秋季果实初熟尚带绿色时采收，习称"青翘"，其种子亦可入药，称"连翘心"；果实熟透时采收，习称"老翘"。生用。

【药性】 苦，微寒。归肺、心、小肠经。

【功效】 清热解毒，消肿散结，疏散风热。

【应用】

1. 痈肿疮疡，瘰疬痰核 本品清热解毒力强，尤以消肿散结见长，被前人誉为"疮家圣药"。治热毒壅盛之疮痈肿毒，常与金银花、紫花地丁、蒲公英等同用，内服、外用均可。治痰火郁结之瘰疬痰核，常与玄参、浙贝母、夏枯草等配伍。

2. 外感风热，温病发热 本品既清泄解毒，又轻宣疏散，长于清透上焦风热。治外感风热及温病初起，常与金银花、牛蒡子、薄荷等同用，如银翘散。治温病热入营血，舌绛神昏，常与金银花、黄连、玄参等同用，如清营汤。治热陷心包，高热烦躁，甚则神昏，常与麦冬、玄参、竹叶卷心等同用，如清宫汤。

此外，本品有清心利尿之效，可用治热淋涩痛，小便短赤者，每与车前子、金钱草等同用。

【用法用量】 煎服，6～15 g。

【使用注意】 脾胃虚寒或气虚疮疡脓稀者慎用。

【文献摘要】

(1)《神农本草经》："主治寒热、鼠瘘、瘰疬、痈肿、恶疮、瘿瘤、结热、蛊毒。"

(2)《珍珠囊》："连翘之用有三：泻心经客热，一也；去上焦诸热，二也；为疮家圣药，三也。"

(3)《医学衷中参西录》："具升浮宣散之力，流通气血，治十二经血凝气聚，为疮家要药。能透表解肌，清热逐风，又为治风热要药。且性能托毒外出，又为发表疹瘾要药。为其性凉而升浮，故又善治头目之疾，凡头疼、目疼、齿疼、鼻渊或流浊涕成脑漏证，皆能主之。"

蒲公英 Púgōngyīng

《新修本草》

为菊科植物蒲公英 *Taraxacum mongolicum* Hand. -Mazz.、碱地蒲公英 *Taraxacum borealisinense* Kitam. 或同属数种植物的全草。中国各地均有产。4～5 月花初开时采挖。切段，生用。

【药性】 苦、甘，寒。归肝、胃经。

【功效】 清热解毒，消肿散结，利尿通淋。

【应用】

1. 热毒疮痈 本品清热解毒力强，又能消肿散结，长于治疗热毒疮痈。治皮肤疮痈疔疖，红肿疼痛，常与金银花、紫花地丁等同用，如五味消毒饮。治热毒壅结之乳痈，本品常用为要药，可单用鲜品内服或捣敷，也可与忍冬藤同用。治肺痈咳吐脓痰，常与黄芩、桔梗等同用。治肠痈腹痛，常与大黄、大血藤等同用。

2. 热淋涩痛，湿热黄疸　本品能清利湿热，利尿通淋。治湿热淋证，常与车前子、萹蓄、瞿麦等同用。治湿热黄疸，可与大黄、茵陈、金钱草等同用。

此外，本品有清热消肿作用，尚可用治目赤肿痛，咽喉肿痛，可与菊花、夏枯草、牛蒡子等同用。本品也有一定的缓泻作用，可用于肠燥便秘。

【用法用量】　煎服，10～15 g。外用适量。

【使用注意】　用量过大可引起缓泻，腹泻便溏者慎用。

【文献摘要】

（1）《开宝本草》："主妇人乳痈肿，水煮汁饮之，及封之，立消。"

（2）《滇南本草》："敷诸疮肿毒，疥癫癣疮，利小便，祛风，消诸疮毒，散瘰结核，止小便血，治五淋癃闭，利膀胱。"

（3）《本草纲目拾遗》："疗一切毒虫蛇伤。"

鱼腥草　Yúxīngcǎo

《名医别录》

为三白草科植物蕺菜 *Houttuynia cordata* Thunb. 的新鲜全草或干燥地上部分。主产于长江以南各省。鲜品全年均可采割；干品夏季茎叶茂盛花穗多时采割。切段，鲜用或生用。

【药性】　辛，微寒。归肺经。

【功效】　清热解毒，消痈排脓，利尿通淋。

【应用】

1. 肺痈吐脓，肺热咳喘　本品能清解热毒，消痈排脓，尤长于清泄肺热，为治热毒壅肺之肺痈、肺热咳喘的要药。治肺痈吐脓，常与桔梗、芦根等同用，以增强清热排脓之效。治肺热咳喘，可与黄芩、桑白皮等同用。

2. 热毒疮痈　本品有较强的清热解毒，消痈排脓作用。治热毒疮痈、红肿热痛，常与蒲公英、连翘等同用，亦可用鲜品捣烂外敷。

3. 热淋涩痛，湿热泻痢　本品有一定的清热利尿通淋之功。治热淋涩痛，常与车前子、海金沙等同用。治湿热泻痢，可与黄连、木香等配伍。

【用法用量】　煎服，15～25 g，不宜久煎。鲜品用量加倍，水煎或捣汁服。外用适量。

【文献摘要】

（1）《本草纲目》："散热毒痈肿。"

（2）《本草经疏》："治痰热壅肺，发为肺痈吐脓血之要药。"

（3）《分类草药性》："治五淋，消水肿，去食积胸膈，补虚弱，消膨胀。"

金荞麦　Jīnqiáomài

《新修本草》

为蓼科植物金荞麦 *Fagopyrum dibotrys* （D. Don） Hara 的根茎。主产于江苏、浙江、江西等地。冬季采挖。切厚片，生用。

【药性】　微辛、涩，凉。归肺经。

【功效】　清热解毒，排脓祛瘀。

【应用】

1. 肺痈吐脓，肺痨咳嗽　本品辛凉，有清热解毒、清肺化痰之功。用于热毒壅肺，发为肺痈，咳吐脓血，常与鱼腥草、金银花、芦根等同用，亦可单用。若肺痨咳嗽，咳则胸痛，多与百部、穿心莲、鱼腥草等配伍。

2. 疮痈疖肿，咽喉肿痛　本品有清热解毒、消痈散结、利咽消肿之效。用于疮痈疖肿，可与蒲公英、紫花地丁等配用。用于咽喉肿痛，可与射干、山豆根等同用。

此外，本品又入脾胃，具有健脾消食的作用。用于脾失健运，腹胀食少，或疳积消瘦，可用本品与猪肉炖熟，食肉喝汤，或与茯苓、白术、麦芽等配伍，以促进脾胃运化，增加食欲。

【用法用量】　煎服，15～45 g，或用水、黄酒隔水密闭炖服。

【文献摘要】

（1）《新修本草》："主赤白冷热诸痢，断血破血，带下赤白，生肌肉。"

（2）《本草拾遗》："主痈疽恶疮毒肿，赤白游疹，虫、蚕、蛇、犬咬，并醋摩敷疮上，亦捣茎叶敷之；恐毒入腹，亦煮服之。"

（3）《本草纲目拾遗》："治喉闭、喉风、喉毒，用醋磨漱喉。治白浊，捣汁冲酒服。"

穿心莲　Chuānxīnlián

《岭南采药录》

为爵床科植物穿心莲 *Andrographis paniculata*（Burm. f.）Nees 的地上部分。主产于广东、广西、福建等地。秋初茎叶茂盛时采割。切段，生用。

【药性】　苦，寒。归心、肺、大肠、膀胱经。

【功效】　清热解毒，凉血消肿，燥湿。

【应用】

1. 外感发热，温病初起　本品味苦性寒，能清热解毒。治外感发热，或温病初起，发热头痛，可单用，或与金银花、连翘、薄荷等同用。

2. 肺热咳喘，咽喉肿痛　本品善清肺热，凉血消肿。治肺热咳喘，常与地骨皮、桑白皮、黄芩等同用。治咽喉肿痛，常与大青叶、牛蒡子、生甘草等同用。

3. 热淋涩痛，黄疸泻痢，湿疹瘙痒　本品寒清苦燥，能清热燥湿。治膀胱湿热，热淋涩痛，常与车前子、黄柏、白茅根等同用。治湿热黄疸，常与茵陈、栀子等同用。治湿热泻痢，可与黄连、木香等同用。治湿疹瘙痒，常与苦参、黄柏等配伍。

4. 痈肿疮疡，蛇虫咬伤　本品能清热解毒，凉血消肿。治热毒壅盛之皮肤疮疡，可单用，或配金银花、连翘、野菊花等，亦可用鲜品捣烂外敷。治肺痈吐脓，常与鱼腥草、桔梗、冬瓜子等同用。治蛇虫咬伤，可与七叶一枝花、半边莲等同用。

【用法用量】　煎服，6～9 g。外用适量。

【使用注意】　本品苦寒过甚，不宜多服久服。脾胃虚寒者慎用。

【文献摘要】

（1）《岭南采药录》："能解蛇毒，又能理内伤咳嗽。"

（2）《泉州本草》："清热解毒，消炎退肿。治咽喉炎症、痢疾、高热。"

（3）《福建中草药》：“清热泻火。治肺结核发热、热淋、鼻窦炎、中耳炎、胃火牙痛、烫火伤。”

白头翁 Báitóuwēng

《神农本草经》

为毛茛科植物白头翁 *Pulsatilla chinensis* （Bge.） Regel 的根。主产于东北、华北、华东等地。春、秋二季采挖。切片，生用。

【药性】 苦，寒。归胃、大肠经。

【功效】 清热解毒，凉血止痢。

【应用】

1. **疮痈肿毒，瘰疬痄腮** 本品能清热解毒，凉血消肿。治疮痈肿毒，瘰疬痄腮，可与蒲公英、连翘、板蓝根等同用。

2. **热毒血痢，湿热泻痢** 本品善清大肠湿热，为治热毒血痢、湿热泻痢之良药。症见发热腹痛、下痢脓血、里急后重者，常与黄连、黄柏等同用，如白头翁汤。

【用法用量】 煎服，9～15 g。外用适量。

【使用注意】 虚寒泻痢不宜用。

【文献摘要】

（1）《神农本草经》：“主温疟、狂易寒热、癥瘕积聚、瘿气，逐血，止痛，疗金疮。”

（2）《药性论》：“止腹痛及赤毒痢，治齿痛，主项下瘤疬。”

（3）《本草备要》：“治秃疮、瘰疬、疝瘕、血痔、偏坠，明目，消疣。”

板蓝根 Bǎnlángēn

《新修本草》

为十字花科植物菘蓝 *Isatis indigotica* Fort. 的根。主产于河北、江苏、安徽等地。秋季采挖。切片，生用。

【药性】 苦，寒。归心、胃经。

【功效】 清热解毒，凉血利咽。

【应用】

1. **外感风热，温病初起，咽喉肿痛** 本品善能解毒利咽。治外感风热，或温病初起，发热头痛，咽喉肿痛，常与玄参、连翘、牛蒡子等同用。

2. **温毒发斑，大头瘟疫，痄腮丹毒** 本品能清热解毒，凉血消斑，散结消肿。治热入营血之高热发斑，舌绛紫暗，常与紫草、生地黄等同用，如神犀丹。治大头瘟疫，头面红肿及痄腮、丹毒，常与牛蒡子、玄参、连翘等同用，如普济消毒饮。

【用法用量】 煎服，9～15 g。

【使用注意】 脾胃虚寒者慎用。

【文献摘要】

（1）《日华子本草》：“治天行热疾。”

（2）《本草便读》：“凉血，清热，解毒，辟疫，杀虫。”

（3）《分类草药性》：“解诸毒恶疮，散毒去火，捣汁，或服或涂。”

【备注】 现代药理研究发现，本品具有抗病毒、抑菌、抗内毒素、调节免疫、解热、抗炎等作用；所含靛玉红尚有抗肿瘤作用。

大青叶 Dàqīngyè

《名医别录》

为十字花科植物菘蓝 *Isatis indigotica* Fort. 的叶。主产于河北、江苏、安徽等地。夏、秋二季分 2～3 次采收。切碎，生用。

【药性】 苦，寒。归心、胃经。

【功效】 清热解毒，凉血消斑。

【应用】

1. 痈肿疮疡，痄腮丹毒，咽喉肿痛 本品有良好的清热解毒作用。治热毒壅盛之痈肿疮疡、红肿热痛以及痄腮、丹毒、咽喉肿痛等，可用鲜品捣汁内服，或与金银花、紫花地丁、蒲公英等同用。

2. 外感风热，温病初起 本品具有表里两清之功。治外感风热，或温病初期之发热头痛，咽喉肿痛，常与金银花、牛蒡子等同用。

3. 热入营血，温毒发斑 本品能清热解毒，凉血消斑。治温病热入营血之烦热神昏，发斑发疹，常与玄参、栀子、紫草等同用。

【用法用量】 煎服，9～15 g。外用适量。

【使用注意】 脾胃虚寒者不宜用。

【文献摘要】

(1)《名医别录》："主治时气头痛、大热、口疮。"

(2)《本草纲目》："主热毒痢、黄疸、喉痹、丹毒。"

(3)《景岳全书》："治瘟疫热毒发狂、风热斑疹、痈疡肿痛，除烦渴，止鼻衄、吐血，杀疳蚀，金疮箭毒。凡以热兼毒者，皆以蓝叶捣汁用之。"

青 黛 Qīngdài

《药性论》

为爵床科植物马蓝 *Baphicacanthus cusia*（Nees）Bremek.、蓼科植物蓼蓝 *Polygonum tinctorium* Ait. 或十字花科植物菘蓝 *Isatis indigotica* Fort. 的叶或茎叶经加工制得的粉末、团块或颗粒。主产于福建、河北、云南等地。细研用。

【药性】 咸，寒。归肝经。

【功效】 清热解毒，凉血消斑，泻火定惊。

【应用】

知识链接：青黛
中的抗白血病
成分靛玉红

1. 温毒发斑，血热出血 本品能清热解毒，凉血消斑。治温毒发斑，常与鲜地黄、生石膏、升麻等同用，如青黛石膏汤。治血热所致的吐血、衄血、咯血等，常与侧柏叶、白茅根等同用。

2. 热毒疮疡，咽痛口疮 本品内服、外用均有清热解毒、凉血消肿功效。治热毒疮疡、咽痛口疮，可单用，或与板蓝根、金银花、连翘等同用。

3. 肝火犯肺，咳嗽胸痛 本品能清泻肺热，清降肝火，凉血止血。治肝火犯肺之咳嗽胸痛，痰中带血，常与海蛤壳同用，共奏清肝泻火、化痰止咳之效，如黛蛤散。

4. 肝热生风，惊痫抽搐 本品能清泻肝火，息风定惊。治肝热生风、惊痫抽搐，常与牛黄、钩藤等同用，如凉惊丸。

【用法用量】 1～3 g，宜入丸散用。外用适量。

【使用注意】 胃寒者慎用。

【文献摘要】

（1）《药性论》："解小儿疳热，消瘦，杀虫。"

（2）《开宝本草》："主解诸药毒，小儿诸热，惊痫发热，天行头痛寒热，并水研服之。并摩敷热疮恶肿，金疮下血，蛇犬等毒。"

（3）《本经逢原》："泻肝胆，散郁火。治温毒发斑及产后热痢下重，《千金》蓝青丸用之。天行寒热头痛，水研服之。与蓝同类，而止血拔毒杀虫之功，似胜于蓝。"

紫花地丁 Zǐhuādìdīng

《本草纲目》

为堇菜科植物紫花地丁 *Viola yedoensis* Makino 的全草。主产于江苏、浙江、安徽等地。春、秋二季采收。切碎，生用或鲜用。

【药性】 苦、辛，寒。归心、肝经。

【功效】 清热解毒，凉血消肿。

【应用】

1. 疔疮肿毒，痈疽发背，乳痈肠痈 本品能清热解毒，凉血消肿，可用于多种热毒病证，内服、外用均可，被誉为"痈肿疔毒通用之药"，尤善治疔毒，常与金银花、蒲公英、野菊花等同用，如五味消毒饮。

2. 蛇虫咬伤 本品的解毒作用又可用治蛇虫咬伤，可单用鲜品捣汁内服，亦可与鲜半边莲、鲜野菊花等配用，捣烂外敷。

此外，本品还可用治肝热目赤肿痛。

【用法用量】 煎服，15～30 g。外用适量。

【文献摘要】

（1）《本草纲目》："一切痈疽发背，疔疮瘰疬，无名肿毒，恶疮。"

（2）《玉楸药解》："行经泄火，散肿消毒。"

（3）《本草正义》："地丁，专为痈肿疔毒通用之药……然辛凉散肿，长于退热，惟血热壅滞、红肿焮发之外疡宜之，若谓通治阴疽发背寒凝之证，殊是不妥。"

野菊花 Yějúhuā

《本草正》

为菊科植物野菊 *Chrysanthemum indicum* L. 的头状花序。中国大部分地区有产。秋、冬二季花初开放时采摘。生用。

【药性】 苦、辛，微寒。归肝、心经。

【功效】 清热解毒，泻火平肝。

【应用】

1. 痈肿疮毒，咽喉肿痛　本品苦寒，清热解毒之力较强，内服与外用均可治疗热毒所致的痈肿疮毒、咽喉肿痛。可单用，或与蒲公英、紫花地丁、金银花等同用，如五味消毒饮。

2. 头痛眩晕，目赤肿痛　本品能泻火平肝。治肝火上攻之头痛眩晕、目赤肿痛，常与夏枯草、桑叶等同用。

【用法用量】　煎服，9～15 g。外用适量。

【使用注意】　脾胃虚寒便溏者慎服。

【文献摘要】

（1）《景岳全书》："散火散气，消痈毒、疗肿、瘰疬、眼目热痛，亦破妇人瘀血。"

（2）《本草纲目》："治痈肿疗毒，瘰疬眼瘜。"

（3）《本草求真》："凡痈毒疗肿、瘰疬、眼目热痛、妇人瘀血等证，无不得此则治。"

重　楼　Chónglóu

《神农本草经》

为百合科植物云南重楼 *Paris polyphylla* Smith var. *yunnanensis*（Franch.）Hand.-Mazz. 或七叶一枝花 *Paris polyphylla* Smith var. *chinensis*（Franch.）Hara 的根茎。主产于广西、云南、广东等。秋季采挖。切片，生用。

【药性】　苦，微寒。有小毒。归肝经。

【功效】　清热解毒，消肿止痛，凉肝定惊。

【应用】

1. 痈肿疮疡，蛇虫咬伤，咽喉肿痛　本品能清热解毒，消肿止痛。治热毒所致的痈肿疮疡，可与金银花、连翘、紫花地丁等同用。治蛇虫咬伤，常与半边莲同用，或水煎内服，或鲜品捣烂外敷。治咽喉肿痛、痄腮喉痹，常与板蓝根、牛蒡子、连翘等同用。

2. 惊风抽搐　本品能凉肝定惊。治肝热生风，惊风抽搐，常与钩藤、蝉蜕、菊花等同用。

此外，本品能消肿止痛，兼有化瘀止血之功，可用治跌打伤痛。

【用法用量】　煎服，3～9 g。外用适量。

【使用注意】　有小毒，用量不宜过大。孕妇及阴证疮疡者忌用。

【文献摘要】

（1）《神农本草经》："主惊痫、摇头弄舌、热气在腹中、癫疾、痈疮、阴蚀，下三虫，去蛇毒。"

（2）《新修本草》："醋磨疗痈肿，敷蛇毒，有效。"

（3）《本草纲目》："去疟疾寒热。"

土茯苓　Tǔfúlíng

《本草纲目》

为百合科植物光叶菝葜 *Smilax glabra* Roxb. 的根茎。主产于广东、湖南、浙江等地。夏、秋二季采挖。切片，生用。

【药性】　甘、淡，平。归肝、胃经。

【功效】 解毒，除湿，通利关节。

【应用】

1. 痈肿疮毒，瘰疬痰核，淋浊带下，湿疹瘙痒 本品性平偏凉，能清热解毒、消肿散结，兼有清利湿热之功。治痈肿疮毒、瘰疬痰核，可单用研末醋调敷，亦可配伍苍术、黄柏、苦参等。治湿热下注之淋浊带下，常与木通、萹蓄、车前子等同用。湿疹瘙痒，可与苦参、白鲜皮、茵陈等同用。

2. 杨梅疮毒，肢体拘挛 本品能解毒除湿，通利关节，兼解汞毒，对梅毒或因梅毒服用汞剂所致的肢体拘挛、筋骨疼痛疗效显著，为治梅毒之要药。若梅毒初起，可单用本品大剂量煎汤内服，亦可与金银花、白鲜皮、威灵仙等同用。若伴有肢体拘挛者，可与薏苡仁、木瓜等配用。

【用法用量】 煎服，15～60 g。外用适量。

【使用注意】 肝肾阴虚者慎用。不宜与茶水同时服用。

【文献摘要】

(1)《本草纲目》："健脾胃，强筋骨，去风湿，利关节，止泄泻，治拘挛骨痛，恶疮痈肿。解汞粉、银朱毒。"

(2)《本草备要》："治杨梅疮毒，瘰疬疮肿。"

(3)《本草正义》："土茯苓，利湿去热，能入络，搜剔湿热之蕴毒。其解水银、轻粉毒者，彼以升提收毒上行，而此以渗利下导为务，故专治杨梅毒疮，深入百络，关节疼痛，甚至腐烂，又毒火上行，咽喉痛溃，一切恶证。"

白花蛇舌草 Báihuāshéshécǎo

《广西中药志》

为茜草科植物白花蛇舌草 *Scleromitrion diffusum*（Willd.）R. J. Wang 的全草。主产于福建、广西、广东等地。夏、秋二季采收。切段，生用，亦可鲜用。

【药性】 苦、甘，寒。归胃、大肠、小肠经。

【功效】 清热解毒，利湿通淋。

【应用】

1. 痈肿疮毒，咽喉肿痛，蛇虫咬伤 本品清热解毒之功较强。治痈肿疮毒，单用本品捣烂外敷，或与金银花、连翘、野菊花等同用。治肠痈腹痛，常与败酱草、大血藤、牡丹皮等同用。治咽喉肿痛，常与板蓝根、玄参等同用。治蛇虫咬伤，常与重楼、半边莲、紫花地丁等同用。

2. 热淋涩痛，小便不利 本品既清热解毒，又利湿通淋。治热淋涩痛、小便不利，可单用，或与车前草、白茅根等同用。

此外，现代取其清热解毒消肿之功，广泛用于各种癌症的治疗。

【用法用量】 煎服，15～30 g。外用适量。

【使用注意】 阴疽及脾胃虚寒者不宜用。

【文献摘要】

(1)《广西中药志》："治小儿疳积，毒蛇咬伤，癌肿。外治白泡疮，蛇癞疮。"

(2)《泉州本草》："清热散瘀，消痈解毒。治痈疽疮疡，瘰疬。又能清肺火，泻肺热，治肺热喘促，嗽逆胸闷。"

（3）《闽南民间草药》："清热解毒，消炎止痛。"

大血藤　Dàxuèténg

《图经本草》

为木通科植物大血藤 *Sargentodoxa cuneata*（Oliv.）Rehd. et Wils. 的藤茎。主产于安徽、浙江、江西等地。秋、冬二季采收。切片，生用。

【药性】　苦，平。归大肠、肝经。

【功效】　清热解毒，活血化瘀，祛风止痛。

【应用】

1. 肠痈腹痛，热毒疮疡　本品长于清热解毒，活血消痈，为治肠痈之要药，常与桃仁、牡丹皮等同用。治热毒壅盛，皮肤疮疡，常与连翘、金银花、赤芍等同用。

2. 经闭痛经，跌打伤痛　本品能活血化瘀，通络止痛。治瘀血阻滞之经闭痛经，常与益母草、当归、香附等同用。治跌打损伤，瘀肿疼痛，常与骨碎补、续断、三七等同用。

3. 风湿痹痛　本品又能祛风止痛。治风湿痹痛，常与独活、防风等同用。

【用法用量】　煎服，9～15 g。外用适量。

【使用注意】　孕妇慎服。

【文献摘要】

（1）《图经本草》："攻血，治血块。"

（2）《简易草药》："治筋骨疼痛，追风，健腰膝，壮阳事。"

（3）《中药志》："祛风通经络，利尿杀虫。治肠痈、风湿痹痛、麻风、淋病、蛔虫腹痛。"

败酱草　Bàijiàngcǎo

《神农本草经》

为败酱科植物黄花败酱 *Patrinia scabiosifolia* Link 、白花败酱 *Patrinia villosa*（Thunb.）Juss 的全草。前者主产于东北三省、河南、河北等地，后者主产于河南、四川、福建等地。野生者，夏、秋季采挖；栽培者，开花前采收。切段，生用或炒炭用。

【药性】　辛、苦，微寒。归肝、大肠、胃经。

【功效】　清热解毒，消痈排脓，祛瘀止痛。

【应用】

1. 肠痈肺痈，皮肤疮肿　本品能清热解毒，消痈排脓，活血祛瘀，可用于各种热毒痈肿，尤为治肠痈要药。治肠痈初起，腹痛脓未成者，常与金银花、牡丹皮等同用；治肠痈脓已成者，常与薏苡仁、附子同用，以增强利湿排脓、破血消肿之功，即薏苡附子败酱散。治肺痈咳吐脓血，常与鱼腥草、芦根、桔梗等同用。治皮肤疮痈，可单用本品捣烂外敷。

2. 产后瘀滞腹痛　本品能活血祛瘀止痛。治产后瘀滞腹痛，可单用煎服，或与五灵脂、当归等同用。

【用法用量】　煎服，9～15 g。外用适量。

【使用注意】　脾胃虚弱，食少便溏者不宜用。

【文献摘要】

（1）《神农本草经》："主暴热火疮，赤气，疥瘑疽痔，马鞍热气。"

（2）《名医别录》："主除痈肿，浮肿，结热，风痹不足，产后腹痛。"

（3）《本草纲目》："善排脓破血，故仲景治痈及古方妇人科，皆用之。"

【附药】

墓头回

为败酱科植物异叶败酱 *Patrinia heterophylla* Bunge 及糙叶败酱 *Patrinia scabra* Bunge. 的根。辛、苦，微寒。功用与败酱草类似，兼有止血，止带之功，临床多用于崩漏下血，赤白带下等。煎服，9～15 g。

马齿苋 Mǎchǐxiàn

《新修本草》

为马齿苋科植物马齿苋 *Portulaca oleracea* L. 的地上部分。中国大部分地区均产。夏、秋二季采收。略蒸或烫后晒干。切段，生用或鲜用。

【药性】 酸，寒。归肝、大肠经。

【功效】 清热解毒，凉血止血，止痢。

【应用】

1. 热毒血痢，湿热泻痢，热毒疮疡 本品性味酸寒，有清热解毒、凉血止痢作用，略兼收敛，为治疗痢疾的常用药，单用即效，或与粳米煮粥，空腹食用，亦可与黄连、黄芩、白头翁等同用。治热毒疮疡，可单用本品绞汁服用，或捣烂外敷，亦可与其他清热解毒药同用。

2. 崩漏下血，便血，血淋 本品酸收寒清，有清热凉血止血之效，并能利尿通淋。治血热崩漏，可单用本品捣汁服。治大肠湿热之便血，常与地榆等同用。治热淋、血淋可单用，或与车前子、金钱草、石韦等同用。

【用法用量】 煎服，9～15 g，鲜品 30～60 g。外用适量。

【使用注意】 脾胃虚寒泄泻者慎服。

【文献摘要】

（1）《新修本草》："主诸肿瘘疣目，捣揩之；饮汁主反胃，诸淋，金疮血流……用汁洗紧唇、面疮……"

（2）《食疗本草》："湿癣、白秃，以马齿膏和灰涂效。治疳痢及一切风。"

（3）《本草纲目》："散血消肿，利肠滑胎，解毒通淋，治产后虚汗。"

鸦胆子 Yādǎnzǐ

《本草纲目拾遗》

为苦木科植物鸦胆子 *Brucea javanica*（L.）Merr. 的成熟果实。主产于广西、广东、云南。秋季果实成熟时采摘。去果壳，生用。

【药性】 苦，寒。有小毒。归大肠、肝经。

【功效】 清热解毒，止痢，截疟；外用腐蚀赘疣。

【应用】

1. 热毒血痢，冷积久痢 本品苦寒，善解大肠热毒而凉血止痢，又能燥湿杀虫，治热毒血痢，冷积久痢，单味服用即效。

2. 疟疾 本品能清热解毒，杀虫截疟，对各型疟疾均有效，尤其适用于间日疟和三日疟，可单用本品以龙眼肉包裹服用。

3. 赘疣，鸡眼 本品外用有较强的腐蚀作用，可用于赘疣、鸡眼的治疗。取鸦胆子仁捣烂外敷患处，或用鸦胆子油局部涂敷。

【用法用量】 内服，0.5～2 g，用干龙眼肉包裹或装入胶囊，饭后吞服。外用适量。

【使用注意】 本品有毒，对胃肠道及肝肾均有损害，内服应严格控制剂量，不宜多服久服。有胃肠出血、肝肾疾病者忌服。外用应注意保护好周围正常皮肤。孕妇及小儿慎用。

【文献摘要】

(1)《本草纲目拾遗》：“至圣丹：治冷痢久泻，百方无验者，一服即愈。凡痢之初起，实热实积，易知而易治。”

(2)《岭南采药录》：“治冷痢，久泻。又能杀虫。”

(3)《医学衷中参西录》：“为凉血解毒之要药，善治热性赤痢（赤痢间有凉者），二便因热下血，最能清血分之热及肠中之热，防腐生肌，诚有奇效。”“捣烂醋调敷疔毒。善治疣。”

贯 众 Guànzhòng

《神农本草经》

为鳞毛蕨科植物粗茎鳞毛蕨 *Dryopteris crassirhizoma* Nakai 的根茎和叶柄残基。《中华人民共和国药典》称本品为绵马贯众。主产于黑龙江、吉林、辽宁等地。秋季采挖。切片，生用或炒炭用。

【药性】 苦，微寒。有小毒。归肝、胃经。

【功效】 清热解毒，凉血止血，杀虫。

【应用】

1. 外感风热，温毒发斑 本品苦寒，能清热解毒。治风热感冒，温病初起，常与桑叶、金银花、连翘等同用。治温毒发斑，痄腮，常与板蓝根、紫草等同用。

2. 血热出血证 本品炒炭，能凉血止血。治血热出血证，尤以血热崩漏为宜，常与侧柏叶、仙鹤草等同用。

3. 肠道寄生虫病 本品有杀虫之功。治绦虫、钩虫、蛲虫、蛔虫等多种肠道寄生虫病，常与槟榔、苦楝皮等同用。

【用法用量】 煎服，4.5～9 g。杀虫及清热解毒宜生用，止血宜炒炭用。外用适量。

【使用注意】 有小毒，用量不宜过大。服用本品时忌油腻。脾胃虚寒者及孕妇慎用。

【文献摘要】

(1)《神农本草经》：“主腹中邪热气，诸毒，杀三虫。”

(2)《名医别录》：“去寸白，破癥瘕，除头风，止金疮。”

(3)《本草纲目》：“治下血、崩中、带下、产后血气胀痛、斑疹毒、漆毒、骨鲠。”

【备注】 本品主含间苯三酚衍生物（如绵马酸），具有一定毒性，一般在肠道不易吸收，但肠中有过多脂肪时，可促进此类物质吸收，使中毒风险增加，故服用本品时忌食油腻。

山豆根　Shāndòugēn

《开宝本草》

为豆科植物越南槐 *Sophora tonkinensis* Gagnep. 的根和根茎。主产于广西、广东、贵州等地。秋季采挖。切片，生用。

【药性】 苦，寒。有毒。归肺、胃经。

【功效】 清热解毒，消肿利咽。

【应用】

1. 咽喉肿痛，乳蛾喉痹 本品有良好的清热解毒、消肿利咽作用，为治热毒蕴结所致的咽喉肿痛的要药。轻者可单用煎服或含漱，重者可与玄参、射干、板蓝根等同用。若治乳蛾喉痹，可与射干、天花粉、牛蒡子等配用。

2. 牙龈肿痛，口舌生疮 本品能清热解毒。治火热上炎之牙龈肿痛、口舌生疮，可单用本品煎汤含漱，或与石膏、黄连、升麻等同用。

此外，本品还可用治湿热黄疸、肺热咳嗽、痈肿疮毒等。

【用法用量】 煎服，3~6 g。外用适量。

【使用注意】 用量不宜过大，过量服用易引起呕吐、腹泻、胸闷等。脾胃虚寒者慎用。

【文献摘要】

(1)《开宝本草》："主解诸药毒，止痛，消疮肿毒，人及马急黄发热咳嗽，杀小虫。"

(2)《本草图经》："八月采根用。今人寸截，含以解咽喉肿痛，极妙。"

(3)《本草汇言》："山豆根，苦寒清肃，得降下之令，善除肺胃郁热，凡一切暴感热疾。凉而解毒，表里上下，无不宜之。"

【附药】

北豆根

为防己科多年生藤本植物蝙蝠葛 *Menispermum dauricum* DC. 的根茎。苦，寒。有小毒。归肺、胃、大肠经。功能清热解毒，祛风止痛。适用于热毒壅盛之咽喉肿痛，泻痢腹痛，风湿痹痛等。煎服，3~9 g。脾胃虚寒者不宜用。

射　干　Shègān

《神农本草经》

为鸢尾科植物射干 *Belamcanda chinensis* (L.) DC. 的根茎。主产于湖北、河南、江苏等地。春初刚发芽或秋末茎叶枯萎时采挖。切片，生用。

【药性】 苦，寒。归肺经。

【功效】 清热解毒，消痰，利咽。

【应用】

1. 咽喉肿痛 本品善于清解咽喉热毒，能消肿利咽，为治疗热毒所致咽喉肿痛的常用药，可单用，捣汁含咽；或与黄芩、桔梗、甘草等同用。

2. 痰盛咳喘 本品既能清热利咽，又长于祛痰平喘。治痰热壅肺咳喘，常与桑白皮、桔梗、川贝母等同用。治寒痰壅肺之咳喘，须与细辛、麻黄、半夏等同用，以调和肺气宣发肃降，共奏温肺化饮、化痰止咳之功，如射干麻黄汤。

【用法用量】　煎服，3～10 g。

【使用注意】　脾虚便溏者不宜使用。孕妇慎用。

【文献摘要】

（1）《神农本草经》："主咳逆上气，喉痹咽痛，不得消息，散结气，腹中邪逆，食饮大热。"

（2）《日华子本草》："消痰，破癥结，胸膈满，腹胀，气喘，疬癖，开胃，下食，消肿毒，镇肝明目。"

（3）《本草纲目》："射干能降火，故为古方治喉痹咽痛要药。"

马　勃　Mǎbó

《名医别录》

为灰包科真菌脱皮马勃 *Lasiosphaera fenzlii* Reich.、大马勃 *Calvatia gigantea* (Batsch ex Pers.) Lloyd 或紫色马勃 *Calvatia lilacina*（Mont. et Berk.）Lloyd 的子实体。脱皮马勃主产于辽宁、甘肃、江苏等地；大马勃主产于内蒙古、河北、青海等地；紫色马勃主产于广东、广西、湖北等地。夏、秋二季子实体成熟时及时采收。剪成小块，生用。

【药性】　辛，平。归肺经。

【功效】　清肺，解毒利咽，止血。

【应用】

1. 咽喉肿痛，咳嗽失音　本品能清宣肺热，解毒利咽。治热毒咽喉肿痛，肺热咳嗽、失音，单用研末含咽即效，或与牛蒡子、玄参、射干等同用。

2. 血热吐衄，外伤出血　本品既凉血止血，又收敛止血。治血热吐衄，可单用，或与其他凉血止血药同用。治外伤出血，可用马勃粉撒敷患处。

【用法用量】　煎服，2～6 g。或入丸、散。外用适量，敷患处。

【使用注意】　风寒咳嗽失音者不宜使用。

【文献摘要】

（1）《名医别录》："主恶疮，马疥。"

（2）《本草衍义》："去膜，以蜜揉拌，少以水调呷，治喉痹咽痛。"

（3）《本草备要》："清肺解热，散血止嗽。治喉痹咽痛（吹喉中良，或加白矾，或硝扫喉，取吐痰愈）、鼻衄、失音。外用敷诸疮良。"

半边莲　Bànbiānlián

《本草纲目》

为桔梗科植物半边莲 *Lobelia chinensis* Lour. 的全草。主产于江苏、浙江、安徽等地。夏季采收。切段，生用或鲜用。

【药性】　辛，平。归心、小肠、肺经。

【功效】　清热解毒，利尿消肿。

【应用】

1. 痈肿疮毒，蛇虫咬伤　本品有较好的清热解毒功效，是治疗痈肿疮毒的常用药，内服、外用均可，单用即效，尤以鲜品捣烂外敷为佳。治虫蛇咬伤，蜂蝎刺螫，常与白花蛇舌草、虎杖、茜草等同用。

2. 大腹水肿　本品能利水消肿。治水湿潴留之大腹水肿，面足浮肿，可单用，亦可与泽泻、茯苓等同用。

3. 湿热黄疸，湿疹湿疮　本品能清热解毒，兼有祛湿利水作用。治湿热黄疸，小便不利，常与白茅根、金钱草等同用。治湿疹湿疮，皮肤疥癣，可单味水煎后湿敷或外搽患处。

【用法用量】　煎服，9～15 g；鲜品 30～60 g。外用适量。

【使用注意】　虚证水肿不宜使用。

【文献摘要】

(1)《本草纲目》："治蛇虺伤，捣汁饮，以滓围涂之。"

(2)《岭南采药录》："治鱼口便毒，跌打伤瘀痛，恶疮，火疮，捣敷之。"

(3)《陆川本草》："解毒消炎，利尿，止血生肌。治腹水，小儿惊风，双单乳蛾，漆疮，外伤出血，皮肤疥癣，蛇蜂蝎伤。"

半枝莲　Bànzhīlián
《增广校正本草纲目》

为唇形科植物半枝莲 *Scutellaria barbata* D. Don 的全草。夏、秋二季茎叶茂盛时采挖。切段，生用或鲜用。

【药性】　辛、苦，寒。归肺、肝、肾经。

【功效】　清热解毒，化瘀利尿。

【应用】

1. 痈肿疮毒，咽喉肿痛，蛇虫咬伤　本品有较好的清热解毒功效，是治疗痈肿疮毒的常用药，内服、外用均可，单用即效，尤以鲜品捣烂外敷为佳。治咽喉肿痛，常与牛蒡子、玄参等同用。治虫蛇咬伤，常与白花蛇舌草、虎杖等同用。

2. 跌扑伤痛　本品能活血化瘀。治跌扑伤痛，可与三七、栀子等同用。

3. 水肿，黄疸　本品能清热解毒，兼有利尿作用。治湿热黄疸，常与茵陈、金钱草等同用。治水肿，常与茯苓、泽泻等同用。

【用法用量】　煎服，15～30 g。外用适量。

【文献摘要】

(1)《广西药植图志》："消炎，散瘀，止血。治跌打伤，血痢。"

(2)《泉州本草》："清热，解毒，祛风，散血，行气，利水，通络，破瘀，止痛。内服主血淋、吐血、衄血；外用治毒蛇咬伤，痈疽，疔疮，无名肿毒。"

(3)《常用草药治疗手册》："治食道癌、胃癌、子宫癌。"

山慈菇　Shāncígū
《本草拾遗》

为兰科植物杜鹃兰 *Cremastra appendiculata*（D. Don）Makino、独蒜兰 *Pleione bulboc-odioides*（Franch.）Rolfe 或云南独蒜兰 *Pleione yunnanensis* Rolfe 的假鳞茎。前者习称"毛慈姑"，后二者习称"冰球子"。主产于四川、贵州等地。夏、秋二季采挖。切片或用时捣碎，生用。

【药性】 甘、微辛，凉。归肝、脾经。

【功效】 清热解毒，化痰散结。

【应用】

痈疽疔毒，瘰疬痰核，蛇虫咬伤，癥瘕痞块 本品能清热解毒、化痰散结。治痈疽发背、疔疮肿毒、瘰疬痰核、虫蛇咬伤，常与雄黄、朱砂等同用，如紫金锭。治癥瘕痞块，常与土鳖虫、穿山甲、浙贝母等同用。现代用本品配合软坚散结之药治疗多种肿瘤，取得一定疗效。

此外，本品的化痰作用较强，可用于风痰引起的癫痫。

【用法用量】 煎服，3～9 g。外用适量。

【使用注意】 正虚体弱者慎用。

【文献摘要】

(1)《本草拾遗》："疗痈肿疮瘘，瘰疬结核等，醋磨敷之。"

(2)《本草纲目》："主疔肿，攻毒破皮，解诸毒蛊毒，蛇虫狂犬伤。"

(3)《本草再新》："治烦热痰火，疮疔痧痘，瘰疬结核。杀诸虫毒。"

熊胆粉 Xióngdǎnfěn

《药性论》

为熊科动物黑熊 *Selenarctos thibetanus* Cuvier 或棕熊 *Ursus arctos* Linnaeus 胆汁的加工品。主产于云南、四川及东北等地。现多采用人工引流法引流胆汁干燥而得。

【药性】 苦，寒。归肝、胆、心经。

【功效】 清热解毒，清肝明目，息风止痉。

【应用】

1. 热毒疮痈 本品清热解毒力强，常用于热毒壅结之疮疡痈疽、痔疮肿痛、咽喉肿痛，可单味用水调化，涂于患处，亦可内服。

2. 目赤肿痛，目生翳膜 本品能清泄肝火以明目退翳。治肝热目赤肿痛、目生翳膜，常与冰片同用，化水滴眼或内服。

3. 热极生风，惊痫抽搐 本品能清心泻肝，息风止痉。治热极生风之高热惊风、癫痫抽搐，可单用内服，或与竹沥同用。

【用法用量】 内服，入丸散，0.25～0.5 g。外用适量。

【文献摘要】

(1)《本草蒙筌》："治男妇时气热蒸，变为黄疸；疗小儿风痰壅塞，发为惊痫。驱五痔，杀虫，敷恶疮散毒。痔病久发不愈，涂之立见奇功。"

(2)《本草纲目》："退热，清心，平肝，明目去翳，杀蛔、蛲虫。"

(3)《医学入门》："点眼去翳开盲。涂恶疮，痔瘘。"

木蝴蝶 Mùhúdié

《本草纲目拾遗》

为紫葳科植物木蝴蝶 *Oroxylum indicum* （L.）Vent. 的成熟种子。主产于云南、广西、贵州等地。秋、冬二季采收成熟的果实，曝晒至果实开裂，取出种子。生用。

【药性】 苦、甘，凉。归肺、肝、胃经。

【功效】 清肺利咽，疏肝和胃。

【应用】

1. 咽喉肿痛，肺热咳嗽 本品能清肺利咽。治咽喉肿痛，声音嘶哑，常与玄参、麦冬等同用。治肺热咳嗽，常与桔梗、桑白皮等同用。

2. 肝胃气痛 本品能疏肝和胃止痛。治肝气犯胃之脘腹，胁肋胀痛，可单用本品研末，酒调送服。

【用法用量】 煎服，1~3 g。

【文献摘要】

(1)《本草纲目拾遗》："治心气痛、肝气痛、下部湿热。又项秋子云，凡痈毒不收口，以此贴之。"

(2)《药材资料汇编》："治咽喉失音。"

漏　芦　Lòulú

《神农本草经》

为菊科植物祁州漏芦 *Rhaponticum uniflorum*（L.）DC. 的根。主产于东北、华北、西北等地。春、秋二季采挖。切片，生用。

【药性】 苦，寒。归胃经。

【功效】 清热解毒，消痈，下乳，舒筋通脉。

【应用】

1. 乳痈肿痛，瘰疬痰核 本品能清热解毒，消散痈肿，尤善治乳痈，常与蒲公英、连翘、瓜蒌等同用。治瘰疬痰核，常与连翘、紫花地丁、浙贝母等同用。

2. 乳汁不通 本品为通经下乳的常用药。治乳络壅滞，乳汁不下，常与穿山甲、王不留行同用。治气血亏虚，乳汁稀少，多与黄芪、当归等同用。

【用法用量】 煎服，5~9 g。

【使用注意】 气虚、疮疡平塌者及孕妇忌用。

【文献摘要】

(1)《神农本草经》："主皮肤热，恶疮疽痔，湿痹，下乳汁。"

(2)《名医别录》："主止遗溺，热气疮痒如麻豆，可作浴汤。"

(3)《日华子本草》："治小儿壮热，通小肠，（治）泄精、尿血、风赤眼、乳痈、发背、瘰疬、肠风、排脓、补血，治扑损，续筋骨，敷金疮，止血长肉，通经脉。"

地锦草　Dìjǐncǎo

《嘉祐本草》

为大戟科植物地锦 *Euphorbia humifusa* Willd. 或斑地锦 *Euphorbia maculata* L. 的全草。主产于长江流域及南方各省等地。夏、秋二季采收。切段，生用。

【药性】 辛，平。归肝、大肠经。

【功效】 清热解毒，凉血止血，利湿退黄。

【应用】

1. 热毒泻痢，痈肿疮疡，毒蛇咬伤 本品能清热解毒，凉血止痢。治热毒内盛，下痢脓血，可单用，或与马齿苋同用。治热毒所致的痈肿疮疡及蛇虫咬伤，可单用鲜品捣烂外敷。

2. 出血证 本品既能凉血止血，又有一定的活血之功，有止血不留瘀的特点，可用于多种内外出血证的治疗。治崩漏下血，常与茜草同用。治尿血、血淋，常与白茅根、小蓟等同用。治痔血、便血，常与地榆同用。治外伤出血，可单用鲜品捣烂外敷。

3. 湿热黄疸，小便不利 本品能清热利湿。治湿热黄疸，小便不利，可单用煎服，或与茵陈、栀子等同用。

【用法用量】 煎服，9～20 g。外用适量。

【文献摘要】

（1）《嘉祐本草》："主通流血脉，亦可用治气。"

（2）《本草纲目》："主痈肿恶疮，金刃扑损出血，血痢，下血，崩中，能散血止血，利小便。"

（3）《本草汇言》："凉血散血，解毒止痢之药也。善通流血脉，专消解毒疮。凡血病因热所使者，用之合宜。设非血热为病，而胃气薄弱者，又当斟酌行之。"

表 7-3-1　清热解毒药的参考药

药名	药性	功效	主治	用法用量	备注
拳参	苦、涩、微寒。归肺、肝、大肠经	清热解毒，消肿，止血	赤痢热泻，肺热咳嗽，痈肿瘰疬，口舌生疮，血热吐衄，痔疮出血，蛇虫咬伤	煎服，5～10 g。外用适量	
青果	甘、酸、平。归肺、胃经	清热解毒，利咽，生津	咽喉肿痛，咳嗽痰黏，烦热口渴，鱼蟹中毒	煎服，5～10 g	
肿节风	苦、辛、平。归心、肝经	清热凉血，活血消斑，祛风通络	血热发斑发疹，风湿痹痛，跌打损伤	煎服，9～30 g	
白蔹	苦，微寒。归心、胃经	清热解毒，消痈散结，敛疮生肌	痈疽发背，疔疮，瘰疬，烧烫伤	煎服，5～10 g。外用适量，煎汤洗或研成极细粉敷患处	不宜与川乌、制川乌、草乌、制草乌、附子同用
千里光	苦，寒。归肺、肝经	清热解毒，明目，利湿	痈肿疮毒，感冒发热，目赤肿痛，泄泻痢疾，皮肤湿疹	煎服，15～30 g。外用适量，煎水熏洗	
四季青	苦、涩、凉。归肺、大肠、膀胱经	清热解毒，消肿祛瘀	肺热咳嗽，咽喉肿痛，痢疾，胁痛，热淋；外治烧烫伤，皮肤溃疡	煎服，15～60 g。外用适量，水煎外涂	
金果榄	苦，寒。归肺、大肠经	清热解毒，利咽，止痛	咽喉肿痛，痈疽疔毒，泄泻，痢疾，脘腹疼痛	煎服，3～9 g。外用适量，研末吹喉或醋磨涂敷患处	
委陵菜	苦，寒。归肝、大肠经	清热解毒，凉血止痢	赤痢腹痛，久痢不止，痔疮出血，痈肿疮毒	煎服，9～15 g。外用适量	
翻白草	甘、微苦、平。归肝、胃、大肠经	清热解毒，止痢，止血	湿热泻痢，痈肿疮毒，血热吐衄，便血，崩漏	煎服，9～15 g	
绿豆	甘，寒。归心、胃经	清热解毒，消暑利尿	痈肿疮毒，暑热烦渴，药食中毒，水肿	煎服，15～30 g	脾胃虚寒、肠滑泄泻者慎用
绿豆衣	甘，寒。归心、胃经	清热解毒，消暑利尿，明目退翳	痈肿疮毒，暑热烦渴，药食中毒，水肿，目翳	煎服，6～12 g	

第四节 清热凉血药

本类药物多为甘苦咸寒之品，主入心、肝经，具有清解营血分热邪的作用，主治热入营血病证，症见身热夜甚、心烦不寐、斑疹隐现、舌红绛、脉细数，甚或神昏谵语、发斑、舌质深绛等；亦可用治热入血分，迫血妄行所致的各种出血证。部分药物兼有养阴生津作用，可用于热病津伤口渴及阴虚内热证。

生地黄 Shēngdìhuáng

《神农本草经》

为玄参科植物地黄 *Rehmannia glutinosa* Libosch. 的块根。主产于河南，为"四大怀药"之一。秋季采挖，鲜用，或烘焙至约八成干。前者习称"鲜地黄"，后者习称"生地黄"。切片，生用。

【药性】 甘，寒。归心、肝、肾经。

【功效】 清热凉血，养阴生津。

【应用】

1. 热入营血，温毒发斑，血热出血 本品甘寒入血分，有良好的清热凉血作用，为治热入营血证要药，常与玄参同用，以增强清热凉血解毒之功，且甘寒养阴生津力强，可配伍金银花、连翘等，如清营汤。治热毒发斑，疹色紫暗，常与紫草、玄参、赤芍等同用。治血热妄行之吐血、衄血、便血、尿血等，常与生侧柏叶、生艾叶、鲜荷叶配伍，即四生丸。

2. 热病口渴，肠燥便秘 本品甘寒质润，善能清热养阴，生津润燥。治热病伤阴，口干口渴，舌红少津，常与麦冬、南沙参、玉竹等同用，如益胃汤。治热病津亏，肠燥便秘，常与麦冬、玄参同用，即增液汤。

3. 阴虚发热，阴虚消渴 本品能滋阴生津，清泄伏火。治阴虚发热，骨蒸劳热，可与知母、地骨皮等同用。治热病后期，余热未尽，夜热早凉，常与青蒿、知母、鳖甲等同用，如青蒿鳖甲汤。治阴虚消渴，常与葛根、天花粉、麦冬等同用。

【用法用量】 煎服，10～15 g。鲜品用量加倍，或捣汁服。

【使用注意】 脾虚便溏者不宜用。

【文献摘要】

（1）《神农本草经》："主折跌绝筋，伤中，逐血痹，填骨髓，长肌肉。作汤除寒热积聚，除痹。生者尤良。"

（2）《珍珠囊》："凉血，生血，补肾水真阴。"

（3）《本经逢原》："干地黄……内专凉血滋阴，外润皮肤荣泽，病人虚而有热者，宜加用之……用此于清热药中通其秘结最妙，以其有润燥之功，而无滋润之患也。"

玄 参 Xuánshēn

《神农本草经》

为玄参科植物玄参 *Scrophularia ningpoensis* Hemsl. 的根。主产于浙江、江苏、陕西等地。冬季茎叶枯萎时采挖。切片，生用。

【药性】 甘、苦、咸，微寒。归肺、胃、肾经。

【功效】 清热凉血，滋阴降火，解毒散结。

【应用】

1. 热入营血，温毒发斑 本品苦寒，入血分，善能清热凉血。治温热病热入营血，身热口干、舌绛神昏、身发斑疹，常与生地黄、金银花、连翘等同用，如清营汤。治温热之邪内陷心包，神昏谵语，常与麦冬、连翘心、竹叶卷心等同用，如清宫汤。治温热病气血两燔，身发斑疹，常与石膏、知母、升麻等同用，如化斑汤。

2. 痈疽疮毒，咽喉肿痛，瘰疬痰核 本品苦咸寒，能解毒散结。治热毒壅盛，大头瘟疫，常与黄芩、黄连、板蓝根等同用，如普济消毒饮。治疮痈肿毒，红肿热痛，常与栀子、连翘、紫花地丁等同用。治脱疽，常与金银花、当归、甘草等同用，如四妙勇安汤。治咽痛肿痛，常与栀子、桔梗、板蓝根等同用。治痰火郁结之瘰疬痰核，常与浙贝母、牡蛎同用，即消瘰丸。

3. 阴虚发热，内热消渴，肠燥便秘 本品善能滋阴降火。治肺肾阴虚，劳嗽咳血、骨蒸潮热，常与百合、生地黄、川贝母等同用，如百合固金汤。治内热消渴，常与麦冬、生地黄、天花粉等同用。治热病津伤，肠燥便秘，常与麦冬、生地黄同用，即增液汤。

【用法用量】 煎服，9~15 g。

【使用注意】 脾虚便溏者不宜用。不宜与藜芦同用。

【文献摘要】

(1)《神农本草经》："主腹中寒热积聚、女子产乳余疾，补肾气，令人目明。"

(2)《名医别录》："下水，止烦渴，散颈下核、痈肿。"

(3)《本草纲目》："滋阴降火，解斑毒，利咽喉，通小便血滞。"

牡丹皮 Mǔdānpí

《神农本草经》

为毛茛科植物牡丹 *Paeonia suffruticosa* Andr. 的根皮。主产于安徽、山东、河南等地。秋季采挖根部，剥取根皮。切片，生用。

【药性】 苦、辛，微寒。归心、肝、肾经。

【功效】 清热凉血，活血化瘀。

【应用】

1. 热入营血，温毒发斑，血热吐衄 本品能清热凉血，化瘀消斑。治热入营血，温毒发斑，常与栀子、黄芩等同用。治血热吐衄，常与大黄、大蓟、小蓟等同用，如十灰散。

2. 热毒疮疡，肠痈腹痛 本品辛行苦泄，既能清热凉血，又能化瘀消痈。治热毒疮疡，常与栀子、连翘、大黄等同用。治肠痈腹痛，常与大黄、桃仁、冬瓜仁等同用，如大黄牡丹汤。

3. 阴虚内热，无汗骨蒸 本品善于清透阴分伏热而退无汗骨蒸。治阴虚内热，无汗骨蒸，常与青蒿、知母、鳖甲等同用，如青蒿鳖甲汤。

4. 血瘀证 本品有良好的活血化瘀功效。治瘀血阻滞，月经不调，经闭痛经，腹内癥块，常与桂枝、茯苓、桃仁等同用，如桂枝茯苓丸。治跌打损伤，瘀滞疼痛，常与红花、乳香、没药等同用。

【用法用量】 煎服，6～12 g。清热凉血宜生用，活血化瘀宜酒炙用。

【使用注意】 血虚有寒、月经过多者及孕妇慎用。

【文献摘要】

(1)《神农本草经》："主寒热、中风瘈疭、痉、惊痫邪气，除癥坚瘀血留舍肠胃，安五脏，治痈疮。"

(2)《日华子本草》："除邪气，悦色，通关腠血脉，排脓，通月经，消扑损瘀血，续筋骨，除风痹，落胞下胎，产后一切女人冷热血气。"

(3)《本草纲目》："和血，生血，凉血。治血中伏火，除烦热。"

赤 芍 Chìsháo

《神农本草经》

为毛茛科植物芍药 *Paeonia lactiflora* Pall.、或川赤芍 *Paeonia veitchii* Lynch. 的根。主产于东北、陕西、四川等地。春、秋二季采挖。切片，生用。

【药性】 苦，微寒。归肝经。

【功效】 清热凉血，散瘀止痛。

【应用】

1. 热入营血，温毒发斑，血热吐衄 本品苦寒，入肝经血分，善能清泄血分郁热，兼能活血散瘀。治热入营血，温毒发斑，血热吐衄，常与牡丹皮同用，以增强凉血散瘀之力，并配伍犀角（水牛角代）、生地黄，即犀角地黄汤。

2. 热毒疮痈，目赤肿痛 本品能活血散瘀、消肿止痛，又能清泄肝火。治热毒疮痈，常与金银花、天花粉、穿山甲等同用，如仙方活命饮。治肝热目赤肿痛，可与夏枯草、菊花、薄荷等同用。

3. 血瘀证 本品活血散瘀作用较好。治瘀血阻滞、月经失调、经闭痛经、腹内癥积，常与当归、川芎、延胡索等同用，如少腹逐瘀汤。治跌打损伤，瘀肿疼痛，可与虎杖、丹参等同用。

【用法用量】 煎服，6～12 g。

【使用注意】 血寒经闭者不宜用。孕妇慎用。不宜与藜芦同用。

【文献摘要】

(1)《神农本草经》："主邪气腹痛，除血痹，破坚积，寒热疝瘕，止痛，利小便，益气。"

(2)《名医别录》："通顺血脉，缓中，散恶血，逐贼血，去水气，利膀胱大小肠，消痈肿、时行寒热、中恶腹痛、腰痛。"

(3)《本草备要》："赤芍主治略同（白芍），尤能泻肝火，散恶血，治腹痛坚积、血痹疝瘕、经闭肠风、痈肿目赤，能行血中之滞。"

紫 草 Zǐcǎo

《神农本草经》

为紫草科植物新疆紫草 *Arnebia euchroma* (Royle) Johnst. 或内蒙紫草 *Arnebia gutta-ta* Bunge 的根。前者主产于新疆、甘肃、西藏等地；后者主产于内蒙古、甘肃、河北等地。

春、秋二季采挖。切片或切段，生用。

【药性】 甘、咸，寒。归心、肝经。

【功效】 清热凉血，活血解毒，透疹消斑。

【应用】

1. 血热毒盛，斑疹紫黑，麻疹不透 本品既清热凉血，又活血消斑，解毒透疹。治血热毒盛，斑疹紫黑，常与蝉蜕、赤芍等同用。治麻疹不透，疹色紫暗，伴咽喉肿痛者，常与牛蒡子、山豆根等同用。若与甘草同煎内服，可预防麻疹。

2. 热毒疮痈，湿疹瘙痒，水火烫伤 本品能凉血活血，解毒消肿，可用于多种皮肤病。治热毒疮痈，红肿热痛，常与金银花、连翘、蒲公英等同用。治疮疡久溃不敛，常与白芷、当归、血竭等制成膏剂外用，如生肌玉红膏。治湿疹瘙痒，常与黄连、黄柏等同用。治水火烫伤，常与黄柏、牡丹皮等同用，麻油熬膏外搽。

【用法用量】 煎服，5～10 g。外用适量，熬膏或用植物油浸泡涂搽。

【使用注意】 脾虚便溏者慎用。

【文献摘要】

(1)《神农本草经》："主心腹邪气、五疸，补中益气，利九窍，通水道。"

(2)《药性论》："治恶疮、疥癣。"

(3)《本草纲目》："治斑疹痘毒，活血凉血，利大肠。""其功长于凉血活血，利大小肠。故痘疹欲出未出，血热毒盛，大便闭涩者，宜用之。已出而紫黑便闭者亦可用。若已出而红活，及白陷大便利者，切宜忌之。"

水牛角 Shuǐniújiǎo

《名医别录》

为牛科动物水牛 *Bubalus bubalis* Linnaeus 的角。主产于华南、华东地区。取角后，水煮，除去角塞，干燥。镑片或锉成粗粉，生用。

【药性】 苦，寒。归心、肝经。

【功效】 清热凉血，解毒，定惊。

【应用】

1. 热入营血，血热出血 本品具有清热凉血、解毒定惊作用。治温病热入营血、高热神昏、惊风抽搐，常与石膏、玄参等同用。治血热出血，常与生地黄、牡丹皮、赤芍等同用。

2. 热毒疮痈，咽喉肿痛 本品能清热解毒消肿。治热毒疮痈，咽喉肿痛，可与连翘、牛蒡子、黄芩等同用。

【用法用量】 煎服，15～30 g，宜先煎 3 h 以上。或锉末冲服。

【使用注意】 脾胃虚寒者不宜用。

【文献摘要】

(1)《名医别录》："治时气寒热头痛。"

(2)《日华子本草》："治热毒风并壮热。"

(3)《陆川本草》："凉血解毒，止衄。治热病昏迷，麻痘斑疹，吐血，衄血，血热，溺赤。"

第五节 清退虚热药

本类药物多味苦或甘，性寒凉，主归肝、肾经，具有清虚热、退骨蒸的作用，主治肝肾阴虚所致的虚热病证，症见骨蒸潮热、手足心热、虚烦不寐、遗精盗汗、舌红少津、脉细数等。亦可用于温热病后期、余热未尽、阴液耗伤而致的夜热早凉、热退无汗、舌质红绛、脉细数等。部分药物兼有除疳热的作用，可用治小儿疳积发热。

青 蒿 Qīnghāo

《神农本草经》

为菊科植物黄花蒿 *Artemisia annua* L. 的地上部分。中国大部分地区均产。秋季花盛开时采割。生用。

【药性】 苦、辛，寒。归肝、胆经。

【功效】 清虚热，除骨蒸，解暑热，截疟，退黄。

【应用】

1. 阴虚发热，骨蒸劳热 本品善退虚热，凉血除蒸。治阴虚发热，骨蒸劳热，手足心热，常与银柴胡、知母、鳖甲等同用，如清骨散。

知识链接：青蒿素是中国传统医药献给世界的一份礼物

2. 热病伤阴，夜热早凉 本品辛香透散，长于清透阴分伏热。治温热病后期，阴液已伤，余热未尽，夜热早凉，低热不退，常与鳖甲、知母、牡丹皮等同用，既清退虚热，又滋阴凉血，如青蒿鳖甲汤。

3. 外感暑热，发热烦渴 本品善清解暑热。治外感暑热，发热烦渴，常与连翘、西瓜翠衣、滑石等同用。

4. 疟疾寒热 本品既截疟，又解热，为治疗疟疾寒热的要药，可单用鲜品捣汁服，或与柴胡、草果、滑石等同用。治湿热郁遏少阳，症见寒热如疟，口苦膈闷，吐酸苦水，常与黄芩同用，以清少阳之湿热，如蒿芩清胆汤。

5. 湿热黄疸 本品苦寒，主入肝、胆经，能利胆退黄。治湿热黄疸，常与茵陈、大黄、栀子等同用。

【用法用量】 煎服，6～12 g，后下。或鲜用绞汁服。

【使用注意】 脾胃虚弱、肠滑腹泻者不宜用。

【文献摘要】

(1)《神农本草经》："主疥瘙痂痒、恶疮，杀虱，留热在骨节间，明目。"

(2)《本草纲目》："治疟疾寒热。"

(3)《本草新编》："专解骨蒸劳热，尤能泻暑热之火。"

【备注】 现代药理研究发现，青蒿素对疟原虫有明显杀灭作用，青蒿还有抑菌、抗病毒、镇咳、祛痰、平喘、利胆、解热、镇痛、抗肿瘤、降压、抗心律失常、免疫调节等作用。

白 薇 Báiwēi

《神农本草经》

为萝藦科植物白薇 *Cynanchum atratum* Bge. 或蔓生白薇 *Cynanchum versicolor* Bge. 的根和根茎。主产于山东、安徽、辽宁等地。春、秋二季采挖。生用。

【药性】 苦、咸，寒。归胃、肝、肾经。

【功效】 清热凉血，利尿通淋，解毒疗疮。

【应用】

1. 阴虚发热，骨蒸劳热，产后血虚发热 本品长于清退虚热。治阴虚发热，骨蒸劳热，常与地骨皮、生地黄、知母等同用。治产后血虚发热，常与当归、人参、甘草同用，即白薇汤。

2. 温邪伤营发热 本品既能清退虚热，又清热凉血。治热伤营阴，夜热早凉，常与青蒿同用，既善退虚热，又凉血热，并配伍生地黄、玄参、牡丹皮等。

3. 热淋，血淋 本品能清热凉血，利尿通淋。治热淋、血淋，常与木通、滑石、车前子等同用。

4. 痈疽肿毒，咽喉肿痛，蛇虫咬伤 本品能清热凉血，解毒疗疮。治痈疽肿毒，常与天花粉、赤芍、金银花等同用。治咽喉肿痛，常与金银花、山豆根、桔梗等同用。治蛇虫咬伤，可单用捣烂外敷，或与其他清热解毒药同用。

5. 阴虚外感 本品能清退虚热而护阴，治阴虚外感，常与玉竹同用，既滋阴又透表，并配伍薄荷、淡豆豉等，如加减葳蕤汤。

【用法用量】 煎服，5～10 g。外用适量。

【使用注意】 脾胃虚弱、食少便溏者不宜用。

【文献摘要】

（1）《神农本草经》："主暴中风，身热肢满，忽忽不知人，狂惑邪气，寒热酸疼，温疟洗洗，发作有时。"

（2）《本草纲目》："风温灼热多眠，及热淋遗尿，金疮出血。"

（3）《本草正义》："凡阴虚有热者、自汗盗汗者、久疟伤津者、病后阴液未复而余热未清者，皆为必不可少之药，而妇人血热，又为恒用之品矣。"

地骨皮 Dìgǔpí

《神农本草经》

为茄科植物枸杞 *Lycium chinense* Mill. 或宁夏枸杞 *Lycium barbarum* L. 的根皮。前者主产于河南、山西、江苏等地；后者主产于宁夏。春初或秋后采挖根部，剥取根皮。生用。

【药性】 甘，寒。归肺、肝、肾经。

【功效】 凉血除蒸，清肺降火。

【应用】

1. 阴虚发热 本品甘寒清润，能清虚热，除有汗骨蒸，为治阴虚潮热、骨蒸盗汗之佳品，常与秦艽、鳖甲、知母等同用，如秦艽鳖甲散。

2. 血热出血 本品性寒，入血分，凉血止血。治血热妄行之吐血、衄血、咳血、血淋，崩漏等，常与白茅根、侧柏叶、小蓟等凉血止血药同用。

3. 肺热咳喘 本品能清泄肺热，又能清降肺中伏火。治肺热咳喘，常与桑白皮同用，既清肺火，又利尿导热邪从小便而出，且不伤阴，如泻白散。

此外，本品能生津止渴。治内热消渴，常与天花粉、芦根、麦冬等同用。

【用法用量】 煎服，9～15 g。

【使用注意】 脾虚便溏者不宜用。

【文献摘要】

(1)《神农本草经》："主五内邪气、热中消渴、周痹。"

(2)《珍珠囊》："解骨蒸肌热，消渴，风湿痹，坚筋骨，凉血。"

(3)《汤液本草》："泻肾火，降肺中伏火，去胞中火，退热，补正气。"

银柴胡 Yínchái hú
《本草纲目拾遗》

为石竹科植物银柴胡 *Stellaria dichotoma* L. var. *lanceolata* Bge. 的根。主产于宁夏、甘肃、内蒙古等地。春、夏间植株萌发或秋后茎叶枯萎时采挖；栽培品于种植后第三年 9 月中旬或第四年 4 月中旬采挖。生用。

【药性】 甘，微寒。归肝、胃经。

【功效】 清虚热，除疳热。

【应用】

1. 阴虚发热，骨蒸劳热 本品甘寒，长于退虚热。治阴虚发热，骨蒸劳热，常与青蒿、鳖甲、地骨皮等同用，如清骨散。

2. 疳积发热 本品能退虚热，除疳热。治小儿食滞或虫积所致的疳积发热，腹部膨大，消瘦发枯等，常与胡黄连、鸡内金、使君子等同用。

【用法用量】 煎服，3～10 g。

【使用注意】 外感风寒、血虚无热者慎用。

【文献摘要】

(1)《本草纲目拾遗》："治虚劳肌热，骨蒸劳疟，热从髓出，小儿五疳羸热。"

(2)《本草正义》："退热而不苦泄，理阴而不升腾，固虚热之良药。"

(3)《本草便读》："银柴胡无解表之性。从来注《本草》者，皆言其能治小儿疳热，大人劳热，大抵有入肝胆凉血之功。"

胡黄连 Húhuánglián
《新修本草》

为玄参科植物胡黄连 *Picrorhiza scrophulariiflora* Pennell 的根茎。主产于西藏。秋季采挖。切薄片或用时捣碎，生用。

【药性】 苦，寒。归肝、胃、大肠经。

【功效】 退虚热，除疳热，清湿热。

【应用】

1. 阴虚发热，骨蒸潮热 本品苦寒，能退虚热，除骨蒸。治阴虚发热，骨蒸潮热，常与银柴胡、地骨皮、鳖甲等同用，如清骨散。

2. 疳积发热　本品能除疳热，退虚热。治小儿疳积发热，常与人参、白术、黄连等同用，如肥儿丸。

3. 湿热泻痢，黄疸尿赤，痔疮肿痛　本品性寒清热，味苦能燥，能清湿热，功似黄连而性沉降，尤善清利下焦湿热。治湿热泻痢，常与黄芩、黄柏、白头翁等同用。治湿热黄疸尿赤，常与茵陈、栀子、大黄等同用。治痔疮肿痛，痔漏成管，常与刺猬皮、麝香同用，即胡连追毒丸。

【用法用量】　煎服，3～10 g。

【使用注意】　脾胃虚寒者慎用。

【文献摘要】

（1）《新修本草》："主骨蒸劳热，补肝胆，明目，治冷热泄痢，益颜色，厚肠胃，治妇人胎蒸虚惊，治三消五痔，大人五心烦热。"

（2）《本草正义》："凡热痢脱肛，痔漏疮疡，血痢血淋，溲血泻血及梅毒疳疮等证，湿火结聚，非此不能直达病所，而小儿疳积腹膨之实证，亦可用之。"

（3）《本经逢原》："胡黄连，苦寒而降，大伐骨髓脏腑邪热，除妇人胎蒸，小儿疳热积气之峻药。同乌梅止小儿血痢，同鸡肝治小儿疳眼，同猪胰疗杨梅疮毒，同干姜治果子积，皆取伐肝、肾热邪也。"

学习小结

一、功效归纳

1. 清热泻火药

药名	相同点	不同点
石膏	清热泻火	除烦止渴；煅用：收湿，生肌，敛疮，止血
知母		滋阴润燥
栀子		除烦，清热利湿，凉血解毒；外用消肿止痛
淡竹叶		除烦止渴，利尿通淋
芦根	清热泻火，生津止渴	除烦，止呕，利尿
天花粉		消肿排脓
夏枯草	清肝泻火，明目	散结消肿
决明子		润肠通便
谷精草	明目退翳	疏散风热
密蒙花		清热泻火，养肝
青葙子		清肝泻火

2. 清热燥湿药

药名	相同点	不同点
黄芩	清热燥湿,泻火解毒	止血,安胎
黄连		
黄柏		除骨蒸
苦参	清热燥湿	杀虫止痒,利尿
龙胆		泻肝胆火
秦皮		收涩止痢,止带,明目
白鲜皮		祛风解毒

3. 清热解毒药

药名	相同点	不同点
金银花	清热解毒,疏散风热	
连翘		消肿散结,利尿
蒲公英	清热解毒,利湿通淋	消肿散结
鱼腥草		消痈排脓
白花蛇舌草		
穿心莲	清热解毒,凉血	消肿
紫花地丁		消肿
板蓝根		利咽
大青叶		消斑
青黛		消斑,泻火定惊
重楼	清热解毒,泻火凉肝	消肿止痛
野菊花		平肝
金荞麦	清热解毒,活血祛瘀	排脓
大血藤		祛风止痛
败酱草		消痈排脓,止痛
白头翁	清热解毒,凉血止痢	
马齿苋		止血
鸦胆子		截疟;外用腐蚀赘疣
山豆根	清热解毒,利咽	消肿
射干		消痰
马勃		清肺,止血
半边莲	清热解毒,利尿	
半枝莲		化瘀
贯众	清热解毒,凉血止血	杀虫
地锦草		利湿退黄
山慈菇	清热解毒	化痰散结
熊胆		息风止痉,清肝明目
漏芦		消痈,下乳,舒筋通脉
土茯苓	解毒,除湿,通利关节	
木蝴蝶	清肺利咽,疏肝和胃	

4. 清热凉血药

药名	相同点	不同点
生地黄	清热凉血,养阴	生津
玄参		降火,解毒散结
牡丹皮	清热凉血,活血化瘀	
赤芍		止痛
紫草	清热凉血,解毒	活血,透疹消斑
水牛角		定惊

5. 清退虚热药

药名	相同点	不同点
青蒿	清虚热	除骨蒸,解暑热,截疟,退黄
地骨皮		凉血,清肺降火,生津止渴
白薇		凉血,利尿通淋,解毒疗疮
银柴胡	清虚热,除疳热	
胡黄连		清湿热

二、用药鉴别

需掌握生石膏与煅石膏,石膏与知母,芦根与天花粉,黄芩、黄连与黄柏,栀子与龙胆,金银花与连翘,大青叶、板蓝根与青黛,紫花地丁与蒲公英,白头翁与鸦胆子,大血藤与败酱草,生地黄与玄参,牡丹皮与赤芍,牡丹皮与地骨皮,黄连与胡黄连的功用异同。

三、思维拓展

（1）中医治法中有"苦寒直折"之法,请结合清热药的具体应用,思考如何理解其作用机制？在运用该治法时需要注意哪些问题？

（2）清热药为何常配伍养阴药？

（3）清热药种类较多,临床应该如何选用？

清热药用药鉴别参考答案

清热药思维拓展答题要点

清热药自测题及答案

第八章

祛风湿药

祛风湿药 PPT

祛风湿药图片

知识目标

（1）掌握药物：独活、威灵仙、川乌、蕲蛇、木瓜、秦艽、防己、桑寄生、五加皮。

（2）熟悉药物：马钱子、青风藤、乌梢蛇、豨莶草、桑枝、雷公藤、狗脊。

（3）了解药物：路路通、伸筋草、海风藤、臭梧桐、丝瓜络、络石藤、千年健、雪莲花、鹿衔草。

一、含义

凡以祛除风湿、解除痹痛为主要功效，用于治疗风湿痹证的药物，称为祛风湿药。

根据性效特点和主治病证的不同，可分为祛风湿散寒药、祛风湿清热药和祛风湿强筋骨药三类。

二、性能特点

本章药物性味多为辛、苦，温；或辛、苦，寒；或苦、甘，温。主入肝、肾、脾三经。辛散苦燥，故善于祛除留着于肌表、经络、肌肉、筋骨、关节等处的风湿邪气，以减轻或消除风湿痹证。其中药性偏温者，能祛除风寒湿邪；药性偏寒者，能祛除风湿热邪；具有甘味者多兼补益肝肾之功，可用治痹证日久，肝肾不足者。

三、功效主治

本章药物以祛除风湿、解除痹痛为主要功效，部分药物兼能补肝肾、强筋骨。主治风湿痹证，症见肢体酸痛、筋脉拘挛、麻木不仁、半身不遂、下肢痿弱等。

四、配伍原则

应针对风、寒、湿、热邪气的偏盛及病程新久、病位差异等，选择相应的祛风湿药，并做适当的配伍。风寒湿痹，宜选择祛风湿散寒药，其中风邪偏盛者，宜适当配伍祛风通络药；寒邪偏盛者，配伍温经散寒药；湿邪偏盛者，配伍燥湿健脾或利湿之品。风湿热痹，宜选择祛风湿清热药，适当配伍清热燥湿之品。痹证日久损及肝肾或耗伤气血者，宜选择祛风湿强筋骨药，适当配伍补益肝肾或益气养血之品。痹痛多因血行不畅而为病，应适当配伍活血通络药，以增强疗效。

五、使用注意

本章部分药物辛香苦燥，易伤阴血，阴血亏虚者慎用。痹证多属慢性疾患，为便于服用，可制成酒剂或丸散剂。

● 第一节　祛风湿散寒药 ●

本节药物性味多为辛、苦而温，以祛风除湿、散寒止痛为主要作用，主治风寒湿痹证，症见筋脉拘挛，关节疼痛，痛有定处，得热痛减，遇寒加重等。

独　活　Dúhuó
《神农本草经》

为伞形科植物重齿毛当归 *Angelica pubescens* Maxim. f. *biserrata* Shan et Yuan 的根。主产于四川、湖北、安徽等地。春初苗刚发芽或秋末茎叶枯萎时采挖。切片，生用。

【药性】　辛、苦，微温。归肾、膀胱经。

【功效】　祛风除湿，通痹止痛，解表。

【应用】

1. 风寒湿痹证　本品有较强的祛风除湿、散寒止痛功效，为治风湿痹痛之要药，尤长于治疗下部寒湿所致的腰膝、腿足关节疼痛。若风寒湿痹，一身尽痛，常与羌活配伍以增强祛风湿散寒止痛之功。若痹证日久，肝肾不足，腰膝酸软者，常与桑寄生、当归、杜仲等配伍，既祛风湿止痛，又补肝肾强健筋骨，以标本兼顾，如独活寄生汤。

微视频：独活

2. 风寒挟湿表证　本品能发散风寒湿邪而解表。治外感风寒挟湿之表证，常与羌活、藁本、防风等伍用，如羌活胜湿汤。

此外，本品亦可用于少阴头痛，头风痛、牙痛、皮肤湿痒等。

【用法用量】　煎服，3～10 g。外用适量。

【使用注意】　本品性偏温燥，阴虚血燥者慎用。

【文献摘要】

(1)《神农本草经》："主风寒所击、金疮，止痛。"

(2)《名医别录》："疗诸贼风，百节痛风无久新者。"

(3)《本草求真》："独活，辛苦微温，比之羌活，其性稍缓。凡因风干足少阴肾经，伏而不出，发为头痛，则能善搜而治矣，以故两足湿痹，不能动履，非此莫痊；风毒齿痛，头眩目晕，非此莫攻……羌行上焦而上理，则游风头痛、风湿骨节疼痛可治；独行下焦而下理，则伏风头痛、两足湿痹可治。"

【备注】 现代药理研究发现，本品具有抗炎、镇痛、解痉、抗心律失常、抑制血小板聚集等作用。

威灵仙 Wēilíngxiān

《新修本草》

为毛茛科植物威灵仙 *Clematis chinensis* Osbeck、棉团铁线莲 *Clematis hexapetala* Pall. 或东北铁线莲 *Clematis manshurica* Rupr. 的根和根茎。前一种主产于江苏、安徽、浙江等地，应用较广；后两种主产于东北、华北等地，仅部分地区应用。秋季采挖。切段，生用。

【药性】 辛、咸，温。归膀胱经。

【功效】 祛风湿，通络止痛，消骨鲠。

【应用】

1. 风湿痹证 本品辛温善行，能祛风湿，通经络，止痛作用较强，为治风湿痹痛之要药。凡风湿痹痛，筋脉拘挛，屈伸不利，肢体麻木者，均可应用。可单用，制蜜丸服，或温酒送服，亦可与独活、防风、川芎等同用。若与防己、秦艽等祛风湿清热药同用，亦可用治风湿热痹。

2. 骨鲠咽喉 本品有软化骨鲠之效，用于小骨、软骨鲠咽，可单用煎汤，缓缓咽下，或与砂糖、米醋、砂仁等同用，有一定疗效。

此外，本品有通络止痛之功，可治跌打伤痛、头痛、牙痛等。尚能消痰水，用治噎膈、痞积、痰饮。

【用法用量】 煎服，6～10 g。治骨鲠可用 30～50 g。

【文献摘要】

（1）《开宝本草》："主诸风，宣通五脏，去腹内冷滞，心膈痰水，久积癥瘕，痃癖气块，膀胱宿脓恶水，腰膝冷疼，及疗折伤。"

（2）《本草汇言》："大抵此剂宣行五脏，通利经络，其性好走，亦可横行直往，追逐风湿邪气，荡除痰涎冷积，神功特奏。"

（3）《药品化义》："灵仙，体细条繁，性猛急。盖走而不守，宣通十二脉络。主治风湿痰壅滞经络中，致成痛风走注，骨节疼痛，或肿或麻木。"

川 乌 Chuānwū

《神农本草经》

为毛茛科植物乌头 *Aconitum carmichaelii* Debx. 的母根。主产于四川、云南、陕西等地。6 月下旬至 8 月上旬采挖。切片，多制用。

【药性】 辛、苦，热。有大毒。归心、肝、肾、脾经。

【功效】 祛风除湿，散寒止痛。

【应用】

1. 风寒湿痹证 本品长于祛风除湿、温经散寒而止痛，为治风寒湿痹之佳品，尤宜于寒邪偏盛之痛痹。治寒湿侵袭、历节疼痛、不可屈伸者，常与麻黄、白芍、黄芪等同用，如乌头汤。治寒湿瘀血阻滞经络、筋脉挛痛、屈

知识链接：
川乌的两面性

伸不利者，常与草乌、地龙、乳香等配伍，如小活络丹。

2. 寒凝诸痛 本品散寒止痛力强，可用于寒凝诸痛证。治阴寒内盛、心痛彻背、背痛彻心者，常与附子、干姜、花椒等同用，如乌头赤石脂丸。治寒疝腹痛、手足厥冷者，常与蜂蜜同用，即大乌头煎。

此外，本品有止痛之功，可用于跌打损伤、瘀肿疼痛。古方还常以本品配伍生草乌、生半夏、生南星等，用于手术局部麻醉，如外敷麻药方。

【用法用量】 一般炮制后用。煎服，1.5～3 g，应先煎 0.5～1 h。外用适量。

【使用注意】 生品有大毒，内服应炮制后用。不可久服。孕妇忌用。反半夏、瓜蒌、贝母、白蔹、白及，畏犀角，均不宜同用。

【文献摘要】

(1)《神农本草经》："主中风、恶风洗洗，出汗，除寒湿痹，咳逆上气，破积聚、寒热。"

(2)《药类法象》："疗风痹、半身不遂。"

(3)《长沙药解》："乌头，温燥下行，其性疏利迅速，开通关腠，驱逐寒湿之力甚捷，凡历节脚气、寒疝冷积、心腹疼痛之类，并有良功。"

【附药】

草乌

为毛茛科植物北乌头 *Aconitum kusnezoffii* Reichb. 的块根。辛、苦，热。有大毒。归心、肝、肾、脾经。功能祛风除湿，温经止痛。适用于风寒湿痹证、寒凝诸痛及跌打伤痛，麻醉止痛等。一般炮制后用。1.5～3 g。宜先煎、久煎。生品内服宜慎。孕妇禁用。不宜与半夏、瓜蒌类药物、贝母类药物、白蔹、白及同用。

马钱子 Mǎqiánzǐ

《本草纲目》

为马钱科植物马钱 *Strychnos nux-vomica* L. 的成熟种子。主产于印度、越南、缅甸等国。冬季采收成熟果实。砂烫至鼓起并显棕褐色后用。

【药性】 苦，温。有大毒。归肝、脾经。

【功效】 通络止痛，散结消肿。

【应用】

1. 风湿顽痹，麻木瘫痪 本品长于搜筋骨间风湿，通络止痛。治风湿顽痹，肢体麻木瘫痪，筋脉拘挛疼痛，可单用，亦可配伍乳香、全蝎、甘草等。

2. 跌打损伤，骨折肿痛 本品能散结消肿止痛，为伤科疗伤止痛之佳品。治跌打损伤，骨折肿痛，可与三七、乳香、没药等活血疗伤药同用。

3. 痈疽疮毒，咽喉肿痛 本品能散结消肿、攻毒止痛。治痈疽疮毒，可单用为末，香油调涂；亦可与炮山甲、制僵蚕为末，米糊为丸服，即青龙丸。治喉痹肿痛，可配青木香、山豆根等分为末吹喉。

【用法用量】 炮制后入丸、散用，0.3～0.6 g。外用适量，研末调涂。

【使用注意】 本品有大毒，过量服用可引起肢体颤动，呼吸困难，惊厥昏迷等中毒症状，内服宜严格控制剂量与炮制方法。所含毒性成分能被皮肤吸收，外用亦不宜大面积涂敷。孕妇禁用。

【文献摘要】

（1）《本草纲目》："伤寒热病，咽喉痹痛，消痈块。并含之咽汁，或磨水噙咽。"

（2）《得配本草》："散乳痈，治喉痹，涂丹毒。"

（3）《医学衷中参西录》："开通经络，透达关节动，实远胜于他药也。"

木 瓜 Mùguā

《名医别录》

为蔷薇科植物贴梗海棠 *Chaenomeles speciosa*（Sweet）Nakai 的近成熟果实。习称"皱皮木瓜"。主产于安徽、四川、湖北等地。安徽宣城产者称"宣木瓜"，质量较好。夏、秋果实绿黄时采收。切片，生用。

【药性】 酸，温。归肝、脾经。

【功效】 舒筋活络，和胃化湿。

【应用】

1. 风湿痹痛，筋脉拘挛　本品有较好的舒筋活络作用，且能化湿，为治风湿痹痛之常用药，对有筋脉拘挛表现者尤为适宜。治风寒湿痹，日久不愈，常与蕲蛇、川芎、威灵仙等同用。治筋急项强，不可转侧，常与乳香、没药、生地黄同用，即木瓜煎。

2. 脚气肿痛　本品能除湿舒筋。治脚气肿痛，常与吴茱萸、槟榔、紫苏叶等同用，如鸡鸣散。

3. 吐泻转筋　本品既能化湿和胃，又善舒筋活络，故为治湿阻中焦、吐泻转筋之要药。偏寒者，常与吴茱萸、小茴香、紫苏等同用；偏热者，常与蚕沙、薏苡仁、黄连等同用，如蚕矢汤。

此外，本品有消食之功，可用于食积不化；并能生津止渴，可治津伤口渴。

【用法用量】 煎服，6～9 g。

【使用注意】 胃痛泛酸者慎用。

【文献摘要】

（1）《名医别录》："主湿痹邪气，霍乱，大吐下，转筋不止。"

（2）《日华子本草》："止吐泻、贲豚及脚气、水肿、冷热痢、心腹痛、疗渴、呕逆、痰唾等。"

（3）《本草经疏》："木瓜温能通肌肉之滞，酸能敛濡满之湿，则脚气、湿痹自除也。霍乱大吐下，转筋不止者，脾胃病也。夏月暑湿饮食之邪伤于脾胃，则挥霍撩乱，上吐下泻，甚则肝木乘脾而筋为之转也。酸温能和脾胃，固虚脱，兼之入肝而养筋，所以能疗肝脾所生之病也。"

蕲 蛇 Qíshé

《名医别录》

为蝰科动物五步蛇 *Agkistrodon acutus*（Güenther）的干燥体。主产于湖北、江西、浙江等地。多于夏、秋二季捕捉。切段，生用或酒炙用；或以黄酒润后去骨用。

【药性】 甘、咸，温。有毒。归肝经。

【功效】 祛风，通络，止痉。

【应用】

1. 风湿顽痹，半身不遂　本品内走脏腑，外达皮肤，透骨搜风，为治风要药。凡风湿痹证无不宜之，尤长于治疗风湿顽痹，麻木拘挛，以及中风口眼㖞斜，半身不遂者，可与防风、羌活、当归等同用。

2. 麻风，疥癣，皮肤瘙痒 本品能祛风止痒，兼以毒攻毒。治麻风，每与大黄、蝉蜕、皂角刺等配伍。治疥癣，可与荆芥、薄荷、天麻同用，即驱风膏。治皮肤瘙痒，常与蒺藜、蝉蜕、地肤子等配伍，以增祛风止痒之功。

3. 小儿惊风，破伤风 本品能祛外风，搜内风，而定惊止痉。治小儿急慢惊风、破伤风之痉挛抽搐，常与乌梢蛇、蜈蚣等同用，即定命散。

【用法用量】 煎服，3~9 g。研末吞服，一次 1~1.5 g，一日 2~3 次。亦可制成丸、散、膏、酒剂服用。

【文献摘要】

(1)《雷公炮炙论》："治风，引药至于有风疾处。"

(2)《开宝本草》："主中风湿痹不仁，筋脉拘急，口面㖞斜，半身不遂，骨节疼痛，大风疥癞及暴风瘙痒，脚弱不能久立。"

(3)《本草纲目》："能透骨搜风，截惊定搐，为风痹、惊搐、癫癣、恶疮要药，取其内走脏腑，外彻皮肤，无处不到也。"

【附药】

金钱白花蛇

为眼镜蛇科动物银环蛇 *Bungarus multicinctus* Blyth 的幼蛇干燥体。药性、功效、应用与蕲蛇相似而药力较强。煎服，2~5 g。研粉吞服，一次 1~1.5 g。亦可浸酒服。

乌梢蛇 Wūshāoshé

《药性论》

为游蛇科动物乌梢蛇 *Zaocys dhumnades* (Cantor) 的干燥体。中国大部分地区有分布。多于夏、秋二季捕捉。切段，生用或酒炙用；或以黄酒闷透，除去皮骨用。

【药性】 甘，平。归肝经。

【功效】 祛风，通络，止痉。

【应用】

1. 风湿顽痹，半身不遂 本品性善走窜，有搜风通络之功，善治风湿顽痹，麻木拘挛，以及中风口眼㖞斜，半身不遂者，常与防风、全蝎、天南星等配伍。

2. 麻风，疥癣，皮肤瘙痒 本品祛风止痒。治麻风常与白附子、大风子、白芷等同用。治疥癣，皮肤瘙痒，常与苦参、白鲜皮、地肤子等配伍。

3. 小儿惊风，破伤风 本品能定惊止痉，为治惊风抽搐之常用药。治小儿急慢惊风、破伤风之抽搐痉挛，常与蕲蛇、蜈蚣等同用，即定命散。

【用法用量】 煎服，6~12 g。研末服，每次 2~3 g。或入丸剂、浸酒服。

【文献摘要】

(1)《开宝本草》："主诸风瘙瘾疹、疥癣、皮肤不仁、顽痹诸风。"

(2)《本草纲目》："功与白花蛇同，而性善无毒。"

(3)《本经逢原》："诸风顽痹，皮肤不仁，风瘙瘾疹，疥癣热毒。"

【附药】

蛇蜕

为游蛇科动物黑眉锦蛇 *Elaphe taeniura* Cope、锦蛇 *Elaphe carinata*（Guenther）或乌梢蛇等蜕下的干燥表皮膜。甘、咸，平。归肝经。功能祛风止痒，定惊止痉，退翳明目。用于皮肤瘙痒、小儿惊风、目生翳膜等。煎服，2～3 g。研末服，每次 0.3～0.6 g。外用适量。孕妇忌服。

伸筋草 Shēnjīncǎo

《本草拾遗》

为石松科植物石松 *Lycopodium japonicum* Thunb. 的全草。主产于东北、华北、华中各省。夏、秋二季茎叶茂盛时采收。切段，生用。

【药性】　微苦、辛，温。归肝、脾、肾经。

【功效】　祛风除湿，舒筋活络。

【应用】

1. 风寒湿痹　本品能祛风除湿，舒筋活络。治风寒湿痹，关节酸痛，屈伸不利，可与独活、木瓜、威灵仙等配伍。若肢体软弱，肌肤麻木，宜与威灵仙、鸡血藤、五加皮等同用。

2. 跌打损伤　本品能舒筋活络、消肿止痛。治跌打损伤、瘀肿疼痛，常配苏木、土鳖虫、红花等同用。

【用法用量】　煎服，3～12 g。外用适量。

【使用注意】　孕妇慎用。

【文献摘要】

（1）《本草拾遗》："主人久患风痹、脚膝疼冷、皮肤不仁、气力衰弱。"

（2）《滇南本草》："其性走而不守，其用沉而不浮，得槟榔良。"

路路通 Lùlùtōng

《本草纲目拾遗》

为金缕梅科植物枫香树 *Liquidambar formosana* Hance 的成熟果序。中国大部分地区有产。冬季果实成熟后采收。生用。

【药性】　苦，平。归肝、肾经。

【功效】　祛风活络，利水，通经。

【应用】

1. 风湿痹痛，跌打损伤　本品具有良好的祛风通络作用。风湿痹痛，麻木拘挛，无论寒热虚实，用之皆宜，常与伸筋草、络石藤、秦艽等同用。治跌打损伤、瘀肿疼痛，常与三七、红花、苏木等活血疗伤药同用。

2. 水肿，小便不利　本品能利水消肿。治水肿胀满、小便不利，多与茯苓、猪苓、泽泻等配伍。

3. 经行不畅，乳汁不通　本品又能通经下乳。治气滞血瘀之经行不畅，或闭经，常与当归、川芎、茺蔚子等同用。治乳汁不通，乳房胀痛，每与青皮、穿山甲、王不留行等配伍。

此外，本品能祛风止痒，用治风疹瘙痒，可与苦参、地肤子、蒺藜等配伍，内服、外洗均可。

【用法用量】 煎服，5~10 g。外用适量。

【使用注意】 月经过多者、孕妇慎用。

【文献摘要】

（1）《本草纲目拾遗》："辟瘴却瘟，明目除湿，舒经络拘挛。周身痹痛，手脚及腰痛，焚之嗅其烟气皆愈。""其性大能通十二经穴，故《救生苦海》治水肿胀用之，以其能搜逐伏水也。"

（2）《岭南采药录》："治风湿流注疼痛，及痈疽肿毒。"

海风藤 Hǎifēngténg
《本草再新》

为胡椒科植物风藤 *Piper kadsura* （Choisy）Ohwi 的藤茎。主产于广东、福建、台湾等地。夏、秋二季采割。切片，生用。

【药性】 辛、苦，微温。归肝经。

【功效】 祛风湿，通经络，止痹痛。

【应用】

风湿痹痛，跌打损伤 本品能祛风除湿，通络止痛。治风湿痹痛，筋脉拘挛，每与独活、秦艽、当归等配伍。治跌打损伤，瘀肿疼痛，可与三七、土鳖虫、红花等配伍。

【用法用量】 煎服，6~12 g。外用适量。

【文献摘要】

（1）《本草再新》："行经络，和血脉，宽中理气，下湿除风，理腰脚气，治疝，安胎。"

（2）《浙江中药手册》："宣痹，化湿，通络舒筋，治腰膝痿痹，关节疼痛。"

青风藤 Qīngfēngténg
《本草纲目》

为防己科植物青藤 *Sinomenium acutum* （Thunb.） Rehd. et Wils. 和毛青藤 *Sinomenium acutum* （Thunb.） Rehd. et Wils. var. *cinereum* Rehd. et Wils. 的藤茎。主产于长江流域及其以南各地。秋末冬初采割。切片，生用。

【药性】辛、苦，平。归肝、脾经。

【功效】 祛风湿，通经络，利小便。

【应用】

1. 风湿痹痛 本品有较强的祛风除湿、通络止痛之功。治风湿痹痛、关节肿胀，单用即效，或与大血藤、防风、桂枝等同用。若肩臂痛可配姜黄、羌活等；腰膝痛可伍独活、牛膝等。

2. 水肿，脚气 本品能利尿消肿。治水肿，可与茯苓、泽泻等利水药同用；治脚气肿痛，可配伍吴茱萸、木瓜等。

此外，本品尚可用于胃痛、皮肤瘙痒。

【用法用量】 煎服，6~12 g。外用适量。

【文献摘要】

（1）《本草纲目》："治风湿流注、历节鹤膝、麻痹瘙痒、损伤疮肿。入酒药中用。"

（2）《本草汇言》："清风藤，散风寒湿痹之药也，能舒筋活血，正骨利髓，故风病软弱无力，并劲强偏废之证，久服常服，大建奇功。"

（3）《药性考》："湿痹骨痛，脚腿转筋，鹤膝风瘘，麻木肤疼，熬膏浸酒，治风有灵。"

表 8-1-1　祛风湿散寒药的参考药

药名	药性	功效	主治	用量用法	备注
寻骨风	辛、苦，平。归肝经	祛风除湿，通络止痛	风湿痹痛，跌打损伤	煎服，6～10g。外用适量	不宜大量或长期服用，肾病患者忌用。阴虚内热者忌服
油松节	苦、辛，温。归肝、肾经	祛风除湿，通络止痛	风湿痹痛，跌打损伤	煎服，9～15g。外用适量	阴虚血燥者慎用
丁公藤	辛，温。有小毒。归肝、脾、胃经	祛风除湿，消肿止痛	风寒湿痹，半身不遂；跌打损伤	煎服，3～6g。或配制酒剂，内服或外搽	虚弱者慎用，孕妇忌用
蚕沙	辛、甘，温。归肝、脾、胃经	祛风除湿，化湿和胃	风湿痹痛，吐泻转筋	煎服，5～15g，宜包煎。外用适量	
穿山龙	甘、苦，温。归肝、肾、肺经	祛风除湿，舒筋通络，活血止痛，止咳平喘	风湿痹证，跌扑损伤；咳嗽气喘	煎服，9～15g；或浸酒服。外用适量	
雪上一枝蒿	辛、苦，温。有大毒。归肝经	祛风除湿，活血止痛	诸痛证；疮疡肿毒、虫蛇咬伤	研末服，0.02～0.04g。外用适量	孕妇、老弱、小儿及心脏病、溃疡病患者忌用

第二节　祛风湿清热药

本节药物味多辛苦，性偏寒凉，以祛风除湿、清热消肿、通络止痛为主要作用，主治风湿热痹证，症见局部关节红肿热痛、筋脉拘挛、屈伸不利等。

秦　艽　Qínjiāo

《神农本草经》

为龙胆科植物秦艽 *Gentiana macrophylla* Pall.、麻花秦艽 *Gentiana straminea* Maxim.、粗茎秦艽 *Gentiana crassicaulis* Duthie ex Burk. 或小秦艽 *Gentiana dahurica* Fisch. 的根。前三种按性状不同分别习称"秦艽"和"麻花艽"，后一种习称"小秦艽"。主产于甘肃、四川、内蒙古等地。春、秋二季采挖。切片，生用。

【药性】 辛、苦，平。归胃、肝、胆经。

【功效】 祛风湿，止痹痛，清湿热，退虚热。

【应用】

1. 风湿痹证 本品能祛风湿，止痹痛，性平不燥，为风药中之润剂。凡风湿痹证，无论寒热、新久均可应用。因其药性平而偏寒，兼有清热作用，尤宜于热痹，多与防己、络石藤、忍冬藤等同用。治风寒湿痹，须配伍羌活、独活、当归等。治痹证日久，腰膝酸痛，麻木不仁，常与独活、杜仲、桑寄生等同用，如独活寄生汤。

2. 湿热黄疸　本品能清泄肝胆湿热而退黄疸。可单用为末服，也可与茵陈、栀子、大黄等同用。

3. 骨蒸潮热，疳积发热　本品善退虚热、除骨蒸，为治虚热要药。治阴虚内热，骨蒸潮热者，常与青蒿、地骨皮、鳖甲等同用，如秦艽鳖甲散。治小儿疳积发热，可与胡黄连、银柴胡、薄荷等配伍。

此外，本品有祛风舒筋活络之功，治中风半身不遂，口眼㖞斜等，可单用大剂量水煎服，或随证配伍其他相关药物。

【用法用量】　煎服，3～10 g。

【文献摘要】

（1）《神农本草经》："味苦，平。主寒热邪气，寒湿风痹，肢节痛，下水，利小便。"

（2）《名医别录》："疗风无问久新，通身挛急。"

（3）《本草求真》："除肠胃湿热，兼除肝胆风邪，止痹除痛。"

【备注】　现代药理研究发现，本品具有抗炎、镇痛、免疫调节、降压和保肝等作用。

防　己　Fángjǐ

《神农本草经》

为防己科植物粉防己 *Stephania tetrandra* S. Moore 的根。又称"汉防己"。主产于安徽、浙江、江西等地。秋季采挖。切片，生用。

【药性】　苦，寒。归膀胱、肺经。

【功效】　祛风止痛，利水消肿。

【应用】

1. 风湿痹证　本品能祛风除湿、清热止痛。治风湿热痹之关节红肿热痛、屈伸不利，常与滑石、薏苡仁、栀子等同用，如宣痹汤。治风寒湿痹、关节冷痛，则须配伍川乌、肉桂、白术等。

2. 水肿，小便不利，脚气肿痛　本品善清下焦湿热，兼有利水之功。治下焦湿热壅盛之水肿、小便不利，常与椒目、葶苈子、大黄同用，即己椒苈黄丸。治风水证之头面身肿，常与黄芪、白术、甘草等同用，如防己黄芪汤。治阳虚水肿，常与黄芪、桂枝、茯苓等同用。治脚气肿痛，常与木瓜、牛膝、槟榔等同用。

此外，本品清利湿热的作用，还可用治湿疹疮毒，常与金银花、土茯苓、白鲜皮等同用。

【用法用量】　煎服，5～10 g。

【使用注意】　本品苦寒较甚，易伤胃气，胃纳不佳及阴虚体弱者慎用。

【文献摘要】

（1）《神农本草经》："防己味辛，平。主风寒温疟，热气诸痫，除邪，利大小便。"

（2）《名医别录》："主治水肿、风肿，去膀胱热、伤寒、寒热邪气、中风、手脚挛急，止泄，散痈肿、恶结，诸蜗疥癣，虫疮，通腠理，利九窍。"

（3）《本草求真》："防己专入膀胱。辛苦大寒，性险而健，善走下行，长于除湿通窍利道，能泻下焦血分湿热及疗风水要药。"

豨莶草 Xīxiāncǎo

《新修本草》

为菊科植物豨莶 *Siegesbeckia orientalis* L.、腺梗豨莶 *Siegesbeckia pubescens* Makino 或毛梗豨莶 *Siegesbeckia glabrescens* Makino 的地上部分。中国大部分地区均有分布。夏、秋二季花开前及花期均可采割。切段，生用或黄酒炙用。

【药性】 辛、苦，寒。归肝、肾经。

【功效】 祛风湿，利关节，解毒。

【应用】

1. 风湿痹证，中风半身不遂 本品能祛风除湿，通利关节。生用性寒，适用于风湿热痹，常与臭梧桐合用，增强祛风湿、通经络之功，即豨桐丸。黄酒制后寒性大减，常用治风寒湿痹、腰膝酸软、筋骨无力，可单用为丸服，即豨莶丸；亦可用治中风半身不遂、口眼㖞斜，常与黄芪、当归、防风等同用。

2. 热毒疮疡，湿疹瘙痒 本品生用能清热解毒、祛除湿热。治疮痈红肿热痛，常与野菊花、蒲公英、大青叶等同用。治湿疹瘙痒，可单用煎汤内服或外洗；或与白鲜皮、地肤子、蒺藜等配伍。

此外，本品有一定的降压作用，可用治高血压。

【用法用量】 煎服，9～12 g。外用适量。治风湿痹痛、半身不遂多制用；治热毒疮疡、湿疹瘙痒，宜生用。

【文献摘要】

(1)《新修本草》："主金疮，止痛，断血，生肉，除诸恶疮，消浮肿。"

(2)《本草纲目》："治肝肾风气，四肢麻痹，骨痛膝弱，风湿诸疮。"

(3)《本草正义》："凡风寒湿热诸痹，多服均获其效，洵是微贱药中之良品也。"

桑 枝 Sāngzhī

《本草图经》

为桑科植物桑 *Morus alba* L. 的嫩枝。中国各地均有分布，主产于浙江、江苏、湖南等地。春末夏初采收。切片，生用或炒用。

【药性】 微苦，平。归肝经。

【功效】 祛风湿，利关节。

【应用】

1. 风湿痹证 本品能祛风湿，通经络，利关节，药性平和。治风湿痹痛，不论寒热新久均可应用，尤以上肢肩臂、关节酸痛麻木者为宜。偏寒者，常与威灵仙、桂枝等同用；偏热者，常配伍络石藤、忍冬藤等；兼气血虚者，常与黄芪、当归等同用；见肝肾不足者，常配伍杜仲、续断等。

2. 水肿，脚气浮肿 本品有利水消肿之功。治水肿，常与茯苓、猪苓、大腹皮等同用。治脚气浮肿，常配伍木瓜、蚕沙等。

【用法用量】 煎服，9～15 g。外用适量。

【文献摘要】

(1)《本草图经》:"桑条作煎,见《近效方》。……疗遍体风痒干燥,脚气风气,四肢拘挛,上气,眼晕,肺气嗽,消食,利小便。"

(2)《本草纲目》:"煎药用桑者,取其能利关节,除风寒湿痹诸痛也。"

(3)《本草汇言》:"去风气挛痛。"

雷公藤　Léigōngténg

《本草纲目拾遗》

为卫矛科植物雷公藤 *Tripterygium wilfordii* Hook. f. 的根的木质部。主产于福建、浙江、安徽等地。秋季采挖根部。切片,生用。

【药性】　辛、苦,寒。有大毒。归肝、肾经。

【功效】　祛风除湿,通络止痛,活血消肿,杀虫解毒。

【应用】

1. 风湿顽痹　本品具有较强的祛风除湿、通络止痛、活血消肿之功,为治风湿顽痹之要药。因药性苦寒,尤宜于风湿顽痹见关节红肿热痛、屈伸不利者,可单用,内服、外敷均可;亦可与独活、威灵仙、当归等同用。

2. 麻风,顽癣,疥疮,湿疹　本品有清热燥湿、杀虫解毒之功。治麻风,可配伍黄柏、金银花等。治顽癣、疥疮,单用为末调涂,或用其叶捣烂搽患处,均可收效。治湿疹,可与苦参、白鲜皮等同用。

3. 热毒疮疡　本品能清热解毒、消肿止痛。治热毒疮痈,常与蟾蜍配伍使用。

【用法用量】　煎服,1～5 g,宜久煎(文火沸煎 2 h 以上)。外用适量,研末或捣烂外敷、调搽。外敷不可超过 30 min,否则会起泡。

【使用注意】　本品有大毒,内服应慎。孕妇及体虚者禁用。心、肝、肾功能不全及白细胞减少者慎用。

【文献摘要】

(1)《本草纲目拾遗》:"蒸酒服,治风气。"

(2)《中国药用植物志》:"舒筋活血,祛风除湿。主治风湿性关节炎,跌打损伤。"

(3)《浙江药用植物志》:"主治麻风病,毒蛇咬伤。"

络石藤　Luòshíténg

《神农本草经》

为夹竹桃科植物络石 *Trachelospermum jasminoides* (Lindl.) Lem. 的带叶藤茎。主产于江苏、安徽、山东等地。冬季至次春采割。切段,生用。

【药性】　苦,微寒。归心、肝、肾经。

【功效】　祛风通络,凉血消肿。

【应用】

1. 风湿热痹　本品能祛风通络、清热消肿。治风湿热痹、筋脉拘挛、关节红肿疼痛,常与秦艽、地龙、忍冬藤等同用。

2. 喉痹,痈疽疮疡　本品有良好的凉血消肿之功。治热毒壅盛之喉痹、咽喉肿痛,可单用水煎，慢慢含咽；或配伍金银花、牛蒡子、升麻等。治热毒疮痈，常与乳香、没药、连翘等同用。

3. 跌扑损伤　本品能凉血消肿、通络止痛。治跌扑损伤、瘀滞疼痛，常与桃仁、红花、伸筋草等同用。

【用法用量】　煎服，6～12 g。外用适量。

【文献摘要】

(1)《神农本草经》："主风热、死肌、痈伤、口干舌焦、痈肿不消、喉舌肿、水浆不下。"

(2)《名医别录》："治大惊入腹，除邪气，养肾，主腰髋痛，坚筋骨，利关节。"

(3)《本草纲目》："气味平和，其功主筋骨关节风热痈肿。"

丝瓜络　Sīguāluò

《本草纲目》

为葫芦科植物丝瓜 *Luffa cylindrica*（L.）Roem. 的成熟果实的维管束。主产于浙江、江苏、广东等地。夏、秋二季果实成熟，果皮变黄、内部干枯时采摘。切段，生用。

【药性】　甘，平。归肺、胃、肝经。

【功效】　祛风，通络，活血，下乳。

【应用】

1. 风湿痹证　本品能祛风活血、通络止痛，因药力平和，多入复方中使用。治风湿痹痛、筋脉拘挛、肢体麻木等，常与秦艽、防风、鸡血藤等同用。

2. 胸胁胀痛　本品有活血通络之功。治气滞血瘀之胸胁胀痛，常与柴胡、郁金、香附等同用。

3. 乳汁不通，乳痈　本品体轻通利，能疏通乳络。治产后乳汁不通，常与穿山甲、王不留行、路路通等同用。治乳痈肿痛，常与蒲公英、浙贝母、连翘等配用。

【用法用量】　煎服，5～12 g。外用适量。

【文献摘要】

(1)《本草纲目》："能通人脉络脏腑，而去风解毒，消肿化痰，祛痛杀虫，及治诸血病也。"

(2)《药性考》："快痘，疏风行痰，下乳，消痈肿骒，解毒杀虫，便血痔漏。"

(3)《本草再新》："通经络，和血脉，化痰顺气。"

臭梧桐　Chòuwútóng

《本草图经》

为马鞭草科植物海州常山 *Clerodendrum trichotomum* Thunb. 的嫩枝及叶。主产于江苏、安徽、浙江等地。6～10月采收。切丝，生用。

【药性】　辛、苦，凉。归肝经。

【功效】　祛风除湿，通络止痛，凉肝平肝。

【应用】

1. 风湿痹证　本品能祛风除湿、通络止痛。治风湿痹痛、关节拘挛，常与豨莶草相须为用，即豨桐丸。

2. 肝阳上亢证　本品能凉肝平肝。治肝阳偏亢之头痛眩晕，常与钩藤、夏枯草、菊花等同用。现代常用于高血压的治疗，以开花前的叶作用较好，可研末或制成丸剂、片剂服用，亦可与豨莶草同用，以增强降压效果。

此外，本品有祛风止痒之功，治风疹、湿疹等皮肤瘙痒，可单用煎水外洗或外敷。

【用法用量】　煎服，5～15 g。外用适量。

【文献摘要】

（1）《本草图经》："治疟。"

（2）《本草纲目拾遗》："治独脚杨梅疮，洗鹅掌风，一切疮疥，煎汤洗汗斑，湿火腿肿，久不愈者，同庵闾子浸酒服。并能治一切风湿，止痔肿，煎酒服。治臁疮，捣烂作饼，加桐油贴，神效。"

表 8-2-1　祛风湿清热药的参考药

药名	药性	功效	主治	用量用法	备注
海桐皮	苦、辛，平。归肝经	祛风除湿，通络止痛，杀虫止痒	风湿痹证；疥癣，湿疹	煎服，5～15 g。或浸酒服。外用适量	
老鹳草	辛、苦，平。归肝、肾、脾经	祛风湿，通经络，止泻痢	风湿痹证；热毒疮疡，湿疹，水火烫伤；湿热泄泻，痢疾	煎服，9～15 g。或熬膏、浸酒服。外用适量	

第三节　祛风湿强筋骨药

本节药物味多苦甘，性温或平，主归肝、肾经。既能祛风湿，又能补肝肾、强筋骨，主治风湿痹证日久，肝肾虚损，腰膝酸软，筋骨无力等，亦可用治肾虚腰痛、筋骨不健者。

桑寄生　Sāngjìshēng

《神农本草经》

为桑寄生科植物桑寄生 *Taxillus chinensis*（DC.）Danser 的带叶茎枝。主产于广西、广东、福建等地。冬季至次春采割。切片或段，生用。

【药性】　苦、甘，平。归肝、肾经。

【功效】　祛风湿，补肝肾，强筋骨，安胎元。

【应用】

1. 风湿痹证　本品既能祛风湿，又能补肝肾，强筋骨。治痹证日久，累及肝肾，见腰膝酸软，筋骨无力者，每与独活、杜仲、牛膝等同用，如独活寄生汤。

2. 崩漏经多，胎漏下血，胎动不安　本品能补肝肾，固冲任，养血安胎。治肝肾亏虚，崩漏下血，胎动不安，常与阿胶、菟丝子、续断同用，即寿胎丸。

【用法用量】　煎服，9～15 g。外用适量。

【文献摘要】

（1）《神农本草经》："桑上寄生，味苦，平。主腰痛，小儿背强，痈肿，安胎，充肌肤，坚发齿，长须眉。"

（2）《名医别录》："主金疮，去痹，女子崩中，内伤不足，产后余疾，下乳汁。"

（3）《日华子本草》："助筋骨，益血脉。"

【备注】 《中国药典》另有槲寄生，为桑寄生科植物槲寄生 *Viscum coloratum*（Komar.）Nakai 的带茎枝叶，其性能、功效与应用与桑寄生相似，多作为桑寄生应用。

五加皮　Wǔjiāpí

《神农本草经》

为五加科植物细柱五加 *Acanthopanax gracilistylus* W. W. Smith 的根皮。习称"南五加皮"。主产于湖北、河南、安徽等地。夏、秋二季采挖根部。切片，生用。

【药性】 辛、苦，温。归肝、肾经。

【功效】 祛风除湿，补益肝肾，强筋壮骨，利水消肿。

【应用】

1. 风湿痹证 本品祛风湿，补肝肾，强筋骨，为治风湿痹证常用之品，尤宜于久病体虚者及老人，常与桑寄生相须为用。可单用或配伍当归、牛膝等浸酒服；或与木瓜、油松节等同用。

2. 筋骨痿软，小儿行迟 本品善补肝肾，强筋骨。治肝肾不足，筋骨痿软，常与牛膝、杜仲、淫羊藿等同用。治小儿行迟，常配伍龟甲、牛膝、木瓜等。

3. 水肿，脚气浮肿 本品能除湿利水。治水肿，小便不利，常与陈皮、茯苓皮、大腹皮等同用，如五皮饮。治脚气浮肿，可与木瓜、大腹皮等同用。

【用法用量】 煎服，5～10 g。或浸酒服，亦可入丸散服。

【文献摘要】

（1）《神农本草经》："五加皮，味辛，温。主心腹疝气，腹痛，益气，疗躄，小儿不能行，疽疮阴蚀。"

（2）《名医别录》："主男子阴痿、囊下湿、小便余沥、女人阴痒及腰脊痛、两脚疼痹风弱、五缓、虚羸，补中益精，坚筋骨，强志意，久服轻身耐老。"

（3）《本草纲目》："五加治风湿痿痹，壮筋骨，其功良深。"

狗　脊　Gǒujǐ

《神农本草经》

为蚌壳蕨科植物金毛狗脊 *Cibotium barometz*（L.）J. Sm. 的根茎。主产于云南、福建、四川等地。秋、冬二季采挖。生用或砂烫用。

【药性】 苦、甘，温。归肝、肾经。

【功效】 祛风湿，补肝肾，强腰膝。

【应用】

1. 风湿痹证 本品善祛脊背间风湿，又能补肝肾，强腰膝。治风湿痹证兼肝肾亏虚，腰痛脊强，不能俯仰者，常配伍桑寄生、杜仲、续断等。治肝肾虚损，腰膝酸软，下肢无力，常与牛膝、菟丝子、熟地黄等同用。

2. 尿频，遗尿，白带过多 本品能温补固摄。治肾虚不固之尿频、遗尿，常与益智仁、补骨脂、杜仲等同用。治冲任虚寒，带下量多，色白清稀，可配伍鹿茸、艾叶、白蔹等。

【用法用量】 煎服，6～12 g。

【使用注意】 肾虚有热之小便不利或短涩黄赤、口苦舌干者不宜用。

【文献摘要】

（1）《神农本草经》："狗脊，味苦，平。主腰背，强关机，缓急，周痹寒湿，膝痛。颇利老人。"

（2）《本草纲目》："强肝肾，健骨，治风虚。"

（3）《本草正义》："能温养肝肾，通调百脉，强腰膝，坚脊骨，利关节，而驱痹着，起痿废；又能固摄冲带，坚强督任，疗治女子经带淋露，功效甚宏，诚虚弱衰老恒用之品；且温而不燥，走而不泄，尤为有利无弊，颇有温和中正气象。"

千年健　Qiānniánjiàn

《本草纲目拾遗》

为天南星科植物千年健 *Homalomena occulta*（Lour.）Schott 的根茎。主产于云南、广西、广东等地。春、秋二季采挖。切片，生用。

【药性】 苦、辛，温。归肝、肾经。

【功效】 祛风湿，壮筋骨。

【应用】

风湿痹痛，筋骨痿软 本品能祛风湿，止痹痛，强筋骨。治风寒湿痹，腰膝冷痛，拘挛麻木，常与羌活、独活、牛膝等同用。治肝肾亏虚、筋骨痿软，常配伍桑寄生、杜仲、牛膝等。

【用法用量】 煎服，5～10 g。或浸酒服。

【使用注意】 阴虚内热者慎用。

【文献摘要】

（1）《本草纲目拾遗》："壮筋骨，浸酒；止胃痛，酒磨服。"

（2）《本草正义》："千年健，今恒用之于宣通经络，祛风逐痹，颇有应验。盖气味皆厚，亦辛温走窜之作用也。"

（3）《饮片新参》："入血分，祛风湿痹痛，强筋骨，治肢节酸疼。"

雪莲花　Xuěliánhuā

《本草纲目拾遗》

为菊科植物绵头雪莲花 *Saussurea laniceps* Hand.-Mazz.、鼠曲雪莲花 *Saussurea gnaphaloides*（Royle）Sch.-Bip.、水母雪莲花 *Saussurea medusa* Maxim. 等的带花全株。主产于新疆、西藏、四川等地。6～7月期间，花开时拔取全株。切段，生用。

【药性】 辛、甘、微苦，温。归肝、肾经。

【功效】 祛风湿，强筋骨，补肾阳，调经止血。

【应用】

1. 风湿痹证 本品既能祛风湿，又能补肝肾，强筋骨。治风寒湿痹及痹证日久，肝肾亏损，腰膝酸软者，可单用泡酒服，或配伍桑寄生、五加皮、狗脊等。

2. 肾虚阳痿 本品能温肾壮阳。治肾虚阳痿，腰膝痿软，筋骨无力，可单用，或配伍冬虫夏草、蛤蚧、锁阳等。

3. 月经不调，痛经，闭经，崩漏带下 本品能温补肾阳，调经止血。治下元虚冷、寒凝血脉之月经不调、痛经、闭经，常与当归、川芎、艾叶等同用。治脾肾阳虚、寒湿下注之白带清稀，常与炒白术、沙苑子、苍术等同用。

【用法用量】 煎服，6～12 g。或浸酒服。外用适量，捣敷或研末调敷。

【使用注意】 孕妇忌用。

【文献摘要】

(1)《本草纲目拾遗》："能补阴益阳，治一切寒症。"

(2)《修订增补天宝本草》："治虚劳吐血，腰膝软，红崩白带，能调经种子。"

(3)《西藏常用中草药》："治脾虚咳嗽。""肾虚腰痛。"

鹿衔草 Lùxiáncǎo

《滇南本草》

为鹿蹄草科植物鹿蹄草 *Pyrola calliantha* H. Andres 或普通鹿蹄草 *Pyrola decorata* H. Andres 的全草。主产于河南、安徽、浙江等地。全年均可采挖。切段，生用。

【药性】 甘、苦，温。归肝、肾经。

【功效】 祛风湿，强筋骨，止血，止咳。

【应用】

1. 风湿痹证 本品有祛风湿、强筋骨之功。治风湿痹证日久、腰膝酸痛、筋骨无力，常与桑寄生、杜仲、续断等同用。

2. 月经过多，出血证 本品有止血作用。治崩漏、月经过多，常配伍棕榈炭、地榆炭等。治吐血、咯血，常与白及、阿胶等同用。治外伤出血，常与三七、白及等研末外敷。

3. 久咳虚喘 本品能补益肺肾而止咳。治肺虚久咳或肾不纳气之虚喘，常与五味子、百部、川贝母等同用。

【用法用量】 煎服，9～15 g。外用适量。

【文献摘要】

(1)《滇南本草》："走足少阴，添精补髓，延年益寿。治筋骨疼痛、痰火之症。煎点水酒服。"

(2)《植物名实图考》："治吐血，通经有效，……强筋，健骨，补腰肾，生津液。"

(3)《中国药植志》："治虚痨，止咳。"

学习小结

一、知识要点

分类	药名	相同点	不同点
祛风湿散寒药	独活	祛风寒湿	解表
	威灵仙		消骨鲠
	川乌		温经止痛
	蕲蛇		通络,止痉
	木瓜		舒筋活络,和胃化湿

续表

分类	药名	相同点	不同点
祛风湿散寒药	马钱子	祛风寒湿	通络止痛,散结消肿
	青风藤		通经络,利小便
	乌梢蛇		通络,止痉
	路路通		利水,通络
	伸筋草		舒筋活络
	海风藤		通经络,止痛
祛风湿清热药	秦艽	祛风湿热	清湿热,舒筋络,退虚热,止痛
	防己		止痛,利水消肿
	豨莶草		利关节,清热解毒
	桑枝		利关节
	雷公藤		活血通络,消肿止痛,杀虫解毒
	臭梧桐		通经络,平肝
	丝瓜络		通络,活血,下乳
	络石藤		凉血消肿
祛风湿强筋骨药	桑寄生	祛风湿,强筋骨	补肝肾,安胎
	五加皮		补肝肾,利水消肿
	狗脊		补肝肾
	千年健		
	雪莲花		补肾阳,调冲任
	鹿衔草		止血,止咳

二、相似药物比较

掌握羌活与独活、独活与威灵仙、秦艽与防己的功效异同。

三、思维拓展

（1）如何理解有大毒的雷公藤临床用于肾病的治疗？
（2）如何理解补肝肾的桑寄生和清肝泻火的夏枯草均能降血压？

祛风湿药用药鉴别参考答案　　　　祛风湿药思维拓展答题要点　　　　祛风湿药自测题及答案

第九章

化 湿 药

化湿药 PPT

化湿药图片

知识目标

（1）掌握药物：广藿香、苍术、厚朴、砂仁。

（2）熟悉药物：佩兰、豆蔻。

（3）了解药物：草豆蔻、草果。

一、含义

凡以化湿运脾为主要功效，用于治疗湿阻中焦证的药物，称为化湿药。因大多具有芳香气味，又称芳香化湿药。

二、性能特点

化湿药气味芳香，性偏温燥，多具辛、苦之味，主入脾、胃二经，善能芳香化湿、健脾和中，长于治疗湿阻中焦证。

三、功效主治

化湿药以化湿运脾为主要功效，主治湿阻中焦证，症见脘腹痞满，呕吐泛酸，大便溏薄，食少体倦，口甘多涎，舌苔白腻，脉濡或滑等。部分药物兼具芳香解暑之功，可用治湿温、暑湿等。

四、配伍原则

湿邪易阻滞气机，行气有助于化湿，故本类药物常配伍行气药使用。此外，根据湿阻中焦证形成原因及兼证之不同，又应分别选用适当的药物进行配伍。对寒湿者，当配伍温里药；对湿热、暑湿、湿温者，应与清热燥湿、解暑、利湿药配伍；对脾虚湿阻者，应适当配伍健脾益气药。

五、使用注意

化湿药气味芳香，多含挥发性成分，故入汤剂应后下，不宜久煎。多属辛香温燥之品，易耗气伤津，阴虚血燥及气虚津亏者慎用。

广藿香 Guǎnghuòxiāng

《名医别录》

为唇形科植物广藿香 *Pogostemon cablin* (Blanco) Benth. 的地上部分。主产于广东。枝叶茂盛时采割。生用。

【药性】 辛，微温。归脾、胃、肺经。

【功效】 芳香化湿，和中止呕，发表解暑。

微视频 藿香

【应用】

1. 湿阻中焦证 本品气味芳香，药性较平和，微温不燥，为芳香化湿之要药。常用于寒湿困脾之脘腹痞满，食少乏力等，可与苍术、陈皮、半夏等同用，如不换金正气散。

2. 呕吐 本品芳香化湿，和中止呕，尤善治湿浊中阻之呕吐，常与半夏、丁香等同用。治中焦湿热之呕吐，常与黄连、竹茹等同用。治妊娠呕吐，常与砂仁、紫苏梗等同用。

3. 暑湿或湿温初起 本品善能化湿，又能发表解暑。治暑月外感风寒、内伤生冷之恶寒发热、头痛脘闷、呕恶吐泻，常与紫苏、半夏、厚朴等同用，如藿香正气散。若湿温初起，发热身困，胸闷恶心，可与黄芩、茵陈、滑石等同用，如甘露消毒丹。

【用法用量】 煎服，3～10 g，鲜者加倍。不宜久煎。

【文献摘要】

(1)《名医别录》："疗风水毒肿……去恶气，疗霍乱，心痛。"

(2)《本草图经》："治脾胃吐逆，为最要之药。"

(3)《本草正义》："藿香芳香而不嫌其猛烈，温煦而不偏于燥烈，能祛除阴霾湿邪，而助脾胃正气，为湿困脾阳、倦怠无力、饮食不甘、舌苔浊垢者最捷之药。"

佩 兰 Pèilán

《神农本草经》

为菊科植物佩兰 *Eupatorium fortunei* Turcz. 的地上部分。主产于江苏、浙江、河北。春、秋二季分两次采割。切段，生用。

【药性】 辛，平。归脾、胃、肺经。

【功效】 芳香化湿，醒脾开胃，发表解暑。

知识链接：蕙心兰质——佩兰

【应用】

1. 湿阻中焦证 本品能芳香化湿，醒脾开胃。治湿阻中焦证，每与广藿香相须为用，以增强芳香化湿之功，亦可配伍苍术、厚朴等药。治脾经湿热之脾瘅，症见口中甜腻、多涎、口臭等，可单用煎服，即兰草汤；若脾瘅日久而成消渴者，可与麦冬、黄连等同用。

2. 暑湿或湿温初起 本品有芳香化湿解暑之功。治暑湿证，常与广藿香、青蒿等同用。治湿温初起，常与广藿香、滑石、薏苡仁等同用。

【用法用量】 煎服，3~10 g。鲜品加倍。

【文献摘要】

（1）《神农本草经》："主利水道，杀蛊毒。"

（2）《名医别录》："除胸中痰癖。"

（3）《本草经疏》："兰草辛平能散结滞，芬芳能除秽恶，则上来诸证自瘳，大都开胃除恶，清肺消痰，散郁结之圣药也。"

苍 术 Cāngzhú
《神农本草经》

为菊科植物茅苍术 *Atractylodes lancea*（Thunb.）DC. 或北苍术 *Atractylodes chinensis*（DC.）Koidz. 的根茎。茅苍术主产于江苏、湖北等地，北苍术主产于内蒙古、山西等地。春、秋二季采挖。切片，生用或麸炒用。

【药性】 辛、苦，温。归脾、胃、肝经。

【功效】 燥湿健脾，祛风散寒，明目。

【应用】

1. 湿阻中焦证 本品具有良好的燥湿健脾作用。治湿阻中焦，脾失健运之脘腹胀满，纳少乏力，常与厚朴、陈皮、甘草等同用，苦温燥湿以祛湿浊，辛香健脾以和脾胃，如平胃散。治脾虚不运、水湿内停之痰饮、水肿，常与茯苓、泽泻等同用，如胃苓汤。

2. 风湿痹证 本品能祛风散寒除湿。治风寒湿痹、湿邪偏胜者，常与独活、羌活、威灵仙等同用。治风湿热痹，可与石膏、知母等同用，如白虎加苍术汤。治湿热痿证，常与黄柏、薏苡仁、牛膝合用，即四妙丸。此外，本品亦可治疗湿疹、湿疮、湿浊带下等，常与黄柏、龙胆、苦参等同用。

3. 风寒挟湿表证 本品能祛风湿，散寒解表，善治风寒挟湿之表证，常与羌活、白芷、藁本等同用，如神术散。

4. 夜盲症 本品有明目之功。治夜盲症及眼目昏涩，可单用，或与羊肝、猪肝蒸煮同食。

【用法用量】 煎服，3~9 g。

【使用注意】 阴虚内热、表虚多汗者忌用。

【文献摘要】

（1）《神农本草经》："主风寒湿痹，死肌，痉，疸，止汗，除热，消食。"

（2）《珍珠囊》："能健胃安脾，诸湿肿非此不能除。"

（3）《本草纲目》："治湿痰留饮，或挟瘀血成窠囊，及脾湿下流，浊沥带下，滑泻肠风。"

厚 朴 Hòupò
《神农本草经》

为木兰科植物厚朴 *Magnolia officinalis* Rehd. et Wils. 或凹叶厚朴 *Magnolia officinalis* Rehd. et Wils. var. *biloba* Rehd. et Wils. 的干皮、根皮及枝皮。主产于四川、湖北、浙江等地。4~6 月剥取。切丝，生用或姜汁炙用。

【药性】　苦、辛，温。归脾、胃、肺、大肠经。

【功效】　燥湿消痰，下气除满。

【应用】

1. 湿阻中焦证　本品长于燥湿，又有行气之功，为治湿阻中焦、脾胃气滞、脘腹胀满之要药，常与苍术、陈皮、甘草等同用，如平胃散。

2. 肠胃积滞　本品长于行气消积除胀。治肠胃积滞、腹胀便秘，常与大黄、枳实同用，以增强泻下之力，即厚朴三物汤。治实热积滞、大便燥结，常与大黄、芒硝、枳实同用，即大承气汤。

3. 痰饮喘咳　本品能燥湿消痰、下气平喘。治痰饮阻肺、咳喘胸闷，常与紫苏子、半夏、前胡等同用，如苏子降气汤。治宿有喘疾，又感寒而发者，可与桂枝、杏仁等同用，如桂枝加厚朴杏子汤。

此外，本品亦可用治七情郁结、痰气交阻所致的梅核气，常与半夏、茯苓等同用，如半夏厚朴汤。

【用法用量】　煎服，3～10 g。

【文献摘要】

(1)《神农本草经》："主中风伤寒、头痛、寒热、惊悸、气血痹、死肌，去三虫。"

(2)《名医别录》："温中益气，消痰下气。疗霍乱及腹痛胀满，胃中冷逆及胸中呕逆不止，泄痢淋露，除惊，去留热，止烦满，厚肠胃。"

(3)《药性赋》："可升可降，阴中阳也。其用有二：苦能下气，去实满而泄腹胀；温能益气，除湿满散结调中。"

【备注】　现代药理研究发现，厚朴有调节胃肠功能、抗病原微生物、抗炎、抗胃溃疡、镇痛等多种药理作用。

【附药】

厚朴花

为厚朴的花蕾。苦，微温。归脾、胃经。功能芳香化湿，行气宽中。适用于湿阻气滞之胸腹胀满、纳少苔腻等。煎服，3～9 g。

砂　仁　Shārén

《药性论》

为姜科植物阳春砂 *Amomum villosum* Lour.、绿壳砂 *Amomum villosum* Lour. var. *xanthioides* T. L. Wu et Senjen 或海南砂 *Amomum longiligulare* T. L. Wu 的成熟果实。主产于广东、广西、云南等地。夏、秋二季果实成熟时采收。生用。

【药性】　辛，温。归脾、胃、肾经。

【功效】　化湿开胃，温中止泻，理气安胎。

【应用】

1. 湿阻中焦证，脾胃气滞证　本品长于化湿醒脾，温中行气，为醒脾调胃之要药。治湿阻中焦证，常与苍术、厚朴、陈皮等同用。脾胃气滞者，常与木香、枳实、陈皮等同用，以增行气温中之功，如香砂枳术丸；脾胃虚弱者，常与白术、人参、茯苓等同用，如香砂六君子汤。

2. 脾胃虚寒吐泻　本品能开胃止呕、温中止泻。治脾胃虚寒之吐泻，可单用研末吞服，或与干姜、附子、豆蔻等同用。

3. 妊娠恶阻,胎动不安 本品能理气安胎。治妊娠气滞恶阻之呕逆不能食,可单用,即缩砂散;或配生姜、陈皮、竹茹等同用。治气血亏虚之胎动不安,可与白术、熟地黄、人参等同用,如泰山磐石散。

【用法用量】 煎服,3～6 g,宜后下。

【使用注意】 阴虚血燥者慎用。

【文献摘要】

(1)《药性论》:"主冷气腹痛,止休息气痢,劳损,消化水谷,温暖脾胃。"

(2)《日华子本草》:"治一切气,霍乱转筋,心腹痛。"

(3)《本草纲目》:"补肺醒脾,养胃益肾,理元气,通滞气,散寒饮胀痞,噎膈呕吐,止女子崩中,除咽喉口齿浮热,化铜铁骨哽。"

【附药】

砂仁壳

为砂仁之果壳。性味、功效与砂仁相似,但温性略减,药力较弱,适用于脾胃气滞之脘腹胀满,呕恶食少等。煎服,3～6 g。

豆 蔻 Dòukòu
《名医别录》

为姜科植物白豆蔻 *Amomum kravanh* Pierre ex Gagnep. 或爪哇白豆蔻 *Amomum compactum* Soland ex Maton 的成熟果实。主产于泰国、柬埔寨、越南称"原豆蔻",主产于印度尼西亚爪哇称"印尼白蔻"。中国云南、广东、广西等地亦有栽培。于秋季果实由绿色转成黄绿色时采收。生用。

【药性】 辛,温。归肺、脾、胃经。

【功效】 化湿行气,温中止呕,开胃消食。

【应用】

1. 湿阻中焦证,脾胃气滞证 本品有良好的化湿行气作用。治湿阻中焦、脾胃气滞所致的腹胀纳差,常与厚朴、广藿香、陈皮等同用。治湿温初起、湿邪偏甚、胸闷不饥、舌苔厚腻,常与薏苡仁、苦杏仁等同用,如三仁汤;若湿热并重,每与黄芩、滑石、通草等同用,如黄芩滑石汤。

2. 恶心呕吐 本品能化湿行气、温中止呕,善治胃寒湿阻气滞之呕吐。可单用为末服,或配广藿香、半夏等。治小儿胃寒吐乳,可与砂仁、甘草等同研细末服之。

3. 食积不化 本品有化湿行气、开胃消食之功。治湿阻气滞之食积不化,每与陈皮、山楂、莱菔子等同用。

【用法用量】 煎服,3～6 g,宜后下。

【使用注意】 阴虚血燥者慎用。火升作呕者不宜用。

【文献摘要】

(1)《开宝本草》:"主积冷气,止吐逆反胃,消谷下气。"

(2)《本草通玄》:"白豆蔻,其功全在芳香之气,一经火炒,便减功力,即入汤液,但当研细,乘沸点服尤妙。"

【附药】

豆蔻壳

为豆蔻的果壳。性味、功效与豆蔻相似，但温性略减，药力较弱。适用于湿阻气滞所致的脘腹胀闷、食欲不佳、恶心呕吐等。用量同豆蔻。

草豆蔻　Cǎodòukòu

《雷公炮炙论》

为姜科植物草豆蔻 *Alpinia katsumadai* Hayata 的近成熟种子。主产于广西、广东等地。夏、秋二季采收。生用。

【药性】　辛，温。归脾、胃经。

【功效】　燥湿行气，温中止呕。

【应用】

1. 寒湿中阻证，脾胃气滞证　本品有良好的燥湿化浊、温中散寒、行气消胀的功效。善治寒湿中阻、脾胃气滞之脘腹胀满冷痛、呕吐泄泻等，常与干姜、厚朴、陈皮等同用。

2. 寒湿呕吐　本品可温中止呕。治寒湿呕吐，常与高良姜、肉桂、陈皮等同用。

此外，本品还可用于脾胃虚寒夹湿之久泻。常与炒白术、豆蔻、煨诃子等同用。

【用法用量】　煎服，3～6 g，宜后下。入散剂较佳。

【使用注意】　阴虚血燥者慎用。

【文献摘要】

(1)《名医别录》："主温中、心腹痛、呕吐，去口臭气。"

(2)《开宝本草》："下气，止霍乱。"

(3)《珍珠囊》："益脾胃，去寒，又治客寒心胃痛。"

草　果　Cǎoguǒ

《饮膳正要》

为姜科植物草果 *Amomum tsaoko* Crevost et Lemaire 的成熟果实。主产于云南、广西、贵州等地。秋季果实成熟时采收。炒用或姜汁炙用，用时捣碎。

【药性】　辛，温。归脾、胃经。

【功效】　燥湿温中，除痰截疟。

【应用】

1. 寒湿中阻证　本品燥湿温中之力较强。善治寒湿中阻之脘腹冷痛、恶心呕吐等，常与干姜、砂仁、苍术等同用。

2. 疟疾　本品有芳香化浊、除痰截疟的功效。治疟疾有寒湿之象者，多与常山、槟榔等同用，如草果饮。

【用法用量】　煎服，3～6 g。

【使用用量】　阴虚血燥者慎用。

【文献摘要】

(1)《饮膳正要》："治心腹痛，止呕，补胃，下气。"

(2)《本草纲目》引李杲云："温脾胃，止呕吐，治脾寒湿、寒痰，益真气，消一切冷气䐃胀，化疟母，消宿食，解酒毒、果积。兼辟瘴解瘟。"

（3）《药性解》："主疟疾、胸腹结滞呕吐、胃经风邪。"

学习小结

一、知识要点

药名	相同点	不同点
广藿香	芳香化湿，发表解暑	和中止呕
佩兰		化湿浊，去陈腐，善治脾瘅
苍术	燥湿	健脾，祛风湿，解表
厚朴		行气消胀除满
草豆蔻		温中止呕
草果		温中止呕，截疟除痰
砂仁	化湿行气，温中止呕	理气安胎
豆蔻		开胃消食

二、用药鉴别

需掌握苍术与厚朴、砂仁与豆蔻、砂仁与木香、广藿香与佩兰的功用异同点。

三、思维拓展

（1）结合气的功能、湿邪的特点，说明化湿药的应用特点。

（2）如何理解厚朴为消胀除满之要药？

化湿药用药鉴别参考答案　　　化湿药思维拓展答题要点　　　化湿药自测题及答案

第十章

利水渗湿药

利水渗湿药 PPT

利水渗湿药图片

知识目标

（1）掌握药物：茯苓、薏苡仁、泽泻、车前子、滑石、木通、茵陈、金钱草、虎杖。

（2）熟悉药物：猪苓、香加皮、海金沙、通草、石韦、瞿麦、绵萆薢、垂盆草。

（3）了解药物：冬瓜皮、玉米须、赤小豆、萹蓄、地肤子、冬葵子、灯心草。

一、含义

凡以通利水道、渗泄水湿为主要功效，用于治疗水湿内停病证的药物，称为利水渗湿药。根据药性特点和功效主治的不同，可分为利水消肿药、利尿通淋药和利湿退黄药三类。

二、性能特点

利水渗湿药味多甘淡，性平或寒，主归肺、脾、肾、膀胱经。淡能渗泄，故长于治疗水湿内停所致诸证。

三、功效主治

利水渗湿药具有利水消肿、利尿通淋、利湿退黄的功效，主要用于水湿潴留以及湿热内盛所致的水肿、小便不利、泄泻、痰饮、淋证、带下、黄疸、湿疮、湿疹、湿温、湿痹等多种病证的治疗。

四、配伍原则

应用本章药物时，须根据不同病证，选择相应药物，并做适当配伍。水肿初起兼有表证者，当配伍宣肺发汗药；水肿日久，脾肾阳虚者，应配伍温补脾肾药；湿热淋证、湿温、湿疹、湿热黄疸等，适当配伍清热药；热伤血络致尿血、血淋，则当配伍凉血止血药；水液的运行有赖于气的推动作用，故本章药物又常与行气药配伍，以行气利水。

五、使用注意

本章药物性善通利，肾虚遗精遗尿者当慎用。利水易伤津液，故阴虚津伤者不宜用。其中通利作用较强的药物，孕妇忌用。

● 第一节 利水消肿药 ●

本类药物味多甘淡，性平或微寒，能渗泄水湿，服药后可使小便通畅，尿量增多，故多用治水湿内停之水肿、小便不利，亦可用于治疗泄泻、痰饮等。

茯 苓 Fúlíng
《神农本草经》

为多孔菌科真菌茯苓 *Poria cocos*（Schw.）Wolf 的菌核。产于云南、安徽、湖北等地。多于 7～9 月采挖。生用。

【药性】 甘、淡，平。归心、肺、脾、肾经。

【功效】 利水渗湿，健脾，宁心。

【应用】

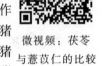

微视频：茯苓与薏苡仁的比较

1. 水肿，小便不利 本品味淡渗利，药性平和，有良好的利水渗湿作用，可于寒热虚实各种水肿的治疗。治水湿内停之水肿、小便不利，常与猪苓、泽泻、桂枝等同用，如五苓散。治水热互结之水肿、小便不利，可与猪苓、泽泻、滑石等同用，如猪苓汤。治脾肾阳虚之水肿、小便不利，常配附子、白术等，如真武汤。

2. 脾虚诸证 本品甘补，入脾经，有健脾之功。治脾胃虚弱、食欲不振、体倦乏力，常与人参、白术、炙甘草同用，以增强益气健脾之力，即四君子汤。治脾虚泄泻，常与人参、白术、薏苡仁等同用，如参苓白术散。治脾虚停饮、胸胁支满、目眩心悸，常与桂枝、白术等同用，如苓桂术甘汤。

3. 心悸，失眠 本品入心经，能宁心安神。治心脾两虚之心悸怔忡、失眠健忘，常与黄芪、当归等同用，如归脾汤。治水气凌心之心悸，常与桂枝、甘草、白术等同用。

【用法用量】 煎服，10～15 g。或入丸、散。

【文献摘要】

（1）《神农本草经》："主胸胁逆气，忧恚惊邪恐悸，心下结痛，寒热，烦满，咳逆，口焦舌干，利小便。"

（2）《名医别录》："止消渴、好唾、大腹淋沥、膈中痰水、水肿淋结。开胸腑，调脏气，伐肾邪，长阴，益气力，保神守中。"

（3）《本草衍义》："茯苓、茯神，行水之功多，益心脾不可阙也。"

【附药】

1. 茯苓皮

为茯苓菌核的外皮。性味甘、淡，平。归肺、脾、肾经。功能利水消肿。适用于水肿、小便不利，常与五加皮、陈皮、大腹皮等同用，如五皮饮。煎服，15～30 g。

2. 茯神

为茯苓菌核中间抱有松根的部分。性味甘、淡，平。归心、脾、肾经。功能宁心安神。适用于心神不安、失眠、健忘等。用法用量同茯苓。

薏苡仁　Yìyǐrén

《神农本草经》

知识链接：
薏苡仁的传统
功效与现代
新用

为禾本科植物薏米 *Coix lacryma-jobi* L. var. *mayuen* （Roman）Stapf 的成熟种仁。主产于福建、河北、江苏等省。秋季果实成熟时采收。生用或麸炒用。

【药性】　甘、淡，凉。归脾、胃、肺经。

【功效】　利水渗湿，健脾止泻，除痹，排脓，解毒散结。

【应用】

1. 水肿，小便不利，脚气浮肿　本品淡渗甘补，能利水渗湿、健脾。治水湿内停之水肿，小便不利，常与茯苓、猪苓、泽泻等同用。治脾虚湿盛之水肿，食少乏力，常与黄芪、白术、茯苓等同用。治湿热内蕴之小便短赤，可与滑石、通草等同用。治脚气浮肿，常与木瓜、蚕沙、苍术等同用。

2. 脾虚泄泻　本品能渗湿健脾止泻。治脾虚湿盛，食少泄泻，常与人参、白术、茯苓等同用，如参苓白术散。

3. 湿痹筋脉拘挛　本品能祛湿除痹，性偏寒凉，尤宜于湿热痹痛。治风湿热痹、关节红肿热痛，多与防己、滑石、栀子等同用，如宣痹汤。治风湿痹痛、筋脉拘挛，常与苍术、独活、防风等同用。治痹证日久、腰膝酸痛、筋脉挛急，可常服薏苡仁煮粥。

4. 肺痈，肠痈　本品能清泄肺肠之热，排脓消痈。治肺痈胸痛、咯吐脓痰，可与芦根、冬瓜仁、桃仁等配伍，即苇茎汤。治肠痈，可与败酱草、附子等同用，如附子薏苡败酱散。

此外，本品有解毒散结之功，可用于肿瘤的辅助治疗。

【用法用量】　煎服，9～30 g。或入丸、散。亦可煮粥食用，为食疗佳品。清热利湿宜生用，健脾止泻宜炒用。

【使用注意】　孕妇慎用。

【文献摘要】

（1）《神农本草经》："味甘，微寒。主筋急拘挛，不可屈伸，风湿痹，下气。久服轻身益气。"

（2）《本草纲目》："薏苡仁属土，阳明药也，能健脾益胃。虚则补其母，故肺痿、肺痈用之。筋骨之病，以治阳明为本，故拘挛筋急、风痹者用之。土能胜水除湿，故泄泻，水肿用之。"

【备注】　现代药理研究发现，本品具有解热、镇静、镇痛、抗溃疡、抗肿瘤、降血糖、调节免疫、降压、抗炎等作用。

泽　泻　Zéxiè

《神农本草经》

为泽泻科植物东方泽泻 *Alisma orientale* （Sam.）Juzep. 或泽泻 *Alisma plantago-aquatica* Linn. 的块茎。产于四川、福建、江西等地。冬季茎叶开始枯萎时采挖。切片，生用或盐水炙用。

【药性】　甘、淡，寒。归肾、膀胱经。

【功效】　利水渗湿，泄热，化浊降脂。

【应用】

1. 水肿，小便不利，痰饮眩晕，泄泻 本品利水渗湿之力较强。治水湿停聚之水肿、小便不利，常与茯苓、猪苓、桂枝等同用，如五苓散。治痰饮眩晕，常与白术同用，如泽泻汤。治脾胃伤冷、水谷不分、泄泻不止，常与厚朴、苍术、陈皮配用，如胃苓汤。

2. 热淋涩痛，遗精 本品性寒沉降，长于泄下焦肾与膀胱湿热。治下焦湿热之淋浊、带下，常与车前子、龙胆、木通等同用，如龙胆泻肝汤。治阴虚火旺之遗精、潮热，常与熟地黄、山茱萸、山药等同用，如六味地黄丸。

3. 高脂血症 本品能化浊降脂。治高脂血症，常与山楂、决明子等同用。

【用法用量】 煎服，6~10 g。

【使用注意】 肾虚精滑无湿热者慎用。

【文献摘要】

(1)《药性论》："主肾虚精自出，治五淋，利膀胱热，宣通水道。"

(2)《本草纲目》："渗湿热，行痰饮，止呕吐、泻痢、疝痛、脚气。"

(3)《本草再新》："泻肾经之邪火，利下焦之湿热，消水肿。"

猪 苓 Zhūlíng
《神农本草经》

为多孔菌科真菌猪苓 *Polyporus umbellatus*（Pers.）Fries 的菌核。产于陕西、山西、河北等地。春、秋二季采挖。生用。

【药性】 甘、淡，平。归肾、膀胱经。

【功效】 利水渗湿。

【应用】

水肿，小便不利，泄泻，淋浊，带下 本品甘淡渗湿，性沉降，利水渗湿作用较强。治水湿停滞之水肿、小便不利、泄泻，单用即效，或与泽泻、茯苓、白术等同用，如五苓散。治水热互结，小便不利，常与茯苓、泽泻、滑石等同用，如猪苓汤。治肠胃寒湿之泄泻，可与肉豆蔻、黄柏等同用。治热淋、小便淋沥涩痛，常与生地黄、滑石、车前子等同用。治湿热带下，常与车前子、黄柏、茯苓等同用。

【用法用量】 煎服，6~12 g。或入丸、散。

【文献摘要】

(1)《神农本草经》："主痎疟、解毒……利水道。"

(2)《本草纲目》："开腠理，治淋肿脚气，白浊带下，妊娠子淋胎肿，小便不利。""开腠理，利小便，与茯苓同功。但入补药不如茯苓也。"

(3)《景岳全书》："性善降渗，入膀胱、肾经。通淋，消水肿，除湿，利小便。"

香加皮 Xiāngjiāpí
《中药志》

为萝藦科植物杠柳 *Periploca sepium* Bge. 的根皮。主产于吉林、辽宁、山西等地。春、秋二季采挖，剥取根皮。切片，生用。

【药性】 辛、苦，温。有毒。归肝、肾、心经。

【功效】 利水消肿，祛风湿，强筋骨。

【应用】

1. 下肢浮肿，心悸气短　本品能利水消肿。治下肢浮肿，心悸气短，可与茯苓、黄芪、桑白皮等同用。

2. 风寒湿痹，腰膝酸软　本品辛散苦燥温通，有祛风湿、强筋骨之功。治风寒湿痹、关节拘挛，常与羌活、独活、威灵仙等同用。治痹证日久、筋骨痿软，常与牛膝、桑寄生、杜仲等配用。

【用法用量】　煎服，3～6 g。或浸酒或入丸散。

【使用注意】　本品有毒，不宜过量服用。中毒时可见恶心、呕吐、腹泻等，严重者可出现全身震颤，甚至死亡。

冬瓜皮　Dōngguāpí

《开宝本草》

为葫芦科植物冬瓜 *Benincasa hispida*（Thunb.）Cogn. 的外层果皮。中国大部分地区均产，以栽培为主。切块或丝，生用。

【药性】　甘，凉。归脾、小肠经。

【功效】　利尿消肿，清热解暑。

【应用】

1. 水肿胀满，小便不利　本品能利水消肿。治水肿胀满，小便不利，常与茯苓、猪苓、白术等同用。

2. 暑热口渴，小便短赤　本品性凉，有清热解暑作用。治暑热烦渴，可单用，或与西瓜皮合用，煎汤代茶饮。治暑湿，多与薏苡仁、滑石等同用。

【用法用量】　煎服，9～30 g。

【文献摘要】

（1）《开宝本草》："主除小腹水胀，利小便，止渴。"

（2）《本草图经》："利大小肠。可作丸服，亦入面脂中。"

（3）《药性切用》："行皮间水湿，善消肤肿。"

【附药】

冬瓜子

为冬瓜的成熟种子。又称冬瓜仁。性味同冬瓜皮。功能清肺化痰，利湿排脓。适用于肺热咳嗽、肺痈、肠痈、带下、水肿、淋证等。煎服，10～15 g。

玉米须　Yùmǐxū

《滇南本草》

为禾本科植物玉蜀黍 *Zea mays* L. 的花柱和柱头。中国各地均有栽培。于玉米成熟时采收。鲜用或晒干生用。

【药性】　甘，淡，平。归膀胱、肝、胆经。

【功效】　利水消肿，利湿退黄。

【应用】

1. 水肿，小便不利，淋证　本品味淡渗湿，能利尿消肿。治水肿，小便不利，可单用大剂量煎服，或与冬瓜皮、车前子等配用。治湿热淋证，可单用，或与车前子、金钱草等同用。

2. 黄疸 本品药性平和，能利湿退黄，阳黄、阴黄均可选用。治湿热黄疸，可单用大剂量煎服，或配茵陈、金钱草等同用。治寒湿黄疸，常与附子、干姜、茵陈等同用。

【用法用量】 煎服，15～30 g，大剂量可用至 60 g。鲜品加倍。

【文献摘要】

(1)《滇南本草》："宽肠下气。治妇人乳结……乳汁不通，红肿疼痛，怕冷发热，头痛体困。"

(2)《岭南采药录》："和猪肉煎汤治糖尿病，又治小便淋沥砂石，苦痛不可忍，煎汤频服。"

(3)《四川中药志》："清血热，利小便。治黄疸、风热、出疹、吐血及红崩。"

赤小豆 Chìxiǎodòu

《神农本草经》

为豆科植物赤小豆 *Vigna umbellata* Ohwi et Ohashi 或赤豆 *Vigna angularis* Ohwi et Ohashi 的成熟种子。赤小豆主产于浙江、江西、湖南等地，以栽培为主；赤豆中国各地均有栽培。秋季果实成熟采收。生用。

【药性】 甘、酸，平。归心、小肠经。

【功效】 利水消肿，解毒排脓。

【应用】

1. 水肿胀满，小便不利 本品能利水消肿。治水肿、小便不利，单用即效，或与白茅根、桑白皮等同用。治脚气浮肿，可与葫芦、生姜、商陆等同用。

2. 黄疸尿赤，风湿热痹 本品能利湿退黄。治黄疸初起有表证者，常与麻黄、连翘等同用，如麻黄连翘赤小豆汤。治湿热急黄，身如金色，常与茵陈、大黄、栀子等同用。治风湿热痹，常与防己、秦艽、桑枝等同用。

3. 痈肿疮毒，肠痈腹痛 本品能解毒排脓。治湿热所致的疮痈肿毒，常与薏苡仁、连翘、虎杖等同用。治肠痈腹痛，常与大血藤、败酱草、大黄等同用。

【用法用量】 煎服，9～30 g。外用适量，研末调敷。

【文献摘要】

(1)《神农本草经》："主下水，排痈肿脓血。"

(2)《名医别录》："主寒热，热中，消渴，止泄，利小便，吐逆，卒澼，下胀满。"

(3)《药性解》："主消热毒，排痈肿，解烦热，补血脉，止泄泻，下水气，利小便，除大便血，解小麦毒。"

表 10-1-1　利水消肿药的参考药

药名	药性	功效	主治	用法用量	备注
葫芦	甘，平。归肺、小肠经	利水消肿	水肿，小便不利；湿热黄疸	煎服，15～30 g，鲜品加倍	
荠菜	甘，凉。归肝、心、肺经	利水消肿，凉血止血，清肝明目	水肿，泻痢；血热出血证；目赤肿痛	煎服，15～30 g，鲜品加倍。外用适量	
泽漆	辛、苦，微寒。有毒。归大肠、小肠、肺经	利水消肿，化痰止咳，解毒消肿	水肿；肺热咳嗽，痰饮喘咳；瘰疬痰核，癣疮瘙痒	煎服，5～10 g。外用适量	本品有毒，不宜过量或长期使用。脾胃虚寒者慎用
蝼蛄	咸，寒。有毒。归膀胱、大肠、小肠经	利水消肿，通淋，消肿解毒	水肿，小便不利；石淋，癃闭；痈肿，瘰疬，恶疮	煎服，3～4.5 g。研末服，1～2 g	本品有小毒，气虚体弱者及孕妇忌服

● 第二节 利尿通淋药 ●

本节药物甘淡渗利，味苦降泄，性多寒凉，主归肾与膀胱二经，善走下焦，故长于清利下焦湿热，而达利尿通淋之功，主治热淋、血淋、石淋、膏淋等。部分药物兼有渗湿止泻之功，可用于湿盛泄泻。

车前子 Chēqiánzǐ

《神农本草经》

为车前科植物车前 *Plantago asiatica* L. 或平车前 *Plantago depressa* Willd. 的成熟种子。前者主产于江西、河南等地；后者主产于黑龙江、辽宁、河北等地。夏、秋二季种子成熟时采收。生用或盐水炙用。

【药性】 甘，寒。归肝、肾、肺、小肠经。

【功效】 清热利尿通淋，渗湿止泻，明目，祛痰。

【应用】

1. 淋证，水肿 本品性寒清热，有良好的清热利尿通淋作用，为治淋要药。治湿热淋证，小便淋沥涩痛，常与木通、滑石、萹蓄等同用，如八正散。治石淋，常与金钱草、海金沙等同用。治血淋，常与白茅根、小蓟等同用。治水肿，小便不利，常与茯苓、泽泻、白术等同用。

2. 泄泻 本品能利小便而实大便，尤善治小便不利、大肠湿盛之水泻，可单用本品研末，米饮送服，或与白术、茯苓等同用。治暑湿泄泻，常与香薷、茯苓、猪苓等同用。

3. 目赤肿痛，目暗昏花 本品性寒入肝经，善清肝热而明目，为疗目疾之常用药。治肝火上炎之目赤肿痛，可与菊花、决明子、夏枯草等同用。治肝肾不足之目暗昏花，常与熟地黄、菟丝子同用，即驻景丸。

4. 热痰咳嗽 本品入肺经，有清肺化痰止咳之功。治肺热咳嗽，痰多色黄，常与瓜蒌、浙贝母、黄芩等同用。治肺阴不足之干咳少痰，可配伍麦冬、南沙参等。

【用法用量】 煎服，9～15 g，包煎。

【使用注意】 肾虚精滑者及孕妇慎用。

【文献摘要】

（1）《神农本草经》："主气癃，止痛，利水道小便，除湿痹。"

（2）《名医别录》："主男子伤中，女子淋沥，不欲食。养肺强阴益精，令人有子，明目治赤痛。"

（3）《本草纲目》："导小肠热，止暑湿泻痢。"

【附药】

车前草

为车前或平车前的全草。药性、功用与车前子相似，兼有清热解毒、凉血功效。适用于热淋涩痛，水肿尿少，暑湿泄泻，痰热咳嗽，痈肿疮毒，吐血衄血等。煎服，9～30 g，鲜品加倍。外用鲜品适量，捣敷患处。

滑　石　Huáshí

《神农本草经》

为硅酸盐类矿物滑石族滑石，主含含水硅酸镁[$Mg_3(Si_4O_{10})(OH)_2$]。主产于山东、江西、山西等地。全年可采。研粉或水飞，晾干用。

【药性】　甘、淡，寒。归膀胱、肺、胃经。

【功效】　利尿通淋，清热解暑；外用祛湿敛疮。

【应用】

1. 热淋，石淋　本品性滑利窍，寒性清热，主归膀胱经，善清膀胱湿热，通利水道，为治淋证常用药。治湿热下注之小便淋沥涩痛，常与木通、车前子、萹蓄等同用，如八正散。治石淋、砂淋，常与海金沙、金钱草、木通等同用。

2. 暑湿，湿温　本品淡渗寒清，能渗利水湿、清解暑热。治暑热烦渴、小便短赤，常与生甘草同用，以增强清暑利湿之力，即六一散。治湿温初起，头痛恶寒，身重脘痞，常与薏苡仁、豆蔻、苦杏仁等同用，如三仁汤。

3. 湿疮，湿疹，痱子　本品外用有清热祛湿敛疮之功。治疗湿疮、湿疹，可单用，或与枯矾、黄柏等为末，撒布患处。治痱子，常与甘草、薄荷等配伍，制成痱子粉外用。

【用法用量】　煎服，10～20 g，包煎。外用适量。

【使用注意】　脾虚、热病伤津者及孕妇慎用。

【文献摘要】

（1）《神农本草经》："主身热泄澼，女子乳难，癃闭，利小便，荡胃中积聚寒热。"

（2）《药性论》："能疗五淋，主难产。"

（3）《本草纲目》："疗黄疸，水肿脚气，吐血衄血，金疮出血，诸疮肿毒。"

海金沙　Hǎijīnshā

《嘉祐本草》

为海金沙科植物海金沙 *Lygodium japonicum*（Thunb.）Sw. 的成熟孢子。主产于广东、浙江、湖南等地。秋季孢子未脱落时采收。生用。

【药性】　甘、咸，寒。归膀胱、小肠经。

【功效】　清利湿热，通淋止痛。

【应用】

淋证　本品性寒沉降，长于清热通淋，善止尿道疼痛，为治诸淋涩痛之要药，可用治各种淋证，石淋、血淋、热淋用之尤宜。治石淋，常与鸡内金、金钱草等同用。治血淋，常与白茅根、小蓟等同用。治热淋，常与车前子、滑石等同用。治膏淋，可与绵萆薢同用。因本品有排石作用，亦可用于结石病，常与金钱草、鸡内金、郁金等同用。

此外，本品亦能利湿消肿，治通身肿满、喘不得卧、腹胀如鼓，可配伍牵牛子、甘遂等。

【用法用量】　煎服，6～15 g，包煎。

【使用注意】　肾阴亏虚者慎服。

【文献摘要】

（1）《本草品汇精要》："主通关窍，利水道。"

（2）《本草纲目》："治湿热肿满、小便热淋、膏淋、血淋、石淋、茎痛，解热毒气。"

（3）《本草正义》："利水通淋。治男子淫浊、女子带下。"

【附药】

海金沙藤

为海金沙的藤茎。药性功效与海金沙相似，兼能清热解毒。除治淋证外，还可用于痈肿疮毒、痄腮、湿热黄疸等。煎服，15～30 g。外用适量，煎汤外洗或捣敷。

木　通　Mùtōng

《神农本草经》

为木通科植物木通 *Akebia quinata*（Thunb.）Decne.、三叶木通 *Akebia trifoliata*（Thunb.）Koidz. 或白木通 *Akebia trifoliata*（Thunb.）Koidz. var. *australis*（Diels）Rehd. 的藤茎。木通主产于陕西、山东、安徽等地；三叶木通主产于河南、河北、山西等地；白木通主产于西南地区。秋季采收。切片，生用。

【药性】　苦，寒。归心、小肠、膀胱经。

【功效】　利尿通淋，清心除烦，通经下乳。

【应用】

1. 淋证，水肿　本品苦泄寒清，善能清热利尿通淋。治膀胱湿热之小便短赤、淋沥涩痛，常与车前子、滑石、萹蓄等同用。治水肿、小便不利，常与桑白皮、猪苓、泽泻等同用。

2. 口舌生疮，心烦尿赤　本品苦寒清热，主归心、小肠经，上清心经之火，下泄小肠之热。治心火上炎之烦闷不寐、口舌生疮，或心火下移小肠之心烦尿赤等，常与生地黄、生甘草、竹叶同用，即导赤散。

3. 血瘀经闭，乳汁短少　本品有通经下乳作用。治血瘀经闭，常与红花、桃仁、当归等同用。治乳汁不通或短少，常与王不留行、穿山甲等同用。

【用法用量】　煎服，3～6 g。

【使用注意】　内无湿热、精亏、滑精者慎用；孕妇慎用。

【文献摘要】

（1）《神农本草经》："主去恶虫，除脾胃寒热，通利九窍血脉关节，令人不忘。"

（2）《药性论》："主治五淋，利小便，开关格，治人多睡，主水肿浮大，除烦热。"

（3）《本草汇言》："利九窍，除郁热，导小肠，治淋浊，定惊痫狂越，为心与小肠要剂。"

【附药】

1. 川木通

为毛茛科植物小木通 *Clematis armandii* Franch. 或绣球藤 *Clematis montana* Buch.-Ham. 的藤茎。性味苦，寒。归心、小肠、膀胱经。功效、应用与木通相似。煎服，3～6 g。

2. 预知子

为木通科植物木通、三叶木通或白木通的近成熟果实。性味苦，寒。归肝、胆、胃、膀胱经。功能疏肝理气，活血止痛，散结，利尿。适用于胸胁胀痛、痛经经闭、痰核痞块、小便不利等。煎服，3～9 g。孕妇慎用。不宜长期或大剂量使用。

【备注】　关木通为马兜铃科植物东北马兜铃 *Aristolochia manshuriensis* Kom. 的藤茎。

所含的马兜铃酸为有毒成分，过量服用或久服，可引起急性肾衰竭，甚至死亡。中国历代本草所记载使用的木通为木通科木通，而非关木通。为确保用药安全，国家药品监督管理局已于 2004 年发文取消关木通的药用标准。

通 草 Tōngcǎo

《本草拾遗》

为五加科植物通脱木 *Tetrapanax papyrifer*（Hook.）K. Koch 的茎髓。主产于贵州、云南、四川等地。秋季采收。切片，生用。

【药性】 甘、淡，微寒。归肺、胃经。

【功效】 清热利尿，通气下乳。

【应用】

1. 淋证，水肿 本品甘淡渗利，微寒清热，能清热利尿通淋。治热淋之小便不利、淋沥涩痛，常与滑石、车前草、白茅根等同用。治水湿内停之水肿、小便不利，可与茯苓、猪苓、泽泻等配伍。

2. 乳汁不下 本品能通气下乳。治产后乳汁不畅或不下，可与穿山甲、甘草、猪蹄等同用，如通乳汤。

【用法用量】 煎服，3～5 g。

【使用注意】 孕妇慎用。

【文献摘要】

（1）《日华子本草》：“明目，退热，催生，下胞，下乳。”

（2）《本草纲目》：“通草，色白而气寒，味淡而体轻，故入太阴肺经，引热下降而利小便；入阳明胃经，通气上达而下乳汁；其气寒，降也，其味淡，开也。”

（3）《医学启源》：“通阴窍涩不利，利小便，除水肿、癃闭、五淋。”

【备注】 今之木通，古书称为“通草”。今之通草，古书称为“通脱木”，应予区别，不可混淆。

石 韦 Shíwéi

《神农本草经》

为水龙骨科植物庐山石韦 *Pyrrosia sheareri*（Bak.）Ching、石韦 *Pyrrosia lingua*（Thunb.）Farwell 或有柄石韦 *Pyrrosia petiolosa*（Christ）Ching 的叶。主产于浙江、湖北、河北等地。四季均可采收。切段，生用。

【药性】 甘、苦，微寒。归肺、膀胱经。

【功效】 利尿通淋，清肺止咳，凉血止血。

【应用】

1. 淋证 本品苦寒下行，能利尿通淋，又能凉血止血，长于治疗血淋，每与白茅根、小蓟、蒲黄等同用。治热淋，可与车前子、滑石等同用。治石淋，常与金钱草、海金沙等同用。

2. 肺热咳喘 本品入肺经，能清肺止咳平喘。治肺热咳喘，可与黄芩、芦根、鱼腥草等同用。

3. 血热出血 本品有凉血止血之功。治血热妄行之吐血、衄血、尿血、崩漏等，可单用或随证配伍地榆、槐花、小蓟等。

【用法用量】 煎服，6～12 g。

【文献摘要】

(1)《神农本草经》："主劳热邪气、五癃闭不通，利小便水道。"

(2)《本草纲目》："主崩漏，金疮，清肺气。"

(3)《滇南本草》："止玉茎痛。"

瞿　麦　Qúmài

《神农本草经》

为石竹科植物瞿麦 *Dianthus superbus* L. 或石竹 *Dianthus chinensis* L. 的地上部分。主产于河北、河南、辽宁等地。夏、秋二季花果期采割。切段，生用。

【药性】 苦，寒。归心、小肠经。

【功效】 利尿通淋，活血通经。

【应用】

1. 热淋 本品苦寒清泄，有清热利尿通淋作用，尤长于治疗热淋。治热淋，常与车前子、萹蓄、木通等同用，如八正散。治血淋，常与蒲黄、栀子等同用。治石淋，常与滑石、石韦、冬葵子等同用。

2. 月经不调，闭经 本品性善下降，能活血通经。治血热瘀阻之月经不调、经闭，常与丹参、赤芍、红花等同用。

【用法用量】 煎服，9～15 g。

【使用注意】 孕妇慎用。

【文献摘要】

(1)《神农本草经》："主关格诸癃结，小便不通，出刺，决痈肿，明目去翳，破胎堕子，下闭血。"

(2)《日华子本草》："催生，治月经不通，破血块，排脓。"

(3)《本草备要》："降心火，利小肠，逐膀胱邪热，为治淋要药。"

萹　蓄　Biǎnxù

《神农本草经》

为蓼科植物萹蓄 *Polygonum aviculare* L. 的地上部分。主产于河南、四川、浙江等地。夏季叶茂盛时采收。切段，生用。

【药性】 苦，微寒。归膀胱经。

【功效】 利尿通淋，杀虫，止痒。

【应用】

1. 淋证 本品味苦性微寒，沉降下行，专入膀胱经，善清膀胱湿热而利尿通淋。治热淋之小便短赤、淋沥涩痛，常与木通、瞿麦、车前子等同用，如八正散。治血淋，常与白茅根、小蓟、石韦等同用。

2. 虫积腹痛，湿疮阴痒 本品有杀虫止痒之功。治蛔虫腹痛，可与使君子、苦楝皮等同用。治湿疮阴痒，可单用本品或配伍地肤子、蛇床子、荆芥等煎水外洗。

【用法用量】 煎服，9～15 g。外用适量，煎水洗患处。

【使用注意】 脾胃虚寒者慎用。

【文献摘要】

(1)《神农本草经》："主浸淫疥瘙、疽痔，杀三虫。"

(2)《本草汇言》："利湿热，通小便之药也。"

(3)《本草纲目》："治霍乱、黄疸，利小便。"

绵萆薢　Miánbìxiè

《神农本草经》

为薯蓣科植物绵萆薢 Dioscorea spongiosa J. Q. Xi，M. Mizuno et W. L. Zhao 或福州薯蓣 Dioscorea futschauensis Uline ex R. Kunth 的根茎。主产于浙江、福建、湖北等地。秋、冬二季采挖。切片，生用。

【药性】 苦，平。归肾、胃经。

【功效】 利湿去浊，祛风除痹。

【应用】

1. 膏淋，白浊，白带过多 本品长于利湿分清去浊，为治膏淋、白浊之要药。治膏淋，小便混浊如米泔者，常与黄柏、车前子、石菖蒲等同用，如萆薢分清饮。治膀胱湿热之尿赤白浊，可与黄柏、薏苡仁等同用。治妇女湿盛带下，可与白术、茯苓、车前草等同用。

2. 风湿痹痛 本品能祛风除湿、通络止痛。治风寒湿痹、筋脉拘挛，可与羌活、独活、附子等同用。治风湿热痹、关节红肿疼痛，则与黄柏、忍冬藤、防己等同用。

【用法用量】 煎服，9～15 g。

【使用注意】 肾阴亏虚之遗精滑泄者慎用。

【文献摘要】

(1)《神农本草经》："主腰背痛，强骨节，风寒湿周痹，恶疮不瘳，热气。"

(2)《本草纲目》："治白浊、茎中痛、痔瘘坏疮。"

(3)《滇南本草》："治风寒，温经络，腰膝疼，遍身顽麻，利膀胱水道，赤白便浊。"

【备注】 《中国药典》另收载粉萆薢，为薯蓣科植物粉背薯蓣 Dioscorea hypoglauca Palibin 的根茎。性味功效及应用与绵萆薢相似。

地肤子　Dìfūzǐ

《神农本草经》

为藜科植物地肤 Kochia scoparia (L.) Schrad. 的成熟果实。中国大部分地区均产。秋季果实成熟时采收。生用。

【药性】 辛，苦，寒。归肾、膀胱经。

【功效】 清热利湿，祛风止痒。

【应用】

1. 热淋 本品苦寒降泄，能清利湿热而通淋。治膀胱湿热、小便不利、淋沥涩痛，常与木通、瞿麦、车前子等同用。

2. 湿疹，风疹，阴痒 本品能清热利湿、祛风止痒，为治皮肤病常用药。治湿疹、风疹、疥癣等，常与白鲜皮、苦参、蛇床子等同用。治外阴瘙痒，可与苦参、龙胆、白矾等煎汤熏洗患处。

【用法用量】　煎服，9～15 g。外用适量，煎汤熏洗。

【文献摘要】

（1）《神农本草经》："主膀胱热，利小便。"

（2）《名医别录》："去皮肤中热气，散恶疮、疝瘕，强阴，使人润泽。"

（3）《滇南本草》："利膀胱小便积热，洗皮肤之风，疗妇人诸经客热，清利胎热，妇人湿热带下用之良。"

冬葵子　Dōngkuízǐ

《神农本草经》

为锦葵科植物冬葵 *Malva verticillata* L. 的成熟种子。中国各地均有产。夏、秋二季采收。生用或捣碎用。

【药性】　甘，寒。归大肠、小肠、膀胱经。

【功效】　利尿通淋，下乳消胀，润肠通便。

【应用】

1. 淋证，水肿　本品有利尿通淋之功。治热淋，常与金钱草、瞿麦、滑石等同用。治血淋，常与生地黄、蒲黄、石韦等同用。治石淋，常与海金沙、金钱草、鸡内金等同用。治水肿、小便不利，常与茯苓、猪苓、泽泻等同用。

2. 乳汁不下，乳房胀痛　本品能下乳消胀。治产后乳汁不通、乳房胀痛，可与穿山甲、王不留行等同用。

3. 肠燥便秘　本品质润滑利，能润肠通便。治肠燥便秘，可与郁李仁、杏仁、火麻仁等同用。

【用法用量】　煎服，3～10g。

【使用注意】　本品寒润滑利，脾虚便溏者及孕妇慎用。

【文献摘要】

（1）《神农本草经》："主五脏六腑寒热羸瘦、五癃，利小便"。

（2）《名医别录》："疗妇人乳难内闭。"

（3）《得配本草》："滑肠达窍，下乳滑胎，消肿，通关格，利二便。"

【备注】　《中华人民共和国药典》收载冬葵果，为冬葵的成熟果实。味甘、涩，性凉。功能清热利尿，消肿。用于治疗尿闭、水肿。

灯心草　Dēngxīncǎo

《开宝本草》

为灯心草科植物灯心草 *Juncus effusus* L. 的茎髓。主产于江苏、四川、云南等地。夏末至秋季采收。剪段，生用或煅炭用。

【药性】　甘、淡，微寒。归心、肺、小肠经。

【功效】　利小便，清心火。

【应用】

1. 淋证，水肿　本品味淡渗利，性寒清热，有清热利尿通淋作用。治热淋，尿少涩痛，常与木通、瞿麦、车前子等同用，如八正散。治水肿，可配伍车前草、茯苓等。

2. 心烦失眠，口舌生疮，小儿夜啼 本品性微寒，主归心经，能清心降火。治心火亢盛之心烦失眠、口舌生疮，常与木通、竹叶、栀子等同用。治小儿心热夜啼，可与淡竹叶配伍，开水泡服，也可配车前草，煎汤服。

此外，本品能清肺热，治疗肺经伏热所致的咽痛喉痹，可内服，也可将灯心炭研为末，涂抹患处或和盐吹喉。本品还为灯火灸常用材料，多蘸食用油点燃后按穴位灸或灸患处。

【用法用量】 煎服，1～3 g。外用适量。

【文献摘要】

(1)《开宝本草》："主五淋。"

(2)《本草衍义补遗》："治急喉痹，止夜啼。"

(3)《本草纲目》："降心火，止血通气，散肿止渴。"

第三节 利湿退黄药

本节药物多味苦性寒，主归脾、胃、肝、胆经，以利湿退黄为主要作用，主治湿热黄疸，症见目黄、身黄、小便黄，亦可用治湿疮、湿疹、湿温等。部分药物兼有清热解毒作用，可用治疮痈肿毒。临证可根据阳黄、阴黄之湿热、寒湿偏重不同，选择适当药物，并做相应配伍。

茵 陈 Yīnchén

《神农本草经》

为菊科植物滨蒿 *Artemisia scoparia* Waldst. et Kit 或茵陈蒿 *Artemisia capillaris* Thunb. 的地上部分。主产于陕西、山西、安徽等地。春季幼苗高 6～10 cm 时采收或秋季花蕾长成至花初开时采割。春季采收的习称"绵茵陈"，秋季采割的习称"花茵陈"。切碎，生用。

【药性】 苦、辛，微寒。归脾、胃、肝、胆经。

【功效】 清利湿热，利胆退黄。

【应用】

1. 黄疸 本品苦燥寒清，清利湿热、利胆退黄之功效较强，为治黄疸要药。治湿热阳黄之身目发黄，黄色鲜明，小便短赤，常与栀子、大黄同用，以增强清热利湿退黄之力，即茵陈蒿汤。治寒湿阴黄，常与附子、干姜等同用，如茵陈四逆汤。治黄疸湿重于热，小便不利，常与茯苓、猪苓等同用，如茵陈五苓散。其他如肝胆湿热蕴结，即使无黄疸出现，亦可应用，常配伍柴胡、金钱草、郁金等清肝疏肝药。

2. 湿温，湿疮，湿疹 本品能清热利湿。治湿温初起、发热困倦、小便短赤，常与滑石、黄芩、广藿香等同用，如甘露消毒丹。治湿疮、湿疹，常与黄柏、苦参、地肤子等同用，煎汤内服、外洗均可。

【用法用量】 煎服，6～15 g。外用适量，煎汤熏洗。

【使用注意】 脾胃虚寒、蓄血发黄、血虚萎黄者慎用。

【文献摘要】

(1)《神农本草经》："主风湿寒热邪气，热结黄疸。"

（2）《名医别录》："通身发黄，小便不利，除头痛，去伏瘕。"

（3）《医学入门》："消遍身疮疥。"

【备注】 现代药理研究发现，本品具有利胆、保肝、解热、抗肿瘤、降压、抗病原微生物等作用。

金钱草 Jīnqiáncǎo

《本草纲目拾遗》

为报春花科植物过路黄 *Lysimachia christinae* Hance 的全草。中国江南各省均有分布。夏、秋二季采收。切段，生用。

【药性】 甘、咸，微寒。归肝、胆、肾、膀胱经。

【功效】 利湿退黄，利尿通淋，解毒消肿。

【应用】

1. 湿热黄疸 本品性微寒，主入肝经，长于清肝火，利湿热，退黄疸。治湿热黄疸，常与茵陈、栀子、虎杖等同用。

2. 石淋，热淋 本品长于利尿通淋，消石化结，善治石淋，可单用大剂量煎汤代茶饮，或与鸡内金、海金沙、滑石等同用。治热淋，常与车前子、萹蓄等同用。此外本品亦可用治肝胆结石，常与茵陈、大黄、郁金等同用，如利胆排石片。

3. 痈肿疔疮，蛇虫咬伤 本品能解毒消肿。治恶疮肿毒、蛇虫咬伤等，可用鲜品捣汁内服或捣烂外敷，或与蒲公英、野菊花、连翘等同用。

【用法用量】 煎服，15～60 g，鲜品加倍。外用适量。

【文献摘要】

（1）《本草纲目拾遗》："去风散毒。煎汤洗一切疮疥。"

（2）《采药志》："治反胃噎膈，水肿臌胀，黄白火疸。"

（3）《岭南采药录》："毒蛇咬伤，捣汁饮之，以渣敷患处。立愈。"

【附药】

1. 广金钱草

为豆科植物广金钱草 *Desmodium styracifolium*（Osb.）Merr. 的地上部分，为广东、广西等地区所习用。性味甘、淡，凉；归肝、肾、膀胱经。功能利湿退黄，利尿通淋。适用于黄疸尿赤、热淋、石淋、小便涩痛、水肿尿少。煎服，15～30 g。

2. 连钱草

为唇形科植物活血丹 *Glechoma longituba*（Nakai）Kupr 的地上部分，为江苏、浙江等地区所习用。性味辛、微苦，微寒；归肝、肾、膀胱经。功能利湿通淋，清热解毒，散瘀消肿。适用于热淋、石淋、湿热黄疸、疮痈肿毒、跌打损伤。煎服，15～30 g。外用适量，煎汤洗。

【备注】 金钱草是临床治疗结石病的常用药，广泛用于治疗泌尿系统结石和肝胆结石。《中华人民共和国药典》中将过路黄的全草定为金钱草。全国各地作金钱草药用的植物品种较多，除过路黄、广金钱草、连钱草外，还有以下几种：伞形科植物白毛天胡荽 *Hydrocotyle sibthorpioides* Lam. var. *batrachium*（Hance）Hand.-Mazz. ex Shan，药材称江西金钱草，为江西等地区所习用；旋花科植物马蹄金 *Dichondra repens* Forst.，药材称小金钱草，为四川等地区所习用。

虎 杖 Hǔzhàng

《名医别录》

为蓼科植物虎杖 *Polygonum cuspidatum* Sieb. et Zucc. 的根茎和根。主产于江苏、江西、山东等地。春、秋二季采挖。生用。

【药性】 微苦，微寒。归肝、胆、肺经。

【功效】 利湿退黄，清热解毒，散瘀止痛，化痰止咳。

【应用】

1. 湿热黄疸，淋浊，带下 本品味苦性微寒，善清利湿热，退黄疸。治湿热黄疸及湿热蕴结膀胱之小便涩痛、淋浊带下等，可单用本品煎服，或与茵陈、栀子、车前草等同用。

2. 热毒疮疡，蛇虫咬伤，水火烫伤 本品有良好的清热解毒作用，又能凉血散瘀止痛。治热毒疮疡，可单用本品煎汤外洗，或配伍金银花、蒲公英、连翘等同用。治蛇虫咬伤，用鲜品捣烂敷患处，亦可煎浓汤内服，或配伍其他清热解毒之品。治水火烫伤之皮肤灼痛或溃后流黄水者，单用研末，或与地榆、冰片等共研细末，用香油调敷患处。

3. 血瘀经闭，癥瘕积聚，跌打损伤 本品有活血散瘀止痛之功。治血瘀经闭、痛经，常与桃仁、红花、延胡索等同用。治癥瘕积聚，常与三棱、莪术、土鳖虫等合用。治跌打伤痛，常与三七、乳香、当归等同用。

4. 肺热咳嗽 本品性微寒入肺经，能清降肺热，化痰止咳。治肺热咳嗽，常与浙贝母、黄芩、苦杏仁等同用。

此外，本品还有泻热通便的功效，可用治热结便秘。

【用法用量】 煎服，9～15 g。外用适量，制成煎液或油膏涂敷。

【使用注意】 孕妇慎用。

【文献摘要】

(1)《名医别录》："主通利月水，破流血癥结。"

(2)《日华子本草》："治产后恶血不下、心腹胀满，排脓，主疮疖痈毒、妇人血晕、扑伤瘀血，破风毒结气。"

(3)《本草纲目》："治男妇诸般淋疾。"

垂盆草 Chuípéncǎo

《本草纲目拾遗》

为景天科植物垂盆草 *Sedum sarmentosum* Bunge 的全草。中国大部分地区均产。夏、秋二季采收。切段，生用。

【药性】 甘、淡，凉。归肝、胆、小肠经。

【功效】 利湿退黄，清热解毒。

【应用】

1. 湿热黄疸，小便不利 本品淡渗凉清，能利湿退黄。治湿热黄疸，可单用，或与金钱草、虎杖、茵陈等同用。治小便不利，常与茯苓、猪苓、泽泻等同用。

2. 痈肿疮疡，蛇虫咬伤，烧烫伤 本品有清热解毒之功。治痈肿疮疡，可单用内服或外敷，或配金银花、野菊花、土茯苓等。治蛇虫咬伤，可与白花蛇舌草、七叶一枝花、半边莲等合用。治烧烫伤，可鲜品捣汁外涂。

【用法用量】　煎服，15～30 g。

【文献摘要】

（1）《本草纲目拾遗》："性寒，消痈肿，治湿郁水肿。""治诸毒及汤烙伤，疗痈等症，虫蛇螫咬。"

（2）《天宝本草》："利小便，敷火疮肿痛、汤火症，退湿热，兼治淋症。"

（3）《福建药物志》："治传染性肝炎、痢疾、肺痈、疔疖、烫伤、咽喉炎。"

表 10-2-1　利湿退黄药的参考药

药名	药性	功效	主治	用法用量	备注
地耳草	苦、甘，凉。归肝、胆、大肠经	利湿退黄，清热解毒，活血消肿	湿热黄疸；疮痈肿毒；跌打损伤	煎服，15～30 g。外用适量	
鸡骨草	甘、微苦，凉。归肝、胃经	利湿退黄，清热解毒，疏肝止痛	湿热黄疸；乳痈肿痛；胁肋不舒，胃脘胀痛	煎服，15～30 g。外用适量	
积雪草	苦、辛，寒。归肝、脾、肾经	清热利湿，解毒消肿	黄疸，淋证，暑湿泄泻；疮疡肿毒；跌打损伤，扭挫伤	煎服，15～30 g，鲜品加倍。外用适量	阳虚体弱者慎用
溪黄草	苦，寒。归肝、胆、大肠经	利湿退黄，凉血散瘀	湿热黄疸，湿热泻痢；跌打损伤，瘀血肿痛	煎服，15～30 g	脾胃虚寒者慎用

学习小结

一、知识要点

分类	药名	相同点	不同点
利水消肿药	茯苓	利水渗湿	健脾，宁心
	薏苡仁		健脾止泻，除痹，排脓，解毒散结
	泽泻		泄热，化浊降脂
	猪苓		
	香加皮	利水消肿	祛风湿，强筋骨
	冬瓜皮		清热解暑
	玉米须		利湿退黄
	赤小豆		解毒排脓
利尿通淋药	车前子	清热利尿通淋	渗湿止泻，明目，祛痰
	滑石		清热解暑；外用祛湿敛疮
	海金沙		止痛
	木通		清心除烦，通经下乳
	通草		通气下乳

续表

分类	药名	相同点	不同点
利尿通淋药	石韦	清热利尿通淋	清肺止咳,凉血止血
	瞿麦		活血通经
	萹蓄		杀虫,止痒
	绵萆薢		祛风除痹
利尿通淋药	地肤子	清热利尿通淋	祛风止痒
	冬葵子		下乳,润肠
	灯心草		清心火
利湿退黄药	茵陈	利湿退黄,清热	
	金钱草		利尿通淋,解毒消肿
	虎杖		清热解毒,散瘀止痛,化痰止咳
	垂盆草		清热解毒

二、用药鉴别

需掌握茯苓与猪苓、茯苓与薏苡仁、车前子与滑石、虎杖与大黄的功用异同点。

三、思维拓展

（1）中医学有"治湿不利小便，非其治也"之说，结合利水渗湿药的功用特点，应如何理解？

（2）如何理解茵陈为"治黄疸之要药"？

利水渗湿药用
药鉴别参考答案

利水渗湿药思
维拓展答题要点

利水渗湿药自
测题及答案

第十一章

温里药

温里药 PPT

温里药图片

知识目标

（1）掌握药物：附子、干姜、肉桂、吴茱萸。

（2）熟悉药物：丁香、小茴香、花椒。

（3）了解药物：高良姜、荜茇。

一、含义

凡以温里祛寒为主要功效，用于治疗里寒证的药物，称为温里药，又名祛寒药。

二、性能特点

温里药均味辛而性温热，辛散温通，性热祛寒。能入脏腑散里寒而止痛，走经脉祛寒邪而行滞。因其归经的不同，而分别具有温脾、温胃、温肾、暖肝、温肺及温通经脉等多种不同功效，善于治疗里寒证，即《素问·至真要大论》中的"寒者热之"，《神农本草经》中的"疗寒以热药"治疗原则的具体应用。

三、功效主治

温里药以温里散寒、温经止痛为主要作用，部分药物兼具助阳、回阳之功。主治里寒证、阳虚证及亡阳证，症见脘腹冷痛，呕吐腹泻，畏寒肢冷，腰膝冷痛，小便清长，疝气冷痛，形寒背冷，痰多清稀，舌淡苔白，脉象沉迟或脉微欲绝等。

四、配伍原则

应根据寒证虚实及不同兼证做相应配伍。外寒入里兼有表证者，配解表药。寒凝气滞者，配行气药。寒凝经脉、气滞血瘀者，应与行气活血药同用。寒湿内阻者，应配伍健脾化湿药。阳气虚弱者，可与补阳药配伍。阳气亡脱者，须与大补元气、复脉固脱之品配伍。

五、使用注意

温里药多辛热燥烈，易助火、伤阴、动血，故实热、阴虚火旺、津血亏虚、真热假寒者忌用；孕妇当慎用或禁用。有毒之品，应注意炮制、剂量与用法，以确保用药安全。

附 子 Fùzǐ

《神农本草经》

为毛茛科植物乌头 *Aconitum carmichaelii* Debx. 的子根的加工品。主产于四川。6 月下旬至 8 月上旬采挖。生用或制用。

知识链接：附子炮制中的中国智慧

【药性】　辛、甘，大热。有毒。归心、肾、脾经。

【功效】　回阳救逆，补火助阳，散寒止痛。

【应用】

1. 亡阳证　本品辛热纯阳，能助心阳以复脉，补肾阳以益火，挽救散失之元阳，为回阳救逆之要药。治亡阳证之冷汗淋漓、四肢厥逆、脉微欲绝，常与干姜、甘草同用，以增回阳救逆之力，即四逆汤。治阳衰气脱、神疲倦卧、呼吸气微者，可与大补元气的人参同用，即参附汤。

2. 阳虚证　本品能补肾阳，温脾阳，助心阳。治肾阳不足、命门火衰之腰膝冷痛、阳痿滑精、宫冷不孕等，可与鹿角胶、肉桂等配伍，如右归丸。治脾肾阳虚之脘腹冷痛、便溏腹泻，可与干姜、人参、白术等同用，如附子理中丸。治脾肾阳虚、水湿内停之水肿，小便不利，可与白术、茯苓、白芍等同用，如真武汤。治脾阳不足、寒湿内阻之阴黄证，常与茵陈、干姜、甘草等同用，如茵陈四逆汤。治心阳不振、心悸气短、胸痹心痛，可与人参、桂枝、红花等同用。治阳虚感寒，常与麻黄、细辛同用，以扶正祛邪，助阳解表，即麻黄附子细辛汤。

3. 寒湿痹证　本品有良好的散寒止痛作用。治风寒湿痹、周身骨节疼痛，每多用之，寒痹痛剧者用之尤宜，常与桂枝、白术、甘草同用，如甘草附子汤。

【用法用量】　煎服，3～15 g。本品有毒，宜先煎 0.5～1 h，至口尝无麻辣感为度。

【使用注意】　生品仅供外用，内服须炮制后用。炮制、煎煮方法不当，或过量服用，可引起中毒。热证、阴虚阳亢及真热假寒者忌用。孕妇慎用。不宜与半夏、瓜蒌类药物、贝母类药物、白蔹、白及同用。

【文献摘要】

(1)《神农本草经》："主风寒咳逆邪气，温中，金疮，破癥坚积聚，血瘕，寒湿踒躄，拘挛，膝痛不能行步。"

(2)《景岳全书》："大能引火归源，制伏虚热，善助参芪成功，尤赞术地建效。无论表证里证，但脉细无神，气虚无热者，所当急用。"

(3)《本草正义》："附子，本是辛温大热，其性善走，故为通十二经纯阳之要药，外则达皮毛而除表寒，里则达下元而温痼冷，彻内彻外，凡三焦经络，诸脏诸腑，果有真寒，无不可治。"

【备注】　现代药理研究发现，本品具有强心、抗心律失常、扩张冠状血管、抗血栓、抗炎、镇痛、抗溃疡、延缓衰老、抗肿瘤、增强免疫、兴奋垂体-肾上腺皮质系统及抗抑郁等作用。

干　姜　Gānjiāng

《神农本草经》

为姜科植物姜 *Zingiber officinale* Rosc. 的根茎。主产于四川、贵州、湖北等地。冬季采挖。生用。

【药性】　辛，热。归脾、胃、肾、心、肺经。

【功效】　温中散寒，回阳通脉，温肺化饮。

【应用】

1. 脾胃寒证　本品主归脾胃经，长于温中散寒，为温煦中焦之主药。治寒邪犯胃，腹痛呕吐，常配高良姜，即二姜丸。治脾胃虚寒，脘腹冷痛，食欲不振，常与人参、白术、甘草同用，如理中丸。

2. 亡阳证　本品有回阳通脉之功。治亡阳证之冷汗淋漓，四肢厥逆，脉微欲绝，常与附子相须为用，以增温阳祛寒、回阳救逆之功，如四逆汤。

3. 寒饮喘咳　本品长于温肺化饮。治寒饮伏肺之咳嗽气喘，形寒背冷，痰多清稀，常与细辛、麻黄、五味子等同用，如小青龙汤。

【用法用量】　煎服，3～10 g。

【使用注意】　阴虚内热、血热妄行者忌用。

【文献摘要】

（1）《神农本草经》："主胸满咳逆上气，温中，止血，出汗，逐风湿痹，肠澼下痢。生者尤良。"

（2）《珍珠囊》："干姜其用有四：通心气助阳，一也；去脏腑沉寒，二也；发诸经之寒气，三也；治感寒腹痛，四也。"

（3）《本草求真》："干姜，大热无毒，守而不走，凡胃中虚冷，元阳欲绝，合以附子同投，则能回阳立效，故书有附子无姜不热之句。"

肉　桂　Ròuguì

《神农本草经》

为樟科植物肉桂 *Cinnamomum cassia* Presl 的树皮。主产于广西、广东、云南等地。多在秋季剥取。生用。

【药性】　辛、甘，大热。归肾、脾、心、肝经。

【功效】　补火助阳，散寒止痛，温经通脉，引火归元。

【应用】

1. 肾阳虚证　本品能补火助阳，为治命门火衰、肾阳虚弱之要药。治肾阳不足，命火衰微的阳痿滑精，宫冷不孕，遗尿尿频，常配附子、鹿角胶、杜仲等同用，以培补肾阳、温里祛寒，如右归丸。治脾肾阳虚之畏寒肢冷，食少神疲，腹泻便溏，常配附子、炮姜、白术等，以温补脾肾，如桂附理中丸。

2. 寒凝痛证　本品能温经散寒止痛，为治寒凝诸痛之良药。治寒邪内侵，或脾胃虚寒

微视频：附子与肉桂比较

的脘腹冷痛，可单用；或配干姜、高良姜等。治胸阳不振，寒邪内侵之胸痹心痛，常与附子、干姜、花椒等配伍。治寒疝腹痛，常配伍小茴香、沉香、乌药等，如暖肝煎。治风寒湿痹，腰膝冷痛，常配伍独活、桑寄生、杜仲等，如独活寄生汤。治阳虚寒凝痰阻的阴疽、流注，常配鹿角胶、芥子、麻黄等同用，如阳和汤。

3. 月经不调，痛经闭经　本品善入血分温通经脉。治寒凝血滞的月经不调、痛经、闭经，常配当归、川芎、赤芍等，如少腹逐瘀汤。

4. 虚阳上浮　本品大热入肾，能散沉寒痼冷、补火助阳，使因下元虚衰所致上浮之虚阳回归本元。治元阳亏虚、虚阳上浮的面赤虚喘、心悸失眠、汗出脉微，常与人参、山茱萸、五味子等同用。

此外，久病体虚气血不足者，在补气养血方中加入少量肉桂，有鼓舞气血生长之功。

【用法用量】　煎服，1～5 g，宜后下或焗服。研末冲服，每次1～2 g。

【使用注意】　里有实热、阴虚火旺、血热出血者及孕妇忌用。不宜与赤石脂同用。

【文献摘要】

(1)《神农本草经》："主上气咳逆结气，喉痹吐吸，利关节，补中益气。"

(2)《日华子本草》："治一切风气，补五劳七伤，通九窍，利关节，益精，明目，暖腰膝，破痃癖癥瘕，消瘀血，治风痹，关节挛缩，续筋骨，生肌肉。"

(3)《本草求真》："大补命门相火，益阳治阴。凡沉寒痼冷，营卫风寒，阳虚自汗，腹中冷痛，咳逆结气，脾虚恶食，湿盛泄泻，血脉不通，胎衣不下，目赤肿痛，因寒因滞而得者，用此治无不效。"

吴茱萸　Wúzhūyú

《神农本草经》

为芸香科植物吴茱萸 *Euodia rutaecarpa*（Juss.）Benth.、石虎 *Euodia rutaecarpa*（Juss.）Benth. var. *officinalis*（Dode）Huang 或疏毛吴茱萸 *Euodia rutaecarpa*（Juss.）Benth. var. *bodinieri*（Dode）Huang 的近成熟果实。主产于贵州、湖南、四川等地。8～11月果实尚未开裂时采收。生用或制用。

【药性】　辛、苦，热。有小毒。归肝、脾、胃、肾经。

【功效】　散寒止痛，降逆止呕，助阳止泻。

【应用】

1. 寒滞肝经诸痛证　本品能散肝寒、疏肝气而止痛，为治肝寒气滞诸痛之要药。治中焦虚寒，肝气上逆的厥阴头痛，常配生姜、人参、大枣同用，如吴茱萸汤。治寒凝肝脉、疝气疼痛，常与小茴香、川楝子、木香配伍，即导气汤。治冲任虚寒、瘀血阻滞之痛经，可与桂枝、当归、川芎等同用，如温经汤。治寒湿脚气肿痛，常与木瓜、紫苏叶、槟榔等同用，如鸡鸣散。

2. 呕吐吞酸　本品能降逆止呕、疏肝下气，兼能制酸。治胃寒呕吐，常与半夏、生姜等同用。治肝火犯胃、胃失和降的胁痛口苦、呕吐吞酸，常配黄连同用，以辛开苦降，共收清肝泻火、降逆止呕之功，即左金丸。

3. 虚寒泄泻　本品能温脾暖肾、助阳止泻。治脾肾阳虚、五更泄泻，常配伍补骨脂、肉豆蔻、五味子同用，如四神丸。

【用法用量】　煎服，2～5 g。外用适量。

【使用注意】　本品有小毒，且易耗气动火，不宜多用、久服。阴虚有热者忌服。

【文献摘要】

（1）《神农本草经》："主温中下气，止痛，咳逆寒热，除湿，血痹，逐风邪，开腠理。"

（2）《本草纲目》："辛热能散能温，苦热能燥能坚，故所治之证，皆取其散寒温中，燥湿解郁之功。"

（3）《本草经疏》："吴茱萸，辛温暖脾胃而散寒邪，则中自温，气自下，而诸证悉除。"

丁　香　Dīngxiāng

《雷公炮炙论》

为桃金娘科植物丁香 *Eugenia caryophyllata* Thunb. 的花蕾。习称公丁香。主产于广东、广西、海南等地。当花蕾由绿转红时采摘。生用。

【药性】　辛，温。归脾、胃、肺、肾经。

【功效】　温中降逆，补肾助阳。

【应用】

1. 胃寒呕吐，呃逆，脘腹冷痛　本品能温中散寒，尤长于降逆，为治胃寒呕逆之要药。治虚寒呕吐、呃逆，常与柿蒂、人参、生姜同用，即丁香柿蒂汤。治脾胃虚寒、妊娠恶阻，可与人参、白术、广藿香等同用。治胃寒脘腹冷痛，常与干姜、吴茱萸、砂仁等同用。

2. 肾虚阳痿　本品有补肾助阳之功。治肾阳不足之阳痿、腰膝酸软，可与淫羊藿、巴戟天、附子等同用。

【用法用量】　煎服，1～3 g，或研末外敷。

【使用注意】　热证及阴虚者慎用。不宜与郁金同用。

【文献摘要】

（1）《日华子本草》："治口气，反胃……疗肾气，奔豚气，阴痛，壮阳，暖腰膝。"

（2）《药类法象》："温脾胃，止霍乱，消痃癖，气胀反胃，腹内冷痛，壮阳，暖腰膝，杀酒毒。"

（3）《景岳全书》："温中快气。治上焦呃逆，翻胃，霍乱，呕吐。"

【附药】

母丁香

为丁香的成熟果实，又名鸡舌香。药性、功效与公丁香相似，但气味较淡，功力较弱。煎服，1～3 g。不宜与郁金同用。

小茴香　Xiǎohuíxiāng

《新修本草》

为伞形科植物茴香 *Foeniculum vulgare* Mill. 的成熟果实。中国各地均有栽培。秋季果实初熟时采收。生用或盐水炙用。

【药性】　辛，温。归肝、肾、脾、胃经。

【功效】　散寒止痛，理气和胃。

【应用】

1. 寒疝腹痛，睾丸偏坠胀痛，少腹冷痛，痛经 本品能温肾暖肝，散寒止痛，理气行滞。治寒疝腹痛，常与乌药、青皮、高良姜等配伍，如天台乌药散。治肝气郁滞、睾丸偏坠胀痛，可单用本品炒热熨之；或与橘核、山楂同用。治冲任虚寒之痛经，或寒滞肝脉之少腹冷痛，可与当归、川芎、肉桂等同用。

2. 中焦虚寒，气滞腹痛 本品善能温中止痛，理气和胃。治胃寒气滞、脘腹胀痛、呕吐食少，可与高良姜、香附、乌药等同用。

【用法用量】 煎服，3～6 g。外用适量。

【文献摘要】

（1）《新修本草》："主诸痿、霍乱及蛇伤。"

（2）《日华子本草》："治干湿脚气，并肾劳癞疝气，开胃下食，治膀胱痛，阴疼。"

（3）《本草汇言》："方龙潭曰，此药辛香发散，甘平和胃，故《唐本草》善主一切诸气，如心腹冷气、暴疼心气、呕逆胃气、腰肾虚气……其温中散寒，立行诸气，乃小腹、少腹、至阴之分之要品也。"

【附药】

八角茴香

为木兰科植物八角茴香 *Illicium verum* Hook. f. 的成熟果实。又名大茴香。主产于亚热带地区。药性、功用与小茴香相似，但药力较弱。煎服，3～6 g。

高良姜 Gāoliángjiāng

《名医别录》

为姜科植物高良姜 *Alpinia officinarum* Hance 的根茎。主产于广东、广西、海南等地。夏末秋初采挖。生用。

【药性】 辛，热。归脾、胃经。

【功效】 散寒止痛，温胃止呕。

【应用】

1. 胃寒腹痛 本品长于散寒止痛。适宜于胃寒脘腹冷痛，可单用；也可与炮姜相须为用，以温中散寒止痛，如二姜丸。治胃寒气滞、肝郁犯胃、脘腹胀痛，多与香附合用，即良附丸。

2. 胃寒呕吐 本品能温中止呕。治胃寒呕吐，多与半夏、生姜等同用。治虚寒呕吐，常配党参、茯苓、陈皮等。

【用法用量】 煎服，3～6 g。

【文献摘要】

（1）《名医别录》："主暴冷，胃中冷逆，霍乱腹痛。"

（2）《药性论》："治腹内久冷，胃气逆，呕吐。治风，破气，腹冷气痛，去风冷痹弱，疗下气冷逆冲心，腹痛，吐泻。"

（3）《本草纲目》："健脾胃，宽噎膈，破冷癖，除瘴疟。"

【附药】

红豆蔻

为姜科植物大高良姜 *Alpinia galanga* (L.) Willd. 的果实。性味辛，温。归脾、肺经。功能散寒燥湿，醒脾消食。适用于寒湿阻滞所致的脘腹冷痛，呕吐泄泻，不欲饮食。亦可研末掺牙，治疗风寒牙痛。煎服，3～6 g。阴虚有热者忌用。

花　椒　Huājiāo

《神农本草经》

为芸香科植物青椒 *Zanthoxylum schinifolium* Sieb. et Zucc. 或花椒 *Z. bungeanum* Maxim. 的成熟果皮。主产于四川。秋季采收。生用或炒用。

【药性】　辛、温。归脾、胃、肾经。

【功效】　温中止痛，杀虫止痒。

【应用】

1. 脾胃寒证　本品能温中止痛。治寒凝中焦、脘腹冷痛，常与干姜、附子等配伍。治脾胃虚寒、脘腹冷痛、呕吐不食，常与干姜、人参、饴糖配伍，即大建中汤。治寒湿中阻，泄泻不止，可与苍术、广藿香等同用。

2. 虫积腹痛　本品有驱蛔杀虫之功。治虫积腹痛、手足厥逆、烦闷吐蛔，多与乌梅、干姜、黄柏等同用，如乌梅丸。治蛲虫病，可单用本品煎液作保留灌肠。

3. 湿疹瘙痒，阴痒　本品外用有燥湿杀虫止痒之功。治湿疹瘙痒，单用或与苦参、蛇床子、地肤子等同用，煎汤外洗。治妇人阴痒，可与吴茱萸、蛇床子、藜芦同用，水煎熏洗。

【用法用量】　煎服，3～6 g。外用适量，煎汤熏洗。

【文献摘要】

(1)《神农本草经》："主邪气咳逆，温中，逐骨节皮肤死肌，寒湿痹痛，下气。"

(2)《本草纲目》："椒，纯阳之物，其味辛而麻……其气温以热。………入肺散寒，治咳嗽；入脾除湿，治风寒湿痹，水肿泻痢；入右肾补火，治阳衰溲数、足弱、久痢诸证。"

(3)《本草从新》："温中散寒，燥湿除风，下气，杀虫，治上气咳嗽吐逆，疝瘕，风湿寒痹，利五脏，去老血。疗久痢，月闭，腹中冷痛，产后余疾，恶血痢腹痛。"

荜　茇　Bìbá

《新修本草》

为胡椒科植物荜茇 *Piper longum* L. 的近成熟或成熟果穗。主产于广东、海南、云南等地。9～10 月果穗由绿变黑时采收。生用。

【药性】　辛，热。归胃、大肠经。

【功效】　温中散寒，下气止痛。

【应用】

脾胃寒证　本品长于温胃散寒，下气止痛。治胃寒气滞之脘腹冷痛、呕吐呃逆、泄泻等，可单用，或与高良姜、干姜、肉桂等同用。

此外，本品散寒止痛，可单用研末，吸鼻，治偏正头痛；或配胡椒研末，填塞龋齿孔中，治龋齿疼痛。

【用法用量】　煎服，1～3 g。外用适量，研末塞龋齿孔中。

【文献摘要】

（1）《本草拾遗》："温中下气，补腰脚，消食，除胃冷、阴疝、痃癖。"

（2）《本草纲目》："为头痛、鼻渊、牙痛要药。"

（3）《本草便读》："荜茇，大辛大热，味类胡椒，入胃与大肠，阳明药也。温中散寒，破滞气，开郁结，下气除痰，又能散上焦之浮热，凡一切牙痛、头风、吞酸等症，属于阳明湿火者，皆可用此以治之。"

表 11-0-1 温里药的参考药

药名	药性	功效	主治	用法用量	备注
胡椒	辛，热。归胃、大肠经	温中散寒，下气消痰	胃寒呕吐，腹痛泄泻，食欲不振，癫痫痰多	研粉吞服，每次 0.6～1.5 g。外用适量	
山奈	辛，温。归胃经	行气温中，消食止痛	胸膈胀满，脘腹冷痛，饮食不消	煎服，6～9 g	
荜澄茄	辛，温。归脾、胃、肾、膀胱经	温中散寒，行气止痛	胃寒呕逆，脘腹冷痛，寒疝腹痛，寒湿郁滞，小便浑浊	煎服，1～3 g	

学习小结

一、知识要点

药名	相同点	不同点
附子		回阳救逆，补火助阳，散（诸）寒止痛
干姜		回阳通脉，温肺化饮
肉桂		补火助阳，引火归元，散（诸）寒止痛，温通经脉
吴茱萸		散（肝）寒止痛，降逆止呕，助阳止泻
丁香	温中散寒止痛	温中降逆，补肾助阳
小茴香		散（肝）寒止痛，理气和胃
花椒		杀虫止痒
高良姜		温胃止呕
荜茇		下气止痛

二、用药鉴别

需掌握附子与川乌、附子与干姜、附子与肉桂、干姜与生姜的功用异同点。

三、思维拓展

（1）大汗亡阳虚脱时，为何多用附子而不用肉桂？其理由是什么？

（2）前人有"附子无姜不热"之说，该如何理解这句话？

温里药用药鉴
别参考答案

温里药思维拓
展答题要点

温里药自测题
及答案

第十二章

行 气 药

行气药 PPT

行气药图片

📚 知识目标

（1）掌握药物：陈皮、枳实、香附、木香。
（2）熟悉药物：青皮、沉香、佛手、薤白、乌药、川楝子。
（3）了解药物：檀香、大腹皮、荔枝核、香橼、玫瑰花、柿蒂、梅花、甘松。

一、含义

凡以疏理气机为主要作用，用于治疗气滞或气逆证的药物，称为行气药，又称理气药。其中行气力强者又称破气药。

二、性能特点

行气药性味多辛苦温而芳香，主归脾、胃、肝、肺经。其味辛能行，苦能泄，芳香走窜，性温能通行。善于行散或泄降，而使气机通畅，故长于治疗气滞或气逆证。此即《素问·至真要大论》所言"结者散之""逸者行之"。

三、功效主治

行气药因其性能不同，而分别具有理气健脾、疏肝解郁、理气宽胸、行气止痛、破气散结、降逆止呕等功效。主治脾胃气滞所致的脘腹胀痛、嗳气吞酸、恶心呕吐、腹泻或便秘等；肝气郁滞所致的胁肋胀痛、抑郁不乐、疝气疼痛、乳房胀痛、月经不调等；肺气壅滞所致的胸闷胸痛、咳嗽气喘等。

四、配伍原则

针对病证不同，分别选择功能理气和中、疏肝理气或理气宽胸的药物，并进行必要的配伍。气滞而有寒者，配伍温里药或发散风寒药；兼热者，配伍清热药；兼虚者，配伍补气健脾药或养血柔肝药；兼食积者，配伍消食药。行气药与补虚药同用，可收动静结合、补而不滞之效。

五、使用注意

行气药性多辛温香燥，易耗气伤阴，故热证及气阴不足者慎用。多为芳香之品，入汤剂一般不宜煎煮过久。

陈　皮　Chénpí

《神农本草经》

为芸香科植物橘 *Citrus reticulata* Blanco 及其栽培变种的成熟果皮。主产于广东、四川、福建等省。秋季采摘成熟果实。以陈久者为佳，故称陈皮。产于广东新会者称新会皮、广陈皮。切丝，生用。

知识链接：历久弥香—陈皮

【药性】　苦、辛，温。归肺、脾经。

【功效】　理气健脾，燥湿化痰。

【应用】

1. 脾胃气滞证　本品有良好的行气消胀、健脾燥湿之功效，为理气健脾之要药。治寒湿中阻、脾胃气滞、脘腹胀痛、呕吐泄泻等，常与苍术、厚朴等同用，如平胃散。若食积气滞，脘腹胀痛，可与山楂、莱菔子等合用，如保和丸。治脾虚气滞、腹痛喜按、消化不良者，可与人参、白术、茯苓等同用，如异功散。

2. 痰湿壅滞证　本品善能燥化湿痰，温化寒痰，为治痰之要药。治湿痰咳嗽，常与半夏、茯苓等同用，既能燥湿化痰，又能行气消痰，如二陈汤。治寒痰咳嗽，每与干姜、细辛、五味子等配伍。治痰湿阻滞、胃气不降之呃逆呕吐，常与生姜同用。

【用法用量】　煎服，3～10 g。

【文献摘要】

（1）《神农本草经》："主胸中瘕热、逆气，利水谷，久服去臭，下气。"

（2）《药性论》："治胸膈间气，开胃，主气痢，消痰涎，治上气咳嗽。"

（3）《本草纲目》："其治百病，总取其理气燥湿之功。同补药则补，同泻药则泻，同升药则升，同降药则降。"

【备注】　现代药理研究发现，本品具有调节胃肠功能、促进唾液淀粉酶活性、平喘、镇咳、祛痰等作用。还可降脂、保肝、改善心血管功能、抗过敏、抗肺纤维化、抗抑郁、强心、抗休克、抗肿瘤、降血糖、抗氧化、抑菌。

【附药】

1. 橘核

为橘及其栽培变种的干燥成熟种子。苦，平。归肝、肾经。功能理气，散结，止痛。适用于疝气疼痛、睾丸肿痛及乳房结块等。煎服，3～9 g。

2. 橘络

为橘及其栽培变种的中果皮和内果皮之间的纤维束群。甘、苦，平。归肝、肺经。功能行气通络，化痰止咳。适用于痰滞经络之胸胁疼痛、咳嗽痰多等。煎服，3～5 g。

3. 橘叶

为橘及其栽培变种的叶。辛、苦，平。归肝经。功能疏肝行气，散结消肿。适用于胁肋胀痛、乳房结块等。煎服，6～10 g。

4. 化橘红

为芸香科植物化州柚 *Citrus grandis* 'Tomentosa' 或柚 *Citrus grandis* (L.)Osbeck 的未成熟或接近成熟的外层果皮。辛、苦，温。归肺、脾经。功能理气宽中，燥湿化痰。适用于咳嗽痰多、食积伤酒、呕恶痞闷等。煎服，3～6 g。

青 皮 Qīngpí

《本草图经》

为芸香科植物橘 *Citrus reticulata* Blanco 及其栽培变种的幼果或未成熟果实的果皮。产地同陈皮。5～6 月间收集自落的幼果，晒干，称为"个青皮"；7～8 月间采收未成熟的果实，在果皮上纵剖成四瓣至基部，除去瓤瓣，晒干，习称"四花青皮"。切片或丝，生用或醋炙用。

【药性】 苦、辛，温。归肝、胆、胃经。

【功效】 疏肝破气，消积化滞。

【应用】

1. 肝郁气滞证 本品善理肝胆气滞。治肝郁气滞、胸胁胀痛，常配柴胡、郁金、香附等。治乳房胀痛或结块，常与柴胡、浙贝母、橘叶等同用。治乳痈肿痛，常与瓜蒌皮、金银花、蒲公英等合用。治疝气肿痛，常与乌药、小茴香、木香等配伍，如天台乌药散。

2. 食积气滞证 本品有消积化滞、行气止痛之功。治食积气滞、脘腹胀痛，常与山楂、神曲、麦芽等配伍，如青皮丸。

此外，本品能破气散结。用治气滞血瘀之癥瘕积聚、久疟癖块等，可与三棱、莪术、郁金等同用。

【用法用量】 煎服，3～10 g。醋炙疏肝止痛力增强。

【使用注意】 本品性烈耗气，气虚者慎用。

【文献摘要】

(1)《本草图经》："主气滞，下食，破积结及膈气。"

(2)《本草纲目》："治胸膈气逆，胸痛，小腹疝痛，消乳肿，疏肝胆，泻肺气。"

(3)《本草汇言》："青橘皮，破滞气，削坚积之药也……此剂苦能泄，辛能散，芳香能辟邪消瘴，运行水谷，诚专功也。"

枳 实 Zhǐshí

《神农本草经》

为芸香科植物酸橙 *Citrus aurantium* L. 及其栽培变种或甜橙 *Citrus sinensis* Osbeck 的幼果。主产于四川、江西、福建等地。5～6 月采集。切片，生用或麸炒用。

【药性】 苦、辛、酸，微寒。归脾、胃经。

【功效】 破气消积，化痰散痞。

【应用】

1. 饮食积滞，热结便秘，泻痢后重 本品善能破气除痞，消积导滞。治饮食积滞、脘腹痞满，常与山楂、麦芽、神曲等同用。治脾胃虚弱、运化无力、腹胀纳呆，可与白术同用，以消补兼施、健脾消痞，如枳术丸。治热结便秘，腹满胀痛，常与大黄、芒硝、厚朴配伍，即大承气汤。治湿热泻痢、里急后重，多与大黄、黄芩、黄连等合用，如枳实导滞丸。

2. 胸痹心痛，痰热结胸　本品能破气化痰、除痞散结。治胸阳不振，寒痰内阻之胸痹疼痛、心下痞满，常与薤白、桂枝、瓜蒌等同用，如枳实薤白桂枝汤。治痰热结胸，每与黄连、瓜蒌、半夏等配伍。治心下痞满、食欲不振，可与半夏曲、厚朴等合用，如枳实消痞丸。

此外，本品还可用于胃下垂、子宫脱垂、脱肛等，单用，或与黄芪、白术等补中益气之品同用。

【用法用量】　煎服，3～10 g。炒用性较平和。

【使用注意】　孕妇慎用。

【文献摘要】

（1）《神农本草经》："主大风在皮肤中，如麻豆苦痒。除寒热结，止痢，长肌肉，利五脏，益气轻身。"

（2）《名医别录》："除胸胁痰癖，逐停水，破结实，消胀满，心下急痞痛，逆气，胁风痛，安胃气，止溏泄，明目。"

（3）《本草纲目》："枳实、枳壳大抵其功皆能利气，气下则痰喘止，气行则痰满消，气通则痛刺止，气利则后重除。"

【附药】

枳壳

为酸橙及其栽培变种的未成熟果实。性味、归经、功用同枳实，但作用较缓和，长于理气宽中、行滞消胀。用法用量同枳实。孕妇慎用。

香　附　Xiāngfù

《名医别录》

为莎草科植物莎草 *Cyperus rotundus* L. 的根茎。主产于山东、河南、浙江等地。秋季采挖。切厚片或碾碎，生用，或醋炙用。

【药性】　辛、微苦、微甘，平。归肝、脾、三焦经。

【功效】　疏肝解郁，理气宽中，调经止痛。

【应用】

1. 肝郁气滞诸痛证　本品有良好的疏肝解郁作用。治肝郁气滞之胁肋胀痛，每与柴胡、枳壳、川芎等合用，如柴胡疏肝散。治寒凝气滞、肝气犯胃之脘腹胀痛，常与高良姜配伍，以行气疏肝、祛寒止痛，即良附丸。治寒疝腹痛，可与小茴香、吴茱萸、乌药等同用。

2. 月经不调　本品善于疏理肝气、调经止痛，为妇科调经之要药。治肝郁气滞之月经不调、经闭痛经、乳房胀痛等，常与柴胡、川芎、当归等同用。

3. 脾胃气滞证　本品有理气宽中之功。治疗脾胃气滞、脘腹痞闷、胀满疼痛、呕吐吞酸、纳呆食少，可与砂仁、甘草配伍，即快气汤。

【用法用量】　煎服，6～10 g。醋炙疏肝止痛作用增强。

【文献摘要】

（1）《滇南本草》："调血中之气，开郁，宽中，消食，止呕吐。"

（2）《本草纲目》："利三焦，解六郁，消饮食积聚、痰饮痞满、胕肿腹胀、脚气，止心腹、肢体、头目、齿耳诸痛……妇人崩漏带下，月候不调，胎前产后百病。""乃气病之总司，女科之主帅也。"

（3）《本草求真》："香附，专属开郁散气，与木香行气，貌同实异，木香气味苦劣，故通气甚捷，此则苦而不甚，故解郁居多，且性和于木香，故可加减出入，以为行气通剂，否则宜此而不宜彼耳。"

木 香 Mùxiāng

《神农本草经》

为菊科植物木香 *Aucklandia lappa* Decne. 的根。产于印度、巴基斯坦、缅甸者，称为广木香；产于云南、广西者，称为云木香。秋、冬二季采挖。切厚片，生用或煨用。

微视频：木香

【药性】 辛、苦，温。归脾、胃、大肠、三焦、胆经。

【功效】 行气止痛，健脾消食。

【应用】

1. 脾胃气滞证 本品善理脾胃气滞，为行气止痛、健脾消食之要药。治脾胃气滞、脘腹胀痛、恶心呕吐等，可与砂仁、广藿香等同用，如木香调气散。治脾虚气滞、脘腹胀满、食少便溏，可与人参、白术等同用，如香砂六君子汤。治气滞血瘀、胸腹胁肋诸痛较甚者，可与延胡索同用，以增强行气活血止痛之功。

2. 大肠气滞，泻痢后重 本品善行大肠之滞气。治大肠积滞之脘腹胀痛、大便秘结或泻而不爽，可与槟榔、青皮等同用，如木香槟榔丸。治湿热泻痢、里急后重，每与黄连合用，即香连丸。

3. 肝胆气滞证 本品能行气健脾，又能疏肝利胆。治湿热郁蒸、气机阻滞之脘腹胀痛、胁痛黄疸等，常与茵陈、郁金、大黄等配伍。

【用法用量】 煎服，3～6 g。生用行气力强，煨用行气力缓而多用于止泻。

【文献摘要】

（1）《日华子本草》："治心腹一切气，止泻，霍乱，痢疾，安胎，健脾消食。疗羸劣，膀胱冷痛，呕逆反胃"

（2）《本草纲目》："木香乃三焦气分之药，能升降诸气。"

（3）《本草正义》："以气用事，故专治气滞诸痛，于寒冷结痛尤其所宜。"

【附药】

土木香

为菊科植物土木香 *Inula helenium* L. 的根。性味辛、苦，温。归肝、脾经。功能健脾和胃，行气止痛，安胎。适用于胸胁、脘腹胀痛，呕吐泻痢，胸胁挫伤，岔气作痛，胎动不安。3～9 g，多入丸散服。

沉 香　Chénxiāng

《名医别录》

为瑞香科植物白木香 *Aquilaria sinensis*（Lour.）Gilg 含有树脂的木材。主产于海南、广东、云南等地。全年均可采收。生用。

【药性】　辛、苦，微温。归脾、胃、肾经。

【功效】　行气止痛，温中止呕，纳气平喘。

【应用】

1. 寒凝气滞，胸腹胀痛　本品善除胸腹阴寒而行气止痛。治寒凝气滞之胸腹胀痛，常与乌药、木香、槟榔同用，即沉香四磨汤。治脾胃虚寒之脘腹冷痛，每与肉桂、干姜、附子等合用，如沉香桂附丸。

2. 胃寒呕逆　本品善能温胃降气而止呕。治寒邪犯胃、呕吐清水，可与陈皮、荜澄茄、胡椒等同用。治脾胃虚寒、呕吐呃逆，当与丁香、豆蔻、柿蒂等同用。

3. 虚喘证　本品能温肾散寒、纳气平喘。治下元虚冷、肾不纳气之虚喘证，常与肉桂、附子、补骨脂等同用，如黑锡丹。治上盛下虚之痰饮喘嗽，可与苏子、半夏、陈皮等配伍。

【用法用量】　煎服，1～5 g，宜后下。

【文献摘要】

（1）《名医别录》："悉治风水毒肿，去恶气。"

（2）《本草经疏》："沉香治冷气，逆气，气郁气结，殊为要药。"

（3）《本草通玄》："沉香温而不燥，行而不泄，扶脾而运行不倦，达肾而导火归元，有降气之功，无破气之害，洵为良品。"

檀 香　Tánxiāng

《名医别录》

为檀香科植物檀香 *Santalum album* L. 树干的心材。主产于印度、印度尼西亚，中国海南、广东等地亦产。以夏季采收为佳。生用。

【药性】　辛，温。归脾、胃、心、肺经。

【功效】　行气温中，开胃止痛。

【应用】

寒凝气滞证　本品有行气止痛、散寒调中之功。治寒凝气滞、胸腹冷痛，可与豆蔻、砂仁、丁香等同用。治胃脘寒痛、呕吐食少，可单用本品研末，干姜汤送服，或与沉香、豆蔻、砂仁等同用。

【用法用量】　煎服，2～5 g，宜后下。

【文献摘要】

（1）《日华子本草》："治心痛、霍乱。肾气腹痛，浓煎服；水磨敷外肾并腰肾病处。"

（2）《本草备要》："调脾肺，利胸膈，去邪恶，能引胃气上升，进饮食，为理气要药。"

（3）《本草求真》："凡因冷气上结，饮食不进，气逆上吐，抑郁不舒，服之能引胃气上升，力并上行。且能散风辟邪，消肿住痛，力主外散。功专入脾与肺，不似沉香力专主降而能引气下行也……但此动火耗气，阴虚火盛者切忌。"

佛 手 Fóshǒu

《滇南本草》

为芸香科植物佛手 *Citrus medica* L. var. *sarcodactylis* Swingle 的果实。主产于广东、福建、云南等地。秋季果实尚未变黄或变黄时采收。切丝，生用。

【药性】 辛、苦、酸，温。归肝、脾、胃、肺经。

【功效】 疏肝理气，和胃止痛，燥湿化痰。

【应用】

1. 肝郁气滞证 本品善能疏理肝气。治肝郁气滞之胸胁胀痛、脘腹痞闷等，常与柴胡、香附、郁金等同用。

2. 脾胃气滞证 本品能醒脾和胃、行气止痛。治脾胃气滞之脘腹胀痛、呕恶食少等，每与木香、香附、砂仁等同用。

3. 咳嗽痰多 本品燥湿化痰之力较为和缓，又能疏肝理气。常用治咳嗽日久而痰多者，尤宜于咳嗽不止、胸膺作痛者，可与瓜蒌皮、郁金、枇杷叶等配伍。

【用法用量】 煎服，3～10 g。

【文献摘要】

(1)《滇南本草》："补肝暖胃，止呕吐，消胃家寒痰，治胃气疼，止面寒疼，和中行气。"

(2)《本草纲目》："煮酒饮，治痰气咳嗽。煎汤，治心下气痛。"

(3)《本草便读》："佛手，理气快膈，惟肝脾气滞者宜之，阴血不足者，亦嫌其燥耳。"

薤 白 Xièbái

《神农本草经》

为百合科植物小根蒜 *Allium macrostemon* Bge. 或薤 *Allium chinense* G. Don 的鳞茎。中国各地均有分布，主产于江苏、浙江等地。夏、秋二季采挖。生用。

【药性】 辛、苦，温。归心、肺、胃、大肠经。

【功效】 通阳散结，行气导滞。

【应用】

1. 胸痹心痛 本品能通阳散结，为治胸痹之要药。治寒痰内阻、胸阳不振之胸闷胸痛，常与瓜蒌、半夏、桂枝等配伍，以行气化痰、宽胸散结，如瓜蒌薤白白酒汤、瓜蒌薤白半夏汤、枳实薤白桂枝汤等。治痰瘀互结之胸痹，可与丹参、川芎、瓜蒌等同用。

2. 肠胃气滞，泻痢后重 本品有行气导滞之功。治肠胃气滞、腹胀腹泻，常与木香、砂仁等配伍。治肠胃湿热、泻痢后重，可与黄柏、秦皮等同用。

【用法用量】 煎服，5～10 g。

【使用注意】 气虚无滞者及胃弱纳呆、不耐蒜味者不宜用。

【文献摘要】

(1)《本草纲目》："治少阴病厥逆泄痢及胸痹刺痛，下气散血。"

(2)《长沙药解》："肺病则逆，浊气不降，故胸膈痹塞；肠病则陷，清气不升，故肛门重坠。薤白，辛温通畅，善散壅滞，故痹者下达而变冲和，重者上达而化轻清。"

(3)《本草求真》："薤，味辛则散，散则能使在上寒滞立消；味苦则降，降则能使在下寒滞立下；气温则散，散则能使在中寒滞立除；体滑则通，通则能使久痼寒滞立解。"

乌 药 Wūyào

《开宝本草》

为樟科植物乌药 *Lindera aggregata*(Sims)Kosterm. 的块根。主产于浙江、安徽、江苏等地。全年均可采挖。生用。

【药性】 辛，温。归肺、脾、肾、膀胱经。

【功效】 行气止痛，温肾散寒。

【应用】

1. 寒凝气滞诸痛证 本品善能行气散寒止痛。治胸闷胁痛，常与薤白、瓜蒌皮、延胡索等同用。治脘腹胀痛，可与木香、青皮、莪术等配伍。治寒疝腹痛，多与小茴香、青皮、高良姜等合用，如天台乌药散。治经行腹痛，常配当归、香附、木香等，如乌药汤。

2. 肾阳不足之尿频遗尿 本品能温肾散寒、缩尿止遗。治肾阳不足、膀胱虚冷之尿频、遗尿，常与益智仁、山药同用，即缩泉丸。

【用法用量】 煎服，6～10 g。

【文献摘要】

(1)《开宝本草》："主中恶心腹痛，蛊毒，疰忤，鬼气，宿食不消，天行疫瘴，膀胱、肾间冷气攻冲背膂，妇人血气，小儿腹内诸虫。"

(2)《本草纲目》："治中气、脚气、疝气、气厥头痛、肿胀喘急，止小便频数及白浊。"

(3)《本草求真》："凡一切病之属于气逆而见胸腹不快者，皆宜用此。功与木香、香附同为一类，但木香苦温，入脾爽滞，每于食积则宜；香附辛苦入肝胆二经，开郁散结，每于忧郁则妙；此则逆邪横胸，无处不达，故用以为胸腹逆邪要药耳。"

川楝子 Chuānliànzǐ

《神农本草经》

为楝科植物川楝树 *Melia toosendan* Sieb. et Zucc. 的成熟果实。中国南方各地均产，以四川产者为佳。冬季果实成熟时采收。生用或炒用，用时捣碎。

【药性】 苦，寒。有小毒。归肝、小肠、膀胱经。

【功效】 疏肝泄热，行气止痛，杀虫。

【应用】

1. 肝郁化火诸痛证 本品能疏肝泄热、行气止痛。治肝郁气滞或肝郁化火之胸腹诸痛，常与延胡索配伍，清疏并举，气血同调，增强行气活血止痛之功，即金铃子散。治肝胃不和之胸胁脘腹作痛，常与柴胡、白芍、枳壳等合用。治寒疝腹痛，多与小茴香、木香、吴茱萸同用，即导气汤。

2. 虫积腹痛 本品能杀虫、止痛。尤其适用于蛔虫引起的腹痛，每与槟榔、使君子等同用。

此外，用本品焙黄研末，油调外涂，可杀虫疗癣，用治头癣。

【用法用量】 煎服，5～10 g。外用适量，研末调涂。炒用寒性降低。

【使用注意】 本品苦寒有毒，不可过量或持续服用，脾胃虚寒者不宜用。

【文献摘要】

（1）《神农本草经》："主温疾、伤寒、大热烦狂，杀三虫疥疡，利小便水道。"

（2）《本草纲目》："楝实，导小肠膀胱之热，因引心包相火下行，故心腹痛及疝气为要药。"

（3）《本经逢原》："川楝，苦寒性降，能导湿热下走渗道，人但知其治疝之功，而不知其荡热止痛之用。《本经》主温病烦狂，取以引火毒下泄，而烦乱自除。其杀虫利水道，总取以苦化热之义。"

大腹皮　Dàfùpí

《开宝本草》

为棕榈科植物槟榔 *Areca catechu* L. 的果皮。又名槟榔衣。主产于海南、广西、云南等地。冬季至次春采收未成熟的果实，煮后干燥，纵剖两瓣，剥取果皮，习称"大腹皮"；春末至秋初采收成熟果实，煮后干燥，剥取果皮，打松，晒干，习称"大腹毛"。大腹皮切段，生用。

【药性】 辛，微温。归脾、胃、大肠、小肠经。

【功效】 行气宽中，利水消肿。

【应用】

1. 胃肠气滞证 本品能行气导滞。治食积气滞之脘腹痞胀，嗳气吞酸，常与山楂、麦芽、枳实等同用。治湿阻气滞之脘腹胀满、大便不爽，可与广藿香、陈皮、厚朴等同用。

2. 水肿胀满，脚气肿痛 本品能行气利水消肿。治水湿泛滥之头面四肢悉肿、脘腹胀满、小便不利，常与茯苓皮、五加皮、生姜皮等同用，如五皮饮。治脚气肿痛、小便不利，可与木瓜、槟榔、桑白皮等配伍。

【用法用量】 煎服，5～10 g。

【文献摘要】

（1）《开宝本草》："主冷热气攻心腹，大肠壅毒，痰膈，醋心，并以姜、盐同煎。入疏气药良。"

（2）《本草纲目》，"降逆气，消肌肤中水气浮肿，脚气壅逆，瘴疟痞满，胎气恶阻胀闷。"

（3）《本草求真》："腹皮，辛，性温热，比之槟榔大有不同。盖槟榔性苦沉重，能泄有形之滞积；腹皮其性轻浮，能散无形之积滞，故痞满膨胀、水气浮肿、脚气壅逆者宜之。惟虚胀禁用，以其能泄真气也。"

香　橼　xiāngyuán

《本草拾遗》

为芸香科植物枸橼 *Citrus medica* L. 或香圆 *Citrus wilsonii* Tanaka 的成熟果实。主产于浙江、江苏、广东等地。秋季果实成熟时采收。切丝，生用。

【药性】 辛、苦、酸，温。归肝、脾、肺经。

【功效】 疏肝理气，宽中，化痰。

【应用】

1. 肝郁气滞证 本品能疏肝解郁，理气止痛。治肝气郁结，胁肋胀痛，常与柴胡、郁金、佛手等配伍。

2. 脾胃气滞证 本品能行气宽中。治脾胃气滞之脘腹胀痛、嗳气吞酸、呕恶食少，可与木香、砂仁、广藿香等同用。

3. 咳嗽痰多 本品能化痰止咳。治咳嗽痰多、胸膈不利，常与生姜、半夏、茯苓等合用。

【用法用量】 煎服，3～10 g。

【文献摘要】

(1)《本草拾遗》："去气，除心头痰水。"

(2)《本草再新》："平肝舒郁，理肺气，通经利水，治腰脚气。"

(3)《本草便读》："下气消痰，宽中快膈"。

柿 蒂 Shìdì

《本草拾遗》

为柿树科植物柿 *Diospyros kaki* Thunb. 的宿存花萼。主产于四川、广东、广西等地。秋、冬二季果实成熟时采摘。去柄，生用。

【药性】 苦、涩，平。归胃经。

【功效】 降逆止呃。

【应用】

呃逆证 本品药性平和，善降胃气，胃气上逆所致的各种呃逆均可应用，而为止呃要药。治胃寒呃逆，常与丁香、生姜同用，即柿蒂汤。治虚寒呃逆，可与人参、丁香等合用，如丁香柿蒂汤。治痰浊内阻之呃逆，多与半夏、陈皮、厚朴等配伍。

【用法用量】 煎服，5～10 g。

【文献摘要】

(1)《本草拾遗》："煮服之，止哕气。"

(2)《本草纲目》："古方单用柿蒂煮汁饮之，取其苦温能降逆气也。《济生》柿蒂散加以丁香、生姜之辛热，以开痰散郁，盖从治之法，而昔人常用之收效矣。"

(3)《本草求真》："虽与丁香同为止呃之味，然一辛热一苦平，合用深得寒热兼济之妙。"

玫瑰花 Méiguīhuā

《食物本草》

为蔷薇科植物玫瑰 *Rosa rugosa* Thunb. 的花蕾。主产于山东、江苏、浙江等地。春末夏初花将开放时分批采摘。生用。

【药性】 甘、微苦，温。归肝、脾经。

【功效】 行气解郁，和血，止痛。

【应用】

1. 肝气犯胃证 本品有疏肝解郁、醒脾和胃、行气止痛之功。治肝气犯胃之胸胁脘腹胀痛、恶心呕吐、不思饮食等，常与香附、佛手、砂仁等同用。

2. 气滞血瘀证 本品能行气和血、散瘀止痛。治肝气郁滞之月经不调、经前乳房胀痛，可与当归、川芎、白芍等配伍。治跌打损伤、瘀肿疼痛，可与当归、川芎、赤芍等同用。

【用法用量】 煎服，3～6 g。

【文献摘要】

(1)《食物本草》："主利脾肺，益肝胆，辟邪恶之气，食之芳香甘美，令人神爽。"

(2)《本草纲目拾遗》："和血行血，理气，治风痹、噤口痢、乳痈、肿毒初起、肝胃气痛。"

(3)《本草正义》："玫瑰花，香气最浓，清而不浊，和而不猛，柔肝醒胃，流气活血，宣通窒滞而绝无辛温刚燥之弊，断推气分药之中，最有捷效而最为驯良者，芳香诸品，殆无其匹。"

荔枝核 Lìzhīhé

《本草衍义》

为无患子科植物荔枝 *Litchi chinensis* Sonn. 的成熟种子。主产于福建、广东、广西等地。夏季采摘。生用或盐水炙用，用时打碎。

【药性】 甘、微苦，温。归肝、肾经。

【功效】 行气散结，祛寒止痛。

【应用】

1. 寒疝腹痛，睾丸肿痛 本品能疏肝理气、散结消肿、祛寒止痛。治肝寒气滞之寒疝腹痛，常与小茴香、吴茱萸、橘核等同用。治肝经实火、湿热下注之睾丸肿痛、阴囊红肿，多与川楝子、龙胆、大黄等同用。

2. 妇女痛经，产后腹痛 本品有疏肝解郁、祛寒止痛之功。治肝郁气滞血瘀之痛经及产后腹痛，可与香附研末服，即蠲痛散；或与川芎、当归、益母草等配伍。

此外，本品还可用治肝气郁结、肝胃不和之胃脘久痛，可与木香研末服。

【用法用量】 煎服，5～10 g。

【文献摘要】

(1)《本草衍义》："治心痛及小肠气。"

(2)《本草纲目》："行散滞气，治㿗疝气痛，妇人血气刺痛。"

(3)《本草备要》："入肝肾，散滞气，辟寒邪，治胃脘痛，妇人血气痛。"

甘 松 Gānsōng

《本草拾遗》

为败酱科植物甘松 *Nardostachys jatamansi* DC. 的根及根茎。主产于四川、甘肃、青海等地。春、秋二季采挖。切长段，生用。

【药性】 辛、甘，温。归脾、胃经。

【功效】 理气止痛，开郁醒脾；外用祛湿消肿。

【应用】

1. 中焦寒凝气滞证 本品善理气消胀、开郁醒脾、散寒止痛。治中焦寒凝气滞之脘腹胀痛，常与木香、砂仁、厚朴等同用。治思虑伤脾、不欲饮食、恶心呕吐，常与柴胡、郁金、豆蔻等同用。

2. 湿脚气，牙痛 本品外用能祛湿消肿。治湿脚气，可配荷叶、藁本煎汤外洗，即甘松汤。治牙痛，可单用煎汤漱口。

【用法用量】 煎服，3～6 g。外用适量，煎汤漱口、煎汤洗脚或研末敷患处。

【文献摘要】

（1）《开宝本草》："主恶气，卒心腹痛满，下气。"

（2）《本草纲目》："甘松芳香，甚开脾郁，少加入脾胃药中，甚醒脾气。"

（3）《本草汇言》："其气芳香，入脾胃药中，大有扶脾顺气，开胃消食之功。"

梅 花 Méihuā

《本草纲目》

为蔷薇科植物梅 *Prunus mume* (Sieb.) Sieb. et Zucc. 的花蕾。入药分白梅花、红梅花两种。白梅花主产于江苏、浙江等地，红梅花主产于四川、湖北等地。初春花未开放时采摘花蕾。生用。

【药性】 微酸，平。归肝、胃、肺经。

【功效】 疏肝和中，化痰散结。

【应用】

1. 肝胃气滞，胁肋胀痛 本品能疏肝解郁，理气和中。治肝胃气滞之胁肋胀痛、郁闷心烦、脘腹痞满、嗳气纳呆等，常与柴胡、佛手、香附等配伍。

2. 梅核气 本品能理气、化痰、散结。治痰气郁结之梅核气，常与半夏、厚朴、茯苓等同用。治瘰疬痰核、疮痈肿毒，可与夏枯草、连翘、山慈菇等同用。

【用法用量】 煎服，3～5 g。

【文献摘要】

（1）《本草纲目拾遗》："《百花镜》：开胃散郁，煮粥食，助清阳之气上升，蒸露点茶，生津止渴，解暑涤烦。"

（2）《饮片新参》："绿萼梅平肝和胃，止脘痛、头晕，进饮食。"

表 12-0-1 行气药中的参考药

药名	药性	功效	主治	用法用量	备注
九香虫	咸，温。归肝、脾、肾经	理气止痛，温中助阳	胃寒胀痛，肝胃气痛，肾虚阳痿，腰膝酸痛	煎服，3～9 g	
娑罗子	甘，温。归肝、胃经	疏肝理气，和胃止痛	肝胃气滞，胸腹胀闷，胃脘疼痛	煎服，3～9 g	
刀豆	甘，温。归胃、肾经	温中，下气，止呃	虚寒呃逆，呕吐，肾虚腰痛	煎服，6～9 g	

学习小结

一、知识要点

药名	相同点	不同点
陈皮	理气，化痰	健脾，燥湿
佛手		疏肝，和胃止痛，燥湿
香橼		疏肝，宽中

续表

药名	相同点	不同点
青皮	破气,消积	疏肝,化滞
枳实		化痰散痞
香附	行气止痛	疏肝解郁,理气宽中,调经
木香		健脾消食
沉香		温中止呕,纳气平喘
檀香		温中,开胃
乌药		温肾散寒
川楝子		疏肝泄热,杀虫
荔枝核		散结,祛寒
甘松		开郁醒脾,外用祛湿消肿
薤白	行气导滞	通阳散结
大腹皮		利水消肿
柿蒂		降逆止呃
玫瑰花	疏肝解郁	和血,止痛
梅花		和中,化痰散结

二、用药鉴别

需掌握陈皮与青皮,木香、香附与乌药的功用异同点。

三、思维拓展

(1) 结合陈皮的药性特点和痰饮的生成机制,思考陈皮为什么是治痰要药?

(2) 结合行气药的归经和功效特点,思考行气药的主要应用范围是什么?

行气药用药鉴
别参考答案

行气药思维拓
展答题要点

行气药自测题
及答案

第十三章

消 食 药

消食药 PPT

消食药图片

知识目标

1. 掌握药物：山楂、麦芽、莱菔子、鸡内金。
2. 熟悉药物：神曲。
3. 了解药物：稻芽。

一、含义

凡以消食化积为主要功效，用于治疗饮食积滞证的药物，称为消食药。

二、性能特点

消食药多味甘性平，或稍偏温，主归脾胃二经。本类药物药性平和，服药后能帮助饮食消化，促进脾胃健运，从而使宿食停留、饮食不消之证渐消缓散，故长于治疗饮食积滞而病情较缓、积滞不甚者。

三、功效主治

消食药以消食化积、健脾开胃为主要作用，主治饮食积滞所致的脘腹胀满、嗳腐吞酸、恶心呕吐、不思饮食、大便失常等，亦可用治脾胃虚弱之消化不良等。

四、配伍原则

食积者多有兼证，应根据不同的病情予以适当配伍。饮食内停，易壅塞气机，故常与理气药配伍。脾为湿困，不能健运者，当配芳香化湿之品。若积滞化热、大便不畅者，当配苦寒清热或缓下之品。脾胃久虚、运化无力者，应与健脾益胃药配伍。中焦虚寒、饮食不化者，宜配温中健脾之品。

五、使用注意

消食药虽作用和缓，但个别药物亦有耗气之弊，故气虚而无积滞者慎用。对脾胃素虚、不能运化之食积内停者，当以补气健脾为主。消食药不宜过服、久服，以免耗伤正气。

山　楂　Shānzhā

《本草经集注》

微视频：山楂

知识链接：山楂传统功用的现代诠释

为蔷薇科植物山里红 *Crataegus pinnatifida* Bge. var. *major* N. E. Br. 或山楂 *Crataegus pinnatifida* Bge. 的成熟果实。主产于河南、山东、河北等地，以山东产量大、质量佳。秋季果实成熟时采收。生用或炒用。

【药性】　酸、甘，微温。归脾、胃、肝经。

【功效】　消食健胃，行气散瘀，化浊降脂。

【应用】

1. 饮食积滞证　本品功善消食化积，能治各种饮食积滞，尤善消化油腻肉积、小儿乳积。治食肉不消，可单味煎服。治食积内停所致的脘腹痞满、嗳腐吞酸，常配神曲、麦芽，即大山楂丸；或配莱菔子、神曲、陈皮等，可加强消食化积之功，如保和丸。治积滞脘腹胀痛，可配木香、青皮等以行气消滞。

2. 泻痢腹痛，疝气疼痛　本品能行气止痛，炒用兼能止泻止痢。凡宿食停滞、油腻肉积所致的泻痢腹痛，可单用焦山楂水煎服，或用山楂炭研末服；亦可配木香、槟榔等。治疝气疼痛，可与小茴香为丸服。

3. 气滞血瘀诸痛证　本品能通行气血、祛瘀止痛。治气滞血瘀所致的胸胁疼痛、胸痹心痛，常与川芎、桃仁、红花等同用。治产后恶露不尽、瘀阻腹痛，或痛经、经闭等，可单用本品加糖水煎服；亦可与当归、红花、香附等同用，如通瘀煎。

此外，现代常用本品治疗冠心病、高血压、高脂血症、细菌性痢疾等，均有较好疗效。

【用法用量】　煎服，9～12 g，大剂量可用至 30 g。消食散瘀多用生山楂，止泻止痢多用焦山楂。

【使用注意】　脾虚无积滞者、胃酸分泌过多者慎用。

【文献摘要】

(1)《本草纲目》：“化饮食，消肉积、癥瘕、痰饮痞满吞酸、滞血痛胀。”

(2)《本草通玄》：“山楂，味中和；消油垢之积，故幼科用之最多。若伤寒为重症，仲景于宿滞不化者，但用大、小承气，一百一十三方中并不用山楂，为其性缓，不可以肩弘任巨耳。”

(3)《本草求真》：“山楂，所谓健脾者，因其脾有食积，用此酸咸之味，以为消磨，俾食行而痰消，气破而泄化，谓之为健，止属消导之健矣。……有大小二种，小者入药，去皮核，捣作饼子，日干用。出北地，大者良。”

【备注】　现代药理研究发现，本品有促进脂肪消化、增加胃消化酶分泌、扩张冠状动脉、增加冠状动脉血流量、降血脂、强心、降血压、抗心律失常、抗血小板聚集、抗氧化、增强免疫、利尿、镇静、收缩子宫、抑菌等多种药理作用。

神 曲 shénqǔ

《药性论》

为面粉和其他药物混合后经发酵而成的加工品。中国各地均有生产。其制法是：取较大量面粉或麸皮，与杏仁泥、赤小豆粉、以及鲜青蒿、鲜苍耳、鲜辣蓼自然汁，混合拌匀，使干湿适宜，放入筐内，覆以麻叶或楮叶，保温发酵约 1 周，长出黄菌丝时取出，切成小块，晒干。生用，或炒用。

【药性】　甘、辛，温。归脾、胃经。

【功效】　消食和胃。

【应用】

饮食积滞证　本品能消食和胃，善治食积。临床常以焦神曲与焦麦芽、焦山楂同用，习称"焦三仙"。治食滞伤中、腹胀纳呆、肠鸣腹泻，常配山楂、莱菔子、陈皮等，如保和丸。治脾胃虚弱、消化不良，常与党参、白术、陈皮等同用。本品略有解表之功，外感表证兼有食积者用之尤宜。

此外，在含有金石、贝壳之品的丸药中，前人用本品糊丸以护脾胃、助消化，如磁朱丸。

【用法用量】　煎服，6～15 g。消食宜炒焦用。

【文献摘要】

（1）《药性论》："化水谷宿食，癥结积滞，健脾暖胃。"

（2）《汤液本草》："疗脏腑中风气，调中下气，开胃消宿食，主霍乱，心膈气，痰逆，除烦，破癥结及补虚，去冷气，除肠胃中塞，不下食。"

【附药】

建神曲

为神曲的另一个品种，主产于福建泉州，简称建曲。由面粉、麸皮和紫苏、荆芥、防风、厚朴、白术、木香、枳实、青皮等 40 多种药物混合发酵而成。性味苦温，功能消食化滞，理气化湿，发散风寒，兼能健脾。常用于食滞不化或兼感风寒者。用法用量均与神曲相似。

麦 芽 Màiyá

《药性论》

为禾本科植物大麦 *Hordeum vulgare* L. 的成熟果实经发芽的炮制加工品。中国各地均可生产。将大麦用水浸泡后，保持适宜温、湿度，待幼芽长至约 5 mm 时，晒干或低温干燥。生用或炒用。

【药性】　甘，平。归脾、胃经。

【功效】　行气消食，健脾开胃，回乳消胀。

【应用】

1. 饮食积滞证　本品有较好的消食化积作用，尤能促进淀粉性食物的消化，并能健脾和中，故适用于米面薯芋食滞证以及脾胃虚弱、消化不良者。治饮食积滞、脘腹胀满，可与神曲、白术、枳实等同用。治小儿乳食停滞，单用本品煎服或研末服或配神曲、砂仁等。治脾虚食少、食后饱胀，可配白术、陈皮等，如健脾丸。

2. 妇女断乳，乳房胀痛 本品有回乳之功。治妇女断乳或乳汁郁积之乳房胀痛，可单用生麦芽或炒麦芽 120 g（或生麦芽、炒麦芽各 60 g），煎服。

此外，本品略具疏肝解郁作用，可作为治疗肝气郁滞、肝胃不和证的辅助用药。

【用法用量】 煎服，10～15 g。回乳炒用 60 g。生麦芽功偏消食健胃；炒麦芽多用于回乳消胀。

【使用注意】 哺乳期妇女不宜使用。

【文献摘要】

（1）《药性论》："消化宿食，破冷气，去心腹胀满。"

（2）《滇南本草》："宽中，下气，止呕吐，消宿食，止吞酸吐酸，止泻，消胃宽膈，并治妇人奶乳不收，乳汁不止。"

（3）《本草求原》："凡麦、谷、大豆浸之发芽，皆得生升之气，达肝以制化脾土，故能消导。凡怫郁致成膨膈等症，用之甚妙，人知其消谷而不知其疏肝也。"

稻 芽 Dàoyá

《名医别录》

为禾本科植物稻 *Oryza sativa* L. 的成熟果实经发芽干燥的炮制加工品。将稻谷用水浸泡后，保持适宜的温、湿度，待须根长至约 1 cm 时，晒干或低温干燥。生用或炒用。

【药性】 甘，温。归脾、胃经。

【功效】 消食和中，健脾开胃。

【应用】

饮食积滞证 本品消食作用和缓，助消化 而不伤胃气。常与麦芽相须为用，以提高疗效。治食滞中焦、脘腹胀满，常与山楂、莱菔子、麦芽等同用。治脾虚不运、食少纳呆，常与党参、白术、山药等配伍。

【用法用量】 煎服，9～15 g。炒稻芽偏于消食，用于不饥食少；焦稻芽善化积滞，用于积滞不消。

【文献摘要】

（1）《名医别录》："主寒中。下气，除热。"

（2）《本草纲目》："消导米面诸果食积"

【附药】

谷芽

为禾本科植物粟 *Setaria italica*（L.）Beauv. 的成熟果实经发芽的炮制加工品。谷芽的性能、功效、应用、用法、用量均与稻芽相似。

鸡内金 Jīnèijīn

《神农本草经》

为雉科动物家鸡 *Gallus gallus domesticus* Brisson 的沙囊内壁。中国各地均产。杀鸡后，取出鸡肫，趁热剥取内壁，洗净，干燥。生用、炒用或醋炙用。

【药性】 甘，平。归脾、胃、小肠、膀胱经。

【功效】 消食健胃，涩精止遗，通淋化石。

【应用】

1. 饮食积滞，小儿疳积 本品消食化积作用较强，又能健运脾胃，故广泛用于米面薯芋乳肉等各种食积证。轻者，单味研末，服之即效；重者，常配山楂、麦芽等，可增强消食健胃作用。治脾胃虚寒、饮食不消、食欲不振者，配干姜、白术等，如益脾饼。治小儿脾虚疳积，常与白术、山药、使君子等同用。

2. 遗精遗尿 本品能涩精止遗。治肾虚遗精，可用本品单味炒焦研末，温酒送服。治肾虚遗尿，常与菟丝子、桑螵蛸等同用。

3. 结石，癥瘕积聚 本品有化坚消石通淋之功。治泌尿系结石、小便淋沥、痛不可忍，常与金钱草、海金沙、车前子等同用。治胆结石常与金钱草、茵陈等配伍。治癥瘕积聚，可与鳖甲、牡蛎、浙贝母等同用。

【用法用量】 煎服，3～10 g。研末服效果更佳，每次 1.5～3 g。

【使用注意】 脾虚无积滞者慎用。

【文献摘要】

（1）《神农本草经》："主泄利。"

（2）《滇南本草》："宽中健脾，消食磨胃。治小儿乳食结滞，肚大筋青，痞积疳积。"

（3）《医学衷中参西录》："鸡内金，鸡之脾胃也，中有瓷石、铜、铁皆能消化，其善化瘀积可知……若再与白术等分并用，为消化瘀积之要药，更为健补脾胃之妙品，脾胃健壮，益能运化药力以消积也。"

莱菔子 Láifúzǐ

《日华子本草》

为十字花科植物萝卜 *Raphanus sativus* L. 的成熟种子。中国各地均有栽培。夏季果实成熟时采收。生用或炒用，用时捣碎。

【药性】 辛、甘，平。归肺、脾、胃经。

【功效】 消食除胀，降气化痰。

【应用】

1. 食积气滞证 本品味辛行散，尤善消食化积，行气消胀，治食积气滞所致的脘腹胀满、嗳气吞酸等。常与山楂、神曲、陈皮等同用，如保和丸。治食积气滞兼脾虚者，可配伍白术以攻补兼施。

2. 痰壅喘咳 本品能降气化痰、止咳平喘。治痰壅喘咳、胸闷食少，单用本品为末服；或与芥子、紫苏子同用，即三子养亲汤。

【用法用量】 煎服，5～12 g。生用长于祛痰，炒用长于消食除胀。

【使用注意】 气虚及无食积、痰滞者慎用。不宜与人参同用。

【文献摘要】

（1）《日华子本草》："水研服，吐风痰，醋研消肿毒。"

（2）《本草纲目》："莱菔子之功，长于利气。生能升，熟能降，升则吐风痰，散风寒，发疮疹；降则定痰喘咳嗽，调下痢后重，止内痛，皆是利气之效。"

（3）《医学衷中参西录》："莱菔子无论或生或炒，皆能顺气开郁，消胀除满，此乃顺气之品，非破气之品。盖凡理气之药，单服久服，未有不伤气者，而莱菔子炒熟为末，每饭后移时服钱许，借以消食顺气，转不伤气，因其能多进饮食，气分自得其养也。"

表 13-0-1 消食药的参考药

药名	药性	功效	主治	用法用量	备注
阿魏	苦、辛，温。归脾、胃、肝经	消积，化癥，散痞，杀虫	肉食积滞；癥瘕痞块；还可用治疟疾、痢疾	内服，1～1.5 g，多入丸、散，不宜入煎剂。外用适量，多入膏药	脾胃虚弱者及孕妇忌用
鸡矢藤	甘、苦，微寒。归脾、胃、肝、肺经	消食健胃，化痰止咳，清热解毒，止痛	饮食积滞，小儿疳积；热痰咳嗽；热毒泻痢，咽喉肿痛，疮痈肿毒；多种痛证	煎服，10～60 g。外用适量，捣敷或煎水洗	
隔山消	甘、苦，平。归脾、胃、肝经	消食健胃，理气止痛，催乳	饮食积滞证；脘腹胀痛；乳汁不下或不畅	煎服，6～15 g。研末服，1～3 g。研末吞服比煎服效果好	过量服用易引起中毒

学习小结

一、知识要点

药名	相同点	不同点
山楂	消食化积	行气散瘀，化浊降脂
麦芽		行气，健脾开胃，回乳消胀
莱菔子		行气除胀，降气化痰
鸡内金		健胃，涩精止遗，通淋化石
神曲		解表
稻芽		和中，健脾开胃

二、思维拓展

（1）消食药中"三仙"指的是什么？其生用、炒用、焦用的临床意义是什么？

（2）消食药应用时为何常配伍理气药和健脾益胃药？

消食药思维拓
展答题要点

消食药自测题
及答案

第十四章

泻下药

泻下药 PPT

泻下药图片

📚 知识目标

1. 掌握药物：大黄、芒硝。
2. 熟悉药物：芦荟、火麻仁、郁李仁、甘遂、巴豆霜、牵牛子。
3. 了解药物：番泻叶、松子仁、京大戟、芫花、千金子。

一、含义

凡以泻下通便、峻下逐水为主要功效，用于治疗里实积滞及水饮实证的药物，称为泻下药。

根据作用强弱及主治病证的不同，可分为攻下药、润下药和峻下逐水药三类。

二、性能特点

泻下药性质沉降，主归大肠经。攻下药多为苦寒之品，润下药多味甘质润，峻下逐水药力猛有毒。服药后能引起腹泻，或滑利大肠，从而使宿食积滞、肠中燥屎、体内积水、留痰停饮及其他有害物质从大便排出，故长于治疗里实积滞之证。

三、功效主治

泻下药以泻下通便为主要作用，主治肠胃积滞、大便不通。部分药物兼具清热泻火之功，可用治实热内结、大便干燥等。部分药物有良好的逐水退肿功效，可用治水饮内停、胸腹积水等里实之证。

四、配伍原则

积滞内停，易壅塞气机，故泻下药又常与行气药同用。里实兼有表邪者，当先解表后攻里，或配伍解表药同用。里实兼正虚者，应与补益药同用。热积便秘者，应配伍清热药。寒积便秘者，应配伍温里药。

五、使用注意

攻下药、峻下逐水药作用峻猛，或有毒性，易伤正气，故年老体弱、久病正虚者当慎用。妇女胎前产后及月经期当慎用或忌用。使用作用较强的泻下药时，应中病即止，切勿过量，以免损伤正气。对作用峻猛并有毒性的泻下药，一定要严格掌握炮制方法，注意用量用法及禁忌证，避免中毒，确保用药安全。

● 第一节　攻下药 ●

本类药物多味苦性寒，具有较强的泻下通便作用，主治实热积滞、大便秘结。部分药物兼有较强的清热泻火功效，故又可用于热病高热神昏、谵语发狂，火邪上炎所致的头痛目赤、咽喉肿痛、牙龈肿痛，火热炽盛、迫血妄行的吐血衄血等上部出血证及痢疾初起、肠道寄生虫病等。

现代临床常以攻下药为主，配伍清热解毒药、活血化瘀药等，治疗肠梗阻、急性胰腺炎、胆囊炎、胆石症、胆道蛔虫症等急腹症，取得较好效果。

大　黄　Dàhuáng

《神农本草经》

微视频 大黄的
推陈致新作用

为蓼科植物掌叶大黄 *Rheum palmatum* L. 、唐古特大黄 *Rheum tanguticum* Maxim. ex Balf. 或药用大黄 *Rheum officinale* Baill. 的根和根茎。掌叶大黄和唐古特大黄药材称北大黄，主产于青海、甘肃等地。药用大黄药材称南大黄，主产于四川。于秋末茎叶枯萎或次春发芽前采挖。生用，酒炙，酒蒸，或炒炭用。

【药性】　苦，寒。归脾、胃、大肠、肝、心包经。

【功效】　泻下攻积，清热泻火，凉血解毒，逐瘀通经，利湿退黄。

【应用】

1. 积滞便秘　本品苦寒沉降，清泄能通利，有较强的泻下攻积作用，为治疗积滞便秘之要药。治实热积滞、大便秘结，常与芒硝相须为用，并配伍枳实、厚朴等行气药，以增强泻下之力，即大承气汤。治热结便秘兼有气血亏虚者，当与人参、当归等同用，如黄龙汤。治热结津亏便秘，则与麦冬、生地黄、玄参等同用，如增液承气汤。治脾阳不足、冷积便秘，常与附子、干姜等配伍，以温补脾阳、攻下冷积，如温脾汤。

2. 血热吐衄，目赤咽肿　本品苦寒泄热，善能清热泻火、凉血止血。治血热妄行之吐血、衄血、咯血等，常与黄芩、黄连同用，即泻心汤。治目赤咽痛、牙龈肿痛、口舌生疮等上部火热之证，常配伍黄芩、栀子、连翘等，如凉膈散。

3. 热毒疮疡，烧伤烫伤　本品苦寒通利，既能清热解毒，又能使热毒下泄。治热毒疮疡、红肿热痛，常配伍金银花、蒲公英、连翘等。治肠痈腹痛，常与牡丹皮、桃仁、芒硝等同用，如大黄牡丹汤。治烧伤烫伤，可单用大黄粉，或配地榆粉，用麻油调敷患处。

4. 瘀血证　本品入血分，能逐瘀通经。治妇女产后恶露不尽、瘀滞腹痛，常与桃仁、土鳖虫同用，即下瘀血汤。治瘀血经闭、痛经，可配伍桃仁、桂枝等，如桃核承气汤。治跌打损伤、瘀血肿痛，常配伍当归、红花、穿山甲等，如复元活血汤。

5. 湿热黄疸，淋证 本品性寒，苦泄通利，能利湿退黄。治湿热黄疸，常与茵陈、栀子同用，即茵陈蒿汤。治湿热淋证，可配木通、车前子、滑石等，如八正散。

【用法用量】 煎服，3～15 g。外用适量。大黄生用泻下力强，久煎则泻下力减弱，故欲攻下者宜生用或开水泡服；酒制大黄活血作用较好，宜于瘀血证；大黄炭偏于止血，多用于出血证。

【使用注意】 脾胃虚弱者慎用。妇女妊娠期、月经期、哺乳期慎用。

【文献摘要】

（1）《神农本草经》："下瘀血，血闭寒热，破癥瘕积聚，留饮宿食，荡涤肠胃，推陈致新，通利水谷，调中化食，安和五脏。"

（2）《本草纲目》："下痢赤白，里急腹痛，小便淋沥，实热燥结，潮热谵语，黄疸，诸火疮。"

（3）《药品化义》："大黄气味重浊，直降下行，走而不守，有斩关夺门之功，故号为将军。专攻心腹胀满、肠胃蓄热、积聚痰实、便结瘀血、女人经闭。"

【备注】 现代药理研究发现，本品具有泻下、保肝、利胆、促进胰液分泌、抑制胰酶活性、抗胃及十二指肠溃疡、抗菌、调节免疫等作用，尚可扩张血管、抗心肌缺血、降血脂、解热、抗炎、利尿、抗肿瘤、改善肾功能、抗氧化。

芒　硝　Mángxiāo

《神农本草经》

为硫酸盐类矿物芒硝族芒硝，经加工精制而成的结晶体，主含含水硫酸钠（Na$_2$SO$_4$·10H$_2$O）。主产于河北、河南、山东等地。全年均可采集提炼。生用。

芒硝知识链接：
芒硝与西瓜霜

【药性】 咸、苦，寒。归胃、大肠经。

【功效】 泻下攻积，润燥软坚，清热消肿。

【应用】

1. 积滞便秘 本品苦寒沉降，咸能软坚，有泻热通便、润燥软坚之功，为治疗实热积滞、大便燥结之要药，常与大黄、枳实、厚朴同用，即大承气汤。

2. 目赤肿痛，咽痛口疮，痈疮肿痛 本品苦寒清泄，外用有清热消肿之功。治目赤肿痛，可用玄明粉制成眼药水，外用滴眼。治咽喉肿痛、口舌生疮，常以玄明粉配硼砂、冰片等研末吹患处，如冰硼散；或以芒硝置西瓜中制取西瓜霜外用。治乳痈初起、肠痈、丹毒等，可用本品配冰片外敷。

【用法用量】 内服，6～12 g，冲入药汁内或开水溶化后服。外用适量。

【使用注意】 孕妇及哺乳期妇女慎用。不宜与硫黄、三棱同用。

【文献摘要】

（1）《神农本草经》："除寒热邪气，逐六腑积聚，结固留癖，能化七十二种石。"

（2）《本草纲目》："元素曰：其用有三：去实热，一也；涤肠中宿垢，二也；破坚积热块，三也。"

（3）《药品化义》："味咸软坚，故能通燥结；性寒降下，故能去火烁。主治时行热狂，六腑邪热，或上焦膈热，或下部便坚。"

【备注】 将天然芒硝产品用热水溶解后过滤，冷却析出的结晶，称朴硝或皮硝；皮硝与萝卜片加水共煮，取上层液，冷却，析出的结晶，称芒硝；芒硝经风化失去结晶水而成的白色粉末称玄明粉，又叫元明粉。

番泻叶　Fānxièyè

《饮片新参》

为豆科植物狭叶番泻 *Cassia angustifolia* Vahl 或尖叶番泻 *Cassia acutifolia* Delile 的小叶。前者主产于印度、埃及和苏丹，后者主产于埃及。中国广东、广西及云南亦有栽培。通常于 9 月采收。生用。

【药性】 苦、甘，寒。归大肠经。

【功效】 泻热行滞，通便，利水。

【应用】

1. 热结便秘 本品苦寒清泄，长于泻热通便。治热结便秘，多单味开水泡服，使用方便，亦可用于习惯性便秘及老年便秘。

2. 腹水肿胀 本品能利水消胀。治腹水肿胀，常与牵牛子、大腹皮等同用。

【用法用量】 温开水泡服，1.5～3 g。煎服，2～6 g，宜后下。

【使用注意】 妇女孕期、月经期、哺乳期慎用。剂量过大可致恶心、呕吐、腹痛等不良反应。

【文献摘要】

（1）《饮片新参》："泄热，利肠腑，通大便。"

（2）《现代实用中药》："番泻叶，治食物积滞，胸腹胀满，便秘不通。少用为苦味健胃药，能促进消化；服适量能起缓下作用。"

芦　荟　Lúhuì

《药性论》

为百合科植物库拉索芦荟 *Aloe barbadensis* Miller、好望角芦荟 *Aloe ferox* Miller 或其他同属近缘植物叶的汁液浓缩干燥物。前者习称"老芦荟"，后者习称"新芦荟"。主产于非洲北部及南美洲的西印度群岛，中国云南、广东、广西等地有栽培。全年可采。砸成小块用。

【药性】 苦，寒。归肝、胃、大肠经。

【功效】 泻下通便，清肝泻火，杀虫疗疳。

【应用】

1. 热结便秘 本品苦寒清泄，沉降下行，能泻下通便，泻火除烦。治热结便秘，兼见心肝火盛、烦躁失眠者尤为适宜，可与朱砂同用，即更衣丸。

2. 肝经实火证 本品入肝经，能清泄肝火。治肝经火盛之头晕头痛、烦躁易怒、便秘尿赤等，常与当归、栀子、龙胆等同用，如当归龙荟丸。

3. 小儿疳积 本品有杀虫疗疳之功。治小儿疳积、虫积腹痛，可与使君子等份为末，米汤调服；或配人参、白术等，如肥儿丸。

此外，单用研末外敷，可用治癣病。

【用法用量】 入丸、散服，每次 2～5 g。外用适量。

【使用注意】　脾胃虚弱、食少便溏者及孕妇慎用。

【文献摘要】

（1）《药性论》："杀小儿疳蛔。主吹鼻杀脑疳，除鼻痒。"

（2）《开宝本草》："主热风烦闷，胸膈间热气，明目镇心，小儿癫痫惊风，疗五疳，杀三虫及痔病疮瘘。解巴豆毒。"

（3）《本草汇言》："芦荟，凉肝杀虫之药也。……凡属肝脏为病，有热者，用之必无疑也。但味极苦，气极寒，诸苦寒药无出其右者。其功力主消不主补，以上数证因内热气强者可用，如内虚泄泻食少者禁之。"

● 第二节　润下药 ●

本节药物多为植物种子或种仁，富含油脂，味甘质润，药性平和，主入脾、大肠经，能润滑大肠，发挥缓泻作用。个别药物兼能滋养补虚。适用于年老津枯、产后血虚、热病伤津及失血等所致的肠燥津枯便秘。

火麻仁　Huǒmárén

《神农本草经》

为桑科植物大麻 Cannabis sativa L. 的成熟果实。主产于山东、河北、黑龙江等地。秋季果实成熟时采收。生用或炒用。

【药性】　甘，平。归脾、胃、大肠经。

【功效】　润肠通便。

【应用】

肠燥便秘　本品甘平质润，能润肠通便，且略兼滋养之功，故适用于老人、产妇及病后体虚、津血不足之肠燥便秘者。可单味煮粥服，亦可与郁李仁、瓜蒌仁、杏仁等润肠通便药同用，或与大黄、厚朴等配伍，如麻子仁丸。

【用法用量】　煎服，10～15 g，打碎入煎。

【文献摘要】

（1）《神农本草经》："主补中益气，久服肥健。"

（2）《药品化义》："麻仁，味甘能润肠，体润能去燥，专利大肠气结便闭。凡年老血液枯燥，产后气血不顺，病后元气未复，或禀弱不能运行者皆治。"

（3）《本草求真》："味甘性平，按书皆载缓脾利肠润燥，如伤寒阳明胃热，汗多便闭，治多用此，盖以胃府燥结，非此不解。更能止渴通乳，及妇人难产，老人血虚，产后便秘最宜。"

郁李仁　Yùlǐrén

《神农本草经》

为蔷薇科植物欧李 Prunus humilis Bge.、郁李 Prunus japonica Thunb. 或长柄扁桃 Prunus pedunculata Maxim. 的成熟种子。主产于内蒙古、河北、辽宁等地。夏、秋二季采

收。生用。

【药性】　辛、苦、甘，平。归脾、大肠、小肠经。

【功效】　润肠通便，下气利水。

【应用】

1. **肠燥便秘**　本品味甘而润，润肠作用较火麻仁强，又能下气导滞。故多用于大肠气滞、肠燥便秘之证，常与柏子仁、苦杏仁、桃仁等同用，如五仁丸。

2. **水肿胀满，脚气浮肿**　本品苦降下行，能下气利水消肿。治水肿胀满、脚气浮肿，常与桑白皮、赤小豆、薏苡仁等同用。

【用法用量】　煎服，6～10 g。

【使用注意】　孕妇慎用。

【文献摘要】

(1)《神农本草经》："主大腹水肿，面目四肢浮肿，利小便水道。"

(2)《本草纲目》："甘苦而润，其性降，故能下气利水。"

(3)《本草汇言》："此药性专下降，善导大小二肠燥闭，通利周身水气。"

松子仁　Sōngzǐrén

《开宝本草》

为松科植物红松 *Pinus koraiensis* Sieb. et Zucc 等的种子。主产于黑龙江、吉林。于果实成熟期采收。生用或炒用。

【药性】　甘，温。归肺、肝、大肠经。

【功效】　润肠通便，润肺止咳。

【应用】

1. **肠燥便秘**　本品味甘质润，能润肠通便。治津枯肠燥便秘，常与火麻仁、柏子仁等同用。

2. **肺燥咳嗽**　本品有润肺止咳之功。治肺燥咳嗽、干咳少痰或无痰，可单用煮粥服，或与核桃仁等配用。

【用法用量】　煎服，5～10 g。或入膏、丸剂。

【使用注意】　脾虚便溏、有湿痰者慎用。

【文献摘要】

(1)《日华子本草》："逐风痹寒气，虚羸少气，补不足，润皮肤，肥五脏。"

(2)《本草纲目》："润肺，治燥结咳嗽。"

● 第三节　峻下逐水药 ●

本节药物大多苦寒有毒，药力峻猛，服药后能引起剧烈腹泻，部分药物兼能利尿，从而使体内潴留的水液通过二便排出体外。适用于全身水肿、大腹胀满、胸胁停饮等正气未衰之证。

本节药物力猛有毒，易伤正气，当中病即止，不可久服。必要时可配伍补虚药以保护正气。体虚者慎用，孕妇忌用。此外，对本类药的炮制、剂量、用法及禁忌等要严格掌握，以确保用药安全。

甘　遂　Gānsuí

《神农本草经》

为大戟科植物甘遂 *Euphorbia kansui* T. N. Liou ex T. P. Wang 的块根。春季开花前或秋末茎叶枯萎后采挖。切片，生用或醋炙用。

【药性】　苦，寒。有毒。归肺、肾、大肠经。

【功效】　泻水逐饮，消肿散结。

【应用】

1. 水肿，臌胀，胸胁停饮　本品苦寒清泄沉降，有毒力猛，通利二便，泻下逐饮，服药后可致连续泻下，使体内潴留的水饮排出体外。凡水肿、大腹臌胀、胸胁停饮而正气未衰者，均可用之。可单用，或与大戟、芫花等同用，如十枣汤。

2. 风痰癫痫　本品能荡涤痰涎。治风痰癫痫，可以甘遂为末，入猪心煨后，与朱砂共研细末，为丸服用，即遂心丹。

3. 疮痈肿毒　本品可攻毒散结。单用研末，水调外敷，能消肿散结，治疗疮痈肿毒。

【用法用量】　入丸、散服，每次0.5~1.5 g。外用适量，生用。内服醋炙用，以降低毒性。

【使用注意】　有效成分不溶于水，多入丸散剂。虚弱者及孕妇忌用。不宜与甘草同用。

【文献摘要】

(1)《神农本草经》："主大腹疝瘕，腹满，面目浮肿，留饮宿食，破癥坚积聚，利水谷道。"

(2)《药性论》："能泻十二种水疾，能治心腹坚满，下水，去痰水，主皮肌浮肿。"

(3)《本草纲目》："泻肾经及隧道水湿，脚气，阴囊肿坠，痰迷癫痫，噎膈痞塞。"

京大戟　Jīngdàjǐ

《神农本草经》

为大戟科植物大戟 *Euphorbia pekinensis* Rupr. 的根。主产于江苏、四川、广西等地。秋、冬二季采挖。切片，生用或醋炙用。

【药性】　苦，寒。有毒。归肺、脾、肾经。

【功效】　泻水逐饮，消肿散结。

【应用】

1. 水肿，臌胀，胸胁停饮　本品苦寒有毒，泻水逐饮作用类似甘遂而稍逊。治上述诸证而正气未衰者，常与甘遂、芫花等同用，如十枣汤、舟车丸。

2. 热毒疮痈，瘰疬痰核　本品苦寒清热，能消肿散结。治热毒疮痈，可以鲜品捣烂外敷。治瘰疬痰核，可与鸡蛋同煮，食鸡蛋。

【用法用量】　煎服，1.5~3 g。入丸、散服，每次1 g。外用适量，生用。内服醋炙，以降低毒性。

【使用注意】　正气不足者及孕妇忌用。不宜与甘草同用。

【文献摘要】

（1）《神农本草经》："主十二水，腹满急痛，积聚，中风皮肤疼痛，吐逆。"

（2）《名医别录》："主颈腋痈肿，头痛，发汗，利大小肠。"

（3）《景岳全书》："性峻烈，善逐水邪痰涩，泻湿热胀满。"

【附药】

红大戟

为茜草科植物红大戟 *knoxia valerianoides* Thorel et Pitard 的根。性味、功用与京大戟略同。但京大戟泻下逐水力强，红大戟消肿散结力胜。用法用量及使用注意同京大戟。

芫 花 Yuánhuā

《神农本草经》

为瑞香科植物芫花 *Daphne genkwa* Sieb. et Zucc. 的花蕾。主产于安徽、江苏、浙江等地。春季花未开放前采摘。生用或醋炙用。

【药性】 苦、辛，温。有毒。归肺、脾、肾经。

【功效】 泻水逐饮，外用杀虫疗疮。

【应用】

1. 胸胁停饮，水肿，臌胀 本品苦降性温，泻水逐饮作用与甘遂、京大戟相似而力稍逊，尤多用于泻胸胁水饮，常与甘遂、京大戟等同用，如十枣汤、舟车丸。

2. 头疮，白秃，顽癣 本品外用能杀虫疗疮。治疗头疮、秃、顽癣，可单用研末，或配雄黄用猪脂调膏，外敷患处。

【用法用量】 煎服，1.5～3 g。入丸、散服，每次 0.6 g。外用适量。内服醋制用，以降低毒性。

【使用注意】 正气不足者及孕妇忌用。不宜与甘草同用。

【文献摘要】

（1）《神农本草经》："主咳逆上气，喉鸣喘，咽肿短气……疝瘕，痈肿，杀虫鱼。"

（2）《名医别录》："消胸中痰水，喜唾，水肿。"

（3）《药性论》："治心腹胀满，去水气，利五脏寒痰，涕唾如胶者。主通利血脉，治恶疮，风痹湿……能泻水肿胀满。"

巴豆霜 Bādòushuāng

《神农本草经》

为大戟科植物巴豆 *Croton tiglium* L. 干燥净仁的炮制加工品。主产于四川、广西、云南等省。秋季果实成熟时采收。制霜用。

【药性】 辛，热。有大毒。归胃、大肠经。

【功效】 峻下冷积，逐水退肿，豁痰利咽；外用蚀疮。

【应用】

1. 寒积便秘 本品辛热，能峻下冷积，开通肠道闭塞。用于寒邪食积、阻结肠道、大便不通、腹满胀痛、病起急骤、气血未衰者，可单用巴豆霜装入胶囊，或配大黄、干姜制丸服，以增强攻逐寒积之功，如三物备急丸。

2. 小儿乳食停积　本品峻药轻投，可泻下利水、祛痰消积。可与胆南星、朱砂、六神曲等同用，用于小儿痰壅、乳食停积，甚则惊悸者。

3. 腹水臌胀，二便不通　本品峻泻，有较强的逐水退肿作用。《肘后方》以之与杏仁为丸服，治腹水臌胀。近代用本品配绛矾、神曲为丸，治晚期血吸虫病肝硬化腹水。

4. 喉风，喉痹　本品能祛痰利咽以利呼吸。治喉风，或喉痹痰涎壅塞气道，呼吸困难，甚则窒息欲死者，可单用本品；近代治疗白喉及喉炎引起喉梗阻，用巴豆霜吹入喉部，引起呕吐，排出痰涎，使梗阻症状得以缓解。或与贝母、桔梗同用，治痰涎壅塞、胸膈窒闷、肢冷汗出之寒实结胸者，如三物小白散。

5. 痈肿脓成未溃，疥癣恶疮，疣痣　本品外用有蚀腐肉、疗疮毒作用。常与乳香、没药、木鳖子等熬膏外敷，以蚀腐皮肤，促进破溃排脓，治痈肿成脓未溃者；或以油调本品、雄黄、轻粉末，外涂以治疥癣恶疮。

【用法用量】　0.1～0.3 g，多入丸、散用。外用适量。

【使用注意】　孕妇及虚弱者禁用。不宜与牵牛子同用。传统认为巴豆得热则助泻，得冷则泻止，服用巴豆时不宜食热粥、饮开水等。

【文献摘要】

（1）《神农本草经》："破癥瘕结聚坚积，留饮痰癖，大腹水胀，荡涤五脏六腑，开通闭塞，利水谷道，去恶肉。"

（2）《本草纲目》："巴豆，生猛熟缓，能吐能下，能止能行，是可升可降药也。""巴豆，峻用则有戡乱劫病之功，微用亦有抚绥调中之妙。"

（3）《本草通玄》："巴豆禀阳刚雄猛之性，有斩关夺门之功，气血未衰，积邪坚固者，诚有神功。老羸衰弱之人，轻妄投之，祸不旋踵。巴豆、大黄同为攻下之剂，但大黄性冷，腑病多热者用之；巴豆性热，脏病多寒者宜之。故仲景治伤寒传里恶热者，多用大黄。东垣治五积属脏者，多用巴豆。"

【备注】　现代药理研究发现，本品有泻下、抗肿瘤、抗炎、抗菌作用。巴豆油含有毒性蛋白，能溶解红细胞，使局部组织坏死。

【附药】

巴豆

为巴豆的干燥成熟果实。性味辛、热，有大毒；归胃、大肠经。本品专供外用，不作内服。外用蚀疮。适用于恶疮疥癣、疣痣。外用适量，研末涂患处，或捣烂以纱布包擦患处。孕妇及虚弱者禁用；不宜与牵牛子同用。

牵牛子　Qiānniúzǐ

《名医别录》

为旋花科植物裂叶牵牛 *Pharbitis nil*（L.）Choisy 或圆叶牵牛 *Pharbitis purpurea*（L.）Voigt 的成熟种子。中国大部分地区均产。秋末果实成熟、果壳未开裂时采割。生用或炒用。

【药性】　苦，寒。有毒。归肺、肾、大肠经。

【功效】 泻水通便，消痰涤饮，杀虫攻积。

【应用】

1. 水肿，臌胀 本品苦寒降泄，能泻下逐水、通利二便，其逐水之力较甘遂、京大戟弱。治水肿、臌胀而正气未衰者，可单用研末服用，或与甘遂、京大戟等同用，如舟车丸。

2. 痰饮喘咳 本品入肺经，能泻肺气、逐痰饮。治肺气壅滞、痰饮喘咳、面目浮肿，可与葶苈子、杏仁等同用。

3. 虫积腹痛 本品既能杀虫攻积，又可泻下以排除虫体。治蛔虫、绦虫及虫积腹痛者，可与槟榔、使君子等同用。

【用法用量】 煎服，3～6 g。入丸散服，每次 1.5～3 g。炒用药性减缓。

【使用注意】 孕妇忌用。不宜与巴豆同用。

【文献摘要】

（1）《名医别录》："主下气，疗脚满水肿，除风毒，利小便。"

（2）《本草纲目》："逐痰消饮，通大肠气秘、风秘，杀虫。"

千金子 Qiānjīnzǐ

《蜀本草》

为大戟科植物续随子 *Euphorbia lathyris* L. 的成熟种子。主产于河北、浙江、四川等地。夏、秋二季果实成熟时采收。生用，或制霜用。

【药性】 辛，温。有毒。归肝、肾、大肠经。

【功效】 泻下逐水，破血消癥。

【应用】

1. 水肿，臌胀 本品性温通利，能泻下逐水而药力峻猛。治二便不利之水肿实证，单用有效，或配防己、槟榔、葶苈子等同用。

2. 癥瘕，经闭 本品辛散温通，能破血逐瘀消癥。治癥瘕痞块、血瘀经闭，可配牛膝、红花、莪术等同用。

此外，本品外用，可用治顽癣、恶疮肿毒及毒蛇咬伤等。

【用法用量】 内服，制霜入丸、散服，1～2 g。外用适量，捣烂敷患处。

【使用注意】 孕妇及体弱便溏者忌用。

【文献摘要】

（1）《蜀本草》："治积聚痰饮，不下食，呕逆及腹内诸疾。"

（2）《开宝本草》："主妇人血结月闭、癥瘕痃癖瘀血、蛊毒、鬼疰心腹痛、冷气胀满，利大小肠，除痰饮积滞，下恶滞物。"

表 14-3-1 峻下逐水药的参考药

药名	药性	功效	主治	用法用量	备注
商陆	苦，寒。有毒。归肺、脾、肾、大肠经	泻下逐水，消肿散结	水肿，臌胀，大便秘结，小便不利；疮痈肿毒	煎服，3～9 g。醋炙以降低毒性。外用适量	孕妇忌服

学习小结

一、知识要点

分类	药名	相同点	不同点
攻下药	大黄	泻下通便,清热	清热泻火,凉血解毒,逐瘀通经,利湿退黄
	芒硝		润燥软坚,清火消肿
	番泻叶		利水
	芦荟		清肝泻火,杀虫疗疳
润下药	火麻仁	润肠通便	
	郁李仁		下气利水
	松子仁		润肺止咳
峻下逐水药	甘遂	泻水逐饮、消肿散结	
	京大戟		
	芫花	泻水逐饮	外用杀虫疗疮
	巴豆霜		峻下冷积,豁痰利咽,外用蚀疮
	牵牛子		杀虫攻积
	千金子		破血消癥

二、用药鉴别

需掌握大黄与芒硝的功用异同。

三、思维拓展

(1) 中医治法中有"急下存阴""釜底抽薪"之法,结合泻下药的具体应用,思考如何理解其作用机制?

(2) 峻下逐水药药性峻猛,但又常能救人于危急,从"毒"与"效"两方面考虑如何合理应用此类药物?

泻下药用药鉴
别参考答案

泻下药思维拓
展答题要点

泻下药自测题
及答案

第十五章

止 血 药

止血药 PPT

止血药图片

知识目标

1. 掌握药物：地榆、小蓟、槐花、三七、茜草、白及、仙鹤草、艾叶。
2. 熟悉药物：大蓟、白茅根、侧柏叶、蒲黄、藕节、棕榈炭、血余炭。
3. 了解药物：苎麻根、降香、紫珠叶、鸡冠花、炮姜。

一、含义

凡以制止体内外出血为主要功效，用以治疗出血证的药物，称为止血药。

根据止血药寒、温、散、敛之药性和功效等特点不同，可分为凉血止血药、化瘀止血药、收敛止血药与温经止血药四类。

二、性能特点

凉血止血药性多苦寒或甘寒，个别药物兼有涩味；化瘀止血药性多甘温或甘平，个别药物性偏苦寒；收敛止血药性多苦涩而平或凉；温经止血药均为温性。肝藏血，心主血，脾统血，故止血药以归肝、心、脾经为主，尤以归肝、心二经为多，具体药物的归经还因其止血部位和兼有功效的不同而有所差异。

三、功效与主治

止血药以止血为主要作用，主治出血证，如咯血、衄血、吐血、便血、尿血、崩漏及外伤出血等。部分药物兼具清热解毒、消肿止痛、敛疮、止泻止痢、止带、温里祛寒等功效，可用治热毒疮疡、瘀血肿痛、水火烫伤、泻痢、带下、寒凝腹痛等证。

四、配伍原则

首先须根据病证选择相应类别的止血药，并进行适当配伍。如热性出血，应选择凉血止血药，其中，血热妄行出血，宜配伍清热泻火药、清热凉血药，而阴虚火旺及阴虚阳亢出血，宜配伍滋阴降火、滋阴潜阳药。瘀血内阻、血不循经之出血，应选择化瘀止血药，并配伍少量活血行气药。虚寒性出血应选择温经止血药和收敛止血药，并配伍益气、健脾、温阳之品。其次，按出血部位选择长于治疗相应部位出血的止血药，如吐血、衄血等上部出血证，选择善于止肺胃出血的止血药；便血、痔血、崩漏等下部出血证，选择善于止下部出血的止血药，并根据先贤"下血必升举，吐衄必降气"之经验，分别适当配以降气、升举之品。

五、使用注意

凉血止血药和收敛止血药，易凉遏敛邪，有止血留瘀之弊，大剂量使用时，应适当配伍活血之品，使血止而不留瘀。若出血过多，气随血脱，须急投大补元气之药以益气固脱。多数止血药炒炭可增强止血之效，但仍有个别药物以生品或鲜品效佳。

● 第一节　凉血止血药 ●

本类药物药性寒凉，既能止血，又有清血分热之效，适用于热伤血络、迫血妄行的出血证。部分药物兼有清热解毒之功，可用治热毒疮疡、烫伤等。

出血急重者，可配伍收敛止血药以加强止血之效。若血热夹瘀之出血，宜配化瘀止血药或少佐活血行气之品。

地　榆　Dìyú
《神农本草经》

为蔷薇科植物地榆 *Sanguisorba officinalis* L. 或长叶地榆 *Sanguisorba officinalis* L. var. *longifolia*（Bert.）Yü et Li 的根。后者习称"绵地榆"。前者中国大部分地区均产，后者主产于安徽、江苏、浙江等地。春季采挖。生用或炒炭用。

【药性】　苦、酸、涩，微寒。归肝、大肠经。

【功效】　凉血止血，解毒敛疮。

【应用】

1. 出血病证　本品既能凉血止血，又能收敛止血，尤多用于下焦血热之便血、痔血、崩漏、血痢等。治便血、痔血，常与槐花、栀子、黄连等同用。治崩漏，常与生地黄、黄芩等同用。治血痢，常与白头翁、黄连、木香等同用。

2. 烫伤，湿疹，疮疡肿毒　本品能解毒敛疮，为治烧烫伤之要药，可单味研末，用麻油调敷，或配大黄、虎杖等研末调敷。治湿疹及皮肤溃烂，可单味浓煎外洗，或用纱布浸药外敷，亦可配煅石膏、枯矾研末外敷。治疮疡肿毒，无论成脓与否均可应用。初起未成脓者，可单煎浸洗或湿敷；已成脓者，可单味捣烂外敷，或配蒲公英等同用。

【用法用量】　煎服，9～15 g。外用适量，研末涂敷患处。止血多炒炭用，解毒敛疮多生用。

【使用注意】　大面积烧烫伤，不宜外涂，以防其所含鞣质被大量吸收而引起中毒性肝炎。

【文献摘要】

（1）《本草纲目》："地榆，除下焦热，治大小便血证。"

（2）《本草求真》："其性主收敛，既能清降，又能收涩，则清不虑其过泻，涩亦不虑其或滞，实为解热止血药也。但血热者当用，虚寒者不宜用。"

（3）《本草正义》："地榆凉血，故专主血热而治疮疡，能止汗。又苦寒之性，沉坠直降，故多主下焦血证，如溲血、便血、血淋、肠风、血痔、血痢、崩中、带下等皆是。"

白茅根　Báimáogēn

《神农本草经》

为禾本科植物白茅 *Imperata cylindrica* Beauv. var. *major*（Nees）C. E. Hubb. 的根茎。中国大部分地区均产，以华北地区较多。春、秋二季采挖。生用或炒炭用。

【药性】　甘，寒。归肺、胃、膀胱经。

【功效】　凉血止血，清热利尿。

【应用】

1. 出血病证　本品功擅凉血止血，善清肺、胃、膀胱之热，对血热妄行之咯血、吐血、衄血、尿血等皆可选用。结合其清热利尿功效，对湿热蕴结膀胱之尿血、血淋尤为多用，可单味煎服，或配小蓟、石韦等同用。治上部血热出血，可鲜品捣汁服用，或配大蓟、小蓟、侧柏叶等同用，如十灰散。

2. 热淋，水肿，黄疸　本品善清热利尿通淋，且味甘，利水而不伤阴。治热淋，常与木通、滑石等同用。治水肿、小便不利，常与车前子、泽泻等同用。治湿热黄疸，常与茵陈、栀子等同用。

此外，取本品清肺胃热作用，尚可用治热病烦渴、胃热呕吐及肺热咳喘等证。

【用法用量】　煎服，9～30 g；鲜品 30～60 g，以鲜品为佳。多生用，止血亦可炒炭用。

【文献摘要】

（1）《神农本草经》："主劳伤虚羸，补中益气，除瘀血、血闭、寒热，利小便。"

（2）《本草纲目》："白茅根，甘，能除伏热，利小便，故能止诸血、哕逆、喘急、消渴，治黄疸水肿，乃良物也。"

（3）《景岳全书》："善理血病，凡吐血、衄血、瘀血、血闭及妇人经水不调，崩中漏下，且通五淋，除客热，止烦渴，坚筋骨，疗肺热哕逆喘急，解酒毒及黄疸水肿，久服大是益人。"

侧柏叶　Cèbǎiyè

《名医别录》

为柏科植物侧柏 *Platycladus orientalis*（L.）Franco 的枝梢及叶。中国大部分地区均产。多在夏、秋二季采收。生用或炒炭用。

【药性】　苦、涩，寒。归肺、肝、脾经。

【功效】　凉血止血，化痰止咳，生发乌发。

【应用】

1. 出血病证　本品既能凉血止血，又能收敛止血，各种出血证皆可选用，尤以治血热出血证为宜。治血热妄行之吐血、衄血、咯血，常与生地黄、生艾叶、鲜荷叶同用，即四生丸。治胃肠积热之便血、痔血、血痢，常与槐花、黄连等同用。治崩漏、月经过多属阴虚血热者，常与生地黄、白芍等同用。治虚寒性出血，常与炮姜、艾叶等同用。

2. 肺热咳嗽　本品善清泄肺热，化痰止咳。治肺热咳嗽痰多，可单味煎服，或配黄芩、瓜蒌等同用。

3. 血热脱发，须发早白　本品有凉血祛风而生发乌发之效，治血热脱发及须发早白，常以本品为末，用麻油调涂，或制成酊剂外涂。

【用法用量】　煎服，6～12 g。外用适量。止血多炒炭用，化痰止咳生用。

【文献摘要】

（1）《名医别录》："主治吐血，衄血，利血，崩中，赤白。"

（2）《本草汇言》："止流血，去风湿之药也。凡吐血、衄血、崩血、淋血、血热流溢于经络者，捣汁服之，立止。"

（3）《景岳全书》："善清血凉血，止吐血衄血，痢血尿血，崩中赤白，去湿热湿痹，骨节疼痛……烧汁涂发，可润而使黑。"

大　蓟　Dàjì

《名医别录》

为菊科植物蓟 *Cirsium japonicum* Fisch. ex DC. 的地上部分。中国大部分地区均产。夏、秋二季花开时采割地上部分。生用或炒炭用。

【药性】　甘、苦，凉。归心、肝经。

【功效】　凉血止血，散瘀解毒消痈。

【应用】

1. 出血病证　本品既能凉血止血，又略有化瘀之功。对血热所致各种出血证均可应用，尤多用于吐血、咯血及崩漏。治吐血、咯血，常与小蓟、侧柏叶、白茅根等同用，如十灰散。治崩漏，可单味煎服，或配小蓟、茜草等同用。治外伤出血，可单味研末外敷。

2. 热毒疮痈　本品既能凉血解毒，又可散瘀消肿，内外痈肿均可用之。治外痈，可用鲜品捣敷或煎服；治内痈，可单味煎服，或配金银花等同用。

【用法用量】　煎服，9～15 g。外用鲜品适量，捣烂敷患处。

【文献摘要】

（1）《名医别录》："主治女子赤白沃，安胎，止吐血、衄鼻，令人肥健。"

（2）《本草经疏》："大蓟根最能凉血，血热解则诸证自愈矣。"

（3）《本草新编》："破血止血甚奇，消肿安崩亦效，去毒亦神，但用于初起之血症，大得奇功，而不能治久伤之血症也。盖性过于凉，非胃所喜，可以降火，而不可以培土故耳。"

小　蓟　Xiǎojì

《名医别录》

为菊科植物刺儿菜 *Cirsium setosum*（Willd.）MB. 的地上部分。中国大部分地区均产。夏、秋二季花开时采割。生用或炒炭用。

【药性】　甘、苦，凉。归心、肝经。

【功效】　凉血止血，散瘀解毒消痈。

【应用】

1. 出血病证　本品主治与大蓟相同，亦可用于血热妄行所致各种出血证，可单味捣汁服，或配大蓟、白茅根、侧柏叶等同用，如十灰散。本品兼能利尿通淋，故尤善治尿血、血淋，常与滑石、木通等同用，如小蓟饮子。

2. 热毒疮痈 本品治疮疡肿毒功似大蓟而力稍逊，可单用本品捣敷患处，或配金银花、乳香、大蓟等同用。

【用法用量】 煎服，5～12 g。外用鲜品适量，捣烂敷患处。

【文献摘要】

(1)《本草拾遗》："破宿血，止新血、暴下血、血痢、金疮出血、呕血等。绞取汁温服。作煎和糖合，金疮及蜘蛛蛇蝎毒服之亦佳。"

(2)《本草图经》："亦生捣根绞汁饮，以止吐血、衄血、下血皆验。"

(3)《分类草药性》："治血淋胀痛，跌打损伤，红崩，白带。"

槐 花 Huáihuā

《日华子本草》

为豆科植物槐 *Sophora japonica* L. 的花及花蕾。中国大部分地区均产，以黄土高原和华北平原为多。夏季花开放或花蕾形成时采收。前者习称"槐花"，后者习称"槐米"。生用、炒用或炒炭用。

【药性】 苦，微寒。归肝、大肠经。

【功效】 凉血止血，清肝泻火。

【应用】

1. 出血病证 本品能凉血止血，适用于血热所致的各种出血证，因其善下行清大肠火热，故对大肠火盛或湿热蕴结所致的痔血、便血尤为适宜，常与地榆、黄连等同用。

2. 肝火上炎，目赤头痛 本品长于清肝泻火，适用于肝火上炎之目赤、头胀痛及眩晕等，可单味煎汤代茶饮，或配菊花、夏枯草等同用。

【用法用量】 煎服，5～10 g。止血宜炒用或炒炭用，清热泻火宜生用。

【使用注意】 脾胃虚寒及阴虚发热而无实火者慎用。

【文献摘要】

(1)《日华子本草》："治五痔，心痛眼赤，杀腹脏虫及热，治皮肤风，并肠风。泻血、赤白痢，并炒服。"

(2)《药品化义》："味苦，苦能直下，且味厚能沉。主清肠红下血，痔疮肿痛，脏毒淋沥，此凉血之功，独在大肠也。"

(3)《药义明辨》："槐花，凉血较胜于实，下焦尤有专功，而疏风则稍逊矣。"

【附药】

槐角

为槐的成熟果实。苦，寒。归肝、大肠经。功能清热泻火，凉血止血。适用于肠热便血、痔血，肝热头痛、目赤，便秘等。煎服，6～9 g；或入丸、散。孕妇慎用。

苎麻根 Zhùmágēn

《名医别录》

为荨麻科植物苎麻 *Boehmeria nivea* (L.) Gaud. 的根和根茎。主产于浙江、江苏、安徽等地。冬、春季采挖。生用或炒焦用。

【药性】　甘，寒。归心、肝经。

【功效】　凉血止血，安胎，清热解毒。

【应用】

1. 出血病证　本品能凉血止血。对血热所致的咳血、吐血、衄血、尿血、崩漏等皆可应用。如治尿血、血淋可单味煎服，或配伍小蓟、白茅根等凉血止血药同用。

2. 胎动不安，胎漏下血　本品凉血止血，清热安胎。凡热盛胎动不安、胎漏下血者，可单味煎服，或配黄芩、阿胶等同用。

3. 热毒痈肿　本品能清热凉血解毒。治热毒痈肿，常以鲜品捣敷患处，或浓煎外洗，或配金银花、野菊花等同用。

此外，本品尚能利尿，可用治诸淋涩痛，小便不利。

【用法用量】　煎服，10～30 g。外用适量，捣烂敷患处。

【文献摘要】

（1）《名医别录》："主治小儿赤丹，其渍苎汁治渴。安胎。"

（2）《医林纂要》："孕妇两三月后相火日盛，血益热，胎多不安，苎根甘咸入心，能布散其光明而不为郁热，此安胎良药也。"

（3）《本草纲目拾遗》："治诸毒，活血止血。功能发散止渴，安胎，涂小儿丹毒，通蛊胀，崩淋哮喘，白浊滑精，牙痛喉闭，骨哽疝气，火丹疖毒，胡蜂毒蛇咬，发背疔疮，跌扑损伤。"

表 15-1-1　凉血止血的参考药

药名	药性	功效	主治	用法用量	备注
羊蹄	苦、涩，寒。归心、肝、大肠经	凉血止血，解毒杀虫，泻下通便	血热出血证；疮疡，烫伤，疥癣；热结便秘	煎服，10～15 g；外用适量，捣敷，或煎水洗	

● 第二节　化瘀止血药 ●

本类药物多性温或平，既能止血，又能化瘀，具有止血而不留瘀的特点。主要适用于瘀血内阻、血不循经之出血证，通过配伍亦可用于其他原因所致的出血。部分药物兼有消肿止痛之效，可用治跌打损伤、瘀滞心腹疼痛、经闭等。

某些药物行散之力较强，孕妇慎用。

知识链接：云南白药的创制和新用

三　七　Sānqī

《本草纲目》

为五加科植物三七 *Panax notoginseng*（Burk.）F. H. Chen 的根和根茎。主产于云南、广西。秋季花开前采挖。生用。

【药性】 甘、微苦，温。归肝、胃经。

【功效】 散瘀止血，消肿定痛。

【应用】

1. 出血病证 本品功善止血，又能散瘀，有止血不留瘀、化瘀不伤正的特点，故广泛用于内外各种出血，无论有无瘀滞，均可应用，对出血兼瘀者，尤为适宜。单味内服、外用，均有良效，亦可配伍其他止血药同用。如治吐血、衄血、咯血，常与白及、藕节等同用。治尿血、便血、崩漏，常与花蕊石、血余炭同用，即化血丹。治外伤出血，可单味研末外敷，或与龙骨、血竭等研末，内服、外用均可。

2. 跌打损伤，瘀滞肿痛 本品善活血消肿定痛，为外伤科要药。治跌打损伤、筋伤骨折、瘀肿疼痛，无论有无出血，可单味内服或外敷，或配乳香、没药等同用。治心腹瘀痛，常与瓜蒌、薤白等同用。治痈疡肿痛，初起者，可消肿；已溃者，可生肌，常与乳香、血竭等同用。

此外，本品有补虚强壮作用，民间常以之与鸡或猪肉炖服。

【用法用量】 煎服，3~9 g。研粉吞服，每次1~3 g。外用适量。

【使用注意】 孕妇慎用。

【文献摘要】

(1)《本草纲目》：“止血，散血，定痛，金刃箭伤，跌扑杖疮，血出不止者，嚼烂涂，或为末掺之，其血即止。亦主吐血衄血，下血血痢，崩中经水不止，产后恶血不下，血运血痛，赤目痈肿，虎咬蛇伤诸病。”

(2)《本草新编》：“三七根，止血神药也，无论上中下之血，凡有外越者，一味独用亦效，加入于补血补气之中则更神。”

(3)《医学衷中参西录》：“善化瘀血，又善止血妄行，为吐衄要药。”

【备注】 现代药理研究发现，本品具有抗血小板聚集、溶栓、促进造血、降压、抗心律失常、保护心肌、改善脑供血、调节免疫、镇痛、抗炎、抗衰老等作用。

茜 草 Qiàncǎo

《神农本草经》

为茜草科植物茜草 *Rubia cordifolia* L. 的根及根茎。主产于陕西、河南、安徽等地。春、秋二季采挖。生用或炒炭用。

微视频：茜草

【药性】 苦，寒。归肝经。

【功效】 凉血，祛瘀，止血，通经。

【应用】

1. 出血病证 本品有化瘀、凉血、止血之效，尤多用于血热夹瘀之出血证。治吐血、衄血、咯血，常与白茅根、侧柏叶、大蓟等同用，如十灰散。治便血、血痢，常与地榆、黄连等同用。治崩漏，常与侧柏叶、生地黄等同用。

2. 血瘀经闭，跌打损伤，风湿痹痛 本品能行血脉、通经络、利关节，尤为妇科所常用。治血瘀经闭，常与桃仁、红花等同用。治跌打损伤，可单味泡酒服，或与三七、乳香等同用。治风湿痹痛，亦可单味泡酒服或配祛风湿止痛药同用。

【用法用量】 煎服，6~10 g。或入丸、散；或浸酒服。止血炒炭用，活血通经生用或酒炒用。

【文献摘要】

（1）《神农本草经》："主寒湿风痹、黄疸，补中。"

（2）《名医别录》："主止血、内崩、下血、膀胱不足、踒跌、蛊毒。"

（3）《本草汇言》："茜草治血，能行能止，余尝用酒制则行，醋炒则止。活血气，疏经络，治血郁血痹诸证最妙，无损血气也。配归、芍用，大能有益妇人。"

蒲 黄 Púhuáng

《神农本草经》

为香蒲科植物水烛香蒲 *Typha angustifolia* L.、东方香蒲 *Typha orientalis* Presl 或同属植物的花粉。主产于江苏、浙江、山东等地。夏季采收蒲棒上部的黄色雄花序，筛取花粉。生用或炒炭用。

【药性】 甘，平。归肝、心包经。

【功效】 止血，化瘀，利尿通淋。

【应用】

1. 出血病证 本品性平，既能止血，又能化瘀，对于出血证，无论属寒属热，有无瘀滞皆可选用，以属实夹瘀者尤宜。对血热出血，可单味冲服，或配伍其他药同用。治吐血，常与大蓟、白茅根等同用。治鼻衄，常与青黛、郁金等同用。治咯血，常与白及、侧柏叶等同用。治崩漏、月经过多，常与生地黄、茜草等同用。对虚寒性出血，多与艾叶、炮姜等同用。治外伤出血，可单味外敷。

2. 血瘀诸痛 本品能活血化瘀止痛。治血瘀心腹疼痛、痛经、产后瘀痛、跌仆肿痛等证，常与五灵脂相须为用，即失笑散。

3. 血淋 本品既能止血，又能利尿通淋。治热结膀胱、血淋涩痛，可与车前子、石韦、瞿麦等同用。

【用法用量】 煎服，5～10 g，宜包煎。外用适量。止血多炒用，化瘀、利尿多生用。

【使用注意】 孕妇慎用。

【文献摘要】

（1）《神农本草经》："主心腹膀胱寒热，利小便，止血，消瘀血。久服轻身益气力。"

（2）《本草纲目》："凉血活血，止心腹诸痛。"

（3）《本草汇言》："蒲黄，血分行止之药也，主诸家失血。凡吐血，衄血，溺血，便血，崩漏下血，肠风泻血，总能治之。此药性凉而利，能洁膀胱之原，清小肠之气，故小便不通，前人所必用也。至于治血之方，血之上者可清，血之下者可利，血之滞者可行，血之行者可止。凡生用则性凉，行血而兼消；炒用则味涩，调血而且止也。"

降 香 Jiàngxiāng

《海药本草》

为豆科植物降香檀 *Dalbergia odorifera* T. Chen 树干和根的心材。主产于海南、广东、广西等地。全年均可采收。生用。

【药性】 辛，温。归肝、脾经。

【功效】 化瘀止血，理气止痛。

【应用】

1. 出血病证 本品能化瘀止血，适用于瘀滞性出血证，尤多用于跌打损伤所致的内外出血，为伤科常用之品。治外伤出血，可单味研末外敷。治内伤吐血、咯血，属血瘀或气火上逆者，本品能降气化瘀止血，常与牡丹皮、郁金等同用。

2. 瘀血痛证 本品能理气活血止痛。治血瘀气滞之心胸、脘腹疼痛，常与川芎、丹参等同用。治跌打损伤、瘀肿疼痛，常与乳香、没药等同用。

此外，本品辛香降气避秽，可用治秽浊内阻脾胃之呕吐腹痛，可与广藿香、木香等同用。

【用法用量】 煎服，9~15 g，宜后下。研末服，每次 1~2 g；或入丸、散。外用适量。

【文献摘要】

(1)《本草纲目》："疗折伤金疮，止血定痛，消肿生肌。"

(2)《本草经疏》："降真香，香中之清烈者也，故能辟一切恶气不祥……上部伤，瘀血停积胸膈骨，按之痛，或并胁肋痛，此吐血候也，急以此药刮末，入药煎服之良。治内伤，或怒气伤肝吐血，用此以代郁金，神效。"

(3)《本经逢原》："降真香色赤，入血分而下降，故内服能行血破滞，外涂可止血定痛……又虚损吐红，色瘀昧不鲜者，宜加用之，其功与花蕊石散不殊。"

表 15-2-1 化瘀止血药的参考药

药名	药性	功效	主治	用法用量	备注
花蕊石	酸、涩，平。归肝经	化瘀止血	瘀滞性出血证	煎服，4.5~9 g，打碎先煎。多研末服，每次 1~1.5 g。外用适量	孕妇慎用

第三节 收敛止血药

本类药物味多涩苦，性较平和，或凉而不寒，既能止血，又有收敛之性，适用于多种出血证，但以出血无瘀滞者为宜。部分药物兼有敛疮、止泻、止痢、止带等功效，可用治疮疡、泻痢、带下等。应用时，对出血有瘀血及实邪者，当慎用或配伍活血化瘀及祛邪之品。

白 及 Báijí

《神农本草经》

为兰科植物白及 *Bletilla striata*（Thunb.）Reichb. f. 的块茎。主产于贵州、四川、湖南等地。夏、秋二季采挖。生用。

【药性】 苦、甘、涩，微寒。归肺、肝、胃经。

【功效】 收敛止血，消肿生肌。

【应用】

1. 出血病证 本品味涩质黏，不论内服或外用，均有较好的止血作用，为收敛止血之要药，适用于体内外各种出血证，尤长于治疗肺胃出血。临床治内出血证，可单味研末，米汤送服，亦可随证配伍使用。如治吐血、便血，常与乌贼骨同用，即乌及散。治咯血，属肺阴虚者，常与生地黄、阿胶等同用；属肺气虚者，常与黄芪、人参等同用。治外伤出血，可单味研末外敷。

2. 疮痈，皮肤皲裂，肛裂，烫伤　本品能消肿生肌。治疮痈初起未溃者，可单味研末外敷，或配金银花、皂角刺等同用；痈肿已溃，疮口不敛，亦可单味研末外敷或配龙骨、赤石脂等研末外用。治水火烫伤、皮肤皲裂、肛裂，均可以本品研末，香油调涂；其中治烫伤，亦常与煅石膏粉、凡士林调膏外用。

【用法用量】　煎服，6～15 g。研末服，每次 3～6 g。外用适量。

【使用注意】　不宜与乌头类药（如川乌、草乌、附子等）同用。

【文献摘要】

（1）《神农本草经》："主痈肿，恶疮，败疽，伤阴，死肌，胃中邪气，贼风，鬼击，痱缓不收。"

（2）《本草纲目》："白及性涩而收，得秋金之令，故能入肺止血，生肌治疮也。"

（3）《本草汇言》："白及敛气，渗痰，止血，消痈之药也。此药质极黏腻，性极收涩，味苦气寒，善入肺经。凡肺叶破损，因热壅血瘀而成疾者，以此研末日服，能坚敛肺脏，封填破损，痈肿可消，溃败可托，死肌可去，脓血可洁，有托旧生新之妙用也。"

仙鹤草　Xiānhècǎo

《本草图经》

为蔷薇科植物龙芽草 *Agrimonia pilosa* Ledeb. 的地上部分。主产于浙江、江苏、湖北等地。夏、秋二季茎叶茂盛时采割。生用。

【药性】　苦、涩，平。归心、肝经。

【功效】　收敛止血，止痢，截疟，补虚，解毒。

【应用】

1. 出血病证　本品长于收敛止血，且不易敛邪，无论属寒属热之出血，均可使用。治咯血、吐血、衄血、便血、崩漏等出血证，属血热者，常与生地黄、侧柏叶等同用；属虚寒者，常与艾叶、黄芪等同用。

2. 泄泻，痢疾　本品有涩肠止泻、止血之功。治久泻久痢，单味煎服即效。治血痢，可与地榆、黄连等同用。

3. 疟疾，阴痒　本品有解毒杀虫、截疟之功。治疟疾寒热，可单用本品研末，于疟发前 2h 吞服，或与其他截疟药同用。治外阴湿痒，可浓煎取汁，冲洗阴道。

4. 脱力劳伤　本品有补虚强壮作用。治劳力过度所致的神疲乏力、面色萎黄而饮食如常者，常配大枣同用。

此外，本品尚可解毒消肿，治疮疖痈肿，外用、内服均可。

【用法用量】　煎服，6～12 g。外用适量。

【文献摘要】

（1）《滇南本草》："治妇人月经或前或后，红崩白带，面寒背寒，腹痛腰痛，发热气胀，赤白痢疾。"

(2)《本草纲目拾遗》引《葛祖方》："消缩食，散中满，下气，疗吐血各病、翻胃噎膈、疟疾、喉痹、闪挫、肠风下血、崩痢、食积、黄白疸、疔肿痈疽、肺痈、乳痈、痔肿。"

藕 节　ǒujié

《药性论》

为睡莲科植物莲 *Nelumbo nucifera* Gaertn. 的根茎节部。主产于浙江、江苏、安徽等地。秋、冬二季采挖。生用或炒炭用。

【药性】　甘、涩，平。归肝、肺、胃经。

【功效】　收敛止血，化瘀。

【应用】

出血病证　本品能收敛止血，又兼化瘀之功，药性平和，适用于多种出血证。尤多用于咯血、吐血等上部出血证，但药力较弱，常须配伍其他止血药同用。如治血热出血，可用鲜品与大蓟、生地黄等同用。治虚寒崩漏等出血，可用本品炒炭，并与艾叶、炮姜等同用。

【用法用量】　煎服，9～15 g。

【文献摘要】

(1)《药性论》："捣汁，主吐血不止，口鼻出血皆治之。"

(2)《本草纲目》："能止咳血、唾血、血淋、溺血、下血、血痢、血崩。"

(3)《本草纲目拾遗》："藕节粉，开膈，补腰肾，和血脉，散一切瘀血，生一切新血；产后及吐血者食之尤佳。"

棕榈炭　Zōnglǘtàn

《本草拾遗》

为棕榈科植物棕榈 *Trachycarpus fortunei*（Hook. f.）H. Wendl. 的叶柄。主产于华东、华南和西南各地。全年可采。生用或煅炭用。

【药性】　苦、涩，平。归肺、肝、大肠经。

【功效】　收敛止血。

【应用】

出血病证　本品性平，为收敛止血要药，适用于多种出血证，尤多用于崩漏，以无瘀滞者为宜。治吐血、便血、尿血、崩漏，常与血余炭、侧柏叶等同用。若属血热妄行者，常与牡丹皮、大蓟、小蓟等同用，如十灰散。若属虚寒出血，常与炮姜、艾叶等同用。

此外，本品收涩之性，尚可用于久泻久痢，妇人带下。

【用法用量】　煎服，3～9 g。研末服，每次 1～1.5 g。

【使用注意】　出血兼有瘀滞者慎用。

【文献摘要】

(1)《日华子本草》："止鼻洪吐血，破癥，治崩中带下、肠风赤白痢。入药烧灰用，不可绝过。"

(2)《本草衍义》："皮烧为黑灰，治妇人血露及吐血，仍佐之他药。"

(3)《本草纲目》："棕灰性涩，若失血去多、瘀滞已尽者，用之切当，所谓涩可去脱也。与乱发同用更良。年久败棕入药尤妙。"

血余炭 Xuèyútàn

《神农本草经》

为人发制成的炭化物。洗净，晒干。焖煅成炭用。

【**药性**】 苦，平。归肝、胃经。

【**功效**】 收敛止血，化瘀，利尿。

【**应用**】

1. 出血病证 本品有收敛止血之功，兼能散瘀，有止血不留瘀的特点，故广泛用于多种出血证。治咯血、吐血，常与三七、花蕊石同用，即化血丹。治血淋、尿血，常与小蓟、白茅根等同用。治便血，常与地榆、槐花等同用。治崩漏，常与棕榈炭、蒲黄等同用。

2. 小便不利 本品能通利水道，治小便不利，常与滑石、车前子等同用。

【**用法用量**】 煎服，5～10 g；研末服，每次 1.5～3 g。外用适量。

【**使用注意**】 本品有焦发气，易致恶心呕吐，胃弱者慎服。

【**文献摘要**】

(1)《神农本草经》："主五癃、关格不通，利小便水道，治小儿痫、大人痓。"

(2)《名医别录》："止血鼻衄，烧之吹内立已。"

(3)《药性论》："能消瘀血、关格不通，利水道。"

紫珠叶 Zǐzhūyè

《本草拾遗》

为马鞭草科植物杜虹花 *Callicarpa formosana* Rolfe 的叶。主产于浙江、江西、福建等地。7～8月枝叶茂盛时采摘。生用。

【**药性**】 苦、涩，凉。归肝、肺、胃经。

【**功效**】 凉血收敛止血，散瘀解毒消肿。

【**应用**】

1. 出血病证 本品能凉血收敛止血，对肺胃出血证最佳，属血热者尤宜。治咯血、衄血、吐血，常与大蓟、侧柏叶等同用。治便血、痔血，常与地榆、槐花等同用。治尿血、血淋，常与小蓟、白茅根等同用。治外伤出血，可单味捣敷，或研粉敷布。

2. 热毒疮疡，烧烫伤 本品有清热解毒敛疮之功。治热毒疮疡，可用鲜品捣敷，并煮汁内服，或配金银花、蒲公英等同用。治烧烫伤，可单味煎液湿敷或研粉敷布疮面。

【**用法用量**】 煎服，3～15 g。研末服，每次 1.5～3 g。外用适量。

【**文献摘要**】

(1)《本草拾遗》："解诸毒物、痈疽、喉痹、飞尸、蛊毒、毒肿、下瘘、蛇虺、虫螫、狂犬毒，并煮汁服。亦煮汁洗疮肿，除血长肤。"

(2)《浙江药用植物志》："清热，凉血，止血。主治各种内外出血、疮疖、痈肿、牙疳。"

鸡冠花 Jīguānhuā

《滇南本草》

为苋科植物鸡冠花 *Celosia cristata* L. 的花序。中国大部分地区均产。秋季花盛开时采收。生用或炒炭用。

【药性】 甘、涩，凉。归肝、大肠经。

【功效】 收敛止血，止带，止痢。

【应用】

1. 出血病证 本品既可收敛止血，又可凉血止血，尤以下焦出血多用。治血热便血、痔血，常与地榆、槐花等同用。治崩漏，属血热妄行者，常与生地黄、茜草等同用；属冲任不固者，常与棕榈炭、黄芪等同用。

2. 带下 本品既清热，又收敛止带。治带下属湿热下注者，常与黄柏、椿皮等同用；属脾虚带下，常与山药、芡实等同用。

3. 久泻久痢 本品有清热凉血、涩肠止痢作用。治久泻久痢，常与石榴皮、赤石脂等同用；若泻痢余邪未尽，常与黄柏、秦皮等同用。

【用法用量】 煎服，6～12 g。

【文献摘要】

（1）《滇南本草》："止肠风血热，妇人红崩带下，赤痢下血，用红花效；白痢下血，用白花效。"

（2）《本草纲目》："痔漏下血，赤白下痢，崩中，赤白带下，分赤白用。"

（3）《玉楸药解》："止九窍失血，吐血崩漏，淋痢诸血皆止，并治带淋之证。"

表 15-3-1　收敛止血药的参考药

药名	药性	功效	主治	用法用量	备注
檵木	苦、涩，平。归肝、胃、大肠经	收敛止血，清热解毒，止泻	多种出血证；烧烫伤；泄泻、痢疾	煎服，15～30 g。或捣汁服。外用适量	
断血流	微苦、涩，凉。归肝经	收敛止血	多种出血证	煎服，9～15 g。外用适量	

● 第四节　温经止血药 ●

本类药物药性温热，既能温经止血，又有温里散寒之效，适用于脾不统血、冲脉失固之虚寒性出血证。部分药物兼有温中止痛、止呕、止泻，或温经散寒调经等功效，可用治脾胃虚寒之呕吐、泄泻、腹痛，及下焦虚寒之月经不调、痛经等。

若血热出血原则上忌用，但少量温经止血药配入凉血止血药中，可防止方剂寒凉太过，亦可加强止血之功。

艾　叶　Àiyè

《名医别录》

为菊科植物艾 *Artemisia argyi* Lévl. et Vant. 的叶。主产于湖北、安徽、山东等地，以湖北蕲州产者为佳，称"蕲艾"。夏季采摘。生用或炒炭用。

【药性】 辛、苦，温。有小毒。归肝、脾、肾经。

【功效】　温经止血，散寒止痛；外用祛湿止痒。

【应用】

1. 虚寒性出血证　本品能温经脉，暖胞宫，为温经止血要药，适用于虚寒性出血证，尤善治下元虚寒、冲任不固所致的崩漏，月经过多，常与阿胶、熟地黄等同用，如胶艾汤。

2. 寒性腹痛　本品有温经散寒止痛作用。治脾胃虚寒所致脘腹冷痛，常与干姜、陈皮等同用。治妇女寒凝胞宫、经行腹痛，常与香附、吴茱萸、肉桂等同用，如艾附暖宫丸。

3. 月经不调，胎动不安　本品善温经止血，调经安胎。治下元虚寒或寒客胞宫之月经不调、宫冷不孕、胎漏下血、胎动不安，常与阿胶、桑寄生等同用。

4. 湿疹瘙痒　本品外用能祛湿止痒。治湿疹瘙痒，可单味煎汤，或与地肤子、白鲜皮等同用，煎水外洗。

此外，本品捣绒，制成艾条，供灸治，可温经逐寒。

【用法用量】　煎服，3～9 g。外用适量。

【文献摘要】

（1）《名医别录》："主灸百病，可作煎，止下痢、吐血、下部蟨疮、妇人漏血、利阴气，生肌肉，辟风寒，使人有子。"

（2）《药性论》："能止崩血，安胎，止腹痛，醋煎作煎，治癣。""止赤白痢及五脏痔泻血。"

（3）《本草纲目》："温中，逐冷，除湿。"

炮 姜 Páojiāng

《珍珠囊》

为姜科植物姜 *Zingiber officinale* Rosc. 根茎的炮制品。主产于四川、贵州、浙江等地。取干姜片或块，以砂炒至鼓起，表面呈棕褐色，或炒炭至外表色黑，内至棕褐色入药为炮姜炭。

【药性】　辛，热。归脾、胃、肾经。

【功效】　温经止血，温中止痛。

【应用】

1. 虚寒性出血证　本品能温经止血，尤多用于脾阳虚不能统血之出血证。治虚寒性吐血、便血，可单味为末，米汤送服，或与黄芪、白及等同用。治冲任虚寒之崩漏，常与艾叶、棕榈炭等同用。

2. 虚寒性腹痛、腹泻　本品善温脾胃，能温中止痛，止泻。治中焦虚寒、腹痛吐泻，常与附子、肉豆蔻等同用。治产后血虚寒凝、少腹冷痛，常与川芎、桃仁等同用，如生化汤。

【用法用量】　煎服，3～9 g。

【文献摘要】

（1）《医学入门》："温脾胃，治里寒水泄，下痢肠澼汁，久疟霍乱，心腹冷痛胀满。止鼻衄，唾血，血痢，崩漏。"

（2）《景岳全书》："若阴盛格阳，火不归元，及阳虚不能摄血而为吐血、衄血、下血者，但宜炒熟留性用之，最为止血要药。"

（3）《得配本草》："炮姜守而不走，燥脾胃之寒湿，除脐腹之寒痞，暖心气，温肝经，能去恶生新，使阳生阴长，故吐衄下血，有阴无阳者宜之。"

表 15-4-1　温经止血药的参考药

药名	药性	功效	主治	用法用量	备注
灶心土	辛，温。归脾、胃经	温中止血，止呕，止泻	虚寒性出血证；胃寒呕吐；脾虚久泻	煎服，15～30 g，布包先煎；或用60～120 g，煎汤代水	

学习小结

一、知识要点

分类	药名	相同点	不同点
凉血止血药	地榆	凉血止血	解毒敛疮
	白茅根		清热利尿
	侧柏叶		祛痰止咳，生发乌发
	大蓟		散瘀解毒消痈
	小蓟		
	槐花		清肝泻火
	苎麻根		安胎，清热解毒
化瘀止血药	三七	化瘀止血	消肿定痛
	茜草		凉血，祛瘀，通经
	蒲黄		利尿通淋
	降香		理气止痛
收敛止血药	白及	收敛止血	消肿生肌
	仙鹤草		止痢，截疟，补虚，解毒
	藕节		化瘀
	棕榈炭		
	血余炭		化瘀，利尿
	紫珠叶		散瘀解毒消肿
	鸡冠花		止带，止痢
温经止血药	艾叶	温经止血	散寒止痛，外用祛湿止痒
	炮姜		温中止痛

二、用药鉴别

需掌握大蓟与小蓟，芦根与白茅根，三七、茜草与蒲黄，生蒲黄与炒蒲黄的功用异同点。

三、思维拓展

查阅资料探究云南白药的研制与发展，思考中医药如何创新发展？

止血药用药鉴
别参考答案

止血药思维拓
展答题要点

止血药自测题
及答案

第十六章

活血化瘀药

活血化瘀药 PPT

活血化瘀药图片

知识目标

（1）掌握药物：川芎、延胡索、郁金、乳香、丹参、桃仁、红花、益母草、牛膝、土鳖虫、水蛭、莪术。

（2）熟悉药物：姜黄、没药、鸡血藤、五灵脂、骨碎补、苏木、血竭、三棱。

（3）了解药物：王不留行、泽兰、月季花、自然铜、刘寄奴、穿山甲、儿茶。

一、含义

凡以疏通血脉、促进血行、消散瘀血为主要功效，用于治疗瘀血证的药物，称为活血化瘀药，又称活血祛瘀药。简称活血药或化瘀药。其中作用较峻烈者，则称破血药或逐瘀药。

二、性能特点

活血化瘀药味多辛、苦，性多偏温，主归肝、心二经。味辛能散能行，味苦泄利通降，性温通畅血行，均入血分，善于走散通行，可使血脉畅通，瘀滞消散，故长于治疗瘀血证，此即《素问·阴阳应象大论》所谓"血实者宜决之"之意。部分药物偏于寒凉，兼能凉血、清热，对瘀滞兼血热者较为适宜。

三、功效主治

活血化瘀药以活血化瘀为主要作用，通过这一基本作用，又可产生止痛、调经、通经、利痹、消肿、疗伤、消痈、消癥等多种不同的功效。主治瘀血所致的多种病证。

活血化瘀药主治范围广泛，遍及内、妇、外、伤等临床各科由于瘀血阻滞造成的病证，如内科的胸、胁、脘、腹、头诸痛，体内的癥瘕积聚，中风后半身不遂，肢体麻木，关节痹痛日久不愈；妇科的经闭、痛经、月经不调、产后腹痛；外科的疮疡肿痛；伤科的跌打损伤、瘀滞肿痛等。

四、配伍原则

人体气血之间有着密切的关系，气行则血行，气滞则血凝。本章药物常需与行气药同用，以增强活血化瘀的功效。另外，尚需根据药物寒温、峻缓之性或止痛、调经、疗伤、消癥等作用专长，加以选择，并作适当的配伍。针对寒热侵袭、风湿痹阻等瘀血证的成因不同，恰当配伍温里、清热、祛风湿等药，以标本兼治。若瘀血而兼正虚者，则配伍相应的补虚药，以通补兼施。

五、使用注意

本章药物大多能活血通经，且易耗血动血，故不宜用于妇女月经过多及其他出血证而无瘀血阻滞者。应用不当可致动胎、堕胎，孕妇当慎用或禁用。破血逐瘀之品易伤正气，中病即止，不可过服。

第一节　活血止痛药

本类药物多具辛味，辛散善行，活血每兼行气，有良好的止痛效果。主治气血瘀滞所致的各种痛证，如头痛、胸胁痛、心腹痛、痛经、产后腹痛，肢体痹痛、跌打损伤之瘀痛等。也可用于其他瘀血病证。

临床应用时，应根据疼痛的病因和部位选择适当的配伍。如血瘀兼肝郁者，配疏肝理气药；跌打损伤瘀痛者，配活血疗伤药；妇女经产诸痛者，配活血调经药；外科疮疡痈肿者，配清热消痈解毒药。

川　芎　Chuānxiōng

《神农本草经》

为伞形科植物川芎 *Ligusticum chuanxiong* Hort. 的根茎。主产于四川。夏季采挖。切片，生用或酒炙用。

【药性】　辛，温。归肝、胆、心包经。

【功效】　活血行气，祛风止痛。

【应用】

知识链接：川芎

1. 血瘀气滞诸痛证　本品味辛性温，有活血行气之功，能"下调经水，中开郁结"，为"血中之气药"，广泛用于血瘀气滞诸证。尤善治妇女月经不调、经闭、痛经及产后瘀阻腹痛等，为妇科活血调经之要药，常与当归、桃仁、红花等同用，以增强活血调经之功，如桃红四物汤。治产后恶露不下、瘀阻腹痛，常与当归、桃仁、炮姜等同用，如生化汤。治心脉瘀阻、胸痹心痛，常与丹参、红花、延胡索等同用。治肝郁气滞、胁肋疼痛，常与柴胡、香附、白芍等同用，以增强疏肝理气止痛作用，如柴胡疏肝散。治中风偏瘫、肢体麻木，常与黄芪、地龙等同用，如补阳还五汤。治跌扑损伤、瘀血肿痛，可与三七、乳香、没药等同用。治痈疡脓已成、正虚难溃者，常与黄芪、当归、皂角刺等同用，如透脓散。

2. 头痛 本品可"上行头目"，祛风止痛，为治头痛之要药。无论风寒、风热、风湿、血瘀、血虚头痛，均可随证配用，故前人有"头痛不离川芎"之说。治风寒头痛，常与白芷、细辛等同用，如川芎茶调散。治风热头痛，可与菊花、石膏等同用，加强疏风清热之功，如川芎散。治风湿头痛，常与羌活、防风等同用，如羌活胜湿汤。治血瘀头痛，可与桃仁、赤芍等同用。治血虚头痛，可与当归、熟地黄等同用。

3. 风湿痹痛 本品能祛风通络，活血止痛。治风寒湿痹、肢体关节疼痛，常与独活、桑寄生、牛膝等同用，如独活寄生汤。

【用法用量】 煎服，3～10 g。

【使用注意】 阴虚阳亢之头痛者不宜使用。多汗、月经过多者及孕妇均当慎用。

【文献摘要】

（1）《神农本草经》："主中风入脑头痛，寒痹，筋挛缓急，金疮，妇人血闭无子。"

（2）《本草汇言》："芎䓖，上行头目，下调经水，中开郁结，血中气药。尝为当归所使，非第治血有功，而治气亦神验也……味辛性阳，气善走窜而无阴凝黏滞之态，虽入血分，又能去一切风，调一切气。"

（3）《本草纲目》："杲曰，头痛必用川芎。如不愈，加各引经药。太阳羌活……厥阴吴茱萸，少阴细辛是也。"

【备注】 现代药理研究发现，本品具有抗心肌缺血、抗脑缺血、扩张血管、抑制血小板聚集和抗血栓形成、改善微循环等作用，尚可降血脂、兴奋子宫平滑肌、镇静、镇痛、提高免疫功能和造血功能。

延胡索 Yánhúsuǒ

《雷公炮炙论》

为罂粟科植物延胡索 *Corydalis yanhusuo* W. T. Wang 的块茎。主产于浙江、江苏、湖北等地。夏初茎叶枯萎时采挖。生用或醋炙用。

【药性】 辛、苦，温。归肝、脾经。

【功效】 活血，行气，止痛。

【应用】

血瘀气滞诸痛证 本品能活血行气，且有良好的止痛功效，无论何种痛证，均可配伍使用，尤宜于血瘀气滞之痛证。单用即效，如《本草纲目》以本品为末，温酒调服，治胃脘当心痛，不可忍者。若治胸痹心痛，属心脉瘀阻者，可与丹参、赤芍、三七等同用；属痰浊闭阻，胸阳不通者，可与瓜蒌、薤白、桂枝等同用。治胃痛，属肝胃郁热者，常与川楝子同用，即金铃子散；属寒凝气滞者，可与高良姜、木香等同用；属气滞者，可与柴胡、木香等同用；属血瘀者，可与丹参、五灵脂等同用；属脾胃虚弱者，可与党参、白术、白芍等同用。治肝郁气滞、胁肋胀痛，可与柴胡、郁金等同用。治妇女痛经、产后瘀阻腹痛，可与当归、川芎、香附等同用。治寒疝腹痛，可与吴茱萸、小茴香等同用。治风湿痹痛，可与桂枝、当归、秦艽等同用。治跌打损伤、瘀肿疼痛，可与乳香、没药、三七等配伍。治偏正头痛，可与川芎、白附子等同用。

【用量用法】　煎服，3～10 g。研末服，1.5～3 g。醋炙可增强止痛作用。

【文献摘要】

（1）《雷公炮炙论》："心痛欲死，速觅延胡。"

（2）《本草纲目》："延胡索，能行血中气滞，气中血滞，故专治一身上下诸痛。"

（3）《本草求真》："延胡索，不论是血是气，积而不散者，服此力能通达，以其性温，则于气血能行能畅，味辛则于气血能润能散，所以理一身上下诸痛，往往独行功多。"

郁　金　Yùjīn

《药性论》

为姜科植物温郁金 *Curcuma wenyujin* Y. H. Chen et C. Ling、姜黄 *Curcuma longa* L.、广西莪术 *Curcuma kwangsiensis* S. G. Lee et C. F. Liang 或蓬莪术 *Curcuma phaeocaulis* Val. 的块根。前两者分别习称"温郁金"和"黄丝郁金"，其余按性状不同习称"桂郁金"或"绿丝郁金"。主产于浙江、四川、广西等地。冬季茎叶枯萎后采挖。生用或醋炙用。

【药性】　辛、苦，寒。归肝、心、肺经。

【功效】　活血止痛，行气解郁，清心凉血，利胆退黄。

【应用】

1. 血瘀气滞诸痛证　本品既能活血祛瘀以止痛，又能疏肝行气以解郁，常用于瘀血内阻、肝气郁滞所致诸证。因其性偏寒凉，故尤宜于血瘀气滞而有郁热者。治肝郁气滞血瘀的胸腹胁肋胀痛，常与柴胡、香附、丹参等同用。治瘀血阻滞心脉的胸痹心痛，可与丹参、赤芍、瓜蒌等同用。治肝郁有热、气滞血瘀的经行腹痛、乳房胀痛，常与柴胡、白芍、当归等同用。治气滞血瘀的癥瘕痞块，可与莪术、鳖甲、青皮等同用。

2. 痰蒙清窍证　本品能清心解郁开窍。治痰热蒙心的癫痫、癫狂，常与白矾同用，以增强燥湿消痰之功，如白金丸。治湿温病，湿浊蒙闭清窍而致神志不清者，可与石菖蒲同用，加强开窍醒神化湿辟秽之功，如菖蒲郁金汤。

3. 血热出血证　本品能凉血降气止血，善治气火上逆的吐血、衄血、倒经，常与生地黄、栀子、牛膝等同用。治热伤血络的尿血、血淋，可与小蓟、白茅根等同用。

4. 湿热黄疸，胆石症　本品能利胆退黄。治湿热黄疸，常与茵陈、栀子、大黄等同用。治胆石症，可与金钱草、鸡内金等同用。

【用法用量】　煎服，3～10 g。研末服，2～5 g。

【使用注意】　孕妇慎用。不宜与丁香、母丁香同用。

【文献摘要】

（1）《本草纲目》："治血气心腹痛，产后败血冲心欲死，失心癫狂。"

（2）《本草经疏》："郁金，本入血分之气药。其治以上诸血证者，正谓血之上行，皆属于内热火炎，此药能降气，气降……则血不妄行。"

（3）《本草备要》："行气，解郁，泄血，破瘀……凉心热，散肝郁……治妇人经脉逆行。"

姜 黄 Jiānghuáng

《新修本草》

为姜科植物姜黄 *Curcuma longa* L. 的根茎。主产于四川、福建、广东等地。冬季茎叶枯萎时采挖。生用。

【药性】 辛、苦，温。归脾、肝经。

【功效】 破血行气，通经止痛。

【应用】

1. 血瘀气滞诸痛证 本品能破血行气、通经止痛，可广泛用于血瘀气滞诸痛证。治肝郁气滞血瘀的胸胁疼痛，常与柴胡、白芍、香附等同用。治血瘀气滞的心腹痛，可与当归、木香、乌药等同用。治寒凝气滞血瘀的经闭腹痛、月经不调，可与当归、川芎、红花等同用。治跌打损伤、瘀滞肿痛，可与苏木、乳香等同用。

2. 风湿痹痛 本品能通经络而止痛，尤长于行肢臂而除痹痛，故可用治风寒湿痹，尤宜于寒凝血滞、经络不通的肩臂疼痛，常与羌活、当归、防风等同用，如蠲痹汤。

【用法用量】 煎服，3~10 g。外用适量，研末调敷。

【使用注意】 孕妇不宜用。

【文献摘要】

（1）《新修本草》："主心腹结积，疰忤，下气，破血，除风热，消痈肿，功力烈于郁金。"

（2）《日华子本草》："治癥瘕血块，痈肿，通月经，治扑损瘀血，消肿毒，止暴风痛，冷气，下食。"

（3）《本草纲目》："治风痹臂痛。"

乳 香 Rǔxiāng

《名医别录》

为橄榄科植物乳香树 *Boswellia carterii* Birdw. 及其同属植物 *Boswellia bhaw-dajiana* Birdw. 树皮渗出的树脂。主产于非洲索马里、埃塞俄比亚等地。春、夏季采收。生用或醋制用。

【药性】 辛、苦，温。归心、肝、脾经。

【功效】 活血定痛，消肿生肌。

【应用】

1. 血瘀气滞诸痛证 本品能活血行气止痛。治血瘀气滞之心腹疼痛、癥瘕积聚，常与没药、丹参、当归同用，即活络效灵丹。治血瘀气滞的胃脘痛，可与没药、延胡索、川楝子等同用。治妇女经闭、痛经及产后腹痛，可与当归、桃仁、红花等同用。治跌打损伤，瘀血肿痛，常与没药、血竭、红花等同用，如七厘散；亦可与三七、制草乌、红花等同用。治风湿痹痛，常与羌活、独活、秦艽等同用。

2. 疮疡痈肿，瘰疬痰核 本品散瘀消肿止痛之力较强，且能活血消痈、祛腐生肌，为外科、伤科之要药。治疮疡肿毒初起、红肿热痛，常与金银花、白芷、皂角刺等同用，如仙方活命饮。治疮疡溃破、久不收口者，可与没药共研末，外敷患处；亦可与儿茶、血竭等同用，如腐尽生肌散。治痈疽、瘰疬、痰核坚硬不消者，常与没药、麝香、雄黄同用，如醒消丸。

【用法用量】　煎服或入丸、散，3～5 g，宜炮制去油用。外用适量，研末外敷。

【使用注意】　孕妇及胃弱者慎用。

【文献摘要】

（1）《名医别录》："疗风水毒肿，去恶气。""疗风瘾疹痒毒。"

（2）《本草纲目》："消痈疽诸毒，托里护心，活血定痛，伸筋，治妇人产难，折伤。""乳香香窜，能入心经，活血定痛，故为痈疽疮疡、心腹痛要药。"

没　药　Mòyào

《药性论》

为橄榄科植物地丁树 *Commiphora myrrha* Engl. 或哈地丁树 *Commiphora molmol* Engl. 的树脂。主产于索马里、埃塞俄比亚及印度等地。11 月至次年 2 月采集。生用或醋炙用。

【药性】　辛、苦，平。归心、肝、脾经。

【功效】　散瘀定痛，消肿生肌。

【应用】

本品功用与乳香相似，治跌打损伤、瘀滞肿痛、痈疽肿痛、瘀滞心腹诸痛、风湿痹痛，以及疮疡溃后久不收口，均常与乳香相须为用，共奏活血行气止痛之功。然乳香功偏行气活血伸筋，没药功偏活血散瘀。

【用法用量】　煎服或入丸、散，3～5 g，炮制去油。

【使用注意】　孕妇及胃弱者慎用。

【文献摘要】

（1）《药性论》："主打磕损，心腹血瘀，伤折踒跌，筋骨瘀痛，金刃所损，痛不可忍。"

（2）《本草纲目》："散血消肿，定痛生肌。""乳香活血，没药散血，皆能止痛消肿生肌，故二药每每相兼而用。"

（3）《医学衷中参西录》："乳香、没药，二药并用，为宣通脏腑、流通经络之要药，故凡心胃胁腹肢体关节诸疼痛皆能治之。又善治女子行经腹疼，产后瘀血作疼，月事不以时下。其通气活血之力，又善治风寒湿痹、周身麻木、四肢不遂及一切疮疡肿疼，或其疮硬不疼。外用为粉以敷疮疡，能解毒、消肿、生肌、止疼。虽为开通之品，不至耗伤气血，诚良药也。"

● 第二节　活血调经药 ●

本节药物辛散苦泄，主入肝经，有活血祛瘀、通经止痛之功，尤善通血脉而调经。常配伍疏肝理气之品，主治月经不调、痛经、经闭及产后瘀滞腹痛。亦常用于其他瘀血病证，如瘀滞痛证、癥瘕积聚、跌打损伤、疮痈肿毒等。

丹 参 Dānshēn

《神农本草经》

微视频：丹参　　　　　　　　　　　　　知识链接：丹参的现代新用

为唇形科植物丹参 *Salvia miltiorrhiza* Bge. 的根及根茎。主产于江苏、安徽、四川等地。春、秋二季采挖。切片，生用或酒炙用。

【药性】　苦，微寒。归心、肝经。

【功效】　活血祛瘀，通经止痛，清心除烦，凉血消痈。

【应用】

1. 血瘀证　本品能活血祛瘀，作用平和，活血而不伤正，且善调经水，前人有"一味丹参散，功同四物汤"之说，为妇科活血调经的常用药。其性偏寒凉，尤宜于血热瘀滞之证。治瘀血阻滞的月经不调、经闭、痛经及产后瘀阻腹痛，可单味为末，酒调服，亦常与当归、益母草、红花等同用。治血瘀气滞的心胃诸痛，可与檀香、砂仁配用，即丹参饮。治血瘀胸痹心痛，常与川芎、赤芍、红花等同用；亦可与三七、冰片同用，即复方丹参滴丸。治癥瘕积聚，可与三棱、莪术、鳖甲等同用。治跌打损伤、肢体瘀痛，常与乳香、没药、当归同用，即活络效灵丹。治风湿痹阻、气血不畅、肢体麻木疼痛等，可与秦艽、独活、防风等同用。

2. 热病心烦，心悸失眠　本品能凉血清心除烦，兼具养血安神之功。治温病热入营血之烦躁不寐，甚或神昏，常与生地黄、玄参、竹叶等同用，如清营汤。治心阴血不足之心悸怔忡、失眠健忘，可与生地黄、酸枣仁、柏子仁等同用，如天王补心丹。

3. 疮痈肿毒　本品能凉血泄热，又能活血消痈。治热毒瘀阻的疮痈肿毒，可与金银花、连翘等同用。

【用法用量】　煎服，10～15 g。或入丸、散。酒炙可增强活血祛瘀作用。

【使用注意】　孕妇慎用。不宜与藜芦同用。

【文献摘要】

(1)《神农本草经》："主心腹邪气……破癥除瘕，止烦满。"

(2)《日华子本草》："养神定志，通利关脉……止血崩带下，调妇人经脉不匀，血邪心烦，恶疮疥癣，瘿赘肿毒，丹毒。"

(3)《重庆堂随笔》："丹参，降而行血，血热而滞者宜之，故为调经产后要药。"

【备注】　现代药理研究发现，本品具有改善心肌缺血、提高耐缺氧能力、改善微循环、镇痛、降压、调节血脂等作用。

桃 仁 Táorén

《神农本草经》

为蔷薇科植物桃 *Prunus persica* （L.）Batsch 或山桃 *Prunus davidiana* （Carr.）

Franch. 的成熟种子。前者中国各地均产，多为栽培；后者主产于辽宁、河北、河南等地。果实成熟后采收。生用，或焯法去皮用，或炒用。

【药性】 苦、甘，平。归心、肝、大肠经。

【功效】 活血祛瘀，润肠通便，止咳平喘。

【应用】

1. 血瘀证 本品有良好的活血祛瘀作用。治血瘀经闭、痛经、产后瘀滞腹痛，常与红花、当归、川芎等同用，如桃红四物汤。治跌打损伤、瘀血肿痛，常与红花、当归、大黄等同用，如复元活血汤。治癥瘕痞块，常与桂枝、茯苓等同用，如桂枝茯苓丸。治热壅血瘀之肠痈、肺痈，前者可与大黄、牡丹皮等同用，如大黄牡丹汤；后者可与芦根、薏苡仁、冬瓜仁同用，即苇茎汤。

2. 肠燥便秘 本品有润肠通便之功。治肠燥便秘，可与当归、火麻仁等同用。

3. 咳嗽气喘 本品有一定的止咳平喘作用。治咳嗽气喘，常与苦杏仁、紫苏子等同用。

【用法用量】 煎服，5～10 g，宜捣碎入煎。

【使用注意】 不可过量服用。孕妇及便溏者慎用。

【文献摘要】

(1)《神农本草经》："主瘀血，血闭瘕，邪气，杀小虫。"

(2)《名医别录》："止咳逆上气，消心下坚，除卒暴击血，破癥瘕，通月水，止痛。"

(3)《珍珠囊》："治血结、血秘、血燥，通润大便，破蓄血。"

红 花 Hónghuā

《新修本草》

为菊科植物红花 *Carthamus tinctorius* L. 的花。主产于河南、浙江、四川等地。夏季花色由黄变红时采摘。生用。

【药性】 辛，温。归心、肝经。

【功效】 活血祛瘀，通经止痛。

【应用】

血瘀证 本品功擅活血化瘀、通经止痛，为治血瘀证之常用药，尤多用治妇产科、伤科之瘀血证。治血滞经闭、痛经、产后瘀滞腹痛，常与桃仁相须配伍，增强活血祛瘀、通经止痛之功，如桃红四物汤。治跌打损伤、瘀滞肿痛，可用红花油或红花酊涂擦；亦可与桃仁、乳香、没药等同用。治心脉瘀阻、胸痹心痛，常与川芎、丹参、赤芍等同用。治癥瘕积聚，可与三棱、莪术等同用。治痈肿疮疡，可与金银花、连翘等同用。

此外，对于热郁血瘀、斑疹色暗者，本品可与大青叶、紫草等同用，共收解毒活血、透疹消斑之效。

【用法用量】 煎服，3～10 g。外用适量。

【使用注意】 有出血倾向者慎用。孕妇不宜用。

【文献摘要】

(1)《新修本草》："治口噤不语，血结，产后诸疾。"

(2)《本草衍义补遗》："红花，破留血，养血。多用则破血，少用则养血。"

(3)《本草纲目》："活血润燥，止痛，散肿，通经。"

【附药】

西红花

为鸢尾科植物番红花 *Crocus sativus* L. 的花柱头。又称"藏红花""番红花"。甘，平。归心、肝经。功能活血化瘀，凉血解毒，解郁安神。适用于经闭癥瘕，产后瘀阻，温毒发斑，忧郁痞闷，惊悸发狂。煎服或沸水泡服，1～3 g。孕妇慎用。

益母草 Yìmǔcǎo

《神农本草经》

为唇形科植物益母草 *Leonurus japonicus* Houtt. 的地上部分。中国大部分地区均产。鲜品春季幼苗期至初夏花前期采割；干品夏季茎叶茂盛、花未开或初开时采割。切段，生用。

【药性】 苦、辛，微寒。归肝、心包、膀胱经。

【功效】 活血调经，利水消肿，清热解毒。

【应用】

1. 血瘀证 本品长于活血调经，为妇产科要药，故有"益母"之名。治血滞经闭、痛经、经行不畅、产后瘀滞腹痛等，可单用熬膏服，即益母草膏；亦可与当归、川芎、丹参等同用。

2. 水肿，小便不利 本品能利水消肿，又能活血，故对水瘀互结之水肿尤为适宜，既可单用，又可与泽兰、白茅根等同用。

3. 跌打损伤，疮痈肿毒，皮肤瘾疹 本品能活血散瘀，清热解毒。治跌打损伤、瘀血肿痛，可与川芎、当归等同用。治疮痈肿毒、皮肤瘾疹，可单用外洗或外敷，亦可与黄柏、苦参、蒲公英等煎汤内服。

【用法用量】 煎服，9～30 g，鲜品 12～40 g。或熬膏服。外用适量，捣敷或煎汤外洗。

【使用注意】 无瘀滞及阴虚血少者慎用。孕妇慎用。

【文献摘要】

(1)《神农本草经》："茎主瘾疹痒，可作浴汤。"

(2)《本草拾遗》："主浮肿，下水，兼恶毒肿。"

(3)《景岳全书》："益母草，性滑而利，善调女人胎产诸证，故有益母之号。"

【附药】

茺蔚子

为益母草的成熟果实。辛、苦，微寒。归心包、肝经。功能活血调经，清肝明目。适用于月经不调、经闭痛经、目赤翳障、头晕胀痛。煎服，5～10 g。瞳孔散大者慎用。

泽 兰 Zélán

《神农本草经》

为唇形科植物毛叶地瓜儿苗 *Lycopus lucidus* Turcz. var. *hirtus* Regel 的地上部分。主产于黑龙江、辽宁、浙江等地。夏、秋二季茎叶茂盛时采割。切段，生用。

【药性】 苦、辛，微温。归肝、脾经。

【功效】 活血调经，祛瘀消痈，利水消肿。

【应用】

1. 血瘀证　本品行血而不峻烈，善能活血调经。治妇女血瘀经闭、痛经、月经不调、产后瘀滞腹痛，常与益母草、当归、丹参等同用。治胸胁瘀痛，可与丹参、延胡索等同用。治跌打损伤，可单用本品捣敷，亦可与当归、红花、桃仁等同用。

2. 疮痈肿毒　本品能祛瘀消痈。治疮痈肿毒，可与金银花、黄连、赤芍等同用。

3. 水肿，小便不利　本品利水作用缓和，因其能活血，故长于治疗水瘀互结的水肿，常与防己、益母草、茯苓等同用。

【用法用量】　煎服，6～12 g。外用适量。

【文献摘要】

(1)《神农本草经》："主乳妇内衄，中风余疾，大腹水肿，身面、四肢浮肿，骨节中水，金疮，痈肿疮脓。"

(2)《药性论》："主产后腹痛……又治通身面目大肿，主妇人血沥腰痛。"

(3)《本草纲目》："泽兰走血分，故能治水肿，涂痈毒，破瘀血，消癥瘕，而为妇人要药。"

牛　膝　Niúxī

《神农本草经》

为苋科植物牛膝 *Achyranthes bidentata* Bl. 的根。主产于河南、河北、山西等地。冬季茎叶枯萎时采挖。切段，生用或酒炙用。本品又称"怀牛膝"。

【药性】　苦、甘、酸，平。归肝、肾经。

【功效】　逐瘀通经，补肝肾，强筋骨，利水通淋，引血下行。

【应用】

1. 血瘀证　本品性善下行，活血祛瘀之力较强，长于通调月经、活血疗伤，故常用于妇科、伤科瘀血之证。治妇女瘀滞经闭、痛经、月经不调、产后腹痛，常与当归、红花、桃仁等同用。治跌打损伤、筋伤骨折、瘀滞肿痛，可与续断、自然铜、当归等同用。

2. 腰膝酸痛，下肢痿软　本品既能补肝肾、强筋骨，又能通血脉、利关节。治肝肾亏虚、腰膝酸痛者，可与杜仲、续断等同用；若虚损较甚、痿软无力者，可与熟地黄、龟甲等同用。治痹证日久，肝肾亏虚，腰膝疼痛者，常与桑寄生、独活、杜仲等同用，如独活寄生汤。治湿热成痿、足膝痿软者，常与黄柏、苍术同用，以奏清热燥湿、强筋健骨之效，如三妙丸。治风湿所致的下肢关节疼痛，可与独活、川芎、防己等同用。

3. 淋证，水肿，小便不利　本品有利尿通淋之功。治淋证，小便涩痛，可与滑石、瞿麦、冬葵子等同用。治水肿、小便不利，常与车前子、茯苓、泽泻等同用。

4. 上部火热证　本品能导热下泄，引血下行，以降上亢之阳、上炎之火、上逆之血，也称引火下行。治肝阳上亢的头痛眩晕，常与生赭石、生牡蛎、生龙骨等同用，如镇肝熄风汤。治胃火上炎的齿龈肿痛，口舌生疮，常与石膏、知母、熟地黄等同用，如玉女煎。治气火上逆，迫血妄行的吐血、衄血，可与栀子、白茅根等同用。

【用法用量】　煎服，5～12 g。补肝肾、强筋骨宜酒炙用，余皆生用。

【使用注意】　中气下陷、脾虚便溏、下元不固及多梦遗精者慎用。孕妇及月经过多者忌用。

【文献摘要】

(1)《神农本草经》："主寒湿痿痹，四肢拘挛，膝痛不可屈伸，逐血气，伤热火烂，堕胎。"

(2)《本草纲目》："治久疟寒热，五淋尿血，茎中痛，下痢，喉痹，口疮，齿痛，痈肿恶疮，伤折。"

(3)《医学衷中参西录》："牛膝，原为补益之品，而善引气血下注，是以用药欲其下行者，恒以之为引经。故善治肾虚腰疼腿疼，或膝疼不能屈伸，或腿痿不能任地。兼治女子月闭血枯，催生下胎。又善治淋疼，通利小便，此皆其力善下行之效也。"

【附药】

川牛膝

为苋科植物川牛膝 *Cyathula officinalis* Kuan 的根。甘、微苦，平。归肝、肾经。功能逐瘀通经，通利关节，利尿通淋。适用于经闭癥瘕、胞衣不下、跌打损伤、风湿痹痛、足痿筋挛、尿血、血淋等。煎服，5~10 g。孕妇慎用。

鸡血藤　Jīxuèténg

《本草纲目拾遗》

为豆科植物密花豆 *Spatholobus suberectus* Dunn 的藤茎。主产于广西、云南等地。秋、冬二季采收。生用。

【药性】 苦、甘，温。归肝、肾经。

【功效】 活血补血，调经止痛，舒筋活络。

【应用】

1. 月经不调，经闭痛经 本品苦而不燥，温而不烈，性质和缓，能活血补血而调经。治上述诸证，对血瘀者，可与当归、川芎、红花等同用；对血虚者，可与熟地黄、当归、白芍等同用。

2. 风湿痹痛，手足麻木，半身不遂 本品既能养血活血，又能舒筋活络。治风湿痹痛，肢体麻木，可与羌活、独活、秦艽等同用。治中风后气血不足、脉络瘀滞的半身不遂，常与黄芪、当归、地龙等同用。治血虚筋脉失养的肢体麻木及血虚萎黄，可与黄芪、当归等同用。

【用法用量】 煎服，9~15 g。或浸酒、熬膏服。

【文献摘要】

(1)《本草纲目拾遗》："壮筋骨，已酸痛，和酒服……治老人气血虚弱，手足麻木瘫痪等症；男子虚损，不能生育，及遗精白浊，男妇胃寒痛，妇女经水不调，赤白带下。妇女干血劳，及子宫虚冷不受胎。"

(2)《饮片新参》："祛瘀血，生新血，流利经脉。"

五灵脂　Wǔlíngzhǐ

《开宝本草》

为鼯鼠科动物复齿鼯鼠 *Trogopterus xanthipes* Milne-Edwards 的粪便。主产于河北、山西、四川等地。全年均可采收，但春、秋季为多。按其形状不同分为"灵脂块"和"灵脂米"。生用，或醋炙，或酒炙用。

【药性】 苦、咸、甘，温。归肝经。

【功效】 活血止痛，化瘀止血。

【应用】

1. 血瘀诸痛证 本品长于活血散瘀止痛，为治疗血瘀诸痛的要药，常与蒲黄相须为用，即失笑散。治痛经、经闭、产后瘀滞腹痛，可与当归、川芎、益母草等同用。治胸痹心痛，可与丹参、川芎、三七等同用。治脘腹胁痛，可与延胡索、没药、香附等同用。治骨折肿痛，可与乳香、没药、白及等同用。

2. 瘀滞出血证 本品既能活血化瘀，又能止血。适宜于瘀血阻滞、血不归经的出血，尤多用治妇女崩漏、月经过多、色紫多块、少腹刺痛者，可单味醋炒，研末，温酒送服；亦可与蒲黄、三七等同用。

【用法用量】 煎服，3～10 g，宜包煎。或入丸、散。外用适量。酒炙可增强其活血止痛作用，醋炙可增强其化瘀止血作用。

【使用注意】 血虚无瘀者及孕妇慎用。不宜与人参同用。

【文献摘要】

(1)《开宝本草》："主疗心腹冷气，小儿五疳，辟疫，治肠风，通利气脉，女子月闭。"

(2)《本草纲目》："止妇人经水过多，赤带不绝，胎前产后血气诸痛，男女一切心腹、胁肋、少腹诸痛，疝痛，血痢，肠风腹痛，身体血痹刺痛。"

(3)《本草分经》："通利血脉，生用散血，炒用止血。除风杀虫，化痰消积，治气血诸痛、一切血病。"

王不留行 Wángbùliúxíng

《神农本草经》

为石竹科植物麦蓝菜 *Vaccaria segetalis*（Neck.）Garcke 的成熟种子。主产于江苏、河北、山东等地。夏季果实成熟、果皮尚未开裂时采收。生用或炒用。

【药性】 苦，平。归肝、胃经。

【功效】 活血通经，下乳消肿，利尿通淋。

【应用】

1. 血瘀经闭，痛经 本品善能活血通经。治瘀血阻滞，经行不畅，经闭痛经，可与当归、川芎、红花等同用。

2. 产后乳汁不下，乳痈肿痛 本品能行血脉，通乳汁。治产后乳汁不下，常与穿山甲、通草等同用。治气血两虚所致乳汁稀少，可与黄芪、党参、当归等同用。治乳痈肿痛，可与蒲公英、瓜蒌、漏芦等同用。

3. 淋证 本品性善通利，有利尿通淋之功。治热淋、血淋、石淋，可与石韦、滑石、瞿麦等同用。

【用法用量】 煎服，5～10 g。

【使用注意】 孕妇慎用。

【文献摘要】

(1)《神农本草经》："主金疮，止血，逐痛，出刺，除风痹内寒。"

(2)《名医别录》："止心烦、鼻衄、痈疽、恶疮、瘘乳、妇人难产。"

（3）《本草纲目》："利小便。""王不留行能走血分，乃阳明冲任之药，俗有'穿山甲、王不留，妇人服了乳长流'之语，可见其性行而不住也。"

月季花　Yuèjìhuā

《本草纲目》

为蔷薇科植物月季 *Rosa chinensis* Jacq. 的花。主产于江苏、山东、河北等地，以江苏产量大、品质佳。全年均可采收，花微开时采摘。生用。

【药性】　甘，温。归肝经。

【功效】　活血调经，疏肝解郁。

【应用】

1. 气滞血瘀，月经不调　本品能活血祛瘀以调经，疏肝行气以解郁，多用治肝郁不舒、气滞血瘀的月经不调、痛经、经闭、胸胁胀痛等，可与香附、柴胡、当归等同用。

2. 痈疽肿毒，瘰疬痰核　本品功能活血消肿散结。治痈疽肿毒，可单用捣敷或研末服，或与连翘、蒲公英等同用。治瘰疬痰核，可与夏枯草、牡蛎、浙贝母等同用。

【用法用量】　煎服，3～6 g；不宜久煎。亦可泡服，或研末服。外用适量。

【文献摘要】

（1）《本草纲目》："活血消肿，敷毒。"

（2）《泉州本草》："通经活血化瘀，清肠胃湿热，泻肺火，止咳，止血止痛，消痈毒。治肺虚咳嗽咯血、痢疾、瘰疬溃烂、痈疽肿毒、妇女月经不调。"

（3）《现代实用中药》："活血调经，治月经困难、月经期拘挛性腹痛。外用捣敷肿毒，能消肿止痛。"

表 16-2-1　活血调经药的参考药

药名	药性	功效	主治	用法用量	备注
凌霄花	甘、酸，寒。归肝、心包经	活血调经，凉血祛风	月经不调，经闭癥瘕，产后乳肿，风疹发红，皮肤瘙痒，痤疮	煎服，5～9 g	孕妇慎用

● 第三节　活血疗伤药 ●

本类药物性味多辛、苦、咸，主归肝、肾经，功善活血化瘀、消肿止痛、续筋接骨、止血生肌敛疮，主要用于跌打损伤、瘀肿疼痛、骨折筋损、金疮出血等骨伤科疾患，也可用于其他血瘀病证。

临床应用时，本类药物常配伍补肝肾强筋骨药，以促进骨折筋伤的愈合恢复。

土鳖虫　Tǔbiēchóng

《神农本草经》

为鳖蠊科昆虫地鳖 *Eupolyphaga sinensis* Walker.、冀地鳖 *Steleophaga plancyi*（Boleny）

雌虫的全体。主产于江苏、浙江、湖北等地。捕捉后，置沸水中烫死，晒干或烘干。生用。

【药性】 咸，寒。有小毒。归肝经。

【功效】 破血逐瘀，续筋接骨。

【应用】

1. 血瘀经闭，癥积痞块 本品能破血逐瘀以通经消癥。治血瘀经闭及产后瘀阻腹痛，可与桃仁、大黄同用，即下瘀血汤。治癥积痞块，可与柴胡、桃仁、鳖甲等同用，如鳖甲煎丸。

2. 跌打损伤 本品长于活血疗伤、续筋接骨，为伤科常用药。治跌打损伤、骨折筋伤、瘀血肿痛，可与骨碎补、乳香、自然铜等同用，如接骨紫金丹。亦可单味研末外敷或黄酒冲服。

【用法用量】 煎服，3～10 g。研末服 1～1.5 g，黄酒送服。外用适量。

【使用注意】 孕妇忌服。

【文献摘要】

(1)《神农本草经》："主心腹寒热洗洗、血积癥瘕，破坚，下血闭。"

(2)《药性论》："治月水不调，破留血积聚。"

(3)《本草经疏》："治跌打扑伤，续筋骨有奇效。"

自然铜 Zìrántóng

《雷公炮炙论》

为硫化物类矿物黄铁矿族黄铁矿，主含二硫化铁（FeS_2）。主产于四川、湖南、云南等地。生用，或火煅醋淬用。

【药性】 辛，平。归肝经。

【功效】 散瘀止痛，接骨疗伤。

【应用】

跌打损伤 本品能活血散瘀止痛，续筋接骨疗伤，尤长于促进骨折的愈合，为伤科要药。治跌打损伤、骨折筋伤、瘀血肿痛，内服、外敷均可。内服常与乳香、没药等同用；外用常与骨碎补、土鳖虫研末蜂蜜调敷患处。

【用法用量】 煎服，3～9 g，宜先煎。多醋淬研末入丸散服，每次 0.3 g。外用适量。

【使用注意】 不宜久服。血虚无瘀者慎用。

【文献摘要】

(1)《日华子本草》："排脓，消瘀血，续筋骨。治产后血邪，止惊悸。"

(2)《开宝本草》："疗折伤，散血止痛，破积聚。"

(3)《本草纲目》："自然铜，接骨之功与铜屑同，不可诬也。但接骨之后，不可常服，即便理气活血可尔。"

骨碎补 Gǔsuìbǔ

《药性论》

为水龙骨科植物槲蕨 *Drynaria fortunei*（Kunze）J. Sm. 的根茎。主产于浙江、湖南、广东等地。全年均可采挖。切片，生用或砂烫用。

【药性】 苦，温。归肝、肾经。

【功效】 疗伤止痛，补肾强骨；外用消风祛斑。

【应用】

1. 跌打损伤，骨折筋伤 本品能活血散瘀、续筋接骨，为伤科常用药。治跌打损伤、骨折筋伤、瘀血肿痛，可单味内服、外敷；或与自然铜、没药等同用，如骨碎补散。

2. 肾虚诸证 本品有温补肾阳、强筋健骨之功。治肾虚腰痛、骨软脚弱，可与牛膝、补骨脂等同用。治肾虚耳鸣、耳聋、牙痛，可与熟地黄、山茱萸等同用。治肾虚久泻，可单用本品研末，入猪肾中煨熟食之；或与补骨脂、益智仁等同用。

此外，本品外用有消风祛斑作用，可用治斑秃、白癜风等。

【用法用量】 煎服，3～9 g。或泡酒服。外用适量。

【使用注意】 阴虚内热、血虚风燥及无瘀滞者慎用。

【文献摘要】

(1)《药性论》："主骨中毒气、风血疼痛、五劳六极、口手不收、上热下冷。"

(2)《开宝本草》："主破血，止血，补伤折。"

(3)《本草纲目》："治耳鸣及肾虚久泻、牙疼。"

苏 木 Sūmù

《新修本草》

为豆科植物苏木 *Caesalpinia sappan* L. 的心材。主产于广西、广东、云南等地。多于秋季采伐。生用。

【药性】 甘、咸，平。归心、肝、脾经。

【功效】 活血祛瘀，消肿止痛。

【应用】

1. 血瘀证 本品能活血散瘀、消肿止痛，为伤科常用之品。治跌打损伤、瘀滞肿痛、筋伤骨折，内服、外用均可，常与乳香、没药、血竭等同用，如八厘散。治血滞经闭、痛经、产后瘀滞腹痛、胸腹刺痛等，可与当归、红花、牛膝等同用。治胸腹瘀痛，可与延胡索、川芎等同用。

2. 痈肿疮毒 本品能消肿止痛。治痈肿疮毒，可与金银花、连翘、白芷等同用。

【用法用量】 煎服，3～9 g。外用适量。

【使用注意】 孕妇慎用。

【文献摘要】

(1)《新修本草》："主破血、产后血胀闷欲死者。"

(2)《日华子本草》："治妇人血气心腹痛、月候不调及褥劳、排脓止痛，消痈肿、扑损瘀血，女人失音，血噤，赤白痢，并后分急痛。"

血 竭 Xuèjié

《雷公炮炙论》

为棕榈科植物麒麟竭 *Daemonorops draco* Bl. 的果实渗出的树脂经加工制成。主产于印度、马来西亚、伊朗等国，中国广东、台湾等地亦有种植。秋季采集果实，置蒸笼内蒸煮，使树脂渗出；或将树干砍破或钻以若干小孔，使树脂自然渗出，凝固而成。打成碎粒或研成细末用。

【药性】　甘、咸，平。归心、肝经。

【功效】　活血定痛，化瘀止血，生肌敛疮。

【应用】

1. 血瘀诸痛证　本品有活血散瘀、消肿止痛之功，为伤科及血瘀疼痛之要药。治跌打损伤、瘀血肿痛，常与乳香、没药、儿茶等同用，如七厘散，内服、外敷，均有良效。治血瘀经闭、痛经及产后瘀滞腹痛，可与当归、莪术等配伍。

2. 外伤出血，疮疡不敛　本品有化瘀止血、生肌敛疮之功。治外伤出血及疮疡不敛，可单用，或与乳香、没药等研末外用。

【用法用量】　内服：研末，1~2 g。或入丸、散。外用适量，研末调敷或入膏药内敷贴。

【文献摘要】

(1)《新修本草》："主五脏邪气，带下，心痛，破积血，金疮生肉。"

(2)《海药本草》："主打伤折损，一切疼痛，补虚及血气搅刺，内伤血聚，并宜酒服。"

(3)《本草纲目》："散滞血诸痛、妇人血气、小儿瘰疬。"

儿　茶　Érchá

《饮膳正要》

为豆科植物儿茶 *Acacia catechu* (L. f.) Willd. 的去皮枝、干的干燥煎膏。主产于云南、广西等地。冬季采收枝、干，除去外皮，砍成大块，加水煎煮，浓缩，干燥。用时打碎。

【药性】　苦、涩，微寒。归肺、心经。

【功效】　活血止痛，生肌止血，收湿敛疮，清肺化痰。

【应用】

1. 跌打伤痛，出血证　本品既能活血止痛，又能收敛止血。治跌打损伤、瘀滞肿痛，可与乳香、没药等同用。治外伤出血，常与白及、血竭等同用。治内伤出血，如吐血、衄血、便血、崩漏等，可单味内服，亦可与三七、大黄、海螵蛸等同用。

2. 疮疡不敛，皮肤湿疮，牙疳口疮　本品外用有解毒收湿、敛疮生肌之功。治疮疡不敛，可与血竭、乳香、没药等同用。治皮肤湿疮，可与龙骨、轻粉、冰片等同用。治牙疳口疮，可与硼砂等分为末，外搽患处。

3. 肺热咳嗽　本品能清肺化痰。治肺热咳嗽有痰者，可与黄芩、瓜蒌、桑白皮等同用。

【用量用法】　煎服，1~3 g，宜包煎。多入丸、散服。外用适量，研末撒或调敷。

【文献摘要】

(1)《饮膳正要》："祛痰热，止渴，利小便，消食下气，清神少睡。"

(2)《本草纲目》："清膈上热，化痰生津，涂金疮、一切诸疮，生肌定痛，止血，收湿。"

(3)《本草正》："降火生津，清痰涎咳嗽、烦热，止消渴、吐血、衄血、便血、尿血、湿热痢血，及妇人崩淋不止、小儿疳热……亦杀诸虫。"

刘寄奴　Liújìnú

《新修本草》

为菊科植物奇蒿 *Artemisia anomala* S. Moore 的全草。主产于浙江、江苏、江西等地。

夏、秋季花开时采收。切段，生用。

【药性】 辛、微苦，温。归心、肝、脾经。

【功效】 破血通经，散瘀止痛，止血疗伤，消食化积。

【应用】

1. 血瘀经闭，产后瘀痛 本品能破血通经。治血瘀经闭，产后瘀阻腹痛，可与当归、红花、川芎等同用。

2. 跌打损伤，创伤出血 本品能散瘀止痛、止血疗伤，有"金疮要药"之称。治跌打损伤、瘀滞肿痛，可单用研末，以酒调服；亦可与骨碎补、延胡索等同用。治创伤出血、伤口疼痛，可单用本品研末外敷，如刘寄奴散；亦可与茜草、五倍子等同用。

3. 食积不化，脘腹胀痛 本品又有消食化积之功。治食积不化、脘腹胀痛，可与山楂、神曲、鸡内金等同用。

【用量用法】 煎服，5~10 g。外用适量。研末外撒或调敷，亦可鲜品捣烂外敷。

【使用注意】 孕妇禁用，气血虚弱、脾虚作泄者慎用。

【文献摘要】

(1)《新修本草》："破血下胀，多服令人下痢。"

(2)《日华子本草》："治心腹痛、下气、水胀、血气，通妇人经脉、癥结。"

(3)《开宝本草》："疗金疮，止血为要药。产后余疾，下血、止痛。"

【附药】

北刘寄奴

为玄参科植物阴行草 *Siphonostegia chinensis* Benth. 的全草。苦，寒。归脾、胃、肝、胆经。功能活血祛瘀，通经止痛，凉血，止血，清热利湿。用于跌打损伤、外伤出血、瘀血经闭、月经不调、产后瘀痛、癥瘕积聚、血痢、血淋、湿热黄疸、水肿腹胀、白带过多的治疗。煎服，6~9 g。

● 第四节 破血消癥药 ●

本节药物味苦，咸，主归肝经，能破血逐瘀、消癥散积。主治癥瘕积聚等瘀滞重证，亦可用于血瘀经闭、瘀肿疼痛、偏瘫等其他瘀血症。

本节药物药力峻猛，以虫类药居多，易耗血、动血，耗气伤阴，体虚及孕妇、月经过多者忌用或慎用。

莪 术 Ézhú

《药性论》

为姜科植物蓬莪术 *Curcuma phaeocaulis* Val.、广西莪术 *Curcuma kwangsiensis* S. G. Lee et C. F. Liang 或温郁金 *Curcuma wenyujin* Y. H. Chen et C. Ling 的根茎。蓬莪术主产于四川、福建、广东等地，广西莪术主产于广西，温郁金主产于浙江、四川等地。冬季茎叶枯萎后采挖，生用或醋炙用。

【药性】 辛、苦，温。归肝、脾经。

【功效】　行气破血，消积止痛。

【应用】

1. 血瘀气滞证　本品能破血散瘀，行气止痛。治血瘀或血瘀气滞所致的癥瘕积聚、经闭、心腹瘀痛等，尤善消癥瘕积聚。治经闭、痛经，常与当归、红花等同用。治胸痹心痛，可与川芎、丹参等同用。此外，与苏木、骨碎补等同用，也可用治跌打损伤、瘀肿疼痛。

2. 食积不化，脘腹胀痛　本药有较强的行气消积止痛作用。治食积气滞、脘腹胀痛，可与青皮、槟榔、谷芽等同用。

【用法用量】　煎服，6～9 g。醋炙莪术祛瘀止痛力强。

【使用注意】　孕妇禁用。

【文献摘要】

(1)《药性论》："治女子血气心痛，破痃癖冷气，以酒醋磨服。"

(2)《日华子本草》："治一切气，开胃消食，通月经，消瘀血，止扑损痛，下血及内损恶血等。"

(3)《本草图经》："治积聚诸气，为最要之药。"

三　棱　Sānléng

《本草拾遗》

为黑三棱科植物黑三棱 *Sparganium stoloniferum* Buch.-Ham. 的块茎。主产于江苏、山东、河南等地。冬季至次年春采挖。切片，生用或醋炙用。

【药性】　辛、苦，平。归肝、脾经。

【功效】　破血行气，消积止痛。

【应用】

1. 血瘀气滞证　本品破血散瘀、消癥化积，治血瘀气滞之经闭腹痛、癥瘕积聚，常与莪术相须为用，加强破血行气、消积止痛之功。然三棱活血之力胜于莪术，行气之功逊于莪术。

2. 食积胀痛　本品行气止痛、消食化积，治食积气滞、脘腹胀满，常与青皮、麦芽等配伍。

【用法用量】　煎服，5～10 g。醋炙后可增强祛瘀止痛作用。

【使用注意】　孕妇禁用。不宜与芒硝、玄明粉同用。

【文献摘要】

(1)《日华子本草》："治妇人血脉不调、心腹痛、落胎，消恶血，补劳，通月经，治气胀，消扑损瘀血、产后腹痛、血晕，并宿血不下。"

(2)《开宝本草》："主老癖癥瘕结块。"

(3)《医学衷中参西录》："三棱气味俱淡，微有辛意；莪术味微苦，气微香，亦微有辛意，性皆微温，为化瘀血之要药。治男子痃癖、女子癥瘕、月经不通，性非猛烈而建功甚速……若细核二药之别，化血之力三棱优于莪术，理气之力莪术优于三棱。"

水　蛭　Shuǐzhì

《神农本草经》

为水蛭科动物蚂蟥 *Whitmania pigra* Whitman、水蛭 *Hirudo nipponica* Whitman 或柳

叶蚂蟥 *Whitmania acranulata* Whitman 的全体。中国大部分地区均产。夏、秋二季捕捉。切段,生用或用滑石粉烫用。

【药性】 咸、苦,平。有小毒。归肝经。

【功效】 破血通经,逐瘀消癥。

【应用】

癥瘕积聚,血瘀经闭,跌打损伤 本品破血逐瘀力强,善消癥、通经、疗伤。治癥瘕积聚、血瘀经闭,常与桃仁、虻虫、大黄同用,即抵当汤。治跌打损伤,可与苏木、自然铜等同用。治跌打损伤、瘀血内阻、心腹疼痛、二便不通,可与大黄、牵牛子等同用。

此外,现代临床用治血小板增多症、脑出血颅内血肿,有较好疗效。

【用法用量】 煎服,1～3 g。研末服,0.3～0.5 g。以入丸、散或研末服为宜。或将活水蛭放于瘀肿部位吸血消肿。

【使用注意】 孕妇及月经过多者忌用。

【文献摘要】

(1)《神农本草经》:"主逐恶血,瘀血,月闭,破血瘕,积聚,无子,利水道。"

(2)《名医别录》:"堕胎。"

(3)《本草衍义》:"治伤折。"

穿山甲 Chuānshānjiǎ

《名医别录》

为穿山甲科动物穿山甲 *Manis pentadactyla* Linnaeus 的鳞甲。主产于广西、云南、广东等地。全年均可捕捉。生用,或砂烫用,或砂烫醋淬用,用时捣碎。

【药性】 咸,微寒。归肝、胃经。

【功效】 活血消癥,通经下乳,消肿排脓,搜风通络。

【应用】

1. 癥瘕积聚,血瘀经闭 本品功擅活血消癥。治癥瘕积聚,常与三棱、莪术等同用。治血瘀经闭,常与当归、桃仁、红花等同用。

2. 产后乳汁不下 本品能行气血、下乳汁,治妇女产后乳汁不下,可单用研末,以酒送服;亦可与王不留行相须为用。若气血壅滞而乳汁不下者,可与当归、川芎、柴胡等同用;若气血虚弱而乳汁稀少者,可与当归、黄芪等同用。

3. 痈肿疮毒,瘰疬痰核 本品能活血消肿排脓,可使疮痈未成脓者消散,已成脓者速溃,为治疮痈的常用药。治痈肿初起者,常与金银花、天花粉、赤芍等同用;治疮痈脓成不溃者,常与黄芪、当归、皂角刺等同用。治瘰疬痰核,可与玄参、浙贝母、夏枯草等同用。

4. 风湿痹痛,中风偏瘫 本品又能搜风通络。治风湿痹痛、关节拘挛,可与独活、当归、蕲蛇等同用。治中风偏瘫、半身不遂,可与黄芪、红花等同用。

【用法用量】 煎服,3～9 g。研末服效果较好,每次 1～1.5 g。

【使用注意】 气血虚弱、疮疡已溃者及孕妇禁用。

【文献摘要】

(1)《名医别录》:"主五邪惊啼悲伤……疗蚁瘘。"

（2）《本草纲目》："除痰疟寒热、风痹强直疼痛，通经脉，下乳汁，消痈肿，排脓血，通窍，杀虫。""穿山甲，古方鲜用，近世风疟、疮科、通经下乳，用为要药。"

（3）《医学衷中参西录》："穿山甲，气腥而窜，其走窜之性，无微不至，故能宣通脏腑，贯彻经络，透达关窍，凡血凝血聚为病，皆能开之。"

表 16-4-1 活血消癥药的参考药

药名	药性	功效	主治	用法用量	备注
虻虫	苦，微咸，凉。有毒。归肝经	破血通经，逐瘀消癥	癥瘕积聚，血瘀经闭，跌打损伤	煎服，1～1.5 g。研末服，0.3 g。或入丸剂。外用适量	孕妇、月经期及体虚无瘀滞者禁用。腹泻者慎用
斑蝥	辛，热。有大毒。归肝、胃、肾经	破血逐瘀，散结消癥，攻毒蚀疮	癥瘕，经闭；痈疽恶疮，顽癣，瘰疬	内服多入丸散，0.03～0.06 g。外用适量，酒、醋浸涂，或研末敷贴，或作发泡用。内服宜与糯米同炒	本品有大毒，内服宜慎。体弱者及孕妇禁服。外用不宜久敷和大面积使用
干漆	辛，温。有毒。归肝、脾经	破瘀通经，消积杀虫	瘀血闭经，癥瘕积聚，虫积腹痛	煎服，2～5 g	孕妇及对漆过敏者禁用

学习小结

一、知识要点

分类	药名	相同点	不同点
活血止痛药	川芎	活血行气止痛	祛风
	延胡索		
	郁金		解郁，清心凉血，利胆退黄
	姜黄		破血，通经
	乳香	活血定痛，消肿生肌	偏于行气伸筋
	没药		偏于散血化瘀
活血调经药	丹参	活血祛瘀，通经止痛	清心除烦，凉血消痈
	桃仁		润肠通便，止咳平喘
	红花		
	益母草	活血调经，利水	清热解毒
	泽兰		祛瘀消痈
	牛膝		补肝肾，强筋骨，引血下行
	鸡血藤	活血止痛	补血，调经，舒筋活络
	五灵脂		化瘀止血
	王不留行	活血调经	下乳消肿，利尿通淋
	月季花		疏肝解郁

续表

分类	药名	相同点	不同点
活血疗伤药	土鳖虫	续筋接骨	破血逐瘀
	自然铜		散瘀止痛
	骨碎补	活血止痛	补肾强骨;外用消风祛斑
	苏木		祛瘀,消肿
	血竭	活血止痛	化瘀止血,生肌敛疮
	儿茶		生肌,收湿敛疮,清肺化痰
	刘寄奴		通经,止血,消食化积
活血消癥药	莪术	破血行气,消积止痛	偏于行气
	三棱		偏于破血
	水蛭	破血通经,逐瘀消癥	
	穿山甲	活血消癥,通经下乳,消肿排脓,搜风通络	

二、用药鉴别

需掌握郁金与姜黄、川芎与丹参、桃仁与红花的功用异同点。

三、思维拓展

(1)《医林改错》中指出"治病之要诀,在明白气血",故王清任临床用药将气血作为人体重要的物质,推崇气血理论,认为"诸病皆为血瘀"。请从中医角度思考临床应用活血化瘀药常配伍行气药的意义。

(2)《难经》中有"血得温而行,得寒而凝"之说,结合药性偏于寒凉而能活血之品,思考"血热瘀血"证的中医治疗方法。

活血化瘀药用药鉴
别参考答案

活血化瘀药思维拓
展答题要点

活血化瘀药自测题
及答案

第十七章

化 痰 药

化痰药PPT

化痰药图片

📖 **知识目标**

（1）掌握药物：半夏、天南星、旋覆花、川贝母、浙贝母、瓜蒌、桔梗。

（2）熟悉药物：芥子、白前、前胡、竹茹、竹沥、海藻、昆布。

（3）了解药物：白附子、猪牙皂、猫爪草、天竺黄、海浮石、蛤壳、瓦楞子、胖大海、青礞石、黄药子。

一、含义

凡以祛痰或消痰为主要功效，用于治疗痰证的药物，称为化痰药。

根据化痰药的药性及功效主治不同，分为温化寒痰药与清化热痰药两类。

二、性能特点

化痰药多为沉降之品，主归肺经。温化寒痰药味多辛苦，性温燥，辛散温通，苦能燥湿，有温化寒痰、燥湿化痰之功，部分药物具有毒性；清化热痰药味多苦，性寒凉，能够清化热痰，部分药物味甘咸，质润，甘以滋肺润燥，咸能软坚，有润燥化痰、消痰散结之功。

三、功效主治

化痰药以祛痰或消痰为主要功效，用治各种痰证。痰既是病理产物，又是致病因素，"痰之为物，随气升降，无处不到"，因其停留部位不同，病证各异。祛痰主要指能治疗痰浊阻滞肺窍的"有形之痰"，症见咳喘、咳痰；消痰主要指能治疗停留于肺窍以外的"无形之痰"，如痰停胃脘之恶心、呕吐，痰扰心神之失眠，痰蒙清阳之眩晕，痰蒙心窍之癫痫、昏厥，肝风夹痰之中风、惊厥，痰火郁结之瘿瘤、瘰疬，痰凝肌肉，流注骨节之阴疽、流注，痰阻经络之肢体麻木、半身不遂等。

四、配伍原则

根据痰的寒、热、燥、湿不同，选择适宜的化痰药，并分别配伍温里、清热、润燥、祛湿之品。脾虚生痰者，配伍健脾燥湿药；痰阻气滞者，配伍理气药；痰致咳喘者，配伍止咳平喘药同用。此外，癫痫、惊厥、眩晕、中风痰迷者，当配伍平肝息风、开窍、安神药；因痰所致痰核、瘿瘤、瘰疬者，配伍软坚散结药；阴疽流注者，配伍温阳散寒通滞之品。

五、使用注意

温化寒痰药多具温燥之性，热痰、燥痰证及阴虚、痰中带血者慎用或忌用；清热化痰药多性寒质润，不宜用于寒痰、湿痰证及脾胃虚寒者。部分药物有毒，内服宜用炮制品，生品一般只外用。

● 第一节　温化寒痰药 ●

本类药物味多辛苦，性偏温燥，主归肺、脾、肝经，具有温化寒痰、燥湿化痰之功，主治寒痰、湿痰所致的咳嗽气喘、痰白清稀、舌苔白腻等，亦可用治由寒痰、湿痰导致的肢体麻木、阴疽流注等。部分药物外用可消肿止痛，用治疮痈肿毒。

半　夏　Bànxià

《神农本草经》

为天南星科植物半夏 Pinellia ternata（Thunb.）Breit. 的块茎。主产于四川、湖北、江苏等地。夏、秋二季采挖。生品多外用，内服宜炮制入药。

【药性】　辛，温。有毒。归脾、胃、肺经。

【功效】　燥湿化痰，降逆止呕，消痞散结。

【应用】

1. 湿痰证，寒痰证　本品味辛性温，功擅燥湿化痰、温化寒痰，兼能止咳，为治湿痰、寒痰之要药。治湿痰阻肺之咳嗽痰多、痰白质稀者，配陈皮、茯苓、甘草等同用，如二陈汤。治寒痰咳嗽、痰多清稀、形寒背冷者，常与干姜、细辛、麻黄等同用，如小青龙汤。治风痰上扰之头痛眩晕，配伍天麻、白术、茯苓等，如半夏白术天麻汤。

知识链接：
半夏的炮制

2. 呕吐　本品入脾胃经，能降逆止呕，适宜多种原因引起的呕吐，尤宜于寒饮或胃寒呕吐，常与生姜同用，既助降逆止呕之效，兼制半夏之毒，如小半夏汤。治胃热呕吐，多配黄连、竹茹等。治胃阴虚呕吐，常配石斛、麦冬等。治胃气虚呕吐，常与人参、蜂蜜同用，如大半夏汤。

3. 胸痹，结胸，心下痞，梅核气　本品能化痰消痞散结。治痰浊阻滞、胸阳不振之胸痹心痛，与瓜蒌、薤白同用，如瓜蒌薤白半夏汤。治痰热结胸，可配瓜蒌、黄连，如小陷胸汤。治痰热阻滞、心下痞满者，常配干姜、黄连、黄芩等同用，如半夏泻心汤。治气郁痰凝之梅核气，常与紫苏、厚朴、茯苓等同用，如半夏厚朴汤。

4. 痈疽肿毒，毒蛇咬伤，瘿瘤瘰疬　本品内服能化痰散结，外用消肿止痛。治痈疽发背、无名肿毒、毒蛇咬伤等，可生品研末调敷或鲜品捣敷。治瘿瘤瘰疬，常与海藻、昆布、浙贝母等同用，如海藻玉壶汤。

【用法用量】　煎服，3～9 g。内服宜制用，外用适量。

【使用注意】　阴虚燥咳、出血证、热痰、燥痰应慎用。不宜与乌头类药物（如川乌、草乌、附子等）同用。生品内服宜慎。

【文献摘要】

（1）《神农本草经》："治伤寒寒热、心下坚、下气、喉咽肿痛、头眩、胸胀咳逆、腹鸣。"

（2）《名医别录》："消心腹胸膈痰热满结，咳嗽上气，心下急痛坚痞，时气呕逆，消痈肿，堕胎。"

（3）《医学启源》："治寒痰及形寒饮冷伤肺而咳，大和胃气，除胃寒，进饮食。治太阴痰厥头痛，非此不能除。"

天南星　Tiānnánxīng

《神农本草经》

为天南星科植物天南星 *Arisaema erubescens*（Wall.）Schott、异叶天南星 *Arisaema heterophyllum* Bl. 或东北天南星 *Arisaema amurense* Maxim. 的块茎。天南星主产于河南、河北、四川等地；异叶天南星主产于江苏、浙江等地；东北天南星主产于辽宁、吉林等地。秋、冬二季茎叶枯萎时采挖。生品多外用，内服宜炮制入药。

【药性】　苦、辛，温。有毒。归肺、肝、脾经。

【功效】　燥湿化痰，祛风止痉，散结消肿。

【应用】

1. 湿痰证，寒痰证　本品味苦性温，其温燥之性胜于半夏，具有较强的燥湿化痰之功，善治顽痰。治寒痰、湿痰阻肺所致的咳喘痰多、色白清稀、胸膈胀闷，常与半夏相须为用，以增强燥湿化痰之功，如导痰汤。治热痰咳嗽，咯痰黄稠，常配伍黄芩、瓜蒌等。

2. 风痰眩晕，中风偏瘫，破伤风，癫痫　本品辛散温通，入肝经，能够通行经络，善祛风痰而止痉。治风痰上扰清窍之眩晕，常与半夏、天麻等同用。治风痰阻滞经络之半身不遂、口眼㖞斜等，常配半夏、川乌、白附子等。治破伤风角弓反张，牙关紧闭，配白附子、天麻、防风等，如玉真散。治癫痫，可与半夏、全蝎、僵蚕等同用，如五痫丸。

3. 痈疽肿痛，瘰疬痰核，毒蛇咬伤　本品外用有散结消肿之功。治痈疽肿痛、瘰疬痰核，生品研末醋调外敷。治毒蛇咬伤，配雄黄为末外敷。

【用法用量】　煎服，3～9 g，内服多制用，外用生品适量。

【使用注意】　孕妇慎用；生品内服宜慎。

【文献摘要】

（1）《神农本草经》："主心痛、寒热、结气、积聚、伏梁、伤筋痿拘缓，利水道。"

（2）《开宝本草》："主中风、麻痹，除痰，下气，破坚积，消痈肿，利胸膈，散血堕胎。"

（3）《本经逢原》："南星、半夏皆治痰药也。然南星专走经络，故中风、麻痹以之为向导；半夏专走肠胃，故呕吐、泄泻以之为向导。"

【附药】

胆南星

为制天南星的细粉与牛、羊或猪胆汁经加工而成，或为生天南星细粉与牛、羊或猪胆汁经发酵加工而成。苦、微辛，凉。归肺、肝、脾经。功能清热化痰，息风定惊。适用于痰热咳嗽，咳痰黄稠，中风痰迷，癫狂惊痫等。煎服，3~6 g。

白附子　Báifùzǐ

《中药志》

为天南星科植物独角莲 *Typhonium giganteum* Engl. 的块茎。主产于河南、甘肃、湖北等地。秋季采挖。生用或炮制后入药。

【药性】 辛，温。有毒。归胃、肝经。

【功效】 祛风痰，定惊搐，解毒散结，止痛。

【应用】

1. 中风口眼㖞斜，惊风癫痫，破伤风，偏头痛 本品辛散温通，其性上行，能燥湿化痰，祛风解痉而止痛，善治风痰上扰之头面部诸疾。治风痰阻络、中风偏瘫、口眼㖞斜，常与全蝎、僵蚕同用，如牵正散。治风痰壅盛之惊风、癫痫，常配半夏、天南星等。治破伤风，配伍防风、天麻、天南星等，如玉真散。治偏头痛，常与川芎、白芷同用。

2. 痈疽肿毒，瘰疬痰核，毒蛇咬伤 本品有解毒散结之功。治痈疽肿毒、瘰疬痰核，单用生品捣烂外敷，或配天南星研末外敷。治毒蛇咬伤，单用或配伍清热解毒药调涂患处。

【用法用量】 煎服，3~6 g。一般炮制后用，外用生品适量。

【使用注意】 孕妇慎用；生品内服宜慎。

【文献摘要】

(1)《中国药用植物志》："治淋巴结结核。"

(2)《四川中药志》："镇痉止痛，祛风痰。治面部病，中风失音，心痛血痹，偏正头痛，喉痹肿痛，破伤风。"

【附药】

关白附

为毛茛科植物黄花乌头 *Aconitum coreanum* (Levl.) Rapaics 的块根。性味辛、甘，热；有毒。归胃，肝经。功能祛风痰，定惊痫，散寒止痛。用于中风痰迷，口眼㖞斜、癫狂、偏正头痛、惊风、破伤风、风湿痹痛等。煎服，1.5~6 g。因毒性较大，现已较少应用。

旋覆花　Xuánfùhuā

《神农本草经》

为菊科植物旋覆花 *Inula japonica* Thunb. 或欧亚旋覆花 *Inula britannica* L. 的头状花序。主产于河南、河北、江苏等地。夏、秋二季花开时采收。生用或蜜炙用。

【药性】 苦、辛、咸，微温。归肺、脾、胃、大肠经。

【功效】 降气，消痰，行水，止呕。

【应用】

1. 痰饮壅肺，痰饮蓄结 本品苦降辛开，咸能软坚，功善降肺气化痰。治痰饮壅肺之咳喘痰多，常与苏子、半夏、细辛等同用。治痰热咳喘，配伍桑白皮、瓜蒌、黄芩等。治痰饮蓄结之胸中满闷，常与海浮石、蛤壳等同用。

2. 噫气，呕吐 本品苦降，入脾、胃经，既能消痰，又降胃气。治痰浊中阻所致的噫气呕吐、心下痞硬，常与赭石同用，以增强降逆化痰止呕之力，如旋覆代赭汤。

【用法用量】 煎服，3~9 g，包煎。

【文献摘要】

(1)《神农本草经》："主结气胁下满，惊悸。除水，去五脏间寒热，补中，下气。"

(2)《本草纲目》："所治诸病，其功只在行水下气，通血脉尔。"

(3)《本草汇言》："旋覆花，消痰逐水，利气下行之药也。主心肺结气、胁下虚满、胸中结痰、呕吐、痞坚噫气，或心脾伏饮、膀胱留饮、宿水等证。大抵此剂微咸以软坚散痞，性利下气行痰水，实消伐之药也。"

【附药】

金沸草

为菊科植物条叶旋覆花 *Inula linariifolia* Turcz. 或旋覆花 *Inula japonica* Thunb. 的地上部分。苦、辛、咸，温。归肺、大肠经。功能降气、消痰、行水。适用于外感风寒、痰壅气逆之胸膈痞满、咳喘痰多者。煎服，5~10 g。

白 前 Báiqián

《名医别录》

为萝藦科植物柳叶白前 *Cynanchum stauntonii*（Decne.）Schltr. ex Lévl. 或芫花叶白前 *Cynanchum glaucescens*（Decne.）Hand.-Mazz. 的根茎及根。主产于浙江、安徽、江苏等地。秋季采挖。生用或蜜炙用。

【药性】 辛、苦，微温。归肺经。

【功效】 降气，消痰，止咳。

【应用】

咳嗽痰多 本品辛散苦降，微温，功善降气祛痰止咳，用治肺气壅滞之咳嗽痰多，无论外感内伤、寒热、新久均可用之，尤以寒痰阻肺所致者为宜。治外感风寒咳嗽、咳痰不爽者，常与荆芥、桔梗、陈皮等同用，如止嗽散。治痰热壅肺咳喘，常与石膏、桑白皮配伍。治痰饮内停之咳喘痰鸣，不能平卧，可配紫菀、半夏等。

【用法用量】 煎服，3~10 g。

【文献摘要】

(1)《名医别录》："主胸胁逆气，咳嗽上气。"

(2)《本草纲目》："手太阴药也。长于降气，肺气壅实而有痰者宜之。"

(3)《本草汇言》："白前泄肺气，定喘嗽之药也，疗喉间喘呼，为治咳之首剂；宽膈之满闷，为降气之上品。"

芥 子 Jièzǐ

《名医别录》

为十字花科植物白芥 *Sinapis alba* L. 或芥 *Brassica juncea*（L.）Czern. et Coss. 的成

熟种子。前者习称"白芥子"，后者习称"黄芥子"。主产于安徽、河南、四川等地。夏末秋初果实成熟时采割植株，晒干，打下种子。生用或炒用。

【药性】 辛，温。归肺经。

【功效】 温肺豁痰利气，散结通络止痛。

微视频：芥子

【应用】

1. 寒痰喘咳，悬饮 本品味辛性温，辛散温通力强，善于温肺豁痰、利气宽胸，用治寒痰壅肺及悬饮。治寒痰壅肺、咳喘胸闷者，常与紫苏子、莱菔子同用，如三子养亲汤。治悬饮咳喘、胸满胁痛者，配伍甘遂、大戟，如控涎丹。

2. 阴疽流注，肢体麻木，关节肿痛 本品辛散温通，善消经络之痰，又能散结通络止痛。治寒痰凝滞之阴疽流注，常与鹿角胶、肉桂、熟地黄等同用，如阳和汤。治痰湿阻滞经络之肢体麻木或关节肿痛，常与没药、木香等同用，如白芥子散。

此外，治冷哮日久者，常配伍细辛、麝香、延胡索等研末，于夏令外敷肺俞、膏肓等穴。

【用法用量】 煎服，3~9 g。外用适量，研末调敷。

【使用注意】 久咳肺虚、阴虚火旺者，消化道溃疡及出血者忌用。内服用量不宜过大，外用对皮肤黏膜有刺激作用，皮肤过敏者忌用。

【文献摘要】

（1）《本草纲目》："利气豁痰，除寒暖中，散肿止痛。治喘嗽反胃，痹木脚气，筋骨腰节诸痛。"

（2）《本草经疏》："白芥子味极辛，气温。能搜剔内外痰结，及胸膈寒痰，冷涎壅塞者殊效。"

猪牙皂 Zhūyázào

《神农本草经》

为豆科植物皂荚 *Gleditsia sinensis* Lam. 的不育果实。中国大部分地区均产。秋季采收。生用或炒用。

【药性】 辛、咸，温。有小毒。归肺、大肠经。

【功效】 祛痰开窍，散结消肿。

【应用】

1. 顽痰阻肺之咳喘痰多 本品辛能通利气道，咸能软化胶结之顽痰。治顽痰阻肺之胸闷咳喘、咳痰不爽，可单味研末，作蜜丸枣汤送服，如皂荚丸。若治热痰胶黏难咳，常与黄芩、瓜蒌等同用。

2. 痰涎壅盛致关窍闭阻之证 本品味辛走窜，入鼻引嚏，能祛除痰涎、开窍通闭。治痰涎壅盛所致猝然昏厥、口噤不开，与细辛共研为散，吹鼻取嚏，如通关散。

此外，本品有散结消肿之效，外敷可用治痈肿未溃者。

【用法用量】 多入丸散用，1~1.5 g。外用适量，研末吹鼻取嚏或调敷患处。

【使用注意】 非顽痰实证体壮者慎用。孕妇及咯血、吐血患者禁用。

【文献摘要】

（1）《神农本草经》："主风痹、死肌、邪气、风头、泪出，利九窍。"

（2）《本草纲目》："通肺及大肠气，治咽喉痹塞，痰气喘咳，风疠疥癣。""其味辛而性燥，气浮而散。吹之导之，则通上下诸窍；服之则治风湿痰喘肿满，杀虫；涂之则散肿消毒，搜风治疮。"

【附药】

皂角刺

为皂荚的棘刺。性味辛，温。归肝、胃经。功能消肿托毒、排脓、杀虫。用于痈疽初起或脓成不溃，外治疥癣麻风。煎服，3～10 g。外用适量，醋蒸取汁涂患处。

猫爪草　Māozhuǎcǎo

《中药材手册》

为毛茛科植物小毛茛 *Ranunculus ternatus* Thunb. 的块根。主产于长江中下游地区。春季采挖。生用。

【药性】　甘、辛，温。归肝、肺经。

【功效】　化痰散结，解毒消肿。

【应用】

1. 瘰疬痰核　本品能化痰散结，治瘰疬痰核，内服外用均可，常与夏枯草、玄参、僵蚕等同用。

2. 疔疮肿毒，蛇虫咬伤　外用可解毒消肿，治疗疮肿毒、蛇虫咬伤，多以鲜品捣敷患处。

【用法用量】　煎服，15～30 g，单味药可用至 120 g。外用适量。

【文献摘要】

（1）《中药材手册》："治颈上瘰疬结核。"

（2）《广西中药志》："祛火化痰结。治痰火瘰疬。"

（3）《河南中草药手册》："消肿，截疟，治瘰疬。"

● 第二节　清化热痰药 ●

本类药物性多寒凉，有清化热痰之功，主治热痰证，症见咳喘胸闷、痰多黄稠、舌红苔黄腻等；部分甘寒质润者，兼润燥化痰，适用于燥痰所致的干咳少痰、痰稠难咳、舌红少苔、唇舌干燥等；味咸者，能消痰软坚散结，主治痰火郁结所致的瘿瘤、瘰疬、痰核等。

川贝母　Chuānbèimǔ

《神农本草经》

为百合科植物川贝母 *Fritillaria cirrhosa* D. Don、暗紫贝母 *Fritillaria unibracteata* Hsiao et K. C. Hsia、甘肃贝母 *Fritillaria przewalskii* Maxim.、梭砂贝母 *Fritillaria delavayi* Franch.、太白贝母 *Fritillaria taipaiensis* P. Y. Li 或瓦布贝母 *Fritillaria unibracteata* Hsiao et K. C. Hsia var. *wabuensis*（S. Y. Tang et S. C. Yue）Z. D. Liu，S. Wang et S. C. Chen 的鳞茎。按性状不同分别习称"松贝""青贝""炉贝"和"栽培品"。主产于四川、云南、甘肃等地。夏、秋二季或积雪融化后采挖。生用。

【药性】　苦、甘，微寒。归肺、心经。

【功效】　清热润肺，化痰止咳，散结消痈。

【应用】

1. 肺热燥咳，阴虚劳嗽　本品味苦甘润，性微寒，既能清热化痰，又能润肺止咳，肺热燥咳及阴虚久咳均可应用。治肺热燥咳、咳痰不爽者，常与知母相须为用，增加清热润肺化痰之功，如二母散，亦可配伍沙参、麦冬、瓜蒌等。治肺肾阴虚之久咳少痰、痰中带血者，常与麦冬、百合、生地黄等同用，如百合固金汤。

2. 瘰疬痰核，乳痈，肺痈，疮痈　本品有清热散结消痈之功。治痰火郁结之瘰疬痰核，常与玄参、牡蛎、夏枯草等同用。治热毒壅结之乳痈、肺痈、疮痈，常配伍蒲公英、鱼腥草、芦根等。

【用法用量】　煎服，3～10 g。研末冲服，1～2 g。

【使用注意】　不宜与乌头类药物（如川乌、草乌、附子等）同用。

【文献摘要】

(1)《日华子本草》："消痰，润心肺。末和沙糖为丸，含，止嗽；烧灰油敷人畜恶疮。"

(2)《本草会编》："治虚劳咳嗽，吐血咯血，肺痿肺痈，妇人乳痈、痈疽及诸郁之证。"

(3)《本草汇言》："贝母，开郁，下气，化痰之药也，润肺消痰，止咳定喘，则虚劳火结之证，贝母专司首剂。"

浙贝母　Zhèbèimǔ

《本草正》

为百合科植物浙贝母 *Fritillaria thunbergii* Miq. 的鳞茎。主产于浙江、江苏、安徽等地。初夏植株枯萎时采挖。生用。

【药性】　苦，寒。归肺、心经。

【功效】　清热化痰止咳，解毒散结消痈。

【应用】

1. 痰热及风热咳嗽　本品味苦性寒，清热力强，长于清肺化痰。治痰热郁肺之咳嗽、痰黄质稠者，常与瓜蒌、黄芩、知母等同用。治外感风热之咳嗽，多配伍桑叶、牛蒡子、前胡等。

2. 瘰疬，瘿瘤，肺痈，乳痈，疮痈　本品清热消痰，散结消痈力强。治痰火郁结之瘰疬痰核，常与玄参、牡蛎同用，如消瘰丸。治瘿瘤，常配伍海藻、昆布。治肺痈咳吐脓血，常与鱼腥草、芦根、桃仁等同用。治乳痈、疮痈肿痛，常配伍连翘、蒲公英等。

【用法用量】　煎服，5～10 g。

【使用注意】　不宜与乌头类药物（如川乌、草乌、附子等）同用。

【文献摘要】

(1)《景岳全书》："大治肺痈、肺痿、咳喘、吐血、衄血，最降痰气，善开郁结，止疼痛，消胀满，清肝火，明耳目，除时气烦热、黄疸、淋闭、便血、溺血；解热毒，杀诸虫及疗喉痹、瘰疬、乳痈发背、一切痈疡肿毒……较之川贝母，清降之功，不啻数倍。"

(2)《本经逢原》："同青黛治人面恶疮，同连翘治项上结核。皆取其开郁散结、化痰解毒之功也。"

(3)《本草纲目拾遗》："解毒利痰，开宣肺气，凡肺家夹风火有痰者宜此。"

瓜 蒌 Guālóu

《神农本草经》

为葫芦科植物栝楼 *Trichosanthes kirilowii* Maxim. 和双边栝楼 *Trichosanthes rosthornii* Harms 的成熟果实。果皮称为"瓜蒌皮"，种子称为"瓜蒌子"。主产于河北、河南、山东等地。秋季果实成熟时采收。生用。

【药性】 甘、微苦，寒。归肺、胃、大肠经。

【功效】 清热涤痰，宽胸散结，润燥滑肠。

【应用】

1. 痰热咳喘 本品苦寒清泄，功善清热化痰，味甘质润又可润燥化痰。治痰热阻肺、咳嗽痰黄、胸膈痞满者，常与黄芩、胆南星、枳实等同用，如清气化痰丸。治燥热伤肺之干咳无痰或痰少质黏、咳吐不利，常配伍川贝母、天花粉等。

2. 胸痹，结胸 本品具有宽胸散结之功。治痰浊阻滞之胸痹疼痛，常与薤白同用，如瓜蒌薤白白酒汤、瓜蒌薤白半夏汤。治痰热互结之结胸证、胸膈痞闷、按之则痛者，常与黄连、半夏同用，既清热化痰，又消痞散结，如小陷胸汤。

3. 肺痈，肠痈，乳痈 本品清热消痈散结，用治内痈。治肺痈咳吐脓血，常与鱼腥草、芦根等同用。治肠痈，配伍败酱草、大血藤、薏苡仁等。治乳痈初起、红肿热痛，常与当归、乳香、没药等同用，如神效瓜蒌散。

4. 肠燥便秘 本品甘寒质润，有润肠通便之功。治肠燥便秘，多用瓜蒌子与火麻仁、郁李仁等配伍。

【用法用量】 煎服，9～15 g。

【使用注意】 脾虚便溏者及寒痰、湿痰证忌用。不宜与乌头类药物（如川乌、草乌、附子等）同用。

【文献摘要】

(1)《名医别录》："主胸痹，悦泽人面。"

(2)《本草纲目》："润肺燥，降火，治咳嗽，涤痰结，利咽喉，止消渴，利大肠，消痈肿疮毒。"

(3)《本草述》："栝楼实，阴厚而脂润，故于热燥之痰为对待的剂。若用之于寒痰、湿痰、气虚所结之痰，饮食积聚之痰，皆无益而有害者也。"

桔 梗 Jiégěng

《神农本草经》

为桔梗科植物桔梗 *Platycodon grandiflorum* （Jacq.） A. DC. 的根。中国大部分地区均产。春、秋季采挖。生用。

【药性】 苦、辛，平。归肺经。

【功效】 宣肺，利咽，祛痰，排脓。

【应用】

1. 咳嗽痰多，胸闷不畅 本品辛散苦泄，能开宣肺气，祛痰止咳。药性平和，用治肺气不宣之咳嗽痰多、胸闷不畅，不论寒热均可随证配伍。治风寒咳嗽，常与紫苏、苦杏仁、前胡等同用，如杏苏散。治风热或温病初起咳嗽，配伍桑叶、菊花、薄荷等，如桑菊饮。治痰阻气滞、胸膈痞闷，常与瓜蒌皮、枳壳等同用。

2. 咽痛音哑　本品既能开宣肺气，又能利咽开音。治风热犯肺之咽痛失音，常与甘草同用，以宣肺祛痰利咽，如桔梗汤。治热毒壅盛之咽喉肿痛，配玄参、射干、板蓝根等。治阴虚火旺之咽喉肿痛，常与玄参、麦冬、甘草同用，如玄麦甘桔汤。

3. 肺痈　本品祛痰排脓，治肺痈咳嗽胸痛，咳吐脓痰者，常与鱼腥草、薏苡仁、冬瓜仁等同用。

此外，本品开宣肺气而通二便，用治癃闭，便秘。且能载药上行，为"舟楫之剂"，临证常用之作为治疗胸膈以上疾病的引经药。

【用法用量】　煎服，3～10 g。

【使用注意】　气机上逆之呕吐、呛咳、眩晕、阴虚火旺咳血者不宜用；胃、十二指肠溃疡者慎用。

【文献摘要】

(1)《本草衍义》："治肺热，气奔促，嗽逆，肺痈，排脓。"

(2)《珍珠囊》："疗咽喉痛，利肺气，治鼻塞。"

(3)《本草求真》："桔梗系开提肺气之药，可为诸药舟楫，载之上浮。"

【备注】　现代药理研究表明，桔梗及其皂苷具有较强的祛痰作用，并具有镇咳、抗炎、抗氧化、保肝、降血脂、抗血栓、抗肿瘤、免疫调节等多种药理作用。

前 胡　Qiánhú

《名医别录》

为伞形科植物白花前胡 *Peucedanum praeruptorum* Dunn 的根。主产于浙江、湖南、四川等地。秋冬至次春茎叶枯萎或未抽花茎时采挖。生用或蜜炙用。

【药性】　苦、辛，微寒。归肺经。

【功效】　降气化痰，宣散风热。

【应用】

1. 痰热咳喘　本品苦能降泄，性微寒，善于清肺降气化痰。治痰热阻肺之咳喘痰多色黄者，常与桑白皮、浙贝母等同用。治寒痰、湿痰证，常配伍白前、半夏、陈皮等。

2. 风热咳嗽　本品辛散，能宣散风热。治外感风热，咳嗽痰多，常配伍桑叶、牛蒡子、桔梗等。治风寒咳嗽，常与苦杏仁、紫苏、半夏等同用，如杏苏散。

【用法用量】　煎服，3～10 g。

【文献摘要】

(1)《名医别录》："主疗痰满、胸胁中痞、心腹结气、风头痛，去痰实，下气。"

(2)《本草纲目》："清肺热，化痰热，散风邪。"

竹 茹　Zhúrú

《名医别录》

为禾本科植物青秆竹 *Bambusa tuldoides* Munro、大头典竹 *Sinocalamus beecheyanus* (Munro) McClure var. *pubescens* P. F. Li 或淡竹 *Phyllostachys nigra* (Lodd.) Munro var. *henonis* (Mitf.) Stapf ex Rendle 的茎秆的中间层。主产于长江流域和南方各省，全年

均可采制。生用或姜汁炙用。

【药性】 甘，微寒。归肺、胃、心、胆经。

【功效】 清热化痰，除烦，止呕。

【应用】

1. 肺热咳嗽 本品性微寒，入肺经，善于清肺化痰。治肺热咳嗽、痰黄黏稠者，常与瓜蒌、黄芩等同用。

2. 心烦失眠 本品入胃、心、胆经，既能清热化痰，又能清心除烦。治胆胃不和、痰热内扰之心烦失眠，常与枳实、半夏、茯苓等同用，如温胆汤。

3. 胃热呕吐，妊娠恶阻 本品性微寒，长于清胃止呕。治胃热呕吐，常与黄连、芦根等同用。治胃虚有热之呕吐，常配伍人参、陈皮、生姜等，如橘皮竹茹汤。治妊娠恶阻，常与紫苏、砂仁等同用。

【用法用量】 煎服，5～10 g。生用长于清热化痰，姜汁炙用长于止呕。

【文献摘要】

（1）《名医别录》："主呕啘，温气寒热，吐血，崩中，溢筋。"

（2）《药品化义》："专清热痰，为宁神开郁佳品。主治胃热噎膈，胃虚干呕，热呃咳逆，痰热恶心，酒伤呕吐，痰涎酸水，惊悸怔忡，心烦躁乱，睡卧不宁，此皆胆胃热痰之症，悉能奏效。"

（3）《本经逢原》："竹茹专清胃腑之热，为虚烦烦渴、胃虚呕逆之要药。"

竹 沥 Zhúlì

《名医别录》

来源同竹茹，系新鲜青杆竹或淡竹等茎杆经火烤灼而流出的淡黄色澄清液汁。主产于长江流域和南方各省，全年均可采制。生用。

【药性】 甘，寒。归心、肺、肝经。

【功效】 清热滑痰，定惊利窍。

【应用】

1. 痰热咳喘 本品性寒而滑利，入肺经，能清热滑痰。治痰热咳喘、痰稠难咳、顽痰胶结者，常配伍半夏、黄芩、橘红等，如竹沥达痰丸。

2. 中风痰迷，痰热惊痫 本品入心、肝经，善于清热滑痰、定惊开窍。治痰热郁闭清窍之中风口噤，配伍牛黄、冰片、石菖蒲等。治小儿惊痫抽搐，常配伍胆南星、牛黄等。

【用法用量】 冲服，15～30 mL。

【使用注意】 寒痰及脾虚便溏者不宜用。

【文献摘要】

（1）《名医别录》："其沥，大寒，治暴中风，风痹，胸中大热，止烦闷，消渴，劳复。"

（2）《本草衍义》："竹沥行痰，通达上下百骸毛窍诸处，如痰在巅顶可降，痰在胸膈可开，痰在四肢可散，痰在脏腑经络可利。痰在皮里膜外可行。又如癫痫狂乱、风热发痉者可定；痰厥失音、人事昏迷者可省，为痰家之圣剂也。"

（3）《本草纲目》："竹沥性寒而滑，大抵因风火燥热而有痰者宜之；若寒湿胃虚肠滑之人服之，则反伤肠胃。"

天竺黄 Tiānzhúhuáng

《蜀本草》

为禾本科植物青皮竹 *Bambusa textilis* McClure 或华思劳竹 *Schizostachyum chinense* Rendle 等秆内的分泌液干燥后的块状物。主产于云南、广东、广西等地。秋、冬二季采收。生用。

【药性】 甘，寒。归心、肝经。

【功效】 清热豁痰，凉心定惊。

【应用】

1. 痰热咳喘 本品性寒，具清热化痰之功。治痰热咳喘，常与瓜蒌、浙贝母、桑白皮等同用。

2. 小儿惊风，中风痰壅，痰热癫痫，热病神昏 本品性寒，入心、肝经，善清心肝之热，亦可化痰定惊，功似竹沥而力稍逊。治小儿痰热惊风、四肢抽搐，常与麝香、胆南星等同用。治中风痰壅、痰热癫痫等，常与黄连、石菖蒲、郁金等同用。治热病神昏谵语，配伍牛黄、连翘等。

【用法用量】 煎服，3～9 g。

【文献摘要】

(1)《开宝本草》："主小儿惊风天吊，镇心明目，祛诸风热。疗金疮止血，滋养五脏。"

(2)《本草衍义》："凉心经，去风热，作小儿药尤宜，和缓故也。"

(3)《本草汇言》："竹黄性缓，清空解热，而更有定惊安神之妙，故前古治小儿惊风天吊，夜啼不眠，客忤痫疟及伤风痰闭，发热气促，入抱龙丸，治婴科惊痰要剂。如大人中风，失音不语，入风痰药中，亦屡见奏效。"

胖大海 Pàngdàhǎi

《本草纲目拾遗》

为梧桐科植物胖大海 *Sterculia lychnophora* Hance 的成熟种子。主产于泰国、越南、柬埔寨等地。果实成熟开裂时采收种子。生用。

【药性】 甘，寒。归肺、大肠经。

【功效】 清热润肺，利咽开音，润肠通便。

【应用】

1. 咽喉肿痛，音哑失音 本品甘寒，入肺经，能清热润肺、利咽开音。治肺热或燥热之咽痛、音哑失音者，单味泡服，亦可配伍桔梗、甘草等同用。

2. 燥热便秘 本品甘寒质润，入大肠经，具有清热润肠通便之功。治热结便秘，可单味泡服，或配番泻叶、决明子等同用。

【用法用量】 沸水泡服或煎服，2～3 枚。

【文献摘要】

(1)《本草纲目拾遗》："治火闭痘，服之立起，并治一切热证劳伤，吐衄下血，消毒去暑，时行赤眼，风火牙疼……干咳无痰，骨蒸内热，三焦火证，诸疮皆效。"

(2)《本草正义》："善于开宣肺气，并能通泄皮毛、风邪外闭，不问为寒为热，并皆主之。亦能开音治喑、爽嗽豁痰。"

海 藻 Hǎizǎo
《神农本草经》

为马尾藻科植物海蒿子 *Sargassum pallidum*（Turn.）C. Ag. 或羊栖菜 *Sargassum fusiforme*（Harv.）Setch. 的藻体。前者习称"大叶海藻"，后者习称"小叶海藻"。主产于辽宁、山东、福建等沿海地区。夏、秋二季采捞。生用。

【药性】 苦、咸，寒。归肝、胃、肾经。

【功效】 消痰软坚散结，利水消肿。

【应用】

1. 瘿瘤，瘰疬，睾丸肿痛 本品苦寒清泄，咸能软坚，善于清热消痰、软坚散结。治瘿瘤，常与昆布、浙贝母、陈皮等同用，如海藻玉壶汤。治瘰疬，常配伍夏枯草、玄参、连翘等。治睾丸肿痛，常与橘核、昆布、川楝子等同用，如橘核丸。

2. 痰饮，水肿 本品具利水消肿之功。治痰饮、水肿，常与茯苓、猪苓、泽泻等同用。

【用法用量】 煎服，6～12 g。

【使用注意】 不宜与甘草同用。

【文献摘要】

（1）《神农本草经》："主瘿瘤气、颈下核，破散结气、痈肿癥瘕坚气、腹中上下鸣，下十二水肿。"

（2）《本草蒙筌》："治项间瘰疬，消颈下瘿囊；利水道，通癃闭成淋，泻水气，除胀满作肿。"

昆 布 Kūnbù
《名医别录》

为海带科植物海带 *Laminaria japonica* Aresch. 或翅藻科植物昆布 *Ecklonia kurome* Okam. 的叶状体。主产于山东、辽宁、浙江等地。夏、秋两季采捞。生用。

【药性】 咸，寒。归肝、胃、肾经。

【功效】 消痰软坚散结，利水消肿。

【应用】 同海藻，常与海藻相须为用。

【用法用量】 煎服，6～12 g。

【文献摘要】

（1）《名医别录》："主十二种水肿，瘿瘤聚结气，瘘疮。"

（2）《本草经疏》："昆布咸能软坚，其性润下，寒能除热散结，故主十二种水肿、瘿瘤、聚结气、瘘疮。东垣云：瘿坚如石者，非此不除。正咸能软坚之功也。详其气味、性能、治疗，与海藻大略相同。"

蛤 壳 Géqiào
《神农本草经》

为帘蛤科动物文蛤 *Meretrix meretrix* Linnaeus 或青蛤 *Cyclina sinensis* Gmelin 的贝壳。各沿海地区均产。夏、秋两季捕捞，去肉。生用或煅用。

【药性】 苦、咸，寒。归肺、肾、胃经。

【功效】 清热化痰，软坚散结，制酸止痛；外用收湿敛疮。

【应用】

1. 痰热咳喘 本品苦寒，入肺经，善清肺热而化痰。治痰热壅肺之咳喘、痰黄质稠者，常配伍桑白皮、黄芩、瓜蒌等。治痰火灼伤肺络之胸胁疼痛、痰中带血者，常与青黛同用，如黛蛤散。

2. 瘿瘤，瘰疬，痰核 本品味咸，性寒，既能清热消痰，又能软坚散结。治痰火郁结之瘿瘤、瘰疬、痰核等，常与夏枯草、玄参、海藻等同用。

3. 胃痛吐酸，湿疮，烫伤 本品煅用能制酸止痛，治胃溃疡之胃痛吐酸或出血，常与海螵蛸同用。煅后研末外用，可收湿敛疮，治湿疮、烫伤等。

【用法用量】 煎服，6～15 g，先煎，蛤粉宜包煎。外用适量。清热化痰、软坚散结宜生用；制酸止痛、收湿敛疮煅用。

【文献摘要】

(1)《神农本草经》："主咳逆止气、喘息、烦满、胸痛寒热。"

(2)《药性论》："治水气浮肿，下小便，治嗽逆上气、项下瘤瘿。"

(3)《本草纲目》："清热利湿，化痰饮，消积聚，除血痢、妇人血结胸。"

瓦楞子 Wǎlèngzǐ

《本草备要》

为蚶科动物毛蚶 *Arca subcrenata* Lischke、泥蚶 *Arca granosa* Linnaeus 或魁蚶 *Arca inflata* Reeve 的贝壳。沿海地区均产。秋、冬至次年春捕捞，置沸水中略煮，去肉。生用或煅用。

【药性】 咸，平。归肺、胃、肝经。

【功效】 消痰化瘀，软坚散结，制酸止痛。

【应用】

1. 顽痰胶结，瘿瘤，瘰疬 本品味咸，能消痰软坚散结。治顽痰胶结，配伍海浮石、蛤壳。治瘿瘤瘰疬，常与海藻、昆布、浙贝母等同用。

2. 癥瘕痞块 本品入肝经血分，具有化瘀散结之功。治气滞血瘀或痰凝所致癥瘕痞块，单用醋淬为丸服，如瓦楞子丸，亦可配伍三棱、莪术、鳖甲等。

3. 胃痛反酸 本品煅用有制酸止痛作用，治肝胃不和、胃痛反酸者，可与甘草同用。

【用法用量】 煎服，9～15 g，宜打碎先煎。研末服，每次 1～3 g。消痰化瘀、软坚散结生用，制酸止痛煅用。

【文献摘要】

(1)《本草纲目》："咸走血而软坚，故瓦楞子能消血块，散痰积。"

(2)《医林纂要》："去一切痰积、血积、气块，破癥瘕，攻瘰疬。"

海浮石 Hǎifúshí

《本草拾遗》

为胞孔科动物脊突苔虫 *Costazia aculeata* Canu et Bassler、瘤分胞苔虫 *Costazia costazii* Audouin 的骨骼；或为火山喷出的岩浆形成的多孔状石块。前者主产于浙江、福建、广东等沿海地区，后者主产于辽宁、山东、福建等沿海地区。生用或煅用。

【药性】　咸，寒。归肺、肾经。

【功效】　清肺化痰，软坚散结，利尿通淋。

【应用】

1. 痰热咳喘　本品性寒，能清肺化痰。治痰热咳喘、咯痰黄稠者，常与瓜蒌、浙贝母、胆南星等同用。

2. 瘰疬，瘿瘤　本品味咸，善于消痰软坚散结，治瘰疬、瘿瘤，常与牡蛎、浙贝母、海藻等同用。

3. 血淋，石淋　本品具利尿通淋之功，治血淋、石淋，可单味研末服或与小蓟、蒲黄、滑石等同用。

【用法用量】　煎服，10～15 g。打碎先煎。

【文献摘要】

(1)《本草纲目》："消瘤瘿结核疝气，下气，消疮肿。""浮石，入肺除上焦痰热，止咳嗽而软坚，清其上源，故又治诸淋。"

(2)《药品化义》："海石，味咸能降火，又能软坚，故力降热痰、软结痰、消顽痰；因其体浮，专主上焦心肺之分、咽喉之间消化凝结，化痰丸中必用之药也。"

青礞石　Qīngméngshí

《嘉祐本草》

为变质岩类黑云母片岩或绿泥石化云母碳酸盐片岩。主产于河南、河北、湖南等地。全年可采。生用或煅用。

【药性】　甘、咸，平。归肺、心、肝经。

【功效】　坠痰下气，平肝镇惊。

【应用】

1. 顽痰胶结，咳逆喘急　本品咸能软坚，质重，善坠痰下气，治顽痰、老痰胶结之咳逆喘急者，常与沉香、黄芩、大黄同用，如礞石滚痰丸。

2. 癫狂，惊痫　本品既能消痰，又能平肝镇惊，为治惊痫之良药。治热痰壅塞之惊风抽搐，以煅礞石为末，薄荷汁和蜂蜜调服。治痰积惊痫、大便秘结者，可用礞石滚痰丸以逐痰降火定惊。

【用法用量】　多入丸、散服，3～6 g；煎服，10～15 g，宜打碎布包先煎。

【使用注意】　非痰热内结不化之实证不宜使用。脾虚胃弱者、小儿慢惊者及孕妇忌用。

【文献摘要】

(1)《嘉祐本草》："治食积不消，留滞在脏腑，食积癥块久不差。"

(2)《本草纲目》："治惊利痰……然止可用之救急，气弱脾虚者不宜久服。"

(3)《得配本草》："平肝下气，除结热，治惊痫、积痰。"

黄药子　Huángyàozǐ

《开宝本草》

为薯蓣科植物黄独 *Dioscorea bulbifera* L. 的块茎。主产于湖北、湖南、江苏等地。秋、冬季采挖。生用。

【药性】 苦，寒。有毒。归肺、肝、心经。

【功效】 化痰消瘿，清热解毒，凉血止血。

【应用】

1. 瘿瘤 本品苦寒降泄，能化痰软坚，散结消瘿，为治痰火互结所致瘿瘤之要药，可单用本品浸酒饮，亦可与海藻、牡蛎、浙贝母等同用。

2. 疮痈肿毒，咽喉肿痛，毒蛇咬伤 本品苦寒，能清热解毒。治疮痈肿毒、咽喉肿痛、毒蛇咬伤，常与金银花、蒲公英、射干等同用。

3. 血热出血证 本品有凉血止血作用。治血热妄行之吐血、衄血、咯血等，常与茜草炭、蒲黄炭、大蓟等同用。

【用法用量】 煎服，3～9 g。研末服，1～2 g。外用适量，鲜品捣敷，或研末调敷，或磨汁涂。

【使用注意】 有毒，不宜过量；多服、久服可引起吐泻腹痛等消化道反应，甚者可致肝肾损害，故脾胃虚弱及肝肾功能不全者慎用。

【文献摘要】

(1)《开宝本草》："主恶肿疮瘘，喉痹，蛇犬咬毒。"

(2)《本草纲目》："凉血，降火，消瘿，解毒。"

(3)《本草汇言》："黄药子，解毒凉血最验，古人于外科、血证两方尝用。今人不复用者，因久服有脱发之虞，知其为凉血、散血明矣。"

表 17-2-1　清化热痰药的参考药

药名	药性	功效	主治	用法用量	备注
罗汉果	甘，凉。归肺、大肠经	清热润肺,利咽开音,润肠通便	肺热燥咳;咽痛失音;肠燥便秘	煎服,9～15 g。或开水泡服。亦可制成冲剂、片剂、糖浆剂	

学习小结

一、知识要点

分类	药名	相同点	不同点
温化寒痰药	半夏	燥湿化痰	降逆止呕,消痞散结,消肿止痛
	天南星		祛风止痉,散结消肿
	白附子		祛风止痉,散结消肿,止痛
	旋覆花	降气化痰	降逆止呕
	白前		止咳
	芥子		温肺豁痰利气,散结通络止痛
	猪牙皂		祛痰开窍,散结消肿
	猫爪草		化痰散结,解毒消肿

续表

分类	药名	相同点	不同点
清热化痰药	川贝母	清热化痰止咳，散结消痈	润肺
	浙贝母		
	瓜蒌		清肺润燥化痰，宽胸散结，润肠通便
	桔梗		宣肺，祛痰，利咽，排脓
	前胡		降气化痰，宣散风热
	竹茹		除烦，止呕，安胎
	竹沥	清热化痰	定惊利窍
	天竺黄		清心定惊
	胖大海		清热润肺，利咽开音，润肠通便
	海藻		利水消肿
	昆布		利水消肿
	蛤壳	化痰软坚	清热化痰，制酸止痛，外用收湿敛疮
	瓦楞子		化瘀散结，制酸止痛
	海浮石		清热化痰，利尿通淋
	青礞石		坠痰下气，平肝镇惊
	黄药子		消瘿散结，清热解毒，凉血止血

二、用药鉴别

需掌握半夏与天南星、川贝母与浙贝母、瓜蒌皮与瓜蒌子的功用异同点。

三、思维拓展

（1）如何选择化痰药治疗有形之痰和无形之痰？

（2）怎样理解桔梗为"舟楫之剂"？

化痰药用药鉴别参考答案

化痰药思维拓展答题要点

化痰药自测题及答案

第十八章

止咳平喘药

止咳平喘药 PPT

止咳平喘药图片

知识目标

1. 掌握药物：苦杏仁、紫苏子、百部、桑白皮、葶苈子。
2. 熟悉药物：紫菀、款冬花、枇杷叶、白果。
3. 了解药物：马兜铃、洋金花。

一、含义

凡以制止咳嗽、平定喘息为主要功效，用于治疗咳嗽、喘息之证的药物，称为止咳平喘药。

二、性能特点

止咳平喘药之药性有寒、温之分，味或辛，或甘，或苦，主入肺经，可通过宣肺、清肺、降肺、敛肺、化痰等不同途径，发挥其止咳平喘作用。

三、功效主治

止咳平喘药有的偏于止咳，有的偏于平喘，有的兼而有之，主治咳嗽、喘息之证。其中，性偏寒凉者，多能清肺止咳、泻肺平喘，主治肺热咳喘；具有甘味者，多能润肺止咳平喘，主治阴虚肺燥咳喘。部分药物兼具润肠通便、利水消肿等功能，可用于肠燥便秘、水肿、小便不利等。

四、配伍原则

应针对咳喘的主要病机特点进行配伍。根据前人"治咳嗽者，治痰为先"原则，常与化痰药配伍同用。外感咳喘针对六淫病邪确定配伍：如风寒所致咳喘，配散寒宣肺平喘药；风热所致咳喘咽痛，配疏散利咽药；肺热喘甚则与清肺泻火药同用；咳喘兼正气不足者，分别配伍养肺阴、润肺燥、益肺气之品。

五、使用注意

止咳平喘药多为治标之品，咳喘而邪气甚者，不宜单纯使用止咳平喘药。部分药物有毒，应控制剂量，中病即止。种仁类药物富含油脂，有滑肠作用，脾虚便溏者慎用。

苦杏仁　Kǔxìngrén

《神农本草经》

为蔷薇科植物山杏 *Prunus armeniaca* L. var. *ansu* Maxim.、西伯利亚杏 *Prunus sibiri-ca* L.、东北杏 *Prunus mandshurica*（Maxim.）Koehne. 或杏 *Prunus armeniaca* L. 的成熟种子。主产于东北、华北、西北等地区。夏季采收。燀后生用或炒用。

【药性】　苦，微温。有小毒。归肺、大肠经。

【功效】　降气止咳平喘，润肠通便。

【应用】

知识链接：
杏林春暖

1. 咳喘证　本品主降泄肺气，兼能宣肺，有良好的止咳平喘作用，为治咳喘要药。治风寒束肺咳喘，常与麻黄、甘草同用，即三拗汤。治外感风热咳嗽，常配桑叶、菊花等同用，如桑菊饮。治燥热伤肺、咳嗽痰少，常配桑叶、川贝母、沙参等，如桑杏汤。治肺热壅盛、咳喘气急，须配石膏等同用，如麻杏甘石汤。

2. 肠燥便秘　本品质润多脂，可润肠通便。治肠燥便秘，常与柏子仁、郁李仁等同用，如五仁丸。

【用法用量】　煎服，5～10 g，宜打碎入煎，生品入煎剂宜后下。

【使用注意】　本品有小毒，用量不宜过大。婴儿慎用。阴虚咳喘、大便溏泻者不宜用。

【文献摘要】

(1)《神农本草经》："主咳逆上气、雷鸣、喉痹、下气、产乳、金创、寒心、贲豚。"

(2)《本草拾遗》："去喉痹、痰唾、咳嗽、喉中热结生疮。"

(3)《本草便读》："功专降气，气降则痰消嗽止。能润大肠，故大肠气闭者可用之。"

【附药】

甜杏仁

为杏或山杏的某些栽培种而其味甘甜的成熟种子。性味甘，平。归肺、大肠经。功效与苦杏仁近似，药力较缓，滋润之性较佳，主要用于虚劳咳喘、津伤便秘。煎服，5～10 g。

紫苏子　Zǐsūzǐ

《本草经集注》

为唇形科植物紫苏 *Perilla frutescens*（L.）Britt 的成熟果实。主产于江苏、安徽、河南等地。秋季果实成熟时采收。生用或炒用。

【药性】　辛，温。归肺经。

【功效】　降气化痰，止咳平喘，润肠通便。

【应用】

1. 咳喘痰多　本品长于降气化痰、止咳平喘。治痰壅气逆、咳喘痰多，甚则不能平卧，常与芥子、莱菔子同用，即三子养亲汤。治上盛下虚之久咳虚喘，须配肉桂、当归、厚朴等，如苏子降气汤。

2. 肠燥便秘　本品能降泄肺气、润肠通便。常与苦杏仁、火麻仁、瓜蒌仁等同用。

【用法用量】　煎服，3～10 g。

【使用注意】　阴虚喘咳、脾虚便溏者慎用。

【文献摘要】

（1）《名医别录》："主下气，除寒中。"

（2）《本草纲目》："治风顺气，利膈宽肠。发散风气，宜用叶；清利上下，宜用子。"

（3）《本经逢原》："性能下气，故胸膈不利者宜之……为除喘定嗽、消痰顺气之良剂。但性主疏泄，气虚久嗽、阴虚喘逆、脾虚便溏者皆不可用。"

百　部　Bǎibù

《名医别录》

为百部科植物直立百部 *Stemona sessilifolia*（Miq.）Miq.、蔓生百部 *Stemona japonica*（BL.）Miq. 或对叶百部 *Stemona tuberosa* Lour. 的块根。主产于安徽、江苏等地。春、秋二季采挖。切片，生用或蜜炙用。

【药性】　甘、苦，微温。归肺经。

【功效】　润肺下气止咳，杀虫灭虱。

【应用】

1. 肺痨咳嗽，顿咳，新久咳嗽　本品功擅润肺止咳，外感内伤所致的暴咳久嗽均可应用，尤为治肺痨咳嗽、久咳虚嗽之要药。治肺痨咳嗽、痰中带血，常与川贝母、阿胶等同用，如月华丸。治咳起连连、涕泪交流、呕吐涎沫之顿咳，可配伍川贝母、紫菀、白前等。治气阴两虚、久咳虚嗽，须配黄芪、南沙参等。治风寒咳嗽，常与荆芥、紫菀等同用，如止嗽散。治风热咳嗽，可配葛根、浙贝母等，如百部散。

2. 蛲虫，阴道滴虫，头虱，疥癣　本品能杀虫灭虱。治蛲虫病，可单用本品浓煎，睡前保留灌肠。治阴道滴虫，可配蛇床子、苦参等煎汤坐浴外洗。治头虱、体虱及疥癣，可制成 20% 乙醇溶液，或 50% 水煎剂外搽。

【用法用量】　煎服，3～9 g。外用适量，煎汤洗或研末调敷。久咳虚嗽宜蜜炙用。

【文献摘要】

（1）《名医别录》："主咳嗽上气。"

（2）《日华子本草》："治疳蛔及传尸骨蒸，杀蛔虫、寸白、蛲虫。"

（3）《本草纲目》："百部，亦天冬之类，故皆治肺病杀虫。但百部气温而不寒，寒嗽宜之。天冬性寒而不热，热嗽宜之。此为异耳。"

紫　菀　Zǐwǎn

《神农本草经》

为菊科植物紫菀 *Aster tataricus* L. f. 的根及根茎。主产于东北、河南、安徽等地。春、秋两季采挖。切片或段，生用或蜜炙用。

【药性】　辛、苦，温。归肺经。

【功效】 润肺下气，化痰止咳。

【应用】

咳嗽有痰 本品性温质润不燥，长于润肺下气，化痰止咳。对咳嗽之证，无论新久，寒热虚实，外感内伤，均可用之。治外感风寒、咳嗽有痰，常与荆芥、桔梗、百部等同用，如止嗽散。治肺热咳嗽、痰黄难咯，可配黄芩、桑白皮等。治阴虚劳嗽，痰中带血，常配阿胶、川贝母等。

【用法用量】 煎服，5～10 g。外感暴咳宜生用，肺虚久咳宜蜜炙用。

【文献摘要】

（1）《神农本草经》："主咳逆上气，胸中寒热结气。"

（2）《本草纲目》："紫菀，肺病要药。"

（3）《本草从新》："专治血痰，为血劳圣药。""又能通利小肠。"

款冬花 Kuǎndōnghuā

《神农本草经》

为菊科植物款冬 *Tussilago farfara* L. 的花蕾。主产于河南、甘肃、山西等地。12月或地冻前当花尚未出土时采挖。生用或蜜炙用。

【药性】 辛、微苦，温。归肺经。

【功效】 润肺下气，止咳化痰。

【应用】

多种咳嗽 本品功似紫菀，尤长于止咳。治外感风寒、内有停饮、咳嗽痰多，常与麻黄、细辛、半夏等同用。治肺热咳喘，则配知母、桑叶、川贝母等。治肺气虚弱、咳嗽不已，可配伍人参、黄芪等。治阴虚燥咳，常与北沙参、麦冬、知母等同用。治喘咳日久、痰中带血者，常配百合同用，即百花膏。

此外，本品尚可用治肺痈咳吐脓痰者，常与桔梗、薏苡仁等同用。

【用法用量】 煎服，5～10 g。外感暴咳宜生用，内伤久咳宜炙用。

【文献摘要】

（1）《神农本草经》："主咳逆上气、善喘、喉痹。"

（2）《日华子本草》："润心肺，益五脏。除烦，补劳劣，消痰，止嗽，肺痿，吐血，心虚，惊悸，洗肝明目，及中风等疾。"

（3）《本经疏证》："《千金》《外台》，凡治咳逆久咳，并用紫菀、款冬者十方而九。然其异在《千金》《外台》亦约略可见。盖凡唾脓血失音者，及风寒水气盛者，多不甚用款冬，但用紫菀；款冬则每同温剂、补剂用者为多。"

枇杷叶 Pípáyè

《名医别录》

为蔷薇科植物枇杷 *Eriobotrya japonica*（Thunb.）Lindl. 的叶。主产于广东、江苏、浙江等地。全年均可采收。生用或蜜炙用。

【药性】 苦，微寒。归肺、胃经。

【功效】 清肺止咳，降逆止呕。

【应用】

1. 肺热咳嗽 本品能清肺止咳。治肺热咳嗽，常与黄芩、桑白皮、栀子等同用。治燥热伤肺、咳痰不爽者，常与桑叶、麦冬、阿胶等同用，如清燥救肺汤。治肺虚久咳，配阿胶、百合等，或配莲子肉、梨、蜂蜜等为膏服。

2. 胃热呕逆 本品能清胃火，降胃气，止呕逆。治胃火亢盛之呕吐、呃逆、烦热口渴者，常配黄连、竹茹等同用。

【用法用量】 煎服，6～10 g。止咳宜炙用，止呕宜生用。

【文献摘要】

(1)《名医别录》："主卒哕不止，下气。"

(2)《本草纲目》："枇杷叶，治肺胃之病，大都取其下气之功耳。气下则火降痰顺，而逆者不逆，呕者不呕，渴者不渴，咳者不咳矣。"

(3)《药性解》："主除呕和胃，解渴止嗽，下气清痰。"

桑白皮 Sāngbáipí

《神农本草经》

为桑科植物桑 *Morus alba* L. 的根皮。主产于安徽、浙江等地。秋末叶落时至次春发芽前采挖。切丝，生用或蜜炙用。

【药性】 甘，寒。归肺经。

【功效】 泻肺平喘，利水消肿。

【应用】

1. 肺热咳喘 本品能泻肺火兼泻肺中水气而平喘。治肺热咳喘，常配地骨皮、甘草等同用，如泻白散。治水饮停肺、喘咳不得平卧，可配麻黄、苦杏仁、葶苈子等。治肺虚有热之咳喘气短、潮热盗汗，须与人参、五味子、紫菀等同用，如补肺汤。

2. 水肿 本品能肃降肺气、通调水道而利水消肿。治肺气壅滞、不能宣肃、水气不行所致的全身水肿、面目肌肤浮肿、小便不利，常与茯苓皮、大腹皮等同用，如五皮散。

此外，本品有一定的清肝作用，可用治肝阳上亢、肝火偏亢所致的头晕目眩、面红目赤等，可与夏枯草、决明子、菊花等同用。

【用法用量】 煎服，6～12 g。肺虚咳嗽宜蜜炙用，其余生用。

【文献摘要】

(1)《名医别录》："去肺中水气、唾血、热渴、水肿、腹满、胪胀，利水道。"

(2)《本草纲目》："桑白皮，长于利小水，乃实则泻其子也。故肺中有水气及肺火有余者宜之。"

(3)《本草求真》："泻肺火，利水通气。"

葶苈子 Tínglìzǐ

《神农本草经》

为十字花科植物播娘蒿 *Descurainia sophia*（L.）Webb. ex Prantl. 或独行菜 *Lepidium apetalum* Willd. 的成熟种子。前者称"南葶苈子"，主产于江苏、安徽、浙江等地；后者称"北葶苈子"，主产于河北、辽宁、内蒙古等地。夏季果实成熟时采收。生用或炒用。

【药性】 辛、苦，大寒。归肺、膀胱经。

【功效】　泻肺平喘，行水消肿。

【应用】

1. 痰涎壅盛咳喘　本品能清泻肺中痰火、水饮而平喘。治痰涎壅盛之咳喘，常佐大枣以缓其性，即葶苈大枣泻肺汤。

2. 胸腹积水实证　本品泻肺以通调水道。治肺气壅实、水饮停聚之水肿胀满，可配牵牛子、椒目等。治湿热内蕴之腹水肿满，常与防己、椒目、大黄同用，即己椒苈黄丸。治痰热结胸之胸胁积水，常配苦杏仁、大黄、芒硝等，如大陷胸丸。

【用法用量】　煎服，3~10 g，包煎。

【文献摘要】

（1）《神农本草经》："主癥瘕积聚结气，饮食寒热，破坚逐邪，通利水道。"

（2）《名医别录》："下膀胱水，腹留热气，皮间邪水上出，面目浮肿。身暴中风热痱痒，利小腹。"

（3）《药性赋》："其用有四：除遍身之浮肿，逐膀胱之留热，定肺气之喘促，疗积饮之痰厥。"

马兜铃　Mǎdōulíng

《药性论》

为马兜铃科植物北马兜铃 *Aristolochia contorta* Bge. 或马兜铃 *Aristolochia debilis* Sieb. et Zucc. 的成熟果实。前者主产于黑龙江、吉林、河北等地；后者主产于山东、江苏、安徽等地。秋季果实由绿变黄时采收。生用或蜜炙用。

【药性】　苦，微寒。归肺、大肠经。

【功效】　清肺化痰，止咳平喘，清肠消痔。

【应用】

1. 肺热咳喘　本品能清肺化痰、止咳平喘。治肺热咳喘，常与桑白皮、黄芩等同用。治肺热津伤、咳嗽痰少或痰中带血者，则配阿胶、牛蒡子、苦杏仁等同用，如补肺阿胶汤。

2. 痔疮肿痛　本品有清肠消痔作用。治痔疮肿痛或出血，可配生地黄、大蓟、槐角等同用。

【用法用量】　煎服，3~9 g。外用适量，煎汤熏洗。一般生用，肺虚久咳蜜炙用。

【使用注意】用量不宜过大，否则易致呕吐。虚寒喘咳及脾虚便溏者慎用。肾炎、肾功能不全者忌用。现代研究表明，本品主要成分之一的马兜铃酸具有较强的肾毒性、致突变性和致癌性；另一成分马兜铃碱皮下注射，可引起严重的肾炎，大剂量可引起呼吸困难，甚至呼吸停止而死亡。

【文献摘要】

（1）《药性论》："主肺气上急，坐息不得，咳逆连连不止。"

（2）《本草纲目》："气寒味苦微辛，寒能清肺热，苦辛能降肺气。钱乙补肺阿胶散用之，非取其补肺，乃取其清热降气也，邪去则肺安也。"

（3）《本草经疏》："马兜铃，入手太阴经。苦善下泄，辛则善散，寒能除热，而使气下降。咳嗽者，气升之病，气降热除，嗽自平矣。痰结喘促，亦肺热病也，宜并主之。血痔瘘疮，无非血热。况痔病属大肠，大肠与肺为表里，清脏热则腑热亦清矣，故亦主之。"

白 果 Báiguǒ

《日用本草》

为银杏科植物银杏 *Ginkgo biloba* L. 的成熟种子。主产于广西、四川、河南等地。秋季采收。用时打碎取种仁，生用或炒用。

【药性】 甘、苦、涩，平。有毒。归肺、肾经。

【功效】 敛肺定喘，止带缩尿。

【应用】

1. 哮喘痰嗽 本品能敛肺定喘，兼有化痰之功。为治哮喘痰嗽之常用药。治外感风寒、内有蕴热、哮喘痰黄者，常与麻黄、黄芩、紫苏子等同用，如定喘汤。治寒喘由风寒引发者，配麻黄、甘草，即鸭掌散。治肺热燥咳、喘咳无痰，多配伍天冬、麦冬、款冬花等。治肺肾两虚之虚喘久嗽，常配五味子、核桃仁等。

2. 带下白浊，遗尿尿频 本品收涩而固下焦，能止带缩尿。治脾肾两虚、带下量多质稀，常与山药、莲子等同用。治湿热带下、色黄腥臭，常配黄柏、车前子等，如易黄汤。治小便白浊，多与绵萆薢、益智等同用。治肾虚遗精、遗尿、尿频，常配熟地黄、山茱萸、覆盆子等。

【用法用量】 煎服，5～10 g。

【使用注意】 本品生食有毒，宜制后用。不可多服，小儿尤当注意。过食可出现中毒，表现为腹痛、吐泻、发热、发绀、昏迷、抽搐等，重者可因呼吸麻痹而死亡。

【文献摘要】

(1)《本草纲目》："温肺益气，定喘嗽，缩小便，止白浊。"

(2)《医学入门》："清肺胃浊气，化痰定喘，止咳。"

(3)《本草便读》："上敛肺金除咳逆，下行湿浊化痰涎。"

【附药】

银杏叶

为银杏的叶。甘、苦、涩，平。归心、肺经。功能活血化瘀，通络止痛，敛肺平喘，化浊降脂。适用于瘀血阻络、胸痹心痛、中风偏瘫、肺虚咳喘、高脂血症等。煎服，9～12 g。或制成片剂、注射剂。

洋金花 Yángjīnhuā

《药物图考》

为茄科植物白花曼陀罗 *Datura metel* L. 的花。主产于江苏、浙江、福建等地。4～11月花初开时采收。生用。

【药性】 辛，温。有毒。归肺、肝经。

【功效】 平喘止咳，解痉定痛。

【应用】

1. 咳嗽哮喘 本品能麻醉镇静、止咳平喘。治咳喘无痰或痰少，他药罔效者，可单用本品作散内服，或配烟叶制成卷烟燃吸，亦可配入复方中应用。

2. 诸痛证 本品功擅麻醉解痉止痛，可广泛用于心腹疼痛、风湿痹痛、跌打伤痛等，单用即有效，也可配川乌、草乌、姜黄等同用。

3. 癫痫，慢惊风　本品能解痉挛，止抽搐。治癫痫、慢惊风之痉挛抽搐，常与全蝎、天麻、天南星等同用。

此外，本品古时常作麻醉药应用，多配伍川乌、草乌、姜黄等，如整骨麻药方。近代以本品为主，或用本品提取物东莨菪碱制成中药麻醉剂，广泛用于外科手术麻醉，效果较好。

【用法用量】　内服，0.3～0.6 g。宜入丸、散。亦可作卷烟分次燃吸（1日不超过1.5g）。外用适量。

【使用注意】　本品有毒，应控制剂量。外感及痰热咳喘、青光眼、高血压及心动过速者、孕妇忌用。

【文献摘要】

（1）《履巉岩本草》："治寒湿脚、面上破、生疮，晒干为末，用少许贴患处。"

（2）《本草纲目》："诸风及寒湿脚气，煎汤洗之；又主惊痫及脱肛；并入麻药。"

（3）《本草便读》："止疮疡疼痛，宣痹着寒哮。"

表 18-0-1　止咳平喘药的参考药

药名	药性	功效	主治	用法用量	备注
矮地茶	辛、微苦，平。归肺、肝经	化痰止咳，清利湿热，活血化瘀	新久咳嗽，喘满痰多；湿热黄疸，淋证，水肿；血瘀经闭，跌打损伤，风湿痹痛	煎服，15～30 g	

学习小结

一、知识要点

药名	相同点	不同点
苦杏仁	降气止咳平喘，润肠通便	宣发肺气
紫苏子		化痰
百部	润肺下气止咳	杀虫灭虱
紫菀		化痰
款冬花		
枇杷叶	清肺止咳	降逆止呕
马兜铃		降气平喘，清肠消痔
桑白皮	泻肺平喘，利水消肿	
葶苈子		
白果	敛肺定喘	止带缩尿
洋金花	平喘止咳	解痉定痛

二、用药鉴别

需掌握苦杏仁与紫苏子、苦杏仁与桃仁、桑白皮与葶苈子的功用异同点。

三、思维拓展

（1）麻黄、苦杏仁、桑白皮、白果均可平喘，如何区别应用？
（2）《本经逢原》中描述紫苏子"为除喘定嗽，消痰顺气之良剂"，如何理解？

止咳平喘药用药鉴别参考答案　　　止咳平喘药思维拓展答题要点　　　止咳平喘药自测题及答案

第十九章

安 神 药

安神药 PPT

安神药图片

知识目标

（1）掌握药物：龙骨、磁石、朱砂、酸枣仁、远志。

（2）熟悉药物：琥珀、珍珠、柏子仁。

（3）了解药物：首乌藤、合欢皮、灵芝。

一、含义

凡以安神定志为主要功效，用于治疗心神不安病证的药物，称为安神药。

二、性能特点

安神药多为甘寒，或甘平之品，主归心、肝二经，多以矿石、化石、贝壳或植物的种子
入药。其中矿石、化石、贝壳类药物，有质重沉降之性；植物种子类药物有质润滋养之性。

三、功效主治

安神药以安定神志为主要作用，主治心神不安病证，症见烦躁不安、心悸怔忡、失眠多
梦、健忘等，亦可用于惊痫癫狂等心神失常证。其中矿石、化石、贝壳类药物，质重沉降，
有重镇安神之功；植物种子类药物，质润滋养，有养心安神之效。部分药物兼具平肝潜阳作
用，又可用治肝阳上亢证。

四、配伍原则

应根据心神不安证的不同病因及病机，选择适宜的安神药，并作适当配伍。如心火炽盛者，
当配清心降火之品；痰热扰心者，多配清化热痰之药；肝阳上亢，扰乱心神者，常配平肝潜阳
药；血瘀气滞者，多配活血行气药；阴血亏虚者，多配补血、养阴药；心脾气虚者，当配补气健
脾药。对于惊风、癫狂等证，多以平肝息风、化痰开窍药物为主，安神药多作辅助之品。

五、使用注意

矿石类安神药易伤胃气，故只宜暂用，不可久服。入丸、散时，酌配健脾养胃之品，入汤剂时须打碎先煎、久煎。部分药物具有毒性，更须慎用。

龙 骨 lónggǔ

《神农本草经》

为古代大型哺乳类动物，如象类、三趾马类、犀类、鹿类、牛类等骨骼或象类门齿的化石。主产于山西、内蒙古、河南等地。全年可采。生用或煅用。

【药性】 甘、涩，平。归心、肝、肾经。

【功效】 镇惊安神，平肝潜阳，收敛固涩。

【应用】

微视频：
龙骨磁石比较

1. 心神不安证 本品功擅镇惊安神，为重镇安神之要药，可用治各种神志不安疾患。治心阳虚之烦躁失眠，常与桂枝、牡蛎、甘草同用，即桂枝甘草龙骨牡蛎汤。治思虑过度、心肾不足所致的心悸怔忡、失眠多梦等，常与远志、石菖蒲、龟甲同用，即孔圣枕中丹。治癫狂、惊痫，常与胆南星、牛黄等同用。

2. 肝阳上亢证 本品有良好的平肝潜阳功效。治肝阳上亢之头晕目眩、烦躁易怒，多与生牡蛎、生白芍、赭石等配伍，如镇肝熄风汤。

3. 滑脱诸证 本品煅用能收敛固涩，可治多种滑脱不禁之证。治肾虚遗精、滑精，常与芡实、沙苑子、煅牡蛎等同用，如金锁固精丸。治肾虚尿频、遗尿者，常与桑螵蛸、茯神、远志等配伍，如桑螵蛸散。治自汗、盗汗，常与黄芪、五味子、煅牡蛎等同用。治冲任不固之崩漏、带下，可与黄芪、乌贼骨等同用。

4. 湿疮湿疹，疮疡久溃不敛 本品煅后外用有收湿、敛疮、生肌之效。湿疮、湿疹，疮疡久溃不敛，可与枯矾等分，共研细末，搽敷患处。

【用法用量】 煎服，15～30 g；宜打碎先煎。外用适量。收敛固涩宜煅用，余皆生用。

【使用注意】 湿热积滞者不宜使用。

【文献摘要】

(1)《神农本草经》："龙骨味甘平，……咳逆、泄痢脓血、女子漏下、癥瘕坚结、小儿热气惊痫。"

(2)《本草纲目》："益肾镇惊，止阴疟，收湿气，脱肛，生肌敛疮。"

(3)《本草从新》："龙骨，甘涩平……能收敛浮越之正气，涩肠，益肾，安魂镇惊，辟邪解毒，治多梦纷纭、惊痫、疟、痢、吐衄、崩带、滑精、脱肛、大小肠利、固精、止汗、定喘、敛疮，皆涩以止脱之义。"

【附药】

龙齿

为古代多种大型哺乳动物的牙齿骨骼化石。性味甘、涩，凉。归心、肝经。功能镇惊安神。适用于惊痫癫狂、心悸怔忡、失眠多梦等。用法、用量与龙骨相同。生龙齿专于镇惊安神，煅后略具收涩之功。

磁 石 Císhí

《神农本草经》

为氧化物类矿物尖晶石族磁铁矿的矿石，主含四氧化三铁（Fe_3O_4）。主产于江苏、山东、辽宁等地。全年均可采挖。生用或煅后醋淬用。

【药性】 咸，寒。归心、肝、肾经。

【功效】 镇惊安神，平肝潜阳，聪耳明目，纳气平喘。

【应用】

1. 心神不安证 本品能镇惊安神，略具益肾之功。常用治肾虚肝旺，肝火上炎，扰动心神，或惊恐气乱、神不守舍所致的心神不宁、失眠多梦、惊悸、癫痫等，常与朱砂相须为用，以增重镇安神之效，如磁朱丸。

2. 肝阳上亢证 本品能平肝潜阳。治肝阳上亢之头晕目眩、烦躁易怒，可与石决明、牡蛎等配伍；兼热甚者，又可与菊花、夏枯草等配用；阴虚火旺者，可配生地黄、鳖甲等。

3. 耳鸣耳聋，视物昏花 本品能益肾阴而有聪耳明目之功，但作用较弱。治肾虚耳鸣、耳聋，多配伍熟地黄、山茱萸、山药等以增强药效，如耳聋左慈丸。治肝肾不足、目暗不明、视物昏花，多配伍枸杞子、女贞子、菊花等。

4. 肾虚气喘 本品还能益肾纳气平喘，可治肾气不足、摄纳无权之虚喘，常与五味子、核桃仁、蛤蚧等同用。

【用法用量】 煎服，9～30 g，宜打碎先煎。入丸、散，每次 1～3 g。

【使用注意】 入丸、散，不可多服。脾胃虚弱者慎用。

【文献摘要】

（1）《神农本草经》："磁石，味辛寒，主周痹风湿，肢节中痛，不可持物，洗洗酸痟，除大热烦满及耳聋。"

（2）《名医别录》："养肾脏，强骨气，益精除烦，通关节，消痈肿鼠瘘、颈核喉痛、小儿惊痫。"

（3）《本草纲目》："色黑入肾，故治肾家诸病而通耳明目。"

朱 砂 Zhūshā

《神农本草经》

为硫化物类矿物辰砂族辰砂，主含硫化汞（HgS）。主产于湖南。全年均可采收。生用。

【药性】 甘，微寒。有毒。归心经。

【功效】清心镇惊，安神，明目，解毒。

【应用】

1. 心神不安证 本品能清心镇惊而安神。长于治疗心火亢盛之心神不安、烦躁失眠，常与黄连、栀子、莲子心等同用。治心火上炎、热伤阴血所致者，可与当归、生地黄、黄连等同用，如朱砂安神丸。治心气虚或心血虚之心悸怔忡、失眠多梦者，可与人参、茯神、酸枣仁等配伍。治温热病、热入心包或痰热内闭所致的高热烦躁、神昏谵语、惊厥抽搐者，常以牛黄、麝香、珍珠等为主，辅以本品同用，如安宫牛黄丸。

2. 咽喉肿痛，口舌生疮，疮疡肿毒 本品内服、外用均有清热解毒之功。治咽喉肿痛，

知识链接：
历代本草对于朱砂毒性的认识

口舌生疮，常与冰片、硼砂、玄明粉配伍外用，即冰硼散。治疮痈肿毒，可与雄黄、山慈菇、红大戟等同用，如紫金锭。

3. 视物昏花 本品能清心降火、明目，治肝肾阴虚、心肾不交之视物昏花、翳膜内障、耳鸣耳聋等，常与磁石、神曲、青羊胆等同用。

【用法用量】 内服，0.1～0.5 g，多入丸、散服，不宜入煎剂。外用适量。

【使用注意】 忌火煅，火煅则析出水银，有剧毒。不可过量或持续服用，以防汞中毒。孕妇及肝、肾功能不全者忌用。

【文献摘要】

(1)《神农本草经》："养精神，安魂魄，益气明目。"

(2)《本草纲目》："治惊痫，解胎毒痘毒，驱邪疟。"

(3)《本草从新》："泻心经邪热，镇心定惊……解毒，定癫狂。"

琥 珀 Hǔpò

《名医别录》

为古代松科松属植物的树脂埋藏地下经年久转化而成的化石样物质。主产于广西、云南、辽宁等地。全年均可采收。生用。

【药性】 甘，平。归心、肝、膀胱经。

【功效】 镇惊安神，活血散瘀，利尿通淋。

【应用】

1. 心神不安证 本品能镇惊安神。治心神受伤、神不守舍所致的心悸失眠、健忘多梦等，常与石菖蒲、远志、茯神等同用。治心血亏虚、惊悸怔忡、夜卧不安，常与酸枣仁、人参、当归等配伍。治小儿惊风、高热神昏及癫痫发作、痉挛抽搐等，常与天竺黄、胆南星、朱砂等同用，如琥珀抱龙丸。

2. 血瘀证 本品能活血化瘀。治气滞血瘀之痛经、闭经，可与当归、莪术、乌药等同用。治心血瘀阻、胸痹心痛，可与三七研末内服。治癥瘕积聚，则多与三棱、莪术、鳖甲等同用。

3. 淋证，癃闭 本品能利尿通淋，可治小便淋沥涩痛及癃闭等，因能散瘀，尤宜于血淋，单用有效，或与石韦、瞿麦等同用。治石淋、热淋，常与金钱草、海金沙、车前子等同用。

【用法用量】 研末冲服，或入丸、散，每次 1.5～3 g。不入煎剂。外用适量。

【文献摘要】

(1)《名医别录》："主安五脏，定魂魄……消瘀血，通五淋。"

(2)《本草拾遗》："止血，生肌，合金疮。"

(3)《本草衍义补遗》："古方用为利小便，以燥脾土有功，脾能运化，肺气下降，故小便可通，若血少不利者，反致其燥结之苦。"

珍 珠 Zhēnzhū

《日华子本草》

为珍珠贝科动物马氏珍珠贝 *Pteria martensii* (Dunker)、蚌科动物三角帆蚌 *Hyriopsis cumingii* (Lea) 或褶纹冠蚌 *Cristaria plicata* (Leach) 等双壳类动物受刺激形成的珍珠。主产于广西、广东、海南等地。全年均可采收。生用。

【药性】 甘、咸，寒。归心、肝经。

【功效】　安神定惊，明目消翳，解毒生肌，润肤祛斑。

【应用】

1. 心神不宁证　本品性寒清热，甘寒益阴，质重沉降，入心经，重可镇怯，故有安神定惊之效。治心虚有热之心烦不眠、多梦健忘等心神不宁证，常与酸枣仁、柏子仁、五味子等同用。也可单用，如《肘后方》治心悸失眠，以本品研末与蜜和服。

2. 惊风癫痫　本品性寒质重，善清心、肝之热而定惊止痉。治小儿痰热惊风、神昏抽搐，常与牛黄、胆南星、天竺黄等配伍。治小儿惊痫，常与朱砂、牛黄等同用；治小儿惊啼及夜啼不止，常与朱砂、麝香等同用。

3. 目赤翳障　本品能清肝泄火、明目消翳。治肝经风热或肝火上攻之目赤涩痛、眼生翳膜等，常与青葙子、菊花、石决明等清肝明目药配伍。

4. 疮疡不敛　本品能清热解毒、生肌敛疮。治口舌生疮、咽喉溃烂等症，常与硼砂、青黛、冰片等同用，研细末，吹至患处。治疮疡溃烂、久不收口者，可与炉甘石、黄连、血竭等，研极细末，外敷患处。

5. 皮肤色斑　本品外用能养颜祛斑，润泽皮肤。治皮肤色素沉着、黄褐斑等，常以极细粉末，配入化妆品中使用。

【用法用量】　内服入丸、散用，0.1～0.3 g。外用适量。

【文献摘要】

（1）《日华子本草》："安心、明目。"

（2）《海药本草》："主明目，面黚，止泄。"

（3）《本草汇言》："镇心，定志，安魂，解结毒，化恶疮，收内溃破烂。"

酸枣仁　Suānzǎorén

《神农本草经》

为鼠李科植物酸枣 *Ziziphus jujuba* Mill. var. *spinosa* （Bunge）Hu ex H. F. Chou 的成熟种子。主产于河北、陕西、辽宁等地。秋末冬初果实成熟时采收。生用或炒用。

【药性】　甘、酸，平。归心、肝、胆经。

【功效】　养心益肝，宁心安神，敛汗，生津。

【应用】

1. 心神不安证　本品能补心肝之阴血，为养心安神之要药。治阴血不足、心失所养所致的心悸怔忡、失眠健忘等，常与当归、白芍、龙眼肉等同用。治肝虚有热之虚烦不眠，常与知母、茯苓、川芎等同用，如酸枣仁汤。治心脾两虚之心悸失眠、多梦健忘，常与黄芪、当归、人参等同用，如归脾汤。治心肾不足、阴虚阳亢之心悸失眠、健忘梦遗，又多与麦冬、生地黄、远志等同用，如天王补心丹。

2. 津伤口渴　本品有生津止渴之功。治津伤口渴，可与生地黄、麦冬、天花粉等同用。

3. 自汗，盗汗　本品能收敛止汗。治体虚自汗、盗汗，常与五味子、山茱萸、黄芪等配伍。

【用法用量】　煎服，10～15 g。研末吞服，每次 1.5～2 g。

【文献摘要】

（1）《神农本草经》："主心腹寒热，邪结气聚，四肢酸痛湿痹，久服安五脏，轻身延年。"

（2）《名医别录》："主心烦不得眠……虚汗，烦渴，补中，益肝气，坚筋骨，助阴气。"

（3）《本草纲目》："其仁甘而润，故熟用疗胆虚不得眠、烦渴虚汗之证；生用疗胆热好眠，皆足厥阴、少阳药也。"

柏子仁 Bǎizǐrén

《神农本草经》

为柏科植物侧柏 *Platycladus orientalis*（L.）Franco 的成熟种仁。中国大部分地区均产。秋、冬两季采收。生用或制霜用。

【药性】 甘，平。归心、肾、大肠经。

【功效】 养心安神，润肠通便，止汗。

【应用】

1. 心神不安证 本品能养心安神。治阴血不足之虚烦不眠、惊悸怔忡，常与人参、五味子、牡蛎等同用，如柏子仁丸。治心肾不交之心悸失眠，梦遗健忘，常与麦冬、熟地黄、石菖蒲等配伍，如柏子养心丸。

2. 肠燥便秘 本品有润肠通便之功。治阴血亏虚的肠燥便秘，多与郁李仁、松子仁、苦杏仁等同用，如五仁丸。

3. 阴虚盗汗 本品尚能补阴以止汗，治阴虚盗汗，宜与其他收敛止汗药物配伍同用。

【用法用量】 煎服，3～10 g。

【使用注意】 便溏及多痰者慎用。

【文献摘要】

（1）《神农本草经》："柏实，味甘平，主惊悸，安五脏，益气，除风湿痹，久服令人润泽，美色，耳目聪明。"

（2）《名医别录》："疗恍惚、虚损、吸吸历节、腰中重痛，益血，止汗。"

（3）《本草纲目》："养心气，润肾燥，安魂定魄，益智宁神。""柏子仁性平而不寒不燥，味甘而补，辛而能润，其气清香，能透心肾，益脾胃。"

远 志 Yuǎnzhì

《神农本草经》

为远志科植物远志 *Polygala tenuifolia* Willd. 或卵叶远志 *Polygala sibirica* L. 的根。主产于山西、陕西、吉林等地。春、秋两季采挖。生用或制用。

【药性】 苦、辛，温。归心、肾、肺经。

【功效】 安神益智，交通心肾，祛痰，消肿。

【应用】

1. 心神不安证 本品能安神益智、交通心肾。治心肾不交之心神不宁、多梦健忘，常与人参、茯神、龙齿等同用，如安神定志丸。本品又能祛痰开窍，可用于痰阻心窍所致的癫痫、惊狂等的辅助治疗，每与半夏、天麻、全蝎等同用。

2. 咳嗽痰多 本品能祛痰止咳。治痰多黏稠、咳吐不爽，可与贝母、瓜蒌等配伍。

3. 疮痈肿毒，乳房肿痛 本品能消散痈肿。治疮痈肿毒、乳房肿痛，可单用为末，黄酒送服，兼外用调敷患处。

【用法用量】 煎服，3～10 g。外用适量。

【使用注意】 实热或痰火内盛者、有胃溃疡或胃炎者慎用。

【文献摘要】

（1）《神农本草经》："主咳逆伤中，补不足，除邪气，利九窍，益智慧，耳目聪明，不忘，强志，倍力。"

（2）《名医别录》："定心气，止惊悸，益精，去心下膈气，皮肤中热，面目黄。"

（3）《药品化义》："远志，味辛重大雄，入心开窍，宣散之药。凡痰涎伏心，壅塞心窍，致心气实热，为昏聩神呆、语言謇涩，为睡卧不宁，为恍惚惊怖，为健忘，为梦魇，为小儿客忤，暂以豁痰利窍，使心气开通，则神昏自宁也。"

灵　芝　Língzhī

《神农本草经》

为多孔菌科真菌赤芝 *Ganoderma lucidum*（Leyss. ex Fr.）Karst. 或紫芝 *Ganoderma sinense* Zhao. Xu et Zhang 的子实体。主产于四川、浙江、江西等地。全年均可采收。

【药性】　甘，平。归心、肺、肝、肾经。

【功效】　补气安神，止咳平喘。

【应用】

1. 心神不安证　本品能补心血，益心气，安心神。治气血不足，心神失养所致的心悸怔忡、失眠多梦、健忘等，可单用，或与当归、龙眼肉、酸枣仁等同用。

2. 肺虚咳喘　本品能补肺气、温肺化痰、止咳平喘，尤宜于痰湿型或虚寒型痰饮，症见形寒咳嗽、痰多气喘者，可单用，或与干姜、半夏、五味子等同用。

3. 虚劳证　本品能养肾阴，补气血。治虚劳短气，不思饮食，手足逆冷，或烦躁口干等，每与山茱萸、人参、熟地黄等同用。

【用法用量】　煎服，6～12 g。研末吞服，每次 1.5～3 g。

【文献摘要】

（1）《神农本草经》："紫芝味甘温，主耳聋，利关节，保神益精，坚筋骨，好颜色，久服轻身不老延年。"

（2）《药性论》："保神益寿。"

（3）《本草纲目》："疗虚劳。"

合欢皮　Héhuānpí

《神农本草经》

为豆科植物合欢 *Albizia julibrissin* Durazz. 的树皮。中国大部分地区均产。夏、秋二季剥取。生用。

【药性】　甘、平。归心、肝、肺经。

【功效】　解郁安神，活血消肿。

【应用】

1. 心神不安证　本品善解肝郁、安五脏，为解郁安神之要药。治情志不遂、忿怒忧郁、烦躁失眠，可单用，或与柏子仁、酸枣仁、柴胡等同用。

2. 跌扑伤痛，肺痈，疮痈肿毒　本品能活血消肿。治跌打损伤、筋断骨折、血瘀肿痛，常与乳香、没药、骨碎补等配伍。治肺痈胸痛、咳吐脓血，可与鱼腥草、桃仁、芦根等同用。治疮痈肿毒，常与金银花、蒲公英、紫花地丁等同用。

【用法用量】 煎服，6～12 g。外用适量，研末调敷。

【使用注意】 孕妇慎用。

【文献摘要】

(1)《神农本草经》："主安五脏，和心志，令人欢乐无忧。"

(2)《日华子本草》："煎膏，消痈肿，续筋骨。"

(3)《本草纲目》："和血，消肿，止痛。"

【附药】

合欢花

为合欢树的花序或花蕾。性味甘，平。归心、肝经。功能解郁安神。适用于心神不安、忧郁失眠等。煎服，5～10 g。

首乌藤 Shǒuwūténg

《何首乌传》

为蓼科植物何首乌 *Polygonum multiflorum* Thunb. 的藤茎。主产于河南、湖南、湖北等地。秋、冬二季采收，生用。

【药性】 甘，平。归心、肝经。

【功效】 养血安神，祛风通络。

【应用】

1. 心神不安证 本品能补养阴血而安神。治阴血亏虚之心神不宁、失眠多梦等，常与合欢皮、酸枣仁、柏子仁等同用；兼肝阳上亢者，可与龙骨、牡蛎等配伍。

2. 血虚身痛，风湿痹痛 本品能养血祛风、通络止痛。治血虚身痛，常与鸡血藤、当归、白芍等配伍。治风湿痹痛，可与桑寄生、威灵仙、秦艽等同用。

此外，本品有祛风止痒之功，用治风疹疥癣等，常与蝉蜕、浮萍、地肤子等同用。

【用法用量】 煎服，9～15 g。外用适量，煎水洗患处。

【文献摘要】

(1)《本草纲目》："风疮疥癣作痒，煎汤洗浴，甚效。"

(2)《本草从新》："补中气，行经络，通血脉，治劳伤。"

(3)《本草正义》："治夜少安寐。"

学习小结

一、知识要点

药名	相同点	不同点
龙骨		平肝潜阳,收敛固涩
磁石	镇心安神	平肝潜阳,聪耳明目,纳气平喘
朱砂		清热解毒,明目

续表

药名	相同点	不同点
琥珀	镇心安神	活血散瘀,利尿通淋
珍珠		明目消翳,解毒生肌,润肤祛斑
酸枣仁	养心安神,止汗	养心益肝,生津
柏子仁		润肠通便
远志		安神益智,交通心肾,祛痰,消肿
灵芝	养心安神	补气,止咳平喘
首乌藤		养血,祛风通络
合欢皮		解郁安神,活血消肿

二、用药鉴别

需掌握朱砂与磁石、酸枣仁与柏子仁的功用异同点。

三、思维拓展

(1) 远志能否养心安神?如何认识其治疗心神不安的作用机制?

(2) 张某,男,40 岁。主诉:失眠 2 年,加重 1 个月。2 年前开始失眠,近 1 个月加重,每晚需服安眠片方能入睡,睡后易醒,醒后心悸,烦躁,不能再入睡,白天头目昏沉,肢倦神疲,纳差,面色少华,小便可,大便稀,舌质淡,苔薄白,脉细弱。中医诊断:不寐。

试分析:①该病证型;②该病病机;③该病治法;④例举可配用药物,并陈述理由。

安神药用药鉴别参考答案

安神药思维拓展答题要点

安神药自测题及答案

第二十章

平肝息风药

平肝息风药 PPT

平息肝风药图片

知识目标

1. 掌握药物：牡蛎、赭石、石决明、天麻、钩藤、牛黄、羚羊角。
2. 熟悉药物：珍珠母、蒺藜、地龙、全蝎、蜈蚣、僵蚕。
3. 了解药物：罗布麻叶。

一、含义

凡以平肝阳、息肝风为主要功效，用于治疗肝阳上亢或肝风内动病证的药物，称为平肝息风药。

根据功效及主治病证的不同，可分为平肝阳药和息肝风药两类。

二、性能特点

平肝息风药性质多为沉降，主归肝经。药性多为寒凉，少数药性平或偏温。平肝阳药多为质重之介类、矿物类，息肝风药多为虫类，故前人有"介类潜阳，虫类搜风"之说。其中动物药多具有咸味，矿物药、植物药多具苦味。

三、功效主治

平肝息风药以平肝阳、息肝风为主要作用，主治肝阳上亢之头晕目眩及肝风内动之惊痫抽搐。部分药物兼具镇静安神、清肝明目、止血、祛风通络等功效，可用治心神不宁、目赤肿痛、血热出血、中风偏瘫、风湿痹痛等。

四、配伍原则

肝肾阴虚、肝阳上亢者，多配伍滋养肝肾之阴药。肝火亢盛者，多配伍清泻肝火药。热极生风之肝风内动，当配伍清热泻火药。肝阳化风之肝风内动，应将平肝阳药与息肝风药并用。阴血亏虚之肝风内动，应配伍养阴补血药。脾虚慢惊者，应配伍补气健脾药。兼心神不宁、失眠多梦者，应配伍安神药。兼窍闭神昏者，应配伍开窍药。兼痰邪者，又当配伍祛痰药。

五、使用注意

平肝息风药有性偏寒凉及温燥之不同，应区别使用。脾虚慢惊者，不宜寒凉之品；阴虚血亏者，当忌温燥之品。由于介类、矿物类药物质地坚硬，入汤剂应打碎先煎。个别有毒药物用量不宜过大。孕妇及中气下陷者慎用本章药物。

● 第一节　平肝阳药 ●

本类药物多为质重之介类或矿物类药物，以平肝阳为主要作用，主治肝阳上亢之头晕目眩、头痛耳鸣等。部分药物兼有清肝热、安心神等功能，可用治肝火上攻之面红口苦、目赤肿痛、烦躁不眠等。此外，常与息肝风药配伍，治疗肝风内动之痉挛抽搐等。

牡　蛎　Mǔlì

《神农本草经》

为牡蛎科动物长牡蛎 *Ostrea gigas* Thunberg、大连湾牡蛎 *Ostrea talienwhanensis* Crosse 或近江牡蛎 *Ostrea rivularis* Gould 的贝壳。主产于中国沿海一带。全年可捕捞。生用或煅用，用时打碎。

【药性】　咸，微寒。归肝、胆、肾经。

【功效】　潜阳补阴，重镇安神，软坚散结，收敛固涩。

【应用】

1. 肝阳上亢　本品咸寒质重，有良好的平肝潜阳作用，兼能益阴清热。治水不涵木、阴虚阳亢之眩晕耳鸣，常与牛膝、赭石、龟甲等同用，如镇肝熄风汤。亦可配伍山药、龙骨、生地黄等同用，如建瓴汤。

2. 心神不安　本品质重能镇，有安神之效。治心神不安之惊悸怔忡、失眠多梦等，常与龙骨相须为用，如桂枝甘草龙骨牡蛎汤。

3. 瘰疬痰核，癥瘕积聚　本品咸能软坚散结。治痰火郁结之瘰疬、痰核、瘿瘤，常与浙贝母、玄参同用，如消瘰丸。治气滞血瘀之癥瘕积聚，常与鳖甲、莪术、三棱等同用。

4. 滑脱诸证　本品煅用味涩，有收敛固涩作用，常与煅龙骨相须为用。治妇女崩漏带下，多与山茱萸、龙骨、山药等同用，如固冲汤。治自汗盗汗，常与黄芪、麻黄根、小麦同用，如牡蛎散。治遗尿、尿频，每与金樱子、桑螵蛸、益智仁等同用。治肾虚遗精、滑精，常与龙骨、芡实、沙苑子等同用，如金锁固精丸。

此外，本品煅用，有制酸止痛之功，可用治胃痛吞酸，常与海螵蛸、瓦楞子、海蛤壳等共为细末内服。

【用法用量】　煎服，9～30 g，打碎先煎。外用适量。收敛固涩宜煅用，余皆生用。

【文献摘要】

(1)《神农本草经》："主惊恚怒气，除拘缓鼠瘘，女子带下赤白。"

(2)《海药本草》："主男子遗精，虚劳乏损，补肾正气，止盗汗，去烦热，治伤阴热疾，能补养安神，治孩子惊痫。"

（3）《本草备要》："咸以软坚化痰，消瘰疬结核，老血瘕疝。涩以收脱，治遗精崩带，止嗽敛汗，固大小肠。"

石决明　Shíjuémíng

《名医别录》

为鲍科动物杂色鲍 *Haliotis diversicolor* Reeve、皱纹盘鲍 *Haliotis discus hannai* Ino、羊鲍 *Haliotis ovina* Gmelin、澳洲鲍 *Haliotis ruber*（Leach）、耳鲍 *Haliotis asinina* Linnaeus 或白鲍 *Haliotis laevigata*（Donovan）的贝壳。主产于广东、海南、山东等沿海地区。夏、秋二季捕捞。生用或煅用，用时打碎。

【药性】　咸，寒。归肝经。

【功效】　平肝潜阳，清肝明目。

【应用】

1. 肝阳上亢证　本品咸寒质重沉降，专入肝经，功善平肝阳、清肝热、益肝阴，标本兼顾，为治肝阳上亢之要药。治肝肾阴虚、肝阳偏亢之头晕目眩，常与天麻、钩藤、牛膝等同用，如天麻钩藤饮。治兼肝火亢盛、烦躁易怒者，可与羚羊角、夏枯草、龟甲等同用，如羚羊角汤。

2. 目赤翳障，视物昏花　本品性寒，能清肝火而明目，又略兼益肝阴之功，故不论虚实目疾，均可应用，为治目疾之常用药。治肝火上炎之目赤肿痛，常与夏枯草、决明子、菊花等同用。治风热目赤、翳膜遮睛，可与菊花、桑叶、蝉蜕等同用。治肝虚血少、视物昏花者，可与枸杞子、菟丝子、熟地黄等同用。

【用法用量】　煎服，6～20 g，打碎先煎。外用适量。

【文献摘要】

（1）《名医别录》："主目障翳痛，青盲。"

（2）《本草经疏》："石决明……乃足厥阴肝经药也。足厥阴开窍于目，目得血而能视，血虚有热，则青盲赤痛障翳生焉。咸寒入血除热，所以能主诸目疾也。"

（3）《医学衷中参西录》："石决明味微咸，性微凉，为凉肝镇肝之要药。肝开窍于目，是以其性善明目。研细水飞作敷药，能治目外障；作丸、散内服，能消目内障。为其能凉肝兼能镇肝，故善治脑中充血作疼眩晕，因此证多系肝气、肝火挟血上冲也。"

珍珠母　Zhēnzhūmǔ

《本草图经》

为蚌科动物三角帆蚌 *Hyriopsis cumingii*（Lea）、褶纹冠蚌 *Cristaria plicata*（Leach）或珍珠贝科动物马氏珍珠贝 *Pteria martensii*（Dunker）等贝壳。三角帆蚌和褶纹冠蚌在中国各地的江河湖沼中均产，马氏珍珠贝主产于海南、广东、广西沿海。全年可捕捞。生用或煅用。

【药性】　咸，寒。归肝、心经。

【功效】　平肝潜阳，安神定惊，明目退翳。

【应用】

1. 肝阳上亢证　本品咸寒，有与石决明相似的平肝阳，清肝火作用，两者可相须为用。

治肝阳眩晕，头痛耳鸣，常与石决明、牡蛎、磁石等同用。治肝阳上亢兼有肝火、烦躁易怒者，可与夏枯草、菊花、钩藤等同用。治阴虚阳亢之头晕目眩、心烦失眠，每与白芍、生地黄、龙齿等同用。

2. 心神不安 本品质重，可镇心安神。治心神不宁、惊悸失眠，常与当归、酸枣仁、茯神等安神药同用，如珍珠母丸。

3. 目赤翳障，视物昏花 本品性寒入肝经，能清肝明目。治肝热目赤肿痛、翳膜遮睛，常与石决明、菊花、车前子等同用。治肝虚血少、目暗不明，可与枸杞子、女贞子等养肝明目药同用。

【用法用量】 煎服，10～25 g，打碎先煎。外用适量。

【文献摘要】

(1)《饮片新参》："平肝潜阳，安魂魄，定惊痫，消热痞，眼翳。"

(2)《中国医学大辞典》："此物（珍珠母）兼入心、肝两经，与石决明但入肝经者不同，故涉神志病者，非此不可。"

赭 石 Zhěshí

《神农本草经》

为氧化物类矿物刚玉族赤铁矿，主含三氧化二铁（Fe_2O_3）。主产于山西、河北、河南等地。又称代赭石。采挖后，除去杂石。生用或煅后醋淬用。

【药性】 苦，寒。归肝、心、肺、胃经。

【功效】 平肝潜阳，重镇降逆，凉血止血。

【应用】

1. 肝阳上亢证 本品苦寒质重，善能平肝潜阳，清肝降火。治肝阳上亢，兼肝火盛所致的头晕胀痛、面红目赤，常与石决明、夏枯草、牛膝等同用。治肝肾阴虚、肝阳上亢所致的头晕耳鸣，常与龟甲、牡蛎、白芍等同用，如镇肝熄风汤。

2. 呕吐，呃逆，噫气 本品质重，入胃经，属纯降之品，为重镇降逆之要药。可降逆止呕，治胃气上逆之呕吐、呃逆、噫气不止，常与旋覆花、半夏、生姜等同用，如旋覆代赭汤。

3. 气逆喘息 本品亦入肺经，可降上逆之肺气而平喘。治肺热咳喘，每与桑白皮、紫苏子、旋覆花等同用。治哮喘有声、睡卧不得者，可单用本品研末，米醋调服。治肺肾不足、阴阳两虚之虚喘，常与山药、山茱萸、龙骨等同用，如参赭镇气汤。

4. 血热吐衄，崩漏 本品性寒，入肝经血分，可凉血止血，煅用收敛止血之功增强。治血热妄行之吐血、衄血，可与半夏、白芍、竹茹等同用，如寒降汤。治血热崩漏，可与赤石脂、禹余粮、五灵脂等同用，如震灵丹。

【用法用量】 煎服，9～30 g，打碎先煎。止血宜煅用，余皆生用。

【使用注意】 虚寒证及孕妇慎用。因含微量砷，故不宜长期服用。

【文献摘要】

(1)《神农本草经》："腹中毒邪气，女子赤沃漏下。"

(2)《名医别录》："带下百病，产难，胞衣不出，堕胎，养血气，除五脏血脉中热。"

(3)《医学衷中参西录》："能生血兼能凉血，其质重坠，又善镇逆气，降痰涎，止呕吐，通燥结。"

【备注】 历代医家对赭石生用或煅用颇有争议。目前认为，经煅淬法炮制，可以降低赭石的苦寒之性，增强平肝止血作用，且能减少赭石中砷的含量，故今人用时多选煅品。但无论生品，还是煅品都应中病即止，不可久服。

蒺 藜 Jílí

《神农本草经》

为蒺藜科植物蒺藜 *Tribulus terrestris* L. 的成熟果实。主产于东北、华北及西北等地。秋季果实成熟时采收。生用或炒用。

【药性】 辛、苦，微温。有小毒。归肝经。

【功效】 平肝疏肝，活血祛风，明目，止痒。

【应用】

1. 肝阳上亢证 本品苦能降泄，入肝经，有平抑肝阳的作用。治肝阳上亢、头晕目眩，常与钩藤、珍珠母、菊花等同用。

2. 胸胁胀痛，乳闭乳痈 本品辛散苦泄，有疏肝之功。治肝郁气滞、胸胁胀痛，常与柴胡、香附、青皮等同用。治产后乳汁不通、乳房胀痛，可单用本品研末服，或与王不留行、路路通等同用。治热毒乳痈，常配伍蒲公英、金银花等清热解毒之品。

3. 目赤翳障 本品能辛散外风，明目退翳。治风热目赤肿痛、羞明多泪、翳膜遮睛，常与蔓荆子、茺蔚子、石决明等同用。

4. 风疹瘙痒 本品能祛风止痒。治风疹瘙痒，常与防风、荆芥、地肤子等同用。治血虚风盛之瘙痒，常与当归、何首乌、防风等同用。

此外，本品常用于治疗白癜风，可单用本品研末冲服，亦可制成酊剂外用。

【用法用量】 煎服，6～10 g。

【文献摘要】

(1)《神农本草经》："主恶血，破癥结积聚，喉痹，乳难。久服，长肌肉，明目。"

(2)《名医别录》："治身体风痒，头痛。"

(3)《本草求真》："宣散肝经风热，凡因风盛而见目赤肿翳，并通身白癜瘙痒难当者，服此治无不效。"

罗布麻叶 Luóbùmáyè

《救荒本草》

为夹竹桃科植物罗布麻 *Apocynum venetum* L. 的叶。主产于内蒙古、甘肃、新疆等地。夏季采收。生用。

【药性】 甘、苦，凉。归肝经。

【功效】 平肝安神，清热利水。

【应用】

1. 头晕目眩 本品甘苦凉，入肝经，能平肝阳，清肝火。治肝阳上亢之头晕目眩，常与牡蛎、石决明、赭石等同用。治肝火上攻之头晕目眩、烦躁失眠，本品单用有效，煎服或开水泡代茶饮，亦可与钩藤、夏枯草、野菊花等同用。

2. 水肿，小便不利 本品能清热利尿。治水肿、小便不利而有热者，可单用，亦可与车前子、木通、茯苓等同用。

【用法用量】　煎服，或开水泡服，6～12 g。

【文献摘要】

《陕西中草药》："清凉泻火，强心利尿，降血压，治心脏病、高血压、神经衰弱、肾炎浮肿。"

表 20-1-1　平肝阳药的参考药

药名	药性	功效	主治	用法用量	备注
紫贝齿	咸,平。归肝经	平肝潜阳,镇惊安神,清肝明目	肝阳上亢证;惊悸失眠;目赤翳障	煎服,10～15 g。打碎先煎	脾胃虚弱者慎用
生铁落	辛,凉。归肝、心经	平肝镇惊	癫狂;易惊善怒,失眠	煎服,30～60 g。或入丸散。外用适量	脾虚及中气虚寒者忌服

第二节　息肝风药

本类药物多为虫类药，主入肝经，以息肝风、止痉挛、定抽搐为主要功效，主治热极生风、肝阳化风、血虚或阴虚生风等所致的眩晕欲仆、项背强直、肢体震颤、痉挛抽搐等。亦可用治肝阳夹痰、痰热上扰之癫痫、惊风抽搐及风毒侵袭引动内风之破伤风痉挛抽搐、角弓反张等。部分药物兼有平肝阳、清泄肝火等功效，可用治肝阳上亢之头晕目眩及肝火上攻之目赤肿痛等。

天　麻　Tiānmá

《神农本草经》

为兰科植物天麻 *Gastrodia elata* Bl. 的块茎。主产于云南、四川、湖北等地。立冬后至次年清明前采挖。冬季茎枯时采挖者名"冬麻"，质量较优；春季发芽时采挖者名"春麻"，质量较差。生用。

【药性】　甘，平。归肝经。

【功效】　息风止痉，平抑肝阳，祛风通络。

【应用】

1. 肝风内动，惊痫抽搐　本品味甘质润，药性平和，功善息风止痉，对肝风内动所致惊痫抽搐者，不论寒热虚实，均可应用，素有"定风草"之称，知识链接：天麻为治风之要药。治小儿急惊风，常与钩藤、全蝎、僵蚕等同用，如钩藤饮子。 药用资源的治脾虚慢惊风，可与人参、干姜、茯苓等同用，如醒脾丸。治破伤风之痉挛 科研突破抽搐、角弓反张，常与天南星、白附子、防风等配伍，如玉真散。

2. 肝阳上亢证　本品既息肝风，又平肝阳，为止眩晕、定头痛要药。治肝阳上亢之头痛眩晕，常与钩藤、石决明、牛膝等同用，如天麻钩藤饮。治风痰上扰之头痛眩晕，常与半夏、白术、茯苓等同用，如半夏白术天麻汤。

3. 肢体麻木，手足不遂，风湿痹痛　本品能祛外风、通经络、止痹痛。治中风手足不遂、筋骨疼痛，常与川芎、没药、麝香等同用。治风湿痹痛、关节屈伸不利，可与秦艽、羌活、桑枝等同用。

【用法用量】 煎服，3～10 g。

【文献摘要】

1.《神农本草经》："主杀鬼精物、蛊毒、恶气。久服益气力，长阴肥健，轻身增年。"

2.《开宝本草》："主诸风湿痹、四肢拘挛、小儿风痫、惊气，利腰膝，强筋力。"

3.《本草汇言》："主头风，头痛，头晕虚旋，癫痫强痉，四肢挛急，语言不顺，一切中风，风痰等证。"

【备注】 天麻无根无叶，自身不含叶绿素，所以不能进行光合作用，需与一种叫作蜜环菌的真菌共生才能生长发育。现代研究发现，蜜环菌也有类似天麻的功效，可作为天麻的代用品使用。

钩 藤 Gōuténg

《名医别录》

为茜草科植物钩藤 *Uncaria rhynchophylla*（Miq.）Miq. ex Havil.、大叶钩藤 *Uncaria macrophylla* Wall.、毛钩藤 *Uncaria hirsuta* Havil.、华钩藤 *Uncaria sinensis*（Oliv.）Havil. 或无柄钩藤 *Uncaria sessilifructus* Roxb. 的带钩茎枝。主产于长江以南至福建、广东、广西等地。秋、冬二季采收。生用。

【药性】 甘，凉。归肝、心包经。

【功效】 息风定惊，清热平肝。

【应用】

1. 肝风内动，惊痫抽搐 本品味甘、性凉，入肝、心包经。息风止痉、定惊作用和缓，为治疗肝风内动、惊痫抽搐之常用药，兼能清泻肝热和心包之热，尤宜于小儿高热惊风。常配天麻相须为用，共奏息风止痉、平肝清热之效，如钩藤饮。治温热病热极生风，痉挛抽搐，常与羚羊角、白芍、菊花等同用，如羚角钩藤汤。治诸痫啼叫、痉挛抽搐，可与天竺黄、蝉蜕、黄连等同用。

2. 头痛眩晕 本品既清肝热，又平肝阳。治肝阳上亢之头痛眩晕，亦常配天麻相须为用，以增强平肝之功，如天麻钩藤饮。治肝火上攻之头胀痛、眩晕者，常与夏枯草、栀子、黄芩等同用。

此外，本品能清热透邪，可用治外感风热、头痛目赤及斑疹透发不畅等。

【用法用量】 煎服，3～12 g，宜后下。

【文献摘要】

(1)《名医别录》："主小儿寒热、十二惊痫。"

(2)《药性论》："主小儿惊啼、瘈疭热壅。"

(3)《本草纲目》："大人头旋目眩，平肝风，除心热、小儿内钓腹痛，发斑疹。"

【备注】 现代药理研究发现，本品有镇静、抗惊厥、抗癫痫和神经保护、降压、抗心律失常、抗血小板聚集、抗血栓、抗炎、镇痛等作用。

牛　黄　Niúhuáng

《神农本草经》

为牛科动物牛 *Bos taurus domesticus* Gmelin 的胆结石。主产于中国西北和东北等地。牛黄分为胆黄和管黄两种，以胆黄质量为佳。宰牛时，如发现有牛黄，即滤去胆汁，将牛黄取出，除去外部薄膜，阴干。

【药性】甘，凉。归肝、心经。

【功效】清心，豁痰，开窍，凉肝，息风，解毒。

【应用】

1. 热盛动风，惊痫抽搐　本品味苦、性凉，入肝、心经，有清心、凉肝、息风止痉之功，用于温热病邪热亢盛、内引肝风之热盛动风、惊痫抽搐最为适宜。治小儿内热痰盛之急惊风，可与钩藤、全蝎、天麻等同用。治痰蒙清窍之癫痫，可与胆南星、全蝎、钩藤等同用。

2. 热病神昏，中风痰迷　本品性凉，气味芳香，功擅清心豁痰、开窍醒神。治温热病热入心包之神昏谵语及痰热壅闭之中风昏迷等，常与麝香、冰片、朱砂等同用，如安宫牛黄丸、至宝丹。

3. 口舌生疮，咽喉肿痛，痈疽疔毒　本品性凉，为清热解毒之良药。治口舌生疮、咽喉肿痛，常与黄芩、大黄、雄黄等同用，如牛黄解毒丸。若咽喉肿痛、溃烂，可与珍珠为末吹喉，如珠黄散。治痈疽疔毒，常与金银花、连翘、紫花地丁等同用。治乳岩、痰核、瘰疬，常与麝香、乳香、没药同用，如犀黄丸。

【用法用量】入丸、散，0.15～0.35 g。外用适量，研末敷患处。

【使用注意】非实热证不宜使用。孕妇慎用。

【文献摘要】

(1)《神农本草经》："主惊痫，寒热，热盛狂痉。"

(2)《名医别录》："小儿百病，诸痫热，口不开，大人狂癫。又堕胎。"

(3)《日用本草》："治惊痫搐搦烦热之疾，清心化热，利痰凉惊。"

【备注】天然牛黄资源稀缺，目前人工牛黄及体外培育牛黄作为天然牛黄的代用品，被广泛应用。人工牛黄系牛胆汁、猪胆汁经人工提取制造而成；体外培育牛黄则以牛的新鲜胆汁作为母液，加入去氧胆酸、胆酸、复合胆红素钙等制成。两者药性、功效与天然牛黄相似。

羚羊角　Língyángjiǎo

《神农本草经》

为牛科动物赛加羚羊 *Saiga tatarica* Linnaeus 的角。主产于俄罗斯，中国新疆西部、青海、甘肃等地亦产。镑片或粉碎成细粉，生用。

【药性】咸，寒。归肝、心经。

【功效】平肝息风，清肝明目，散血解毒。

【应用】

1. 肝风内动，惊痫抽搐　本品性寒，入肝，善清肝热、息肝风、止痉抽，为治肝风内动、惊痫抽搐之要药，尤宜于热极生风者。常配钩藤相须为用，以增强清热凉肝、息风止痉之功效，如羚角钩藤汤。治妊娠子痫，常与防风、独活、茯神等同用。治癫痫、惊悸，可与钩藤、郁金、天竺黄等同用。

2. 肝阳上亢，头晕目眩 本品质重性沉降，有显著的平肝阳功效。治肝阳上亢所致头晕目眩、烦躁失眠、头痛者，常与石决明、龟甲、生地黄等同用。

3. 肝火上炎，目赤肿痛 本品性寒，善清肝火而明目。治肝火上炎之目赤肿痛、羞明流泪，常与决明子、黄芩、龙胆等同用，如羚羊角散。

4. 壮热神昏，热毒发斑 本品入心、肝二经，能清热凉血、泻火解毒。治温热病之壮热神昏、谵语狂躁，甚或抽搐，常与麝香、石膏、寒水石等同用，如紫雪丹。治热毒发斑，可与生地黄、赤芍、大青叶等同用。

此外，本品有清肺止咳作用，可用治肺热喘咳。

【用法用量】 煎服，1～3 g，宜单煎 2 h 以上。磨汁或研粉服，每次 0.3～0.6 g。

【使用注意】 本品性寒，脾虚慢惊者忌用。

【文献摘要】

(1)《神农本草经》："主明目，益气起阴，去恶血注下……安心气。"

(2)《本草纲目》："入厥阴肝经甚捷……肝主木，开窍于目，其发病也，目暗障翳，而羚羊角能平之。肝主风，在合为筋，其发病也，小儿惊痫，妇人子痫，大人中风搐搦及筋脉挛急，历节掣痛，而羚羊角能舒之。"

(3)《药性切用》："清肝泻热，去翳，舒筋，为惊狂抽搐专药。"

【附药】

山羊角

为牛科动物青羊 *Naemorhedus goral* Hardwicke 的角。性味咸寒。归肝经。功能平肝镇惊。适用于肝阳上亢之头晕目眩，肝火上炎之目赤肿痛及惊风抽搐等。煎服，10～15 g。

地 龙 Dìlóng

《神农本草经》

为钜蚓科动物参环毛蚓 *Pheretima aspergillum*（E. Perrier）、通俗环毛蚓 *Pheretima vulgaris* Chen、威廉环毛蚓 *Pheretima guillelmi*（Michaelsen）或栉盲环毛蚓 *Pheretima pectinifera* Michaelsen 的全体。前者主产于广东、广西、福建等地，药材称"广地龙"，后三者主产于上海，药材称"沪地龙"。广地龙春季至秋季捕捉，沪地龙夏秋季捕捉。生用，或鲜用。

【药性】 咸，寒。归肝、脾、膀胱经。

【功效】 清热定惊，通络，平喘，利尿。

【应用】

1. 高热神昏，惊痫抽搐，癫狂 本品性寒，归肝经，能息风止痉，又善清热定惊。治热极生风之神昏谵语、痉挛抽搐，常与钩藤、牛黄、僵蚕等同用。治高热、狂躁或癫痫，可单用鲜品，同盐化为水饮服。

2. 风湿痹痛，中风不遂 本品性善走窜，长于通经络，适用于多种原因所致的经络痹阻，血脉不通证。因其性寒，尤适合于热证。治热痹，常与防己、秦艽、忍冬藤等同用。治风寒湿痹，常与川乌、天南星、乳香等同用，如小活络丹。治中风后气虚血滞，经络不通之半身不遂、口眼㖞斜，常与黄芪、川芎、赤芍等同用，如补阳还五汤。

3. 肺热哮喘 本品性寒降泄，有清热平喘功效。治邪热壅肺，肺失肃降之喘息不止、喉中哮鸣有声者,可单用研末内服,或与麻黄、石膏、苦杏仁等同用。

4. 小便不利,尿闭不通 本品咸寒,入膀胱经,能清热结而利水道。治热结膀胱之小便不利或尿闭不通,可单用鲜品捣烂,浸水,滤取浓汁服,或与车前子、泽泻等同用。

【用法用量】 煎服,5～10 g。研末服,每次 1～2 g。外用适量。

【文献摘要】

(1)《名医别录》:"疗伤寒伏热狂谬、大腹、黄疸。"

(2)《本草拾遗》:"疗温病大热,狂言,主天行诸热,小儿热病癫痫。"

(3)《本草纲目》:"性寒而下行,性寒故能解诸热疾,下行故能利小便,治足疾而通经络也。"

全 蝎 Quánxiē

《蜀本草》

为钳蝎科动物东亚钳蝎 *Buthus martensii* Karsch 的全体。主产于河南、山东、湖北等地。饲养蝎一般在秋季,隔年收捕一次。野生蝎在春末至秋初捕捉。生用。

【药性】 辛,平。有毒。归肝经。

【功效】 息风镇痉,攻毒散结,通络止痛。

【应用】

1. 痉挛抽搐 本品性平,专入肝经,性善走窜,息风止痉力强,为治痉挛抽搐之要药,可治疗各种肝风内动、痉挛抽搐,常配蜈蚣相须为用,息风止痉之功益著,如止痉散。治小儿急惊风、高热神昏、惊痫抽搐,常与羚羊角、钩藤、天麻等同用。治小儿慢惊风抽搐,常与党参、白术、天麻等同用。治癫痫,可与郁金、白矾各等份,研细末服。治破伤风角弓反张、痉挛抽搐,可与天南星、蝉蜕、蜈蚣等同用。治风中经络、口眼㖞斜,可与僵蚕、白附子同用,如牵正散。

2. 疮疡肿毒,瘰疬 本品味辛有毒,有攻毒散结之功效。治诸疮肿毒,常与清热解毒、化痰散结药物配伍,既可内服又可外用。治瘰疬、瘿瘤,可与马钱子、半夏、五灵脂等同用。

3. 风湿顽痹,偏正头痛 本品味辛走窜,善搜风通络止痛。对风寒湿痹日久不愈、筋脉拘挛,甚则关节变形之顽痹,作用颇佳,可与川乌、蕲蛇、没药等同用。治顽固性偏正头痛,可单味研末吞服有效,或与蜈蚣、僵蚕、川芎等同用。

【用法用量】 煎服,3～6 g。研末吞服,每次 0.6～1 g。外用适量。

【使用注意】 本品有毒,用量不宜过大。孕妇禁用。

【文献摘要】

(1)《开宝本草》:"疗诸风瘾疹,及中风半身不遂,口眼㖞斜,语涩,手足抽掣。"

(2)《本草从新》:"治诸风掉眩,惊痫抽掣,口眼㖞斜……厥阴风木之病。"

(3)《玉楸药解》:"穿筋透节,逐湿除风。"

蜈 蚣 Wúgōng

《神农本草经》

为蜈蚣科动物少棘巨蜈蚣 *Scolopendra subspinipes mutilans* L. Koch 的全体。主产于河南、山东、湖北等地。春、夏二季捕捉。生用。

【药性】 辛，温。有毒。归肝经。

【功效】 息风镇痉，攻毒散结，通络止痛。

【应用】

1. 痉挛抽搐 本品辛温，性善走窜，能通达内外，搜风止痉之力较全蝎更强，二者常相须为用，治各种原因引起的痉挛抽搐，即止痉散。

2. 疮痈肿毒，瘰疬，虫蛇咬伤 本品味辛散，有以毒攻毒、散结消肿功效。治恶疮肿毒，常与雄黄、猪胆汁同用制膏外敷，即不二散。治瘰疬溃烂，可用本品与茶叶共为细末外敷。治毒蛇咬伤，可用本品焙黄，研细末，开水送服，或与重楼、蟾皮、地锦草等清热解毒药同用，如季德胜蛇药片。

3. 风湿顽痹，偏正头痛 本品有与全蝎相似的搜风通络止痛作用，治疗风湿顽痹、偏正头痛，二者常相须为用。

【用法用量】 煎服，3～5 g。研末吞服，每次 0.6～1 g。外用适量。

【使用注意】 本品有毒，用量不宜过大。孕妇禁用。

【文献摘要】

(1)《神农本草经》："啖诸蛇、虫、鱼毒……去三虫。"

(2)《名医别录》："主治心腹寒热结聚，堕胎，去恶血。"

(3)《本草纲目》："治小儿惊痫风搐、脐风口噤、丹毒、秃疮、瘰疬、便毒、痔漏、蛇瘕、蛇瘴、蛇伤。"

僵 蚕 Jiāngcán

《神农本草经》

为蚕蛾科昆虫家蚕 *Bombyx mori* Linnaeus 4～5 龄的幼虫感染（或人工接种）白僵菌 *Beauveria bassiana* (Bals.) Vuillant 而致死的全体。主产于浙江、江苏、四川等养蚕区。多于春、秋季生产。生用或麸炒用。

【药性】 咸、辛，平。归肝、肺、胃经。

【功效】 息风止痉，祛风止痛，化痰散结。

【应用】

1. 惊痫抽搐 本品入肝，能息风止痉，兼可化痰，对惊风、癫痫夹有痰热者尤为适宜。治小儿痰热急惊，常与全蝎、牛黄、胆南星等同用，如千金散。治小儿脾虚慢惊抽搐，常与人参、白术、天麻等同用，如醒脾散。治破伤风之痉挛抽搐、角弓反张，可与全蝎、蜈蚣、钩藤等同用。

2. 风中经络，口眼㖞斜 本品味辛发散，内能息肝风，又可祛风通络化痰。治风中经络所致口眼㖞斜，常与全蝎、白附子同用，即牵正散。

3. 风热头痛，目赤咽痛，风疹瘙痒 本品味辛性平，有祛外风、散风热、止痛、止痒之功。治肝经风热之头痛目赤、迎风流泪，常与桑叶、木贼、荆芥等同用，如白僵蚕散。治风热上攻之咽喉肿痛、声音嘶哑，常与桔梗、荆芥、甘草等同用，如六味汤。治风疹瘙痒，可与蝉蜕、薄荷、荆芥等同用。

4. 瘰疬，痰核 本品咸能软坚散结，又有化痰之效。治疗瘰疬、痰核，常与浙贝母、夏枯草、连翘等同用。

【用法用量】 煎服，5～10 g。研末吞服，每次1～1.5 g。散风热宜生用，余多制用。

【文献摘要】

(1)《神农本草经》："主小儿惊痫夜啼，去三虫，令人面色好，男子阴疡病。"

(2)《本草纲目》："散风痰结核瘰疬，头风，风虫齿痛，皮肤风疮，丹毒作痒……一切金疮，疔肿风痔。"

(3)《本草求真》："治中风失音，头风齿痛，喉痹咽肿，皆风寒内入，结而为痰。"

【附药】

1. 僵蛹

为蚕蛹经白僵菌发酵的制成品。与僵蚕性味、功用相似，而作用较缓和，可代替僵蚕药用。研末内服，1.5～6 g；或制成片剂用。

2. 雄蚕蛾

为家蚕蛾的雄性全虫。咸，温。归肝、肾经。功能补肾壮阳，涩精止血，解毒消肿。适用于阳痿、遗精、白浊、尿血、创伤、溃疡及烫伤等。研末内服，1.5～5 g；或入丸剂用；外用适量。

学习小结

一、知识要点

分类	药名	相同点	不同点
平肝阳药	石决明	平肝潜阳	清肝明目
	牡蛎		重镇安神,软坚散结,收敛固涩
	赭石		重镇降逆,凉血止血
	珍珠母		清肝明目,重镇安神,收敛固涩
	蒺藜	平肝阳	疏肝,活血祛风,明目,止痒
	罗布麻叶		疏散风热,清热利水
息肝风药	天麻	平肝阳 息肝风	祛风通络
	钩藤		清肝热,疏散风热
	牛黄	息肝风、凉肝、清热解毒	豁痰,开窍
	羚羊角		平肝阳,清肝明目,散血
	全蝎	息风止痉,攻毒散结,通络止痛	
	蜈蚣		
	地龙	息肝风	清热定惊,通络,平喘,利尿
	僵蚕		祛风止痛,化痰散结,疏散风热

二、用药鉴别

需掌握决明子与石决明、龙骨与牡蛎，羚羊角与牛黄、钩藤与天麻、全蝎与蜈蚣的功用异同点。

三、思维拓展

（1）羚羊为珍稀保护动物，为了保护资源，请谈谈哪些药物可以代替羚羊角入药使用。

（2）"以毒攻毒"是指用有毒甚至剧毒的药物来治疗一些险疾顽症。民间有人自行服用全蝎、蜈蚣、蟾蜍、红豆杉等有毒动植物来治疗肿瘤，应如何看待这些问题？

平肝息风药用药鉴别参考答案

平肝息风药思维拓展答题要点

平肝息风药自测题及答案

第二十一章

开 窍 药

开窍药 PPT

开窍药图片

知识目标

1. 掌握药物：麝香、石菖蒲。
2. 熟悉药物：冰片。
3. 了解药物：苏合香、安息香。

一、含义

凡以开窍醒神为主要功效，用于治疗闭证神昏的药物，称为开窍药。

二、性能特点

开窍药药性多偏温，味辛气芳香，善于走窜，皆入心经，善通关开窍、醒神回苏。

三、功效主治

开窍药以开窍醒神为主要功效，主治温热病、癫痫、中风、惊风、中暑等所致的闭证神昏。部分药物兼有止痛、活血、化湿等功效，可用于胸痹心痛，跌扑伤痛、湿阻中焦证等。

神志昏迷有虚、实之分。实证即闭证，症见口噤、手握、脉来有力等。根据形成原因和临床表现不同，闭证有寒闭与热闭之分，寒闭多见面青、身凉、苔白、脉迟，治当温开；热闭多见面赤、身热、苔黄、脉数，治当凉开。虚证即脱证，症见冷汗、肢凉、脉微欲绝等，治当回阳救逆、补虚固脱，非本章药物所宜。

四、配伍原则

寒闭证，多配伍温里祛寒之品，组成温开之剂；热闭证，多配伍清热解毒之品，组成凉开之方。痰浊闭阻者，宜配伍祛痰药。此外，若闭证神昏，兼惊厥抽搐者，常配伍息风止痉药；兼见烦躁不安者，常配伍安神药。

五、使用注意

开窍药只宜于闭证神昏，不宜于脱证神昏。多为救急治标之品，只宜暂服，不可久用。本类药有效成分易于挥发，一般内服多入丸、散或其他新剂型，不宜入煎剂。孕妇禁用或慎用。

麝 香 Shèxiāng

《神农本草经》

微视频：麝香　　　　　　　　知识链接：以人工麝香为代表的
中药人工替代品发展

为鹿科动物林麝 *Moschus berezovskii* Flerov、马麝 *Moschus sifanicus* Przewalski 或原麝 *Moschus moschiferus* Linnaeus 成熟雄体香囊中的分泌物。林麝主要分布于西北地区，马麝主要分布于西南地区，原麝主要分布于东北地区。割取香囊，阴干，习称"毛壳麝香"；剖开香囊，除去囊壳，习称"麝香仁"，其中呈颗粒状者称"当门子"。家麝直接从其香囊中取出麝香仁。生用，用时研碎。

【药性】　辛，温。归心、脾经。

【功效】　开窍醒神，活血通经，消肿止痛。

【应用】

1. 闭证神昏　本品辛香走窜，有较强的开窍通闭醒神之效，为醒神回苏之要药，无论何种原因所致之闭证，无论寒闭、热闭均可应用。常与冰片相须为用，配伍后开窍醒神力加强。治寒邪或痰浊闭阻气机之寒闭神昏，常与冰片、苏合香、安息香等同用，如苏合香丸。治温病热陷心包、痰热蒙蔽心窍、小儿惊风、中风痰厥等热闭神昏，常与牛黄、冰片、朱砂等配伍，如安宫牛黄丸、至宝丹。

2. 血瘀诸证　本品味辛性散，善行血中之瘀滞，开经络之壅遏，有良好的活血通经之效。治血瘀头痛、经闭等，常与桃仁、红花、川芎等配伍，如通窍活血汤。治癥瘕积聚，常与水蛭、虻虫、三棱等配伍。治胸痹心痛，可与桃仁、红花、丹参等同用。治跌扑肿痛、骨折扭挫，常与乳香、没药、红花等配伍，如七厘散等。治痹痛麻木，可与川乌、地龙、全蝎等配伍。

3. 疮疡肿毒，瘰疬痰核，咽喉肿痛　本品具消肿散结止痛之效。治疮疡肿毒，常与雄黄、乳香、没药同用，如醒消丸。治咽喉肿痛，常与牛黄、蟾酥、珍珠等配伍，如六神丸。治瘰疬、痰核、乳岩，常与牛黄、乳香、没药同用，如犀黄丸。

此外，本品有催产下胎之效。古代用治难产、死胎、胞衣不下，可与肉桂为散服，即香桂散。

【用法用量】　入丸、散，每次 0.03~0.1 g，不宜入煎剂。外用适量。

【使用注意】　孕妇禁用。中病即止，不可多用久服，以防耗气动血。

【文献摘要】

（1）《神农本草经》："主辟恶气……温疟，蛊毒，痫痉，去三虫。"

（2）《名医别录》："中恶，心腹暴痛胀急，痞满，风毒，妇人产难，堕胎，去面目中肤翳。"

（3）《本草纲目》："通诸窍，开经络，透肌骨，解酒毒，消瓜果食积，治中风、中气、中恶、痰厥、积聚癥瘕。""盖麝走窜，能通诸窍之不利，开经络之壅遏，若诸风、诸气、诸血、诸痛，惊痫、癥瘕诸病，经络壅闭，孔窍不利者，安得不用为引导以开之通之耶？非不可用也，但不可过耳。"

【备注】　现代药理研究发现，本品对中枢神经系统呈现双向性影响，即小剂量兴奋中枢，大剂量抑制中枢。尚有强心、抗血小板聚集、改善血液循环、增强子宫收缩频率和强度、抗炎、抗肿瘤、免疫调节等作用。

冰　片　Bīngpiàn

《新修本草》

为龙脑香科植物龙脑香 *Dryobalanops aromatica* Gaertn. f. 树脂的加工品，或龙脑香树的树干、树枝切碎，经蒸馏冷却而得的结晶，称"龙脑冰片"，亦称"梅片"，传统认为质量最佳。主产于东南亚地区，中国台湾有引种。《中华人民共和国药典》收载冰片品种为：左旋龙脑，为菊科植物艾纳香 *Blumea balsamifera*（L.）DC. 的新鲜叶经提取加工制成的结晶，又称"艾片"，主产于广东、广西、云南等地；右旋龙脑，为樟科植物樟 *Cinnamomum camphora*（L.）Presl 的新鲜枝、叶经提取加工制成，又称"天然冰片"；合成龙脑，为松节油、樟脑等经化学方法合成的结晶，称"冰片"。研粉用。

【药性】　辛、苦，微寒。归心、脾、肺经。

【功效】　开窍醒神，清热止痛。

【应用】

1. 闭证神昏　本品味辛，有开窍醒神之功，但药力不及麝香，二者常相须为用，因性偏寒凉，尤宜于热闭神昏。治痰热内闭、暑热卒厥、小儿惊风等热闭，常与牛黄、麝香、黄连等同用，如安宫牛黄丸。治寒闭神昏，多与苏合香、安息香、檀香等配伍，如苏合香丸。

2. 目赤肿痛，咽喉肿痛，口舌生疮，水火烫伤，疮疡不敛　本品味苦微寒，能清热泻火、解毒止痛，为皮肤、五官科常用之药。治目赤肿痛，可单用点眼，也可与熊胆、炉甘石、硼砂等配制成眼药水。治咽喉肿痛、口舌生疮，常与硼砂、朱砂、玄明粉共研细末，吹敷患处，如冰硼散。治水火烫伤，常与紫草、大黄、地榆等制成油剂或药膏外用。治疮疡溃后日久不敛，可与血竭、乳香、石膏等同用，如生肌散。

【用法用量】　入丸、散，每次 0.15～0.3 g。不宜入煎剂。外用适量，研粉点敷患处。

【使用注意】　孕妇慎用。

【文献摘要】

（1）《新修本草》："主心腹邪气、风湿积聚、耳聋、明目，去目赤肤翳。"

（2）《本草纲目》："疗喉痹、脑痛、鼻瘜、齿痛、伤寒舌出、小儿痘陷。通诸窍，散郁火。"

（3）《医林纂要》："冰片主散郁火，能透骨热，治惊痫、痰迷、喉痹、舌胀、牙痛、耳聋、鼻息、目赤浮翳、痘毒内陷、杀虫、痔疮、催生，性走而不守，亦能生肌止痛。然散而易竭，是终归阴寒也。"

苏合香 Sūhéxiāng

《名医别录》

为金缕梅科植物苏合香树 *Liquidambar orientalis* Mill. 的树干渗出的香树脂经加工精制而成。主产于非洲、印度及土耳其等地,中国广西、云南有栽培。秋季采剥树皮,榨取香树脂。生用。

【药性】 辛,温。归心、脾经。

【功效】 开窍,辟秽,止痛。

【应用】

1. 寒闭神昏 本品辛温,能开窍辟秽醒神,作用与麝香相似而力弱,适用于寒闭神昏。治中风痰厥、惊痫等属于寒邪、痰浊阻闭心窍者,常与麝香、安息香、沉香等同用,如苏合香丸。

2. 胸痹心痛,脘腹冷痛 本品辛散温通,祛寒止痛。治血瘀或寒凝气滞之胸痹心痛、脘腹冷痛等,常与檀香、乳香、冰片等同用,如冠心苏合丸。

此外,本品温通散寒,常用治冻疮。

【用法用量】 入丸、散,每次 0.3~1 g。不入煎剂。外用适量。

【文献摘要】

(1)《名医别录》:"主辟恶,温疟,痫痓,去三虫,除邪。"

(2)《本草纲目》:"气香窜,能通诸窍脏腑,故其功能辟一切不正之气。"

(3)《本经逢原》:"能透诸窍藏,辟一切不正之气。凡痰积气厥,必先以此开导,治痰以理气为本也。凡山岚瘴湿之气袭于经络,拘急弛缓不均者,非此不能除。但性燥气窜,阴虚多火人禁用。"

石菖蒲 Shíchāngpú

《神农本草经》

为天南星科植物石菖蒲 *Acorus tatarinowii* Schott 的根茎。中国长江流域以南各省均有分布。秋、冬二季采挖。生用,亦可鲜用。

【药性】 辛、苦,温。归心、胃经。

【功效】 开窍豁痰,醒神益智,化湿开胃。

【应用】

1. 痰迷心窍,神昏癫痫 本品辛苦温,开窍醒神之力较弱,但兼豁痰、化湿之效,宜于痰湿蒙蔽清窍之神昏。治中风痰迷心窍、神志昏乱、舌强不语,常与半夏、天南星、竹茹等同用,如涤痰汤。治痰热蒙蔽、高热不退、神昏谵语,可与郁金、栀子、竹沥等同用。治痰热癫痫抽搐,可与竹茹、枳实、黄连等同用。

2. 失眠健忘,耳鸣耳聋 本品通心气、开心窍,有醒神益智聪耳之效。治气血不足、心悸怔忡、失眠健忘,常与人参、茯苓、远志同用,如不忘散。治劳心过度、心神失养之失眠健忘、心悸怔忡、耳鸣耳聋,常与远志、龙齿、茯神等配伍,如安神定志丸。

3. 湿阻中焦证 本品辛香苦燥,能化湿醒脾、开胃和中,常用于湿浊中阻证。治湿浊中阻之脘闷腹胀、痞满疼痛等,常与砂仁、苍术、厚朴等同用。治湿热阻于肠胃之身热吐泻、胸脘痞满等,常与黄连、厚朴、半夏等配伍,如连朴饮。

【用法用量】　煎服，3～10 g，鲜品加倍。

【文献摘要】

（1）《神农本草经》："主风寒湿痹，咳逆上气，开心孔，补五脏，通九窍，明耳目，出音声。久服轻身，不忘，不迷惑，延年。"

（2）《本草纲目》："治中恶卒死，客忤癫痫，下血崩中，安胎漏，散痈肿。"

（3）《本草从新》："辛苦而温，芳香而散，开心孔，利九窍，明耳目，发声音，去湿除风，逐痰消积，开胃宽中，疗噤口毒痢。"

安息香　Anxīxiāng

《新修本草》

为安息香科植物白花树 *Styrax tonkinensis* （Pierre） Craib ex Hart. 的树脂。进口安息香主产于印度尼西亚、泰国；中国主产于广西、云南等地。树干经自然损伤或于夏、秋二季割裂树干，收集流出的树脂。生用。

【药性】　辛、苦，平。归心、脾经。

【功效】　开窍醒神，行气活血，止痛。

【应用】

1. 闭证神昏，中暑，中风，小儿急惊风　本品辛香走窜，可开窍醒神，功似麝香而力弱。因其性平，无论热闭、寒闭均可应用。治神昏谵语、身热烦躁及中暑、中风及小儿急惊风证属痰热内闭者，与朱砂、雄黄、麝香等配伍，如至宝丹。治寒闭神昏、苔白、脉迟，常与苏合香、檀香、沉香等同用，如苏合香丸。

2. 心腹疼痛，风湿痹痛　本品辛散，可行气活血止痛。治寒积心腹疼痛，常与沉香、木香、丁香等配伍，如安息香丸。治风湿痹痛、中风偏瘫，常与蕲蛇、威灵仙、羌活等同用。

【用法用量】　0.6～1.5 g，多入丸散用。

【文献摘要】

（1）《新修本草》："主心腹恶气。"

（2）《本草述》："治中风、风痹、风痫、鹤膝风、腰痛、耳聋。"

学习小结

一、知识要点

药名	相同点	不同点
麝香		活血通经,消肿止痛
石菖蒲		豁痰,益智,化湿开胃
冰片	开窍醒神	清热止痛
苏合香		辟秽,止痛
安息香		行气活血,止痛

二、用药鉴别

需掌握麝香与冰片的功用异同点。

三、思维拓展

喻嘉言在其《医门法律》一书中有这样的记载："其口开、手撒、遗尿等死症，急用人参附子峻补，间有得生者，若牛黄、苏合之药，入口即毙"。请结合本章药物，谈谈你对此话的理解。

开窍药用药鉴别参考答案　　　　开窍药思维拓展答题要点　　　　开窍药自测题及答案

第二十二章

补虚药

补虚药 PPT

补虚药图片

知识目标

1. 掌握药物：人参、党参、黄芪、白术、甘草、当归、熟地黄、白芍、阿胶、何首乌、北沙参、麦冬、百合、石斛、龟甲、鳖甲、鹿茸、淫羊藿、杜仲、续断、菟丝子、补骨脂。

2. 熟悉药物：西洋参、山药、太子参、大枣、龙眼肉、南沙参、天冬、玉竹、黄精、枸杞子、墨旱莲、女贞子、巴戟天、冬虫夏草、肉苁蓉、紫河车、益智、沙苑子。

3. 了解药物：白扁豆、蜂蜜、饴糖、绞股蓝、红景天、桑椹、楮实子、蛤蟆油、锁阳、蛤蚧、仙茅、核桃仁、海马。

一、含义

凡以补益人体气血阴阳之不足为主要功效，用于治疗虚证的药物，称为补虚药，又称为补养药或补益药。

根据补虚药药性、功效与主治证的不同，可分为补气药、补血药、补阴药和补阳药四类。

二、性能特点

补虚药多具甘味，均有补虚之力。性分寒、温，其中偏于甘温者，多能补气、补阳；偏于甘寒者，多能补阴、养血。归心、肺、脾、胃、肝、肾等经，故能发挥对人体各种虚损的补虚扶弱之力。

三、功效主治

补虚药均具有补虚功效，主治人体气、血、阴、阳不足而形成的虚证，症见精神萎靡、体倦乏力、面色淡白或萎黄、心悸气短、脉弱等。其中，具有补气功效的药物，主治气虚证；具有补阳功效的药物，主治阳虚证；具有补血功效的药物，主治血虚证；具有补阴功效的药物，主治阴虚证。

部分药物兼有固表止汗、固精止遗作用，适用于气虚自汗、阴虚盗汗、肾虚遗精滑精、遗尿尿频、早泄等；有些药物兼祛风散寒除湿功效，适用于阳虚复感风寒湿者；有些药物兼能清热，尤宜于阴不制阳之虚热证；有些药物有明目之功，可用于治疗肝肾不足、视物昏花。

四、配伍原则

首先，应根据虚证的不同类型选用相应的补虚药。其次，应考虑人体气血阴阳之间在病理上的相互影响，有选择地将两类或两类以上的补虚药配伍使用。如气虚与阳虚并见的阳气虚证，补气药常与补阳药同用；气虚与血虚并见的气血两虚证，补气药常与补血药同用；气虚与津伤或阴亏并见的气阴（津）两伤证，补气药常与补阴药同用；血虚与阴虚并见的阴血不足证，补血药常与补阴药同用；阴虚与阳虚并见的阴阳两虚的证候，则需要滋阴药与补阳药同用。为了避免补虚药壅滞中气，滋生湿浊，又常配伍少量的行气、化湿、消食之品。

补虚药用于治疗正虚邪恋不解或正虚复感外邪者，常配伍相应的祛邪药物以达扶正祛邪之目的。将补虚药与攻伐峻猛的药物配伍应用，可以保护正气，使攻不伤正。

五、使用注意

补虚药不可滥用，否则对人体有害无益。首先应防止不当补而误补；其次在扶正祛邪时，要分清主次，处理好祛邪与扶正的关系，使祛邪而不伤正，补虚而不留邪。补虚药如作汤剂，一般宜适当久煎，使药味尽出。虚证一般病程较长，补虚药宜选用蜜丸、煎膏（膏滋）、口服液等便于保存、服用，并可增效的剂型。

● 第一节 补气药 ●

本类药物多具甘温之性，主归脾、肺二经，均有补气之功，以补脾气、补肺气为主。主治脾气虚之食欲不振、脘腹虚胀、大便溏薄、体倦神疲等，肺气虚之气短喘促、动则益甚、咳嗽无力、声音低怯等。部分药物兼能补心气、补肾气、补元气，可治疗心气虚之心悸怔忡、胸闷气短、动则益甚等，肾气虚之腰膝酸软、遗尿遗精、虚喘等，元气虚极欲脱，症见气息短促、脉微欲绝等。此外，气能生血，气能摄血，故临床治疗血虚证、出血证时，也常重用补气之品。

部分补气药易碍气助湿，对湿盛中满者，应慎用，必要时应辅以理气、化湿药。

人 参 Rénshēn
《神农本草经》

为五加科植物人参 *Panax ginseng* C. A. Mey. 的根和根茎。主产于吉林省。以吉林抚松县产量大，质量好，称吉林参。栽培者俗称"园参"；播种在山林野生状态下自然生长者称"林下山参"，习称"籽海"。多于秋季采挖。鲜参净制后干燥者称"生晒参"。切片或用时粉碎。

【药性】 甘、微苦，微温。归肺、脾、心、肾经。

【功效】 大补元气，复脉固脱，补脾益肺，生津养血，安神益智。

【应用】

1. 元气欲脱证 本品甘温补虚，功擅大补元气、复脉固脱。治元气虚极欲脱、气短神疲、脉微欲绝的危重证候，常单用大剂量浓煎频服，即独参汤。若兼阳气衰微、四肢厥逆，常与附子配伍以补气固脱、回阳救逆，即参附汤。若兼汗出口渴、舌红干燥者，常与麦冬、五味子配伍以补气生津，敛汗固脱，即生脉散。

2. 肺脾气虚证 本品入脾、肺经，能补脾益肺，为治疗肺、脾气虚之要药。治肺气亏虚、咳喘痰多，常与黄芪、五味子、紫菀等配伍，如补肺汤。治肺肾两虚之久咳虚喘，常与蛤蚧等补肺益肾、纳气平喘之品配伍，以增强补肺肾气之效，如人参蛤蚧散。治脾气不足、倦怠乏力、食少便溏，常与白术、茯苓等配伍，如四君子汤。治中气下陷之短气不足以息、内脏下垂，常与黄芪、柴胡等配伍，以增强补气升阳之功，如补中益气汤。

3. 气津两伤口渴，消渴证 本品能补气生津止渴。治热病气津两伤、咽干口渴、脉大无力，常与知母、石膏等配伍，以增强清热生津止渴之效，如白虎加人参汤。治消渴兼有气虚者，常与黄芪、天花粉、麦冬等同用，如玉泉丸。

4. 心神不安证 本品能补气安神益智，故可用于改善气血亏虚所致的心悸怔忡、失眠多梦、健忘等症状。心脾两虚、气血双亏所致者，常与当归、龙眼肉等配伍，以增强益气补血之功，如归脾汤。阴血不足、虚热内扰所致者，常与麦冬、天冬、生地黄等药同用，以养阴清热安神，如天王补心丹。

此外，本品能补元气、助肾阳。治肾虚阳痿，可单用泡酒或与鹿茸、熟地黄等配伍。本品还常与解表药配伍，用治气虚外感，如败毒散；与攻下药配伍，用治里实热结而气血不足之证，如黄龙汤。

【用法用量】 煎服，3～9 g，另煎兑服。研末吞服，一次 2 g，一日 2 次。

【使用注意】 实证、热证及湿热内盛而正气不虚者慎服。不宜与藜芦、五灵脂同用。不宜与茶、萝卜同服。

【文献摘要】

(1)《神农本草经》："补五脏，安精神，定魂魄，止惊悸，除邪气，明目，开心益智。"

(2)《名医别录》："调中，止消渴，通血脉……令人不忘。"

(3)《医学启源》引《主治秘要》："补元气，止渴，生津液。"

【备注】 现代药理研究发现，本品具有延缓衰老、增强免疫、抗辐射、性激素样、强心、促进造血、促进蛋白质合成、扩张血管、抗心肌缺血、降血糖、调节血压、提高记忆力、抗骨质疏松、促进食欲等作用。

【附药】

1. 红参

为人参的栽培品经蒸制后的根和根茎。甘、微苦，温。归脾、肺、心、肾经。功能大补元气，复脉固脱，益气摄血。用于体虚欲脱、肢冷脉微、气不摄血、崩漏下血。3～9 g，另煎兑服。不宜与藜芦、五灵脂同用。

2. 人参叶

为人参的叶。甘、苦，寒。归肺、胃经。功能补气、益肺、祛暑、生津。用于气虚咳嗽，暑热烦躁，津伤口渴，头目不清，四肢倦乏。煎服，3～9 g。不宜与藜芦、五灵脂同用。

西洋参　Xīyángshēn

《增订本草备要》

为五加科植物西洋参 *Panax quinquefolium* L. 的根。主产于美国、加拿大。目前中国有栽培。秋季采挖生长 3～6 年的根。生用。

【药性】　甘、微苦，凉。归心、肺、肾经。

【功效】　补气养阴，清热生津。

【应用】

1. 气阴两伤证　本品味甘苦性凉，补而兼清，能补气，养阴，清热。治热病气阴两伤之口渴心烦，体倦乏力，常与西瓜翠衣、竹叶、麦冬等配伍，如清暑益气汤。治气阴两伤之消渴，可单用，或配伍麦冬、知母、玉竹等。

本品有类似人参的补气固脱作用，但较弱，兼能清火生津。治气虚欲脱兼见汗出身热、渴喜冷饮、舌红干燥者，可以之代人参，与麦冬、五味子配伍。

2. 肺气虚证，肺阴虚证　本品能补肺气，养肺阴，清肺火。肺脏气阴两伤所致的短气喘促、咳嗽痰少，或痰中带血，可单用，或与玉竹、麦冬、川贝母等同用。

【用法用量】　另煎兑服，3～6 g。

【使用注意】　不宜与藜芦同用。

【文献摘要】

（1）《本草从新》：“补肺降火，生津液，除烦倦。虚而有火者相宜。”

（2）《本草再新》：“治肺火旺，咳嗽痰多，气虚咳喘，失血，劳伤，固精安神，生产诸虚。”

（3）《医学衷中参西录》：“能补助气分，兼能补益血分，为其性凉而补，凡欲用人参而不受人参之温补者，皆可以此代之。”

微视频：人参与西洋参

党　参　Dǎngshēn

《增订本草备要》

为桔梗科植物党参 *Codonopsis pilosula*（Franch.）Nannf.、素花党参 *Codonopsis Pilosula* Nannf. var. *modesta*（Nannf.）L. T. Shen 或川党参 *Codonopsis tangshen* Oliv. 的根。主产于山西、陕西、甘肃等地。秋季采挖。生用或米炒用。

【药性】　甘，平。归脾、肺经。

【功效】　健脾益肺，养血生津。

【应用】

1. 肺脾气虚证　本品甘平，入脾、肺经，有类似人参的补脾益肺作用，但药力相对较弱。治肺气亏虚之咳嗽气短、语声低微，常与黄芪、蛤蚧等配伍。治脾气不足之倦怠乏力、食少便溏，常与白术、茯苓等同用。

2. 气血两亏证　本品能补气养血。治气血两虚之面色无华、体倦乏力、头晕心悸，常与黄芪、当归、熟地黄等同用，以增强补益气血效果。

3. 气津两伤，气短口渴　本品能补气生津。治气津两伤之气短口渴，常与麦冬、五味子等同用。

【用法用量】　煎服，9～30 g。

【使用注意】　不宜与藜芦同用。

【文献摘要】

(1)《本草从新》："补中益气，和脾胃，除烦渴。中气微虚，用以调补，甚为平安。"

(2)《本草纲目拾遗》："治肺虚，能益肺气。"

(3)《本草正义》："党参力能补脾养胃，润肺生津，健运中气，本与人参不甚相远。"

太子参　Tàizǐshēn

《中国药用植物志》

为石竹科植物孩儿参 *Pseudostellaria heterophylla*（Miq.）Pax ex Pax et Hoffm. 的块根。主产于江苏、安徽、山东等地。夏季茎叶大部分枯萎时采挖。生用。

【药性】　甘、微苦，平。归脾、肺经。

【功效】　益气健脾，生津润肺。

【应用】

肺脾气阴两虚证　本品能益气健脾，生津润肺，性平力缓，略偏寒凉，为清补之佳品，常用于气津两伤而不宜峻补、温补者。治气虚肺燥，咳嗽气短，痰少难咯，宜与南沙参、麦冬等同用。治脾气不足、胃阴亏虚所致的食少纳呆，倦怠乏力，口干舌燥，可与山药、石斛等同用。治心之气阴两虚、心悸不眠、虚热汗出，可与五味子、酸枣仁等同用。

【用法用量】　煎服，9～30 g。

【文献摘要】

(1)《中国药用植物志》："治小儿出虚汗为佳。"

(2)《江苏药材志》："补肺阴，健脾胃。治肺虚咳嗽、心悸、精神疲乏等症。"

黄　芪　Huángqí

《神农本草经》

为豆科植物蒙古黄芪 *Astragalus membranaceus*（Fisch.）Bge. var. *mongholicus*（Bge.）Hsiao 或膜荚黄芪 *Astragalus membranaceus*（Fisch.）Bge. 的根。主产于内蒙古、山西、黑龙江等地。春、秋二季采挖。切片，生用或蜜炙用。

【药性】　甘，微温。归肺、脾经。

【功效】　补气升阳，固表止汗，生津养血，利水消肿，行滞通痹，托毒排脓，敛疮生肌。

【应用】

1. 肺脾气虚证，中气下陷证　本品甘温，入脾、肺经。具有良好的补脾益肺作用，为补气之要药。治肺气虚弱，咳喘日久，气短神疲，常与紫菀、款冬花、杏仁等配伍。治脾气虚弱、倦怠乏力、食少便溏，可单用熬膏服，或与党参、白术等配伍。本品又善升阳举陷，尤长于治疗脾虚中气下陷之久泻脱肛、内脏下垂，常与升麻、柴胡等同用，以增强升阳举陷之功，如补中益气汤。

2. 气虚外感，气虚自汗　本品能充养卫气，固表止汗。治气虚不固、易于感冒者，可单用，亦可与白术、防风配伍，即玉屏风散。治气虚不固、自汗频出者，常与牡蛎、麻黄根等同用，如牡蛎散。

3. 血虚证，消渴证　本品有补气生津养血之功。治血虚证或气血两虚之面色萎黄、神倦脉虚，常与当归同用，即当归补血汤。治气阴不足之消渴，常与生山药、天花粉、葛根等同用，如玉液汤。

4. 脾虚水肿，小便不利　本品既能补脾益气，又能利水消肿，为治气虚水肿之要药。常与茯苓等配伍，以增强补气利水之功，如防己黄芪汤。

5. 风湿痹痛，中风偏瘫　本品能益气行滞通痹。治风寒湿痹兼气虚血滞者，常与羌活、防风、当归等同用，如蠲痹汤。治中风偏瘫、半身不遂兼气虚血滞者，常与当归、川芎、地龙等同用，如补阳还五汤。

6. 疮疡不溃，溃后难敛　本品能补气生血、扶正祛邪、托毒生肌。治气血亏虚，不能托毒外出之疮疡不溃，常与人参、当归、白芷等同用，如托里消毒散。治气血亏虚之疮疡溃后不敛，常与人参、当归、肉桂等配伍，如十全大补汤。

此外，本品能补气而摄血，可用治气虚不能摄血之便血、崩漏，常与人参、当归等同用，如归脾汤。

【用法用量】　煎服，9～30 g。补益中气多蜜炙用，余多生用。

【文献摘要】

(1)《神农本草经》："主治痈疽久败疮、排脓止痛、大风癞疾、五痔鼠瘘、补虚。"

(2)《本草汇言》："补肺健脾，实卫敛汗，驱风运毒之药也。"

(3)《医学衷中参西录》："能补气，兼能升气，善治胸中大气（即宗气）下陷。"

【备注】　现代药理研究发现，本品具有延缓衰老、双向调节免疫功能、促进造血、促进胃肠运动、抗肝损伤、抗肾损伤、利尿、降压、降血糖、降血脂等作用。

白 术　Báizhú

《神农本草经》

为菊科植物白术 *Atractylodes macrocephala* Koidz. 的根茎。主产于浙江、湖北、湖南等地。以浙江于潜产者最佳，称为"于术"。冬季下部叶枯黄、上部叶变脆时采挖。生用或麸炒用。

【药性】　苦、甘，温。归脾、胃经。

【功效】　健脾益气，燥湿利水，止汗，安胎。

【应用】

1. 脾胃气虚证　本品甘温补虚，苦温燥湿，有良好的健脾作用，被誉为补气健脾第一要药。治脾虚食少、神疲乏力，可单用熬膏服；或与人参、茯苓等同用，如四君子汤。治脾胃虚寒、腹满泄泻，常与人参、干姜等同用，如理中丸。治脾虚气滞、脘腹胀满，常与枳实配伍，即枳术丸。

2. 脾虚水停证　本品能补气健脾、燥湿利水，为治脾虚不运、水湿内停所致的水肿、痰饮之要药。治水肿，常与茯苓、泽泻等同用，如五苓散。治痰饮，常与桂枝、茯苓等同用，如苓桂术甘汤。对脾虚湿盛之带下，可与山药、苍术等同用，如完带汤。

3. 气虚外感，气虚自汗　本品能益气固表止汗。治气虚不固、易感风邪者，宜与黄芪、防风配伍，即玉屏风散。治气虚自汗，可单用研末服，或与煅牡蛎、麻黄根等同用。

4. 胎动不安　本品能补气健脾安胎，善治脾虚之胎动不安，每与人参、阿胶等同用。随证配伍亦可用治其他原因所致的胎动不安。兼内热者，可与黄芩等配伍；兼气滞胀满者，可与紫苏梗、砂仁等配伍；兼肾虚不固者，可与杜仲、桑寄生等配伍。治脾虚失运、湿浊中阻之妊娠恶阻、呕恶不食、四肢沉重者，可与人参、茯苓、陈皮等配伍。治妊娠脾虚水肿，可与茯苓等配伍。

【用法用量】　煎服，6～12 g。燥湿利水宜生用，补气健脾宜炒用，健脾止泻宜炒焦用。

【使用注意】　阴虚内热燥渴者、气滞胀闷者慎用。

【文献摘要】

（1）《神农本草经》："主风寒湿痹、死肌、痉、疸，止汗，除热消食。"

（2）《医学启源》："除湿益燥，和中益气。其用有九：温中一也；去脾胃中湿二也；除胃热三也；强脾胃，进饮食四也；和胃，生津液五也；主肌热六也；治四肢困倦、目不欲开、怠惰嗜卧、不思饮食七也；止渴八也；安胎九也。"

（3）《本草求真》："白术味苦而甘，既能燥湿实脾，复能缓脾生津。且其性最温，服则能以健脾消谷，为脾脏补气第一要药也。"

山　药　Shānyào

《神农本草经》

为薯蓣科植物薯蓣 *Dioscorea opposita* Thunb. 的根茎。主产于河南，以古怀庆府所辖区域生产者品质最佳，故有"怀山药"之称。冬季茎叶枯萎后采挖。切片，生用或麸炒用。

【药性】　甘，平。归肺、脾、肾经。

【功效】　补脾养胃，生津益肺，补肾涩精。

【应用】

1. 脾虚证　本品甘平，可补脾气、益脾阴。补脾养胃，兼能收涩。善治脾虚食少、大便溏泄，可单用研末服，或与人参、茯苓、莲子等同用，如参苓白术散。治脾虚不运、湿浊下注之带下，与人参、白术、苍术等同用，如完带汤。本品含有较多营养成分，又容易消化，为药食两用之品，但药力较缓，对久病脾胃虚弱者，宜作食品长期服用。

2. 肺虚证　本品能补肺气，养肺阴，又略兼敛肺之功。治肺虚咳喘，可与太子参、南沙参等同用。治肺肾两虚之久咳虚喘，可与熟地黄、山茱萸、紫苏子等同用，如薯蓣纳气汤。

3. 肾虚证　本品能补肾气，养肾阴，涩肾精。对肾气亏虚之腰膝酸软、夜尿频多、滑精早泄、带下清稀，以及肾阴不足之形体消瘦、腰膝酸软等均可应用。补肾阳的金匮肾气丸、补肾阴的六味地黄丸、温肾缩尿的缩泉丸、补脾肾止带的完带汤等历代名方中，均配有本品。

4. 消渴证　本品能平补肺、脾、肾三脏之气阴，不燥不腻，为治消渴之佳品。可单用大剂量煎汤服食，或与人参、太子参、麦冬等同用以增强疗效。若内热较甚者，需与天花粉、知母、葛根等同用，如玉液汤。

【用法用量】　煎服，15～30 g。麸炒偏于补脾健胃，用治脾虚食少、泄泻便溏、白带过多。

【文献摘要】

（1）《神农本草经》："主伤中，补虚羸，除寒热邪气，补中，益气力，长肌肉，久服耳目聪明。"

（2）《本草纲目》："益肾气，健脾胃，止泻痢，化痰涎，润皮毛。"

（3）《本草正》："山药，能健脾补虚、滋肾固精，治诸虚百损，疗五劳七伤。"

甘 草 Gāncǎo

《神农本草经》

为豆科植物甘草 *Glycyrrhiza uralensis* Fisch. 、胀果甘草 *Glycyrrhiza inflata* Bat. 、或光果甘草 *Glycyrrhiza glabra* L. 的根及根茎。主产于内蒙古、新疆、甘肃等地。春、秋二季采挖。生用或蜜炙用。

知识链接：甘草中的和思想

【药性】 甘，平。归心、肺、脾、胃经。

【功效】 补脾益气，清热解毒，祛痰止咳，缓急止痛，调和诸药。

【应用】

1. 心气不足之心动悸、脉结代，脾气虚证 本品甘平，入心、脾经。能补心气，复心脉，益脾气，促运化。治心气不足之心动悸、脉结代，常与人参、阿胶、生地黄等同用，如炙甘草汤。治脾虚不运之纳呆食少、倦怠乏力，常与人参、白术、黄芪等配伍。

2. 咳喘证 本品甘平入肺，能祛痰止咳，药性平和，故常用治寒热虚实多种咳喘、有痰无痰均宜。治风寒束肺之咳喘，常与麻黄、杏仁同用，即三拗汤。治风热犯肺之咳嗽，常与菊花、桑叶、杏仁等同用，如桑菊饮。治肺痿久嗽，可单用炙甘草为末服。

3. 脘腹、四肢挛急疼痛 本品味甘，善缓急止痛。治脾胃虚寒、营血不能温养所致的脘腹挛急作痛，常与桂枝、白芍等同用，如小建中汤。治阴血不足、筋失所养之四肢挛急作痛，常配白芍，以增强缓急止痛之效，即芍药甘草汤。

4. 热毒疮疡，咽喉肿痛，药食中毒 本品长于解毒，应用广泛。生品药性偏凉，可清解热毒。治热毒疮疡，可单用煎汤浸渍，或熬膏内服，也可与紫花地丁、连翘等配伍。治热毒咽喉肿痛，常与玄参、桔梗、牛蒡子等同用。

本品对附子等多种药物和食物所致中毒有一定解毒作用。在没有其他解救措施时，可单用本品煎汤内服或与绿豆、大豆等其他解毒药同用，辅助解毒救急。

5. 调和药性 本品味甘性平，在方剂配伍中降低或缓解药物的偏性或毒性。如与附子、干姜同用，缓解二药之热性，并能减轻附子的毒烈之性，如四逆汤；与石膏、知母同用，缓解二药之寒性，以防伤胃，如白虎汤；与大黄、芒硝同用，缓解二药峻下之力，使泻不伤正，如调胃承气汤。在寒热并用、补泻并施处方中用甘草能起协调作用。其甜味浓郁，还可矫正处方中药物的滋味。

【用法用量】 煎服，2～10 g。清热解毒生用，余多蜜炙用。

【使用注意】 大剂量久服可导致水钠潴留，引起浮肿。湿盛胀满、水肿者不宜用。不宜与京大戟、红大戟、芫花、甘遂、海藻同用。

【文献摘要】

（1）《神农本草经》："主五脏六腑寒热邪气，坚筋骨，长肌肉，倍力，金疮肿，解毒。"

（2）《本草汇言》："和中益气，补虚解毒之药也。"

（3）《本草正》："味至甘，得中和之性，有调补之功，故毒药得之解其毒，刚药得之和其性……助参芪成气虚之功。"

白扁豆 Báibiǎndòu

《名医别录》

为豆科植物扁豆 *Dolichos lablab* L. 的成熟种子。主产于江苏、河南、安徽等地。秋、冬二季采收。生用或炒用，用时捣碎。

【药性】 甘，微温。归脾、胃经。

【功效】 健脾化湿，和中消暑。

【应用】

1. 脾虚湿盛证 本品味甘入脾，能补气健脾、化湿和中。治脾虚湿滞、食少便溏，常与人参、白术等同用，如参苓白术散。若脾虚湿盛、白带过多，宜与白术、苍术、芡实等配伍。

2. 暑湿吐泻 本品能健脾化湿、和中消暑。治暑湿吐泻，可单用本品水煎服，或与香薷、厚朴等同用。

【用法用量】 煎服，9～15 g。健脾止泻宜炒用，化湿解暑宜生用。

【文献摘要】

(1)《名医别录》："主和中下气。"

(2)《本草纲目》："止泄痢，消暑，暖脾胃，除湿热，止消渴。"

(3)《本草新编》："味轻气薄，单用无功，必须同补气之药共用为佳。"

大 枣 Dàzǎo

《神农本草经》

为鼠李科植物枣 *Ziziphus jujuba* Mill. 的成熟果实。主产于河北、河南、山东等地。秋季果实成熟时采收。生用。

【药性】 甘，温。归脾、胃、心经。

【功效】 补中益气，养血安神。

【应用】

1. 脾气虚证 本品能补气健脾。治脾气虚弱、食少消瘦、倦怠乏力，可单用本品常服；若气虚乏力较甚，可与人参、党参、山药等同用。

2. 血虚证，脏躁证 本品能补气养血安神。治血虚萎黄，常与熟地黄、阿胶等同用。治心血亏虚、心神失养之脏躁悲伤欲哭，常与小麦、甘草同用，即甘麦大枣汤。

此外，本品有保护胃气、缓和药性作用，如十枣汤、葶苈大枣泻肺汤中，即用之缓和甘遂、大戟、芫花、葶苈子的毒烈之性。

【用法用量】 煎服，6～15 g，宜剪破入煎。

【文献摘要】

(1)《神农本草经》："主心腹邪气，安中养脾，助十二经。平胃气，通九窍，补少气少津，身中不足，大惊，四肢重，和百药。"

(2)《名医别录》："补中益气，强力，除烦闷。"

(3)《本草纲目》："王好古云：中满者勿食甘，甘令人满。故张仲景建中汤心下痞者，减饴、枣，与甘草同例。此得用枣之方矣。"

蜂 蜜 Fēngmì

《神农本草经》

为蜜蜂科昆虫中华蜜蜂 *Apis cerana* Fabricius 或意大利蜂 *Apis mellifera* Linnaeus 所酿成的蜜。中国大部分地区均产。多于春至秋季采收。

【药性】 甘，平。归肺、脾、大肠经。

【功效】 补中，润燥，止痛，解毒；外用生肌敛疮。

【应用】

1. 脾虚脘腹挛急疼痛 本品能补脾气，又有缓急止痛之功。治脾虚脘腹挛急疼痛，常与白芍、甘草等配伍。治脾虚轻证，可作食品长期服用。

2. 肺虚久咳，肺燥咳嗽 本品能补肺气、润肺燥。治气阴耗伤、肺虚久咳、气短乏力、咽燥痰少者，可单用，或与人参、生地黄等同用，以增强疗效，如琼玉膏。治燥邪伤肺、干咳无痰或痰少而黏者，可与阿胶、桑叶、川贝母等配伍。

3. 肠燥便秘 本品能润肠通便。治肠燥便秘，可单用本品冲服，或将本品制成栓剂，纳入肛内，以通导大便，如蜜煎导。为增强疗效，可与生地黄、当归、火麻仁等养阴润肠之品配伍。

4. 解乌头类药毒 本品与乌头类药物如川乌、草乌、附子同煎，可降低其毒性。服乌头类药物中毒者，大剂量服用本品，有一定解毒作用。

5. 疮疡不敛，水火烫伤 本品外用可生肌敛疮，外敷用治疮疡不敛、烧烫伤。

此外，取其滋养及缓和药性作用，许多滋补丸剂、膏剂常用以赋形，某些中药应用时采用蜜炙。

【用法用量】 煎服或冲服，15～30 g。外用适量。

【使用注意】 湿盛中满及便溏泄泻者慎用。

【文献摘要】

（1）《神农本草经》："益气补中，止痛，解毒，除众病，和百药。"

（2）《本草纲目》："蜂蜜，其入药之功有五：清热也，补中也，解毒也，润燥也，止痛也。生则性凉，故能清热；熟则性温，故能补中。甘而和平，故能解毒；柔而濡泽，故能润燥。缓可以去急，故能止心腹肌肉疮疡之痛；和可致中，故能调和百药而与甘草同功。"

（3）《本草备要》："补中润燥滑肠。"

饴 糖 Yítáng

《名医别录》

为以高粱、米、大麦、小麦、粟、玉米等含淀粉质的粮食为原料，经发酵糖化制成。中国各地均产。有软、硬两种，软者称胶饴，硬者称白饴糖，均可入药，但以胶饴为主。

【药性】 甘，温。归脾、胃、肺经。

【功效】 补中益气，缓急止痛，润肺止咳。

【应用】

1. 脾胃虚弱，脘腹疼痛 本品既能补脾益气，又能缓急止痛，故尤宜于脾胃虚寒之脘腹疼痛喜按、空腹痛甚、食后稍安者，可单用。若脾胃虚寒、里急腹痛者，可与白芍、甘草、大枣等同用，如小建中汤。若脾阳虚、中寒甚而脘腹痛重者，可与干姜、花椒等配伍，如大建中汤。

2. 肺燥咳嗽　本品能补肺气，润肺燥。治肺燥咳嗽，可单用，或与杏仁、百部、川贝母等同用。治肺虚久咳、干咳痰少，可与人参、阿胶、杏仁等配伍。

【用法用量】　入汤剂须烊化冲服，每次 15～20 g。亦可熬膏或为丸服。

【使用注意】　湿阻中满、湿热内蕴及痰湿甚者不宜服。

【文献摘要】

(1)《名医别录》："主补虚乏，止渴，去血。"

(2)《备急千金要方》："补虚冷，益气力，止肠鸣、咽痛，除唾血，却咳嗽"。

(3)《长沙药解》："补脾精，化胃气，生津，养血，缓里急，止腹痛"。

绞股蓝　Jiǎogǔlán

《救荒本草》

为葫芦科植物绞股蓝 *Gynostemma pentaphllam*（Thunb.）Makino. 的全草。主产于陕西、甘肃及长江流域以南地区。夏、秋两季可采收 3～4 次。切段，生用。

【性能】　甘、苦，寒。归脾、肺经。

【功效】　益气健脾，化痰止咳，清热解毒。

【应用】

1. 脾虚证　本品能益气健脾。治脾胃气虚、食少便溏、体倦乏力，可与白术、茯苓等同用。性偏苦寒，兼能生津，尤多用于脾胃气阴两伤、心烦口渴、咽喉干燥者，可与太子参、山药、南沙参等同用。

2. 咳喘痰多　本品能清泻肺热、化痰止咳。治痰热壅肺之咳嗽气喘、痰黄黏稠，可与黄芩、瓜蒌等配伍。对于痰湿内盛、咳嗽气喘痰多者，亦可与半夏、陈皮等同用。治气阴两虚、肺中燥热、咳嗽痰黏者，可与川贝母、百合等同用。

3. 热毒疮肿　本品有清热解毒之功。治热毒疮肿，常与金银花、蒲公英、紫花地丁等同用。

【用法用量】　煎服，10～20 g。研末服，3～6 g。亦可泡茶服。

【文献摘要】

(1)《全国中草药汇编》："清热解毒，治慢性支气管炎、传染性肝炎、肾盂炎、胃肠炎。"

(2)《浙江药用植物志》："平喘，涩精。治咳嗽、痰喘、梦遗滑精。"

(3)《临床中药辞典》："健脾理气，益气活血，生津止渴，解毒利湿。"

红景天　Hóngjǐngtiān

《四部医典》

为景天科植物大花红景天 *Rhodiola crenulata*（Hook. f. et Thoms.）H. Ohba 的根和根茎。主产于西藏、四川、吉林等地。秋季采挖。生用。

【性能】　甘、苦，平。归肺、心经。

【功效】　益气活血，通脉平喘。

【应用】

1. 气虚血瘀，胸痹心痛，中风偏瘫　本品能益气通脉、活血止痛，用治气虚血瘀所致的胸痹心痛、心悸气短、少气懒言、神疲乏力等，常与三七、黄芪等配伍。用治中风后遗症、半身不遂、肢体麻木、口眼㖞斜、言语不清，如属于气虚血瘀者，常与川芎、地龙、黄芪等同用；如属于肝肾不足者，常与肉桂、杜仲、续断等配伍。

2. 肺气虚，倦怠气喘　本品可补肺气，养肺阴。用治肺阴不足、咳嗽痰少，或痰中带血者，可单用，或与南沙参、百合等配伍。用治肺热咳嗽，常与黄芩、浙贝母、瓜蒌等同用。

【用法用量】　煎服，3～6 g。

【文献摘要】

(1)《四部医典》："性平，味涩。善润肺，补肾，理气养血。"

(2)《千金翼方》："景天味苦酸平，无毒。主大热火疮、身热烦、邪恶气、诸蛊毒痂疕、寒热风痹、诸不足。花主女人漏下赤白，清身明目。久服通神不老。"

(3)《药名荟萃》："清热养阴，去口臭。"

表 22-1-1　补气药的参考药

药名	药性	功效	主治	用法用量	备注
沙棘	酸、涩、温。归脾、胃、肺、心经	健脾消食，止咳祛痰，活血散瘀	脾虚食少，食积腹痛；咳嗽痰多；血瘀证	煎服，3～10 g	

第二节　补血药

本节药物性味多甘温或甘平，主归心、肝经，能补肝养心，以滋生血液，主治血虚证，症见面色萎黄、唇爪苍白、头晕眼花、心悸怔忡、失眠健忘，或月经愆期、量少色淡，甚则闭经等。

补血药常与补气药同用，即所谓"有形之血不能自生，生于无形之气"。脾胃为气血生化之源，又常配伍健脾之品。若兼见阴虚者，可选择兼有补阴作用的药物，并与补阴药配伍。

补血药多滋腻碍胃，故脾虚湿盛、脘腹胀满、食少便溏者慎用。必要时，可配伍化湿、行气、消食药，以助运化。

微视频：当归与鸡血藤

当　归　Dāngguī

《神农本草经》

为伞形科植物当归 *Angelica sinensis* (Oliv.) Diels 的根。主产于甘肃省岷县，称"西当归"或"秦归"，为道地药材。此外，陕西、四川、云南等地也有栽培。秋末采挖。生用或酒炙用。

【药性】　甘、辛，温。归肝、心、脾经。

【功效】　补血活血，调经止痛，润肠通便。

【应用】

1. 血虚证 本品甘温质润，为补血之要药。治心肝血虚、面色萎黄、心悸失眠等，常与熟地黄、白芍、川芎同用，即四物汤。治气血两虚、面色无华、体倦乏力等，常配黄芪、人参以增强补气生血之功，如当归补血汤、人参养荣汤。

2. 月经不调，经闭痛经 本品既善补血，又长于活血行滞止痛，为妇科调经要药。尤宜于血虚或血虚兼有瘀滞者，如四物汤，既为补血之要剂，亦为妇科调经的基础方；兼气滞者，可配伍香附、延胡索等；兼血热者，可与黄芩、牡丹皮等同用；血虚寒滞者，可与阿胶、艾叶等同用，如胶艾汤；血瘀经闭，常与桃仁、红花等同用，如桃红四物汤。

3. 血虚血瘀诸痛证 本品补血行血，有良好的止痛作用。治血虚、血瘀、寒凝之腹痛，常与桂枝、白芍、生姜等同用，如当归生姜羊肉汤、当归建中汤。治跌打损伤、瘀血作痛，常与桃仁、红花等同用，如复元活血汤。治风寒湿痹、关节拘挛疼痛，常与羌活、防风、黄芪等同用，如蠲痹汤。

4. 痈疽疮疡 本品能活血消肿、补血生肌。治疮疡初起、肿胀疼痛，常与金银花、赤芍、白芷等同用，如仙方活命饮。治痈疽疮疡、溃后不敛，常与黄芪、人参、肉桂等同用，如十全大补汤。

5. 血虚肠燥便秘 本品能补血润肠通便。治血虚肠燥便秘，常与肉苁蓉、牛膝等同用，如济川煎。

此外，本品与祛痰止咳平喘药配伍，尚可治疗咳嗽气喘。

【用法用量】 煎服，6～12 g。一般生用，酒炙活血通经力强。

【使用注意】 湿盛中满、大便溏泄者慎用。

【文献摘要】

(1)《神农本草经》："主咳逆上气……妇人漏下、绝子、诸恶疮疡、金疮。"

(2)《日华子本草》："主治一切风、一切血，补一切劳，破恶血，养新血及主癥癖。"

(3)《医学启源》："当归，气温味甘，能和血补血，尾破血，身和血。"

【备注】 现代药理研究发现，本品具有增强免疫、促进造血、抗血栓、抗心肌缺血、抑制血小板聚集、降血压、降血脂、抗炎、镇痛、保肝、松弛支气管平滑肌等作用。

熟地黄 Shúdìhuáng

《本草拾遗》

为生地黄的炮制加工品。取生地黄，加黄酒炖至酒吸净，取出，晾晒至外皮黏液稍干时，切片或块，干燥；或取生地黄蒸至黑润，切片或块，干燥。

【药性】 甘，微温。归肝、肾经。

【功效】 补血滋阴，益精填髓。

【应用】

1. 血虚证 本品甘温质润，能补阴益精以生血，为滋补肝肾阴血之要药。治血虚之面色萎黄、失眠多梦、月经不调等，常与当归、白芍、川芎同用，即四物汤。临床常以该方为基础，加减治疗血虚所致的多种病证。

2. 肝肾阴虚证，精血亏虚证 本品味甘滋腻，善补阴血、益精填髓，为治肝肾阴虚之要药。治肝肾阴虚之腰膝酸软、遗精遗尿、耳鸣耳聋、内热消渴等，常与山药、山茱萸等同用，如六味地黄丸。治阴虚骨蒸、潮热盗汗等，常与知母、黄柏、龟甲等同用，如大补阴丸。治精血亏虚、须发早白等，常与何首乌、牛膝、菟丝子等同用。

【用法用量】 煎服，9～15 g。

【使用注意】 本品滋腻碍胃，重用久服宜与陈皮、砂仁等同用。气滞痰多、脘腹胀满、食少便溏者不宜服。

【文献摘要】

(1)《医学启源》："熟地黄……补血虚不足，虚损血衰之人须用，善黑须发。"

(2)《本草纲目》："填骨髓，长肌肉，生精血，补五脏内伤不足，通血脉，利耳目，黑须发。"

(3)《药品化义》："熟地，藉酒蒸熟，味苦化甘，性凉变温，专入肝脏补血。因肝苦急，用甘缓之，兼主温胆，能益心血，更补肾水。凡内伤不足，苦志劳神，忧患伤血，纵欲耗精，调经胎产，皆宜用此。安五脏，和血脉，润肌肤，养心神，宁魂魄，滋补真阴，封填骨髓，为圣药也。"

白 芍 Báisháo

《神农本草经》

为毛茛科植物芍药 *Paeonia lactiflora* Pall. 的根。主产于浙江、安徽、四川等地。夏、秋二季采挖，沸水煮后除去外皮。生用、炒用或酒炙用。

【药性】 苦、酸，微寒。归肝、脾经。

【功效】 养血调经，敛阴止汗，柔肝止痛，平抑肝阳。

【应用】

1. 血虚证，月经不调 本品酸入肝经，善能养血调经，为治血虚证及妇科调经要药。常与熟地黄、当归、川芎配伍，如四物汤；治血虚或阴虚有热的月经不调，可加阿胶、地骨皮等同用。

2. 表虚自汗，阴虚盗汗 本品有敛阴止汗之功。治外感风寒、营卫不和的表虚自汗，常与桂枝、甘草等同用，如桂枝汤。治阴虚盗汗，常与龙骨、牡蛎、浮小麦等同用。

3. 胁肋胀痛，腹痛泄泻，四肢挛痛 本品能养血柔肝，缓急止痛。治血虚肝郁、胁肋胀痛，常与柴胡、当归等同用，如逍遥散。治肝脾不和、腹痛泄泻，常与白术、防风等同用，如痛泻要方。治痢疾腹痛、里急后重，常与木香、黄连等同用，如芍药汤。治阴血亏虚、筋脉失养、手足挛急作痛，常配甘草，即芍药甘草汤。

4. 肝阳上亢证 本品能平抑肝阳。治肝阳上亢的头痛眩晕，常配牛膝、赭石、龙骨等，如镇肝熄风汤。

【用法用量】 煎服，6～15 g。平肝、敛阴多生用，养血调经多炒用或酒炙用。

【使用注意】 阳衰虚寒之证不宜单独应用。不宜与藜芦同用。

【文献摘要】

(1)《神农本草经》："主邪气腹痛，除血痹，破坚积，治寒热疝瘕，止痛，利小便，益气。"

(2)《本草备要》："补血，泻肝，益脾，敛肝阴，治血虚之腹痛。"

（3）《本草求真》："赤芍药与白芍药主治略同，但白则有敛阴益营之力，赤则有散邪行血之意；白则能于土中泻木，赤则能于血中活滞。"

阿　胶　Ejiāo

《神农本草经》

为马科动物驴 *Equus asinus* L. 的皮经煎煮、浓缩制成的固体胶。古时以产于山东省东阿县而得名。主产于山东、浙江、江苏等省。以原胶块用；或将胶块软化，切成小块，用蛤粉烫至成珠用。

【药性】　甘，平。归肺、肝、肾经。

【功效】　补血滋阴，润燥，止血。

【应用】

1. 血虚证　本品为血肉有情之品，甘温质润，为补血要药。因兼具止血之功，对出血而致血虚者尤为适宜。可单用取效，亦常与熟地黄、当归、白芍等同用，如阿胶四物汤。治气虚血少之心动悸、脉结代，常与桂枝、甘草、人参等同用，如炙甘草汤。

2. 阴虚证　本品养阴能滋养肾水。治热病伤阴、虚烦不眠，常与黄连、白芍等同用，如黄连阿胶汤；治阴虚风动、手足瘈疭，常与龟甲、牡蛎、鸡子黄等同用，如大定风珠。本品又能养肺阴，润肺燥。治肺虚火盛、喘咳咽干、痰中带血，常与牛蒡子、苦杏仁等同用，如补肺阿胶汤；治燥邪伤肺、干咳无痰、鼻燥咽干，常与桑叶、苦杏仁、麦冬等同用，如清燥救肺汤。

3. 出血证　本品味甘质黏，亦为止血要药。人体各部出血均可选用，对出血兼有阴血亏虚者用之尤佳。治阴虚血热之吐血、衄血，常与蒲黄、生地黄等同用。治血虚、血寒之妇女崩漏，常与熟地黄、当归、白芍等同用，如胶艾汤。治中焦虚寒之便血、吐血，常与白术、灶心土、附子等同用，如黄土汤。

【用法用量】　烊化兑服，3～9 g。

【使用注意】　脾胃虚弱便溏者慎用。

【文献摘要】

（1）《神农本草经》："主心腹内崩，劳极洒洒如疟状，腰腹痛，四肢酸疼，女子下血。安胎。"

（2）《名医别录》："丈夫少腹痛，虚劳羸瘦，阴气不足，脚酸不能久立，养肝气。"

（3）《本草纲目》："疗吐血、衄血、血淋、尿血、肠风、下痢。"

何首乌　Héshǒuwū

《日华子本草》

为蓼科植物何首乌 *Polygonum multiflorum* Thunb. 的块根。主产于河南、湖北、贵州等省。秋、冬二季采挖。生用，称生首乌；取生首乌，以黑豆煮汁拌匀，置非铁质的容器内，炖至汁液吸尽，或蒸至内外均呈棕褐色，称制首乌。

【药性】　苦、甘、涩，微温。归肝、心、肾经。

【功效】　制何首乌：补肝肾，益精血，乌须发，强筋骨，化浊降脂。生何首乌：解毒消痈，润肠通便，截疟。

【应用】

制何首乌：

精血亏虚诸证 制首乌善补肝肾，益精血，乌须发，强筋骨。其性微温不燥，补虚不腻，为滋补之良药。治血虚萎黄、失眠健忘，常与熟地黄、当归、酸枣仁等同用。治精血亏虚、头晕眼花、须发早白或肾虚无子，常与当归、枸杞子、菟丝子等同用，如七宝美髯丹。治肝肾亏虚、腰膝酸软、耳鸣耳聋等，常与桑椹、黑芝麻、杜仲等同用，如首乌延寿丹。

制何首乌能化浊降脂，治疗高脂血症，可单用或与女贞子、墨旱莲等同用。

生何首乌：

1. 痈疽疮疡，瘰疬痰核 何首乌生用能解毒消痈。治痈疽疮疡，常与金银花、连翘等同用，如何首乌汤。治瘰疬痰核，常与夏枯草、浙贝母、香附等同用。

2. 肠燥便秘，体虚久疟 生首乌能截疟、润肠。治血虚津亏、肠燥便秘，常与肉苁蓉、当归、火麻仁等同用。治气血亏虚、久疟不止，常与人参、当归、陈皮等同用，如何人饮。

此外，对血燥生风所致的皮肤瘙痒，可用生首乌配艾叶煎汤外洗。

【用法用量】 煎服，生首乌，3～6 g；制首乌，6～12 g。

【使用注意】 便溏及湿痰较重者不宜用。

【文献摘要】

（1）《日华子本草》："味甘，久服令人有子。治腹藏宿疾、一切冷气及肠风。"

（2）《开宝本草》："主瘰疬，消痈肿，疗头面风疮、五痔，止心痛，益血气，黑髭鬓，悦颜色，亦治妇人产后及带下诸疾。"

（3）《本草纲目》："能养血益肝，固精益肾，健筋骨，乌髭发，为滋补良药，不寒不燥，功在地黄、天冬诸药之上。"

龙眼肉 Lóngyǎnròu

《神农本草经》

为无患子科植物龙眼 *Dimocarpus longan* Lour. 的假种皮。主产于广东、福建、台湾等地。夏、秋二季采收。生用。

【药性】 甘，温。归心、脾经。

【功效】 补益心脾，养血安神。

【应用】

心脾两虚证 本品善补益心脾，且药性平和，甘甜可口，为药食两用之佳品。治心脾两虚之惊悸怔忡、失眠健忘、食少体倦，以及脾虚气弱、便血崩漏等，常与人参、当归、酸枣仁等同用，如归脾汤。治年老体衰，病后产后之气血亏虚者，可单用本品，加白糖蒸熟，开水冲服，即玉灵膏。

【用法用量】 煎服，9～15 g。

【使用注意】 内有郁火、痰饮气滞、湿盛中满者慎用。

【文献摘要】

（1）《神农本草经》："主安志、厌食，久服强魂魄，聪明。"

（2）《本草求真》："龙眼气味甘温，多有似于大枣，但此甘味更重，润气尤多，于补气之中，又更存有补血之力，故书载能益脾长智、养心保血，为心脾要药。是以心思劳伤而见健忘怔忡惊悸，及肠风下血，俱可用此为治。"

（3）《本草分经》："补心脾，安神，治一切思虑过度、劳伤心脾及血不归脾诸症。"

第三节　补阴药

本节药物多甘寒质润，以补阴生津为主，兼有清热之效，主治阴虚证，症见口咽干燥、肠燥便秘、潮热颧红、五心烦热、舌红少苔、脉细等。由于归经不同，分别具有补肺阴、补胃阴、补肝阴、补肾阴、补心阴等不同功效，主治肺阴虚、胃阴虚、肝阴虚、肾阴虚、心阴虚等证。部分药物兼有补气、养血、安神、潜阳等功效，还可用治气阴两虚、阴血不足、心神不宁、阴虚阳亢等证。

热邪伤阴或阴虚内热者，常与清热药配伍；阴虚阳亢者，应配伍潜阳药；阴虚风动者，应配伍息风止痉药；阴血俱虚者，应配伍补血药。此外，根据阴阳互根之理，治疗肾阴虚证，可酌情配伍补阳药，以"阳中求阴"，使阳生阴长。

本节药物多甘寒滋腻，脾胃虚弱、痰湿内阻、腹满便溏者宜慎用。

北沙参　Běishāshēn
《本草汇言》

为伞形科植物珊瑚菜 *Glehnia littoralis* Fr. Schmidt ex Miq. 的根。主产于山东、江苏、河北等地。夏、秋二季采挖。生用。

【药性】 甘、微苦，微寒。归肺、胃经。

【功效】 养阴清肺，益胃生津。

【应用】

1. 肺阴虚证 本品能养肺阴，清肺热，润肺燥。善治阴虚肺燥之咽干音哑，干咳少痰，甚或痰中带血，常与麦冬、南沙参、苦杏仁等同用。

2. 胃阴虚证 本品能养胃阴，清胃热，生津止渴。治胃阴不足之口干口渴、大便干结、舌红少津，常与石斛、玉竹等配伍。治脾胃气阴两伤者，常与山药、太子参、黄精等同用。

【用法用量】 煎服，5～12 g。

【使用注意】 风寒咳嗽及肺胃虚寒者忌服。不宜与藜芦同用。

【文献摘要】

（1）《得宜本草》："功专止嗽除疝。"

（2）《本草从新》："专补肺阴，清肺火，治久咳肺痿。"

（3）《本草正义》："清而不腻，滋养肺胃，生津润燥，最为无弊。"

南沙参　Nánshāshēn
《神农本草经》

为桔梗科植物轮叶沙参 *Adenophora tetraphylla*（Thunb.）Fisch. 或沙参 *Adenophora stricta* Miq. 的根。主产于安徽、江苏、贵州等地。春、秋二季采挖。生用。

【药性】 甘，微寒。归肺、胃经。

【功效】 养阴清肺，益胃生津，化痰，益气。

【应用】

1. 肺阴虚证 本品能养肺阴，清肺热，润肺燥，兼有祛痰之功，是治疗阴伤肺燥的常用药。对肺阴亏虚、燥咳痰黏、咯痰不利者尤为适宜。治阴虚劳嗽、干咳无痰或少痰，甚或痰中带血者，常与阿胶、川贝母、百部等同用，如月华丸。治外感温燥、发热咽干、干咳无痰，或痰少而黏者，常与桑叶、苦杏仁、浙贝母等同用，如桑杏汤。治燥热伤肺、咽干口渴、干咳少痰者，常与麦冬、玉竹、天花粉等同用，如沙参麦冬汤。治热邪伤肺、痰稠难咯者，可单用或与黄芩、石膏、瓜蒌等配伍。

2. 胃阴虚证 本品能养胃生津止渴。治胃阴虚之咽干口渴、大便秘结、饥不欲食等，常与玉竹、麦冬、生地黄等同用，如益胃汤。

此外，本品略兼补气作用，可用治肺脾气阴两虚之证。

【用法用量】 煎服，9～15 g。

【使用注意】 不宜与藜芦同用。

【文献摘要】

(1)《神农本草经》："补中，益肺气，久服利人。"

(2)《本草纲目》："清肺火，治久咳肺痿。"

(3)《饮片新参》："清肺养阴，治虚劳咳呛痰血。"

麦 冬 Màidōng

《神农本草经》

为百合科植物麦冬 *Ophiopogon japonicus* (L. f) Ker-Gawl. 的块根。主产于浙江、四川等地。夏季采挖。生用。

【药性】 甘、微苦，微寒。归肺、胃、心经。

【功效】 养阴生津，润肺清心。

微视频：麦冬

与天冬

【应用】

1. 肺阴虚证 本品善养肺阴，清肺热，润肺燥。治阴虚劳嗽、干咳痰少，甚或咳血，常与百合、生地黄、川贝母等同用，如百合固金汤。治燥邪伤肺、发热口渴、干咳痰少、咽痛音哑等，常与阿胶、桑叶、石膏等同用，如清燥救肺汤。

2. 胃阴虚证 本品长于生津养胃，兼清胃热。治热伤胃阴、咽干口渴、大便干结、舌红少津等，常与生地黄、玉竹、南沙参等同用，如益胃汤。治阴虚消渴，常与乌梅、葛根、天花粉等配伍，如玉泉丸。治肠燥便秘，常与生地黄、玄参同用，即增液汤。

3. 心神不安证 本品能养心阴、清心火、安心神。治心阴不足、热扰心神之心烦失眠、心悸怔忡、多梦健忘等，常与生地黄、酸枣仁、柏子仁等同用，如天王补心丹。治热伤心营、神烦少寐者，与黄连、生地黄、玄参等同用，如清营汤。

【用法用量】 煎服，6～12 g。

【使用注意】 风寒感冒、痰湿咳嗽、脾胃虚寒泄泻者慎用。

【文献摘要】

（1）《神农本草经》："主心腹结气，伤中伤饱，胃络脉绝，羸瘦短气，久服轻身不老不饥。"

（2）《本草汇言》："麦门冬，清心润肺之药，主心气不足，惊悸怔忡，健忘恍惚，精神失守；或肺热肺燥，咳声连发，肺痿叶焦，短气虚喘，火伏肺中，咯血咳血；或虚劳客热，津液干少；或脾胃燥涸，虚秘便难。"

（3）《本草便读》："甘苦而寒，专入肺胃。以其柔润多汁，故最能养阴退热。然寒润之品，只可用治肺胃阴液不足而有热邪者。"

天 冬 Tiāndōng

《神农本草经》

为百合科植物天冬 *Asparagus cochinchinensis*（Lour.）Merr. 的块根。主产于贵州、广西等地。秋、冬二季采挖。生用。

【药性】 甘、苦，寒。归肺、肾经。

【功效】 滋阴润燥，清肺生津。

【应用】

1. 肺阴虚证 本品既善养阴润肺，又能清肺降火。治阴虚劳嗽，干咳或痰中带血者，常与麦冬、阿胶、熟地黄等同用，如月华丸。治燥热伤肺，咳嗽无痰、或痰少而黏，可单用熬膏服，或与麦冬配伍，即二冬膏。

2. 肾阴虚证 本品能滋肾阴，降虚火。治肾阴不足之眩晕耳鸣、腰膝酸痛等，常与熟地黄、枸杞子、牛膝等配伍。治阴虚火旺、骨蒸潮热等，常与生地黄、知母、麦冬等同用。治肺肾阴伤之久咳虚喘、骨蒸劳热者，常与熟地黄、人参、黄柏等同用，如三才封髓丹。

3. 内热消渴，肠燥便秘 本品能滋阴润燥，清降虚火。治内热消渴，上中下三消皆宜。治上消，常与知母、天花粉、麦冬等配伍；治中消，常与石膏、知母、黄连等配伍；治下消，常与熟地黄、山茱萸、山药等配伍。治热病伤津口渴、肠燥便秘，常与麦冬、生地黄、玄参等配伍。

【用法用量】 煎服，6～12 g。

【使用注意】 脾虚泄泻、痰湿内盛、风寒咳嗽者慎用。

【文献摘要】

（1）《神农本草经》："主诸暴风湿偏痹，强骨髓，杀三虫，去伏尸。久服，轻身益气延年。"

（2）《药性论》："主肺气咳逆、喘息促急，除热，通肾气，疗肺痿生痈吐脓……止消渴，去热中风，宜久服。"

（3）《本草汇言》："润燥滋阴，降火清肺之药也。统理肺肾火燥为病，如肺热叶焦，发为痿痹，吐血咳嗽，烦渴传为肾消，骨蒸热劳诸证，在所必需者也。"

百 合 Bǎihé

《神农本草经》

为百合科植物卷丹 *Lilium lancifolium* Thunb.、百合 *Lilium brownii* F. E. Brown var. *viridulum* Baker 或细叶百合 *Lilium pumilum* DC. 的肉质鳞叶。中国大部分地区均产。秋季采挖。生用或蜜炙用。

【药性】 甘，寒。归肺、心经。

【功效】 养阴润肺，清心安神。

【应用】

1. 肺阴虚证 本品能润肺清肺。治阴虚肺燥之干咳少痰或咳血，可单用鲜百合捣汁服，或与款冬花配伍以增强疗效，即百花膏。治阴虚劳嗽、干咳无痰，甚或咳血，常与生地黄、玄参、川贝母等配伍，如百合固金汤。

2. 心神不安证 本品能养阴清心安神。治心肺阴虚内热、扰动心神之虚烦惊悸、神志恍惚、坐卧不宁等，常与生地黄、知母、麦冬等配伍。治阴虚内热之口渴心烦、失眠多梦等，可与酸枣仁、丹参、麦冬等配伍。

【用法用量】 煎服，6～12 g。清心宜生用，润肺宜蜜炙用。

【使用注意】 风寒咳嗽、中寒便溏者慎用。

【文献摘要】

(1)《神农本草经》："主邪气腹胀，心痛。利大小便，补中益气。"

(2)《日华子本草》："安心，定胆，益志，养五脏。"

(3)《本草纲目拾遗》："清痰火，补虚损。"

石 斛 Shíhú

《神农本草经》

为兰科植物金钗石斛 *Dendrobium nobile* Lindl.、霍山石斛 *Dendrobium huoshanense* C. Z. Tang et S. J. Cheng、鼓槌石斛 *Dendrobium chrysotoxum* Lindl. 或流苏石斛 *Dendrobium fimbriatum* Hook. 的栽培品及其同属植物近似种的茎。主产于广西、贵州、云南等地。全年均可采收，以秋季采收为佳。生用或鲜用。

知识链接：石斛的仿野生栽培

【药性】 甘，微寒。归胃、肾经。

【功效】 益胃生津，滋阴清热。

【应用】

1. 胃阴虚证 本品能益胃生津，为治胃阴不足、津伤口渴之要药。轻者，可单用煎汤代茶饮；重者，常与天花粉、鲜地黄、麦冬等同用。治胃阴虚之呕逆食少、胃脘隐痛、舌红少苔等，常与生地黄、麦冬、枇杷叶等配伍。治阴虚消渴，常与天花粉、麦冬、生地黄等同用。

2. 肾阴虚证 本品滋肾阴，降虚火。治肾阴亏虚、筋骨痿软，常与熟地黄、山茱萸、杜仲等同用。治肾阴亏虚、骨蒸劳热，与熟地黄、枸杞子、黄柏等同用。治肝肾阴虚、目暗不明，常与枸杞子、熟地黄、菟丝子等同用，如石斛夜光丸。

【用法用量】 煎服，6～12 g，鲜品可用 15～30 g。鲜石斛清热生津力强，热病伤津者多用之，阴虚口干者宜用干石斛。

【使用注意】 本品有敛邪之弊，故温病初期不宜用。味甘助湿，湿温未化燥伤津者、脾胃虚寒者均不宜用。

【本草摘要】

(1)《神农本草经》："主伤中，除痹，下气，补五脏虚劳羸瘦，强阴，久服厚肠胃，轻身延年。"

（2）《景岳全书》："用除脾胃之火，去嘈杂善饥及营中蕴热，其性轻清和缓，有从容分解之妙，故能退火，养阴，除烦，清肺下气，亦止消渴热汗。"

（3）《本草纲目拾遗》："清胃，除虚热，生津，已劳损。"

【附药】

铁皮石斛

为兰科植物铁皮石斛 *Dendrobium officinale* Kimura et Migo 的茎。常加工成"铁皮枫斗"应用。与石斛的性能、功效、临床应用及用法用量相似。

玉 竹 Yùzhú

《神农本草经》

为百合科植物玉竹 *Polygonatum odoratum*（Mill.）Druce 的根茎。主产于浙江、湖南、广东等地。秋季采挖。生用。

【药性】 甘，微寒。归肺、胃经。

【功效】 养阴润燥，生津止渴。

【应用】

1. 肺阴虚证 本品能养肺阴，润肺燥，略兼清肺热之功。治燥热伤肺、咽干口渴、干咳少痰者，常与沙参、麦冬、桑叶等同用。本品药性平和，寒性较弱，也可用治凉燥伤肺者，常与紫苏叶、前胡、苦杏仁等配伍。

2. 胃阴虚证 本品养阴生津兼清胃热。治胃阴不足、饥不欲食、口干舌燥，常与麦冬、南沙参、生地黄等同用，如益胃汤。治阴虚消渴，可配伍石膏、知母、麦冬等。

本品养阴而不敛邪，治素体阴虚，感受风热之咳嗽少痰、咽干口渴等，常与薄荷、淡豆豉等同用，如加减葳蕤汤。

【用法用量】 煎服，6～12 g。

【文献摘要】

（1）《神农本草经》："主中风暴热，不能动摇，跌筋结肉，诸不足。"

（2）《日华子本草》："除烦闷，止渴，润心肺，补五劳七伤，虚损。"

（3）《本草正义》："玉竹，味甘多脂，为清热滋润之品。……治肺胃燥热、津液枯涸、口渴嗌干等症，而胃火炽盛、燥渴消谷、多食易饥者，尤有捷效。"

黄 精 Huángjīng

《雷公炮炙论》

为百合科植物滇黄精 *Polygonatum kingianum* Coll. et Hemsl.、黄精 *Polygonatum sibiricum* Red. 或多花黄精 *Polygonatum cyrtonema* Hua 的根茎。黄精主产于河北、内蒙古，滇黄精主产于广西、云南，多花黄精主产于浙江、安徽等地。春、秋二季采挖。生用或酒制用。

【药性】 甘，平。归脾、肺、肾经。

【功效】 补气养阴，润肺，补脾，益肾。

【应用】

1. 肺阴虚证 本品能养肺阴，益肺气。治阴虚劳嗽，兼见气虚之干咳少痰、短气乏力，可单用熬膏久服；或与南沙参、川贝母、百部等同用以增强疗效。对于燥邪伤肺，不论寒热，皆可应用。凉燥犯肺者，可与紫苏、紫菀、苦杏仁等配伍；温燥伤肺者，可与桑叶、苦杏仁、沙参等配伍。

2. 脾胃虚证 本品能补脾气，益脾阴。治脾胃气虚、倦怠乏力、食欲不振者，可与党参、白术等配伍。治脾胃阴虚、口干食少、饥不欲食者，可与山药、石斛、麦冬等同用。

3. 肾精亏虚证 本品能补肾益精、滋阴润燥。治肾精不足、腰膝酸软、须发早白、视物昏花等，可单用熬膏服，或与枸杞子配伍，即二精丸。

4. 内热消渴 本品补肺、脾、肾三脏气阴而润燥，为治消渴病之常用药。阴虚津伤者，可配伍麦冬、天花粉、石斛等；气阴两伤者，常与山药、太子参、黄芪等同用。

【用法用量】 煎服，9～15 g。

【使用注意】 中寒泄泻、痰湿气滞痞满者不宜用。

【文献摘要】

(1)《日华子本草》："补五劳七伤，助筋骨，止饥，耐寒暑，益脾胃，润心肺。"

(2)《本草纲目》："补诸虚，止寒热，填精髓。"

(3)《本经逢源》："黄精，宽中益气，使五脏调和，肌肉充盛，骨髓强坚，皆是补阴之功。"

枸杞子 Gǒuqǐzǐ

《神农本草经》

为茄科植物宁夏枸杞 *Lycium barbarum* L. 的成熟果实。主产于宁夏、甘肃、新疆等地。夏、秋二季果实呈红色时采收。生用。

【药性】 甘，平。归肝、肾经。

【功效】 滋补肝肾，益精明目。

【应用】

肝肾阴虚证 本品能滋补肝肾精血，为治肝肾亏虚证之良药，尤以治肝肾不足之两目干涩、视物昏花为佳，常与熟地黄、山茱萸、菊花等配伍，如杞菊地黄丸。治精血亏虚、腰膝酸软、头晕眼花、须发早白、脱发及肾虚不育，可单用熬膏或泡酒服，或与当归、制何首乌、菟丝子等配伍，如七宝美髯丹。治阴虚消渴，可单用嚼食或熬膏服，也可配伍麦冬、南沙参、山药等养阴生津之品。

此外，本品有润肺作用，治阴虚劳嗽，常与知母、川贝母、百部等配伍。

【用法用量】 煎服，6～12 g。亦可熬膏、浸酒或入丸散。

【文献摘要】

(1)《本草经集注》："补益精气，强盛阴道。"

(2)《药性论》："补益精诸不足，易颜色，变白，明目，安神，令人长寿。"

(3)《本草经疏》："枸杞子，润而滋补，兼能退热，而专于补肾、润肺、生津、益气，为肝肾真阴不足，劳乏内热补益之要药……故服食家为益精明目之上品。"

桑 椹 Sāngshèn

《新修本草》

为桑科植物桑 *Morus alba* L. 的果穗。主产于江苏、浙江、湖南等地。4～6月果实变红时采收。生用。

【药性】 甘、酸，寒。归心、肝、肾经。

【功效】 滋阴补血，生津润燥。

【应用】

1. 肝肾阴虚证 本品能滋补肝肾。治肝肾阴虚之头晕耳鸣、视物昏花、须发早白、心悸失眠等，可单用熬膏服，或与菟丝子、制何首乌、女贞子等配伍，如首乌延寿丹。

2. 肠燥便秘，内热消渴 本品能滋阴生津润燥。治肠燥便秘，轻者单用，重者与熟地黄、何首乌、麦冬等配伍。治津伤口渴、内热消渴，可单用，或与麦冬、石斛等配伍。

【用法用量】 煎服，9～15 g。

【使用注意】 脾胃虚寒便溏者慎用。

【本草摘要】

(1)《新修本草》："单食，主消渴。"

(2)《本草拾遗》："利五脏关节，通血气，久服不饥。"

(3)《滇南本草》："益肾脏而固精，久服黑发明目。"

墨旱莲 Mòhànlián

《新修本草》

为菊科植物鳢肠 *Eclipta prostrata* L. 的地上部分。主产于江苏、浙江、江西等地。花开时采割。生用。

【药性】 甘、酸，寒。归肝、肾经。

【功效】 滋补肝肾，凉血止血。

【应用】

1. 肝肾阴虚证 本品能滋阴补肾养肝，兼有清热作用，常用治肝肾阴虚或阴虚内热之须发早白、头晕目眩、腰膝酸软、遗精耳鸣等，常与女贞子相须为用，共奏补益肝肾之功，即二至丸。

2. 血热出血证 本品能凉血止血，又长于补益肝肾之阴，故尤宜于阴虚血热之出血证，可单用捣汁饮，或与生地黄、侧柏叶、阿胶等同用。

【用法用量】 煎服，6～12 g。

【使用注意】 脾肾虚寒、大便溏泄者忌用。

【本草摘要】

(1)《新修本草》："主血痢、针灸疮发，洪血不可止者，敷之立已。汁涂发眉，生速而繁。"

(2)《本草纲目》："乌须发，益肾阴。"

(3)《本草正义》："入肾补阴而生长毛发，又能入血，为凉血止血之品。"

女贞子 Nǚzhēnzǐ

《神农本草经》

为木犀科植物女贞 *Ligustrum lucidum* Ait. 的成熟果实。主产于浙江、江苏、湖南等地。冬季果实成熟时采收。生用，或酒炖，或酒蒸用。

【药性】　甘、苦，凉。归肝、肾经。

【功效】　滋补肝肾，明目乌发。

【应用】

肝肾阴虚证　本品能补养肝肾之阴，兼能清热。治肝肾亏虚之须发早白、头晕目眩、腰膝酸软、遗精耳鸣等，常与墨旱莲相须为用，即二至丸。治须发早白，可再加桑椹、制何首乌、黑芝麻等补肾乌发之品；治视物昏花，可加枸杞子、菟丝子、沙苑子等补肝肾明目之品；治阴虚潮热心烦，可加熟地黄、知母、地骨皮等养阴清热之品。

【用法用量】　煎服，6～12 g。补肝肾宜酒制用，清虚热宜生用。

【使用注意】　脾胃虚寒泄泻及阳虚者忌用。

【文献摘要】

(1)《神农本草经》："主补中，安五脏，养精神，除百疾，久服肥健，轻身不老。"

(2)《本草纲目》："强阴，健腰膝，变白发，明目。"

(3)《本草备要》："益肝肾，安五脏，强腰膝，明耳目，乌髭发。"

楮实子　Chǔshízǐ

《名医别录》

为桑科植物构树 *Broussonetia papyrifera* (L.) Vent. 的成熟果实。主产于河南、湖北、湖南等地。秋季果实成熟时采摘。生用。

【药性】　甘，寒。归肝、肾经。

【功效】　补肾清肝，明目，利尿。

【应用】

1. 肝肾阴虚证　本品善补肝肾之阴。治肝肾不足之腰膝酸软、盗汗遗精、头晕目昏等，常与枸杞子、黑豆等配伍。

2. 目翳昏花　本品能养肝阴、清肝热，对眼目虚实疾患皆有良效，为养阴清肝明目要药。治肝肾阴虚有热之目生翳障，轻者单味研末，蜜汤调下，即楮实散；重者配枸杞子、车前子、菟丝子等。治风热上攻、目翳流泪、眼目昏花，则以本品配荆芥穗、菊花、谷精草等同用。

3. 水肿　本品又能利水消肿。治水肿、臌胀尿少，常与茯苓、猪苓等配伍。

【用法用量】　煎服，6～12g。或入丸散。外用捣敷、浴洗。

【使用注意】　脾胃虚寒、大便溏泄者慎用。

【本草摘要】

(1)《名医别录》："主阴痿，水肿，益气，充肌肤，明目，久服不饥不老，轻身。"

(2)《日华子本草》："壮筋骨，助阳气，补虚劳，助腰膝，益颜色。"

(3)《本草汇言》："健脾养肾，补虚劳，明目。"

龟　甲　Guījiǎ

《神农本草经》

为龟科动物乌龟 *Chinemys reevesii* (Gray) 的腹甲及背甲。主产于江苏、浙江、安徽等地。全年均可捕捉，以秋、冬两季为宜。生用或砂炒后醋淬用。

【药性】 甘、咸,微寒。归肝、肾、心经。

【功效】 滋阴潜阳,益肾强骨,养血补心,固经止崩。

【应用】

1. 阴虚阳亢证,阴虚内热证,虚风内动证 本品功擅滋阴潜阳。治阴虚阳亢之头晕目眩,常与白芍、怀牛膝、牡蛎等配伍,如镇肝熄风汤。治阴虚内热之潮热盗汗,常与熟地黄、知母、黄柏等同用,如大补阴丸。治阴虚风动之手足瘈疭,常与阿胶、鳖甲、牡蛎等同用,如大定风珠。

2. 肾虚骨痿,囟门不合 本品滋肾养肝而能强健筋骨。治肝肾亏虚之腰膝酸软、行走乏力,常与熟地黄、白芍、锁阳等配伍。治小儿先天不足、精血亏虚所致的行迟、齿迟、囟门不合等,常与紫河车、鹿茸、熟地黄等配伍。

3. 心神不安证 本品能养血补心、安神定志。治阴血不足、心神失养之惊悸失眠、多梦健忘等,常与石菖蒲、远志、龙骨配伍,即孔圣枕中丹。

4. 崩漏下血,月经量多 本品能固经止血。治阴虚血热、冲任不固之崩漏下血、月经过多,常与白芍、黄芩、椿皮等同用,如固经丸。

【用法用量】 煎服,9～24 g,宜打碎先煎。

【使用注意】 脾胃虚寒、中焦寒湿者不宜用。孕妇慎用。

【文献摘要】

(1)《神农本草经》:"主漏下赤白,破癥瘕、痎疟、五痔、阴蚀、湿痹、四肢重弱、小儿囟门不合。"

(2)《本草纲目》:"治腰脚酸痛。补心肾,益大肠。"

(3)《得配本草》:"通血脉,疗蒸热,治腰脚血结及疟邪成痞。"

【附药】

龟甲胶

为龟甲经水煎、浓缩制成的固体胶。性味咸、甘,凉。归肝、肾、心经。功能滋阴,养血,止血。适用于阴虚潮热、骨蒸盗汗、腰膝酸软、血虚萎黄、崩漏带下。3～9 g,烊化兑服。

鳖 甲 Biējiǎ

《神农本草经》

为鳖科动物鳖 *Trionyx sinensis* Wiegmann 的背甲。主产于湖北、湖南、安徽等地。全年均可捕捉,以秋、冬两季为多。生用或砂炒醋淬用。

【药性】 咸,微寒。归肝、肾经。

【功效】 滋阴潜阳,退热除蒸,软坚散结。

【应用】

1. 阴虚内热证,阴虚阳亢证,虚风内动证 本品为血肉有情之品,善滋补肝肾之阴,又咸寒清降而除热潜阳,主治肝肾阴虚、阴不制阳诸证,尤善退虚热、除骨蒸。治温病后期阴液耗伤、邪伏阴分、夜热早凉、热退无汗者,常与牡丹皮、生地黄、青蒿等配伍,如青蒿鳖甲汤。治阴虚骨蒸、潮热盗汗者,常与秦艽、地骨皮、知母等配伍,如秦艽鳖甲散。治阴虚阳亢、头晕目眩,常与龟甲、熟地黄、牡蛎等配伍。治阴虚风动、手足蠕动,甚者瘈疭,常与阿胶、龟甲、牡蛎等同用，如大定风珠。

2. 癥瘕积聚 本品长于软坚散结。治癥瘕积聚，常与大黄、土鳖虫、半夏等配伍，如鳖甲煎丸。治肝脾大，常与丹参、郁金、莪术等同用。

【用法用量】 煎服，9～24 g，宜打碎先煎。

【使用注意】 脾胃虚寒、食少便溏者不宜用，孕妇慎用。

【文献摘要】

(1)《神农本草经》："主心腹癥瘕坚积、寒热，去痞、息肉"。

(2)《名医别录》："疗温疟、血瘕、腰痛、小儿胁下坚。"

(3)《本草汇言》："除阴虚热疟、解劳热骨蒸之药也……厥阴血闭邪结，渐至寒热，为癥瘕，为痞胀，为疟疾，为淋沥，为骨蒸者，咸得主之。"

哈蟆油 Hāmayóu

《神农本草经》

为蛙科动物中国林蛙 *Rana temporaria chensinensis* David 雌蛙的输卵管。产于黑龙江、吉林、辽宁等地。秋季捕捉采取。生用。

【药性】 甘、咸，平。归肺、肾经。

【功效】 补肾益精，养阴润肺。

【应用】

1. 病后体虚 本品味甘性平，入肾经，善补肾益精，作用和缓。适用于病后、产后耗气伤血、虚弱羸瘦、神疲乏力、心悸失眠、盗汗等，可单用炖服。治盗汗可配伍党参、黄芪、熟地黄等。

2. 劳嗽咯血 本品能补益肺肾、养阴润燥。适用于肺肾阴伤之劳嗽咯血，可与银耳蒸服，或配伍人参、熟地黄等。

【用法用量】 炖服，5～15 g，或作丸散。

【使用注意】 外感初起及便溏者慎用。

【文献摘要】

《饮片新参》："养肺、肾阴，治虚劳咳嗽。"

表 22-3-1 补阴药中的参考药物

药名	药性	功效	主治	用法用量	备注
黑芝麻	甘,平。归肝、肾、大肠经	补肝肾,益精血,润肠燥	精血亏虚证,肠燥便秘	煎服,9～15 g。或入丸散剂。外用适量,捣敷或煎水洗浴	脾虚便溏者不宜用

● 第四节 补阳药 ●

本类药物性味多甘温、咸温或辛热，主归肾经。能补助人体阳气，主治各种阳虚证，但以温补肾阳为主，适用于肾阳虚证，症见畏寒肢冷、腰膝酸软、性欲淡漠、阳痿早泄、精寒不育或宫冷不孕、白带清稀、夜尿增多、脉沉苔白等。亦可用治脾肾阳虚的泄泻、肺肾两虚的气喘及下元虚冷之崩漏带下等。

如阳虚里寒，当配伍温里药；脾肾阳虚泄泻，须配伍温脾、补气健脾药；精血亏虚之早衰，配伍补益精血之品，使阳得阴助而生化无穷；肾阳虚之遗精、尿频等滑脱证，宜配伍收涩药。

补阳药性多温燥，易助火伤阴，故阴虚火旺者忌用。

鹿　茸　Lùróng

《神农本草经》

微视频：鹿茸

为鹿科动物梅花鹿 *Cervus nippon* Temminck 或马鹿 *Cervus elaphus* Linnaeus 的雄鹿未骨化密生茸毛的幼角。主产于吉林、黑龙江、新疆等地。夏、秋二季锯取鹿茸。生用。

【药性】 甘、咸，温。归肾、肝经。

【功效】 壮肾阳，益精血，强筋骨，调冲任，托疮毒。

【应用】

1. 肾阳不足，精血亏虚证 本品甘温，秉纯阳之性，为血肉有情之品，能峻补元阳、益精血、填精髓，为补肾壮阳之要药。治肾阳不足、精血亏虚之畏寒肢冷、阳痿早泄、宫冷不孕、小便频数等，可单用研末冲服，或泡酒服，亦可与人参、黄芪、当归等同用，如参茸固本丸。

2. 筋骨痿软 本品甘温补精血、强筋骨。治肝肾不足之筋骨痿软、小儿发育迟缓、齿迟、行迟、囟门闭合迟等，单用即效，或与牛膝、熟地黄、山茱萸等同用，如加味地黄丸。

3. 崩漏带下 本品甘温补肝肾，调冲任，固崩止带。治冲任虚寒不固之崩漏带下，常与乌贼骨、龙骨、续断等同用。治白带过多，可配狗脊、白蔹等。

4. 疮疡久溃不敛，阴疽疮肿内陷不起 本品能补阳气，益精血，托疮毒。治气血不足、托毒无力所致的疮疡久溃不敛、阴疽疮肿内陷不起，常与熟地黄、肉桂等同用，如阳和汤。

【用法用量】 研末冲服，1～2 g。

【使用注意】 服用本品宜从小量开始，缓缓增加，不可骤用大量，以免升阳动风。阴虚阳亢、外感热病、火热内盛均当忌服。

【文献摘要】

（1）《神农本草经》：“主漏下恶血，寒热惊痫，益气强志，生齿不老。”

（2）《名医别录》：“疗虚劳洒洒如疟，羸瘦，四肢酸疼，腰脊痛，小便利，泄精，溺血。”

（3）《本草纲目》：“生精补髓，养血益阳，强筋健骨。治一切虚损、耳聋、目暗、眩晕、虚痢。”

【附药】

1. 鹿角

为马鹿或梅花鹿已骨化的角。咸，温。归肾、肝经。功能温肾阳，强筋骨，行血消肿。用于肾阳不足、阳痿遗精、腰脊冷痛、阴疽疮疡、乳痈初起、瘀血肿痛。煎服，6～15 g。外用适量，磨汁涂或锉末敷。阴虚火旺者忌用。

2. 鹿角胶

为鹿角经水煎煮、浓缩制成的固体胶。甘、咸，温。归肾、肝经。功能温补肝肾，益精养血，用于肝肾不足所致的腰膝酸冷、阳痿遗精、虚劳羸瘦、崩漏下血、便血尿血、阴疽肿痛等。烊化兑服，3~6 g。阴虚火旺者忌服。

3. 鹿角霜

为鹿角去胶质的角块。咸、涩，温。归肝、肾经。功能温肾助阳，收敛止血。用于脾肾阳虚，白带过多，遗尿尿频，崩漏下血，疮疡不敛。煎服，9~15 g，先煎。阴虚火旺者忌服。

淫羊藿 Yínyánghuò

《神农本草经》

为小檗科植物淫羊藿 *Epimedium brevicornu* Maxim.、箭叶淫羊藿 *Epimedium sagittatum*（Sieb. et Zucc.）Maxim.、柔毛淫羊藿 *Epimedium Pubescens* Maxim. 或朝鲜淫羊藿 *Epimedium koreanum* Nakai 的叶。主产于陕西、辽宁、山西等地。夏、秋季茎叶茂盛时采收。生用或以羊脂油炙用。

【药性】 辛、甘，温。归肝、肾经。

【功效】 补肾阳，强筋骨，祛风湿。

【应用】

1. 肾阳虚证 本品辛甘性温燥烈，功擅补肾壮阳。治肾阳虚衰之腰膝无力、阳痿不育、遗精滑精、宫冷不孕等，可单用浸酒服，或与肉苁蓉、巴戟天等同用。

2. 风寒湿痹 本品辛温散寒，祛风除湿。治风寒湿痹、肢体麻木、拘挛疼痛，可单用浸酒服，或与威灵仙、川芎、肉桂等同用，如仙灵脾散。

【用法用量】 煎服，6~10 g。

【使用注意】 阴虚火旺者不宜用。

【文献摘要】

（1）《神农本草经》："主阴痿绝伤、茎中痛。利小便，益气力，强志。"

（2）《名医别录》："坚筋骨。"

（3）《日华子本草》："治一切冷风劳气，补腰膝，强心力，丈夫绝阳不起，女子绝阴无子，筋骨挛急，四肢不任，老人昏耄，中年健忘。"

巴戟天 Bājǐtiān

《神农本草经》

为茜草科植物巴戟天 *Morinda officinalis* How 的根。主产于广东、广西、福建等地。全年均可采挖。生用、盐水炙用或用甘草煎汤取汁煮用。

【药性】 甘、辛，微温。归肾、肝经。

【功效】 补肾阳，强筋骨，祛风湿。

【应用】

1. 肾阳虚证 本品甘温能温补肾阳。治肾阳虚衰之阳痿不举、男子不育，常与淫羊藿、仙茅、枸杞子等同用。治肾阳虚之少腹冷痛、宫冷不孕，常与肉桂、吴茱萸、高良姜同用。

2. 风湿痹痛，筋骨痿软　本品能补肝肾，强筋骨，祛风湿。治肝肾不足之筋骨痿软、腰膝疼痛，常与杜仲、菟丝子等同用，如金刚丸。治肝肾不足之风湿久痹、足不任地，常与羌活、肉桂、牛膝等同用。

【用法用量】　煎服，3～10 g。

【使用注意】　阴虚火旺者不宜服。

【文献摘要】

(1)《神农本草经》："主大风邪气、阴痿不起，强筋骨，安五脏，补中增志益气。"

(2)《本草纲目》："治脚气，去风疾，补血海。"

(3)《本草备要》："强阴益精，治五劳七伤，辛温散风湿，治风气脚气水肿。"

仙　茅　Xiānmáo

《海药本草》

为石蒜科植物仙茅 *Curculigo orchioides* Gaertn. 的根茎。主产于西南及长江以南各省，四川产量最大。秋、冬二季采挖。生用。

【药性】　辛，热。有毒。归肾、肝、脾经。

【功效】　补肾阳，强筋骨，祛寒湿。

【应用】

1. 肾阳虚证　本品辛热燥烈，能补肾阳。治肾阳不足、命门火衰之阳痿精冷、筋骨痿软、腰膝冷痛等，常与淫羊藿、巴戟天、菟丝子等同用。

2. 脾肾阳虚冷泻　本品能温补脾肾，助阳止泻。治脾肾阳虚之久泻不止、脘腹冷痛，常与补骨脂、白术、干姜等同用。

3. 寒湿痹证　本品辛热散寒，能强筋健骨、祛寒除湿。治寒湿久痹、肢体麻木，兼有肾虚阳衰者，可与杜仲、独活、附子等同用。

【用法用量】　煎服，3～10 g。

【使用注意】　有毒，不宜久服。阴虚火旺者不宜服。

【文献摘要】

(1)《海药本草》："主风，补暖腰脚，清安五脏，强筋骨。""明耳目，益筋力，填骨髓，益阳。"

(2)《开宝本草》："主心腹冷气不能食，腰脚风冷挛痹不能行，丈夫虚劳，老人失溺。"

(3)《本草纲目》："仙茅性热，补三焦命门之药也，惟阳弱精寒、禀赋素怯者宜之。若体壮相火炽盛者，服之反能动火。"

肉苁蓉　Ròucóngróng

《神农本草经》

为列当科植物肉苁蓉 *Cistanche deserticola* Y. C. Ma 或管花肉苁蓉 *Cistanche tubulosa* (Schenk) Wight 的带鳞叶的肉质茎。主产于内蒙古、甘肃、新疆等地。春季苗刚出土时或秋季冻土之前采挖。切片，生用或酒制用。

【药性】　甘、咸，温。归肾、大肠经。

【功效】　补肾阳，益精血，润肠通便。

【应用】

1. 肾阳不足，精血亏虚证　本品甘温助阳，质润滋养，有和缓的补肾阳、益精血作用。治阳痿不育，常与菟丝子、熟地黄等同用，如肉苁蓉丸。治宫冷不孕，可配鹿角胶、紫河车等。治肝肾不足、筋骨痿软，可与杜仲、巴戟天等同用，如金刚丸。

2. 肠燥便秘　本品甘咸质润，入大肠能润肠通便，尤宜于津枯便秘兼肾阳不足者。可单用大剂量煎服，或与当归、牛膝等同用，如济川煎。

【用法用量】　煎服，6～10 g。

【使用注意】　阴虚火旺、大便溏泄及实热便秘者不宜服。

【文献摘要】

(1)《神农本草经》："主五劳七伤，补中，除茎中寒热痛，养五脏，强阴，益精气，多子，妇人癥瘕。"

(2)《日华子本草》："治男绝阳不兴，女绝阴不产，润五脏，长肌肉，暖腰膝，男子泄精，尿血，遗沥，带下阴痛。"

(3)《本草经疏》："白酒煮烂顿食，治老人便燥闭结。"

锁　阳　Suǒyáng

《本草衍义补遗》

为锁阳科植物锁阳 *Cynomorium songaricum* Rupr. 的肉质茎。主产于内蒙古、甘肃等地。春季采挖。生用。

【药性】　甘，温。归肝、肾、大肠经。

【功效】　补肾阳，益精血，润肠通便。

【应用】

1. 肾阳不足，精血亏虚证　本品甘温入肾，能温肾助阳，补益精血。治肾阳不足，精血亏虚之阳痿遗精、不孕不育、下肢痿软等，常与肉苁蓉、鹿茸、菟丝子等同用。

2. 肠燥便秘　本品甘温质润，能补益精血、润肠通便。治精血不足、津枯肠燥之便秘。可单用熬膏服，或与肉苁蓉、火麻仁、生地黄等同用。

【用法用量】　煎服，5～10 g。

【使用注意】　阴虚火旺、大便溏泻、实热便秘者不宜服用。

【文献摘要】

(1)《本草纲目》："大补阴气，益精血，利大便。虚人大便燥结者，啖之可代苁蓉，煮粥弥佳；不燥结者勿用。"

(2)《本草从新》："益精兴阳，润燥养筋，治痿弱，滑大肠。泄泻及阳易举而精不固者忌之。"

(3)《本草原始》："补阴血虚火，兴阳固精，强阴益髓。"

杜　仲　Dùzhòng

《神农本草经》

为杜仲科植物杜仲 *Eucommia ulmoides* Oliv. 的树皮。主产于四川、贵州、湖北等地。

4～6 月剥取。生用或盐水炙用。

【药性】 甘，温。归肝、肾经。

【功效】 补肝肾，强筋骨，安胎。

【应用】

1. 肝肾不足证 本品甘温入肝肾，能补肝肾、强筋骨，为治疗肝肾不足之腰膝酸痛、筋骨痿软的要药。可单用浸酒常服，亦可与核桃仁、补骨脂同用，即青娥丸。治肾虚阳痿、小便频数，常与鹿茸、山茱萸、菟丝子等同用。

2. 妊娠漏血，胎动不安 本品能滋补肝肾，固冲安胎。治冲任不固之胎动不安、胎漏下血，单用有效，亦可与桑寄生、续断、菟丝子等同用。

此外，近年来用本品治高血压有一定效果，单用或与夏枯草、桑寄生、菊花等同用。

【用法用量】 煎服，6～10 g。盐水炙用效果更佳。

【使用注意】 阴虚火旺者慎用。

【文献摘要】

(1)《神农本草经》："主腰脊痛，补中，益精气，坚筋骨，强志，除阴下痒湿，小便余沥。久服轻身耐老。"

(2)《名医别录》："治脚中酸痛，不欲践地。"

(3)《本草正》："暖子宫，安胎气。"

续 断 Xùduàn

《神农本草经》

为川续断科植物川续断 *Dipsacus asper* Wall. ex Henry 的根。主产于四川、湖北、湖南等地。秋季采挖。生用或酒炙用。

【药性】 苦、辛，微温。归肝、肾经。

【功效】 补肝肾，强筋骨，续折伤，止崩漏。

【应用】

1. 肝肾不足证 本品能补益肝肾，强筋健骨。治肝肾不足之腰膝酸痛、软弱无力，可与杜仲、牛膝等同用，如续断丹。治肾虚阳痿、遗精滑泄，常与鹿茸、肉苁蓉、菟丝子等同用。对于风寒湿痹、拘挛疼痛，兼有肝肾不足表现者，亦可与防风、川乌等祛风湿药配伍。

2. 跌打损伤，筋伤骨折 本品辛散温通，能续筋接骨、疗伤止痛。治跌打损伤、骨折筋伤、瘀血肿痛，常与骨碎补、土鳖虫、红花等同用。

3. 崩漏，胎漏 本品能补肝肾，调冲任而止血安胎。治肝肾不足，冲任不固之胎动欲坠、胎漏下血或习惯性流产，常与桑寄生、菟丝子、阿胶同用，即寿胎丸。治崩漏下血、月经过多，常与附子、艾叶、黄芪等同用，如续断丸。

【用法用量】 煎服，9～15 g。酒续断多用于风湿痹痛，跌扑损伤，筋伤骨折；盐续断多用于腰膝酸软。

【文献摘要】

(1)《神农本草经》："补不足，金疮，痈疡，折跌，续筋骨，妇人乳难。"

(2)《名医别录》："主崩中漏血，金疮血内漏，止痛，生肌肉，踠伤，恶血，腰痛，关节缓急。"

（3）《本草经疏》："为治胎产，续绝伤，补不足，疗金疮，理腰肾之要药。"

菟丝子 Tùsīzǐ
《神农本草经》

为旋花科植物南方菟丝子 *Cuscuta australis* R. Br. 或菟丝子 *Cuscuta chinensis* Lam. 的成熟种子。中国大部分地区均产。秋季果实成熟时采收。生用或盐水炙用。

【药性】 辛、甘，平。归肝、肾、脾经。

【功效】 补益肝肾，固精缩尿，安胎，明目，止泻；外用消风祛斑。

【应用】

1. 肝肾不足，肾虚诸证 本品辛甘平补阴阳，能补肾阳、益肾阴，又能固精缩尿，广泛用于肾虚所致诸证。治肾虚阳痿、遗精滑泄、男子不育，常与枸杞子、覆盆子、车前子等同用，如五子衍宗丸。治肾虚不固、小便过多，甚或失禁，常与桑螵蛸、肉苁蓉、鹿茸等同用。治肾虚腰痛、足不任地，常与杜仲、续断、桑寄生等配伍。

2. 肝肾亏虚，目昏耳鸣 本品能补肝肾、益精血而明目。治肝肾不足之眼目昏花、视力减退，常与熟地黄、车前子同用，即驻景丸。

3. 脾肾阳虚泄泻 本品能补肾暖脾止泻。治脾肾两虚便溏、泄泻，常与人参、白术、补骨脂等同用。

4. 肾虚胎漏，胎动不安 本品能补肝肾安胎。治肝肾不足之胎动不安、胎漏下血，常与续断、桑寄生、阿胶同用，即寿胎丸。

此外，本品外用消风祛斑，酒浸外涂可治白癜风。

【用法用量】 煎服，6～12 g。外用适量。

【使用注意】 阴虚火旺、大便燥结、小便短赤者不宜服。

【文献摘要】

（1）《神农本草经》："主续绝伤，补不足，益气力，肥健，汁，去面皯。久服明目。"

（2）《本草经疏》："五味之中，惟辛通四气，复兼四味，《经》曰肾苦燥，急食辛以润之。菟丝子之属是也，与辛香燥热之辛，迥乎不同矣，学者不以辞害义可也。"

（3）《本经逢原》："菟丝子，祛风明目，肝肾气分药也。其性味辛温质黏，与杜仲之壮筋暖腰膝无异。……凡阳强不痿，大便燥结，小水赤涩者勿用，以其性偏助阳也。"

沙苑子 Shāyuànzǐ
《本草衍义》

为豆科植物扁茎黄芪 *Astragalus complanatus* R. Br. 的成熟种子。主产于中国内蒙古、东北、西北等地。秋末冬初果实成熟尚未开裂时采收。生用或盐水炙用。

【药性】 甘，温。归肝、肾经。

【功效】 补肾助阳，固精缩尿，养肝明目。

【应用】

1. 肾阳虚证 本品甘温补益，兼有涩性，能补肾助阳，固精缩尿。治肾阳不足之遗精滑精、白带过多、小便余沥等，常与煅龙骨、莲须、芡实等同用，如金锁固精丸。治肾虚腰痛、手足不温，可单用，亦可与杜仲、续断、桑寄生等配伍。

2. 肝肾不足，头晕目眩，目暗昏花 本品能养肝明目。治肝肾亏虚、目暗不明、头昏眼花，常与枸杞子、菟丝子、桑椹等同用。

【用法用量】 煎服，9～15 g。

【使用注意】 阴虚火旺及小便不利者不宜服。

【文献摘要】

(1)《本草纲目》："补肾，治腰痛泄精、虚损劳乏。"

(2)《本草汇言》："陆平林集：其气清香，能养肝明目，润泽瞳人。补肾固精，强阳有子，不烈不燥，兼止小便遗沥，乃和平柔润之剂也。"

补骨脂 Bǔgǔzhǐ

《药性论》

为豆科植物补骨脂 *Psoralea corylifolia* L. 的成熟果实。主产于陕西、河南、四川等地。秋季果实成熟时采收。生用或盐水炙用。

【药性】 辛、苦，温。归肾、脾经。

【功效】 温肾助阳，纳气平喘，温脾止泻；外用消风祛斑。

【应用】

1. 肾阳不足，肾虚滑脱 本品苦辛温燥，能温肾助阳、固精缩尿。治肾阳不足，命门火衰之腰膝冷痛、阳痿遗精、遗尿尿频等，常与杜仲、核桃仁同用，即青娥丸。

2. 肾虚作喘 本品补肾助阳，纳气平喘。治肾不纳气之虚喘，常与核桃仁、蜂蜜等同用。

3. 脾肾阳虚，五更泄泻 本品补而兼涩，能温补命门、暖脾止泻。治脾肾阳虚泄泻，常与吴茱萸、五味子等同用，如四神丸。

此外，本品外用有消风祛斑之功，可用治白癜风，斑秃。

【用法用量】 煎服，6～10 g。外用20％～30％酊剂涂患处。

【使用注意】 阴虚火旺及大便秘结者不宜服。

【文献摘要】

(1)《药性论》："主男子腰疼、膝冷囊湿，逐诸冷顽痹，止小便利、腹中冷。"

(2)《开宝本草》："治五劳七伤、风虚冷、骨髓伤败、肾冷精流及妇人血气堕胎。"

(3)《本草经疏》："补骨脂，能暖水脏，阴中生阳，壮火益土之要药也。"

益 智 Yìzhì

《本草拾遗》

为姜科植物益智 *Alpinia oxyphylla* Miq. 的成熟果实。主产于广东、广西、云南等地。夏、秋间果实由绿变红时采收。生用或盐水炙用，用时捣碎。

【药性】 辛，温。归脾、肾经。

【功效】 温肾固精缩尿,温脾止泻摄唾。

【应用】

1. 肾虚滑脱证 本品能补肾助阳,固精缩尿,长于治疗肾阳虚衰之遗精遗尿、小便频数等,常与乌药、山药同用,即缩泉丸。

2. 脾寒泻泄,腹中冷痛,口多涎唾 本品能温脾止泻,开胃摄唾。治中焦虚寒所致的食少多唾、腹痛泄泻,可单用本品浓煎服,或与党参、白术、干姜等同用。

【用法用量】 煎服,3～10 g。

【文献摘要】

(1)《本草经疏》:"益智子仁,以其敛摄,故治遗精虚漏及小便余沥,此皆肾气不固之证也。"

(2)《药性解》:"主遗精虚漏、小便余沥,益气安神,和中止呕。"

冬虫夏草 Dōngchóngxiàcǎo

《本草从新》

为麦角菌科真菌冬虫夏草菌 *Cordyceps sinensis*(Berk.)Sacc. 寄生在蝙蝠蛾科昆虫幼虫上的子座和幼虫尸体的复合体。主产于西藏、青海、四川等地。夏初子座出土,孢子未发散时挖取。生用。

【药性】 甘,平。归肾、肺经。

【功效】 补肾益肺,止血化痰。

【应用】

1. 肾阳虚证 本品能补肾益精,助阳起痿。治肾阳不足所致诸证,可单用研末冲服,或浸酒服,亦可与淫羊藿、杜仲、巴戟天等同用。

2. 久咳虚喘,劳嗽咯血 本品甘平,能平补肺肾,又能止血化痰。肺肾两虚之久咳虚喘,可与人参、黄芪、核桃仁等同用。治劳嗽痰血,可单用,或与北沙参、川贝母、阿胶等同用。

此外,病后体虚,自汗畏寒者,以本品与鸡、鸭、猪肉等炖服,有补虚固本之效。

【用法用量】 煎服或炖服,3～9 g。

【文献摘要】

(1)《本草从新》:"保肺益肾,止血化痰,已劳嗽。"

(2)《药性考》:"秘精益气,专补命门。"

(3)《本草纲目拾遗》:"夏草冬虫,乃感阴阳:气而生,……故能治诸虚百损,以其得阴阳之气全也。"

蛤 蚧 Géjiè

《雷公炮炙论》

为壁虎科动物蛤蚧 *Gekko gecko* Linnaeus 的全体。主产于广西、广东、云南等地。全年均可捕捉。生用或黄酒浸润后烘干用。

【药性】 咸,平。归肺、肾经。

【功效】　补肺益肾，纳气定喘，助阳益精。

【应用】

1. 肺肾不足，虚喘气促，劳嗽咳血　本品入肺肾经，长于补肺气、助肾阳、定喘嗽，为治疗肺肾不足、虚喘气促、劳嗽咯血之要药，常与人参、川贝母、苦杏仁等同用，如人参蛤蚧散。

2. 肾阳虚证　本品为血肉有情之品，能补肾助阳、益精养血。治肾虚阳痿、遗精滑泄，可单用浸酒服，或与益智、巴戟天、补骨脂等同用。

【用法用量】　煎服，3～6 g。多入丸、散或酒剂。

【使用注意】　风寒或实热咳喘不宜用。

【文献摘要】

（1）《海药本草》：“治肺痿上气、咯血、咳嗽。”

（2）《本草纲目》：“补肺气，益精血，定喘止嗽，疗肺痈，消渴，助阳道。”

紫河车　Zǐhéchē

《本草拾遗》

为健康人的胎盘。将新鲜胎盘，除去羊膜、脐带，反复冲洗至去净血液，蒸或置沸水中略煮后，干燥。生用。

【药性】　甘、咸，温。归肺、肝、肾经。

【功效】　温肾补精，益气养血。

【应用】

1. 肾阳虚衰，精血亏虚证　本品能温肾阳，补精血。治肾阳虚衰、精血亏虚之头晕耳鸣、腰膝酸软、阳痿遗精、不孕不育等，可单用，或与龟甲、杜仲、牛膝等同用，如河车大造丸。

2. 气血亏虚证　本品能补益气血。治气血亏虚之面色萎黄、产后缺乳、劳热骨蒸等，可单用，亦可与人参、黄芪、当归等同用。

3. 肺肾虚喘　本品能补肺气、益肾精、定喘止嗽，为治肺肾虚喘良药。单用，或与人参、蛤蚧、核桃仁等同用。

【用法用量】　研末吞服，每次 1.5～3 g。

【文献摘要】

（1）《本草拾遗》：“治血气羸瘦、妇人劳损、面黚皮黑、腹内诸病渐瘦悴者。”

（2）《本草纲目》：“治虚损劳极、癫痫、失志恍惚，安神养血，益气补精。”

（3）《本草经疏》：“人胞乃补阴阳两虚之药，……如阴阳两虚者服之，有反本还原之功，诚为要药也。”

核桃仁　Hétáorén

《开宝本草》

为胡桃科植物胡桃 *Juglans regia* L. 的成熟种子。中国各地广泛栽培，华北、西北、东北地区尤多。秋季果实成熟时采收。生用。

【药性】 甘，温。归肾、肺、大肠经。

【功效】 补肾，温肺，润肠。

【应用】

1. 肾阳虚证 本品能温肾助阳，但力较弱。治肾阳不足之腰膝酸痛、遗精滑精、夜尿频多等，常与杜仲、补骨脂同用，即青娥丸。

2. 虚寒咳喘 本品能补肾温肺、纳气平喘。治肺肾两虚之虚寒咳喘，常与人参同用，即人参胡桃汤。

3. 肠燥便秘 本品能润燥滑肠。治失血津枯、病久阴亏及年老精血不足之肠燥便秘，可单用，或与火麻仁、肉苁蓉、当归等同用。

【用法用量】 煎服，6～9 g。

【使用注意】 阴虚火旺、痰热咳嗽及便溏者不宜服。

【文献摘要】

(1)《开宝本草》：“食之令人肥，润肌黑发。”

(2)《本草纲目》：“补气养血，润燥化痰，益命门，利三焦，温肺润肠。治虚寒喘嗽、腰脚重痛。”

海 马 Hǎimǎ

《本草拾遗》

为海龙科动物线纹海马 *Hippocampus kelloggi* Jordan et Snyder、刺海马 *Hippocampus histrix* Kaup、大海马 *Hippocampus kuda* Bleeker、三斑海马 *Hippocampus trimaculatus* Leach 或小海马（海蛆）*Hippocampus japonicus* Kaup 的干燥体。主产于沿海地区。夏、秋两季捕捞。生用。

【药性】 甘、咸，温。归肝、肾经。

【功效】 温肾壮阳，散结消肿。

【应用】

1. 肾阳虚证 本品甘温，功善补肾壮阳。治肾阳亏虚之阳痿不举、遗精遗尿等，可单用研末或浸酒服，亦可与鹿茸、人参、熟地黄等同用。治肾不纳气之虚喘，常与蛤蚧、核桃仁等同用。

2. 癥瘕积聚，跌仆损伤 本品入肝经血分，有助阳散结、消肿止痛之功。治年久阳虚之癥瘕积聚，常与大黄、青皮等同用，如海马汤。治跌打损伤、瘀肿疼痛，可与红花、当归、乳香等同用。

3. 痈肿疔疮 本品外用治疮疡肿毒、恶疮发背，可与穿山甲、朱砂等配伍，如海马拔毒散。

【用法用量】 煎服，3～9 g。外用适量，研末敷患处。

【使用注意】 孕妇及阴虚火旺者不宜服。

【文献摘要】

(1)《本草拾遗》：“主妇人难产。”

(2)《本草纲目》：“暖水脏，壮阳道，消瘕块，治疔疮肿毒。”“入肾经命门，专善兴阳，功不亚于海狗。更善堕胎，故能催生也。”

（3）《本草品汇精要》："调气和血。"

表 22-4-1　补阳药的参考药

药名	药性	功效	主治	用法用量	备注
阳起石	咸,温。归肾经	温肾壮阳	肾阳虚证	入丸散,3～6 g	阴虚火旺者忌用。不宜久服
海狗肾	咸,热。归肾经	温肾壮阳,益精补髓	肾阳虚证	研末服,每次1～3 g,每日2～3次。亦可入丸散或泡酒服	阴虚火旺、骨蒸劳嗽者忌用
黄狗肾	咸,温。归肝、肾经	温肾壮阳,益精补髓	肾阳虚证	研末服,每次1～3 g,每日2～3次。亦可入丸散或泡酒服	阴虚火旺者忌用
韭菜子	辛、甘,温。归肝、肾经	温补肝肾,壮阳固精	肾阳虚证;肝肾不足,腰膝酸软	煎服,3～9 g	阴虚火旺者忌用
胡芦巴	苦,温。归肾经	温肾助阳,散寒止痛	肾阳虚证;寒疝腹痛,寒湿脚气	煎服,5～10 g	阴虚火旺者忌用

学习小结

一、知识要点

1. 补气药

药名	相同点	不同点
人参	补脾肺之气,生津	大补元气,复脉固脱,养血,安神益智
党参		补血
西洋参	补脾肺之气,养阴	清热生津
太子参		生津
山药		补肾气,养肾阴,涩精止带
黄芪	补脾气,利水消肿,固表止汗	升阳举陷,补肺气,生津养血,行滞通痹,托毒排脓,敛疮生肌
白术		燥湿,安胎
甘草	补中益气,缓急	补益心气,清热解毒,祛痰止咳,调和诸药
大枣		养血安神,调和药性
饴糖		润肺止咳
蜂蜜		润肺止咳,润肠通便,解毒;外用生肌敛疮
绞股蓝	益气健脾	化痰止咳,清热解毒
红景天		活血,通脉,平喘
白扁豆		化湿,和中消暑

2. 补血药

药名	相同点	不同点
当归	补血	活血调经止痛,润肠通便
熟地黄		滋阴,益精填髓
白芍		调经止痛,敛阴止汗,平抑肝阳
阿胶		滋阴润燥,止血
何首乌		制何首乌:补肝肾,益精血,乌须发,强筋骨,化浊降脂; 生何首乌:解毒消痈,截疟,润肠通便
龙眼肉		补益心脾,安神

3. 补阴药

药名	相同点	不同点
北沙参	养阴清肺,益胃生津	
南沙参		化痰,益气
麦冬	养阴润肺	益胃生津;清心除烦
天冬		清热生津,滋肾阴
百合		清心安神
石斛	益胃生津	滋肾阴,清虚热
玉竹		养肺阴,清肺热
枸杞子	滋补肝肾	益精明目
桑椹		补血,生津润燥
墨旱莲		凉血止血
女贞子		明目乌发
楮实子		清肝明目,利水消肿
哈蟆油	补肺益肾	益精
黄精		补脾阴,益脾肺肾之气
龟甲	滋阴潜阳	益肾强骨,养血补心,固经止崩
鳖甲		退热除蒸,软坚散结

4. 补阳药

药名	相同点	不同点
鹿茸	补肾阳,益精血	强筋骨,调冲任,托疮毒
肉苁蓉		润肠通便
锁阳		润肠通便
巴戟天	补肾壮阳	强筋骨,祛风湿
淫羊藿		强筋骨,祛风湿
仙茅		强筋骨,祛寒湿
海马		散结消肿

续表

药名	相同点	不同点
杜仲	补肝肾,强筋骨,安胎	
续断		续折伤
补骨脂	补肾助阳,固精缩尿,温脾止泻	纳气平喘;外用消风祛斑
益智		摄唾
菟丝子	补肾助阳,养肝明目,固精缩尿	安胎,止泻;外用消风祛斑
沙苑子		
蛤蚧	补肾阳,益肺肾	益精血,纳气定喘
紫河车		益精血
冬虫夏草		止血化痰
核桃仁		润肠通便

二、用药鉴别

需掌握几种人参炮制品，生黄芪与炙黄芪，人参与党参，人参与黄芪，黄芪与白术，苍术与白术，白术与山药，淫羊藿与巴戟天，杜仲、续断及桑寄生，当归与熟地黄，当归与白芍，生地黄与熟地黄，白芍与赤芍，生首乌与制首乌，北沙参与南沙参，麦冬与天冬，龟甲与鳖甲的功用异同点。

三、思维拓展

（1）"大黄救人无功，人参杀人无过"对临床用药有何启示？

（2）张景岳谓："善补阳者，必于阴中求阳，则阳得阴助而生化无穷；善补阴者，必于阳中求阴，则阴得阳升而泉源不竭。"应如何理解？

（3）近年可见关于何首乌肝毒性的报道，请查阅相关文献，谈谈自己的认识。

（4）关于白术的功效和应用，有"有汗则止，无汗则发"的说法，又有既治便溏又治便秘之观察，如何理解这类看似矛盾的内容？

补虚药用药鉴别参考答案　　　　补虚药思维拓展答题要点　　　　补虚药自测题及答案

第二十三章

收 涩 药

收涩药 PPT

收涩药图片

微视频收涩药功效与主治

知识目标

1. 掌握药物：五味子、乌梅、山茱萸、莲子。
2. 熟悉药物：肉豆蔻、五倍子、诃子、芡实、海螵蛸、桑螵蛸、麻黄根、浮小麦。
3. 了解药物：石榴皮、罂粟壳、赤石脂、覆盆子、椿皮、金樱子、糯稻根。

一、含义

凡以收敛固涩为主要功效，用于治疗各种滑脱不禁证的药物，称为收涩药，又称固涩药。

根据其药性及功效主治特点，收涩药可分为敛肺涩肠药、固精缩尿止带药、固表止汗药三类。

二、性能特点

收涩药多性温或平，亦有少数偏寒之品。味多酸、涩，酸可收敛，涩可去脱，有敛耗散、固滑脱之功。部分药物兼有补虚作用，具有甘味。因治疗不同滑脱证候，分别主入肺、脾、心、肾、大肠、膀胱经。因善于收敛精气，故其作用趋向以沉降为主。

三、功效主治

收涩药以收敛固涩为主要作用，各药分别具有敛肺止咳、涩肠止泻、固精缩尿、收敛止血、固崩止带、固表止汗等功效。主治久病体虚、正气不固、脏腑功能衰退所致的久咳虚喘、久泻久痢、遗精滑精、遗尿尿频、崩带不止、自汗盗汗等滑脱不禁之证。

四、配伍原则

收涩药多为对症治标之品，主要取其收敛固涩之功以敛耗散、固滑脱。但滑脱病证的根本原因是正气虚弱，故须与相应的补虚药配伍，以期标本兼顾。如肺肾虚损、久咳虚喘者，宜配伍补肺益肾纳气药；脾肾阳虚之久泻久痢者，应配伍温补脾肾药；肾虚遗精滑精、遗尿尿频者，当配伍补肾药；冲任不固、崩漏不止者，当配伍补肝肾、固冲任药；气虚自汗、阴虚盗汗者，则分别配伍补气药、补阴药等。

五、使用注意

收涩药味多酸涩，易敛邪，故凡表邪未解、实邪未尽之咳嗽、泻痢、带下、淋证等，均不宜用，以免"闭门留寇"。但某些收涩药尚兼有清湿热、解毒等功效，则又当区别对待。

第一节　敛肺涩肠药

本类药物味多酸涩，主入肺、大肠经，具有敛肺止咳、涩肠止泻之效，可主治肺虚喘咳或肺肾两虚、摄纳无权的虚喘证；脾胃气虚、脾肾虚寒所致的久泻久痢。

对咳嗽初起、痰多壅肺之咳喘、湿热泻痢以及食积泄泻等，均不宜用。

五味子　Wǔwèizǐ

《神农本草经》

为木兰科植物五味子 *Schisandra chinensis*（Turcz.）Baill. 的成熟果实，习称"北五味子"。主产于辽宁、黑龙江、吉林等地。秋季果实成熟时采摘。生用或醋蒸后晒干用。

【药性】　酸、甘，温。归肺、心、肾经。

【功效】　收敛固涩，益气生津，补肾宁心。

【应用】

知识链接：五味子的传统与现代应用

1. 久咳虚喘　本品上敛肺气、下滋肾阴而能止咳定喘，为治肺肾两虚、久咳虚喘之要药。治肺虚久咳，可单用；或与罂粟壳、人参、阿胶等同用，如九仙散。治肺肾两虚、喘咳不止，常与熟地黄、山茱萸、山药等同用，如都气丸。若治寒饮伏肺、咳喘日久，须与细辛、干姜、麻黄等同用，如小青龙汤。

2. 久泻久痢　本品有涩肠止泻功效。治脾虚久泻，常与肉豆蔻、赤石脂等同用，如豆蔻饮。治脾肾虚寒、久泻不止，或五更泄泻，常与补骨脂、吴茱萸、肉豆蔻同用，如四神丸。

3. 遗精滑精　本品能补肾涩精。治肾虚遗精、滑精，可用本品与蜂蜜熬膏服；或与菟丝子、覆盆子、枸杞子等同用，如五子衍宗丸。

4. 自汗、盗汗　本品善收敛止汗，为治虚汗之常用品。治气虚自汗，常与人参、浮小麦等同用。治阴虚盗汗，常与麦冬、熟地黄、山茱萸等同用，如麦味地黄丸。

5. 津伤口渴，内热消渴　本品既能生津止渴，又可益气。治热伤气阴所致的心悸脉虚、口干口渴，常与人参、麦冬同用，即生脉散。治热伤气津或阴虚内热所致的消渴证，常与生黄芪、生山药、天花粉等同用，如玉液汤。

6. 心悸，失眠　本品能宁心安神。治阴虚血少、虚火内扰之虚烦心悸、失眠多梦，常与生地黄、丹参、酸枣仁等同用，如天王补心丹。

【用法用量】　煎服，2～6 g。

【使用注意】　凡表邪未解，内有实热，咳嗽、麻疹初起者，均不宜用。

【文献摘要】

(1)《神农本草经》:"主益气,咳逆上气,劳伤羸瘦,补不足,强阴,益男子精。"

(2)《本草纲目》:"酸咸入肝而补肾,辛苦入心而补肺,甘入中宫盖脾胃。"

(3)《医林纂要》:"宁神,除烦渴,止吐衄,安梦寐。"

【附药】

南五味子

为华中五味子 *Schisandra sphenanthera* Rehd. et Wils. 的成熟果实。性味、功效、用法用量及使用注意与北五味子相似。明代李时珍《本草纲目》谓"五味今有南北之分,南产者色红,北产者色黑。入滋补药,必用北产者乃良"。明代汪机则提出"生津止渴,润肺补肾劳嗽,宜用北者,风寒在肺,宜用南者"。一般认为南五味子止咳作用较好,北五味子补虚作用较好。

【备注】 现代药理研究发现,本品具有镇咳、祛痰、抗菌、抗炎、镇静、催眠、抗缺氧、抗辐射、增强免疫、抗抑郁、降血压、抗肿瘤、保肝、降转氨酶、抗肝纤维化等作用。

乌 梅 Wūméi

《神农本草经》

为蔷薇科植物梅 *Prunus mume* (Sieb.) Sieb. et Zucc. 的近成熟果实。主产于四川、福建、贵州等地。夏季果实近成熟时采收。生用或炒炭用。

【药性】 酸、涩,平。归肝、脾、肺、大肠经。

【功效】 敛肺,涩肠,生津,安蛔。

【应用】

1. 肺虚久咳 本品酸涩能敛,收敛肺气,治肺虚久咳或干咳无痰,常与罂粟壳、苦杏仁等同用,如一服散。

2. 久泻久痢 本品善涩肠止泻。治久泻久痢,可单用水煎服,或与罂粟壳、诃子、肉豆蔻等同用,如固肠丸。

3. 津伤口渴,内热消渴 本品善生津止渴。治暑热伤津口渴,可与金银花、甘草等同用。治虚热消渴,可单用,或与人参、麦冬、天花粉等同用,如玉泉丸。

4. 蛔厥腹痛 本品味极酸,为安蛔定痛之要药。治脏寒蛔厥之腹痛呕吐、手足厥冷,常与细辛、附子等同用,如乌梅丸。

5. 崩漏,便血,尿血 本品收敛止血多炒炭用,治疗崩漏、便血、尿血尤为多用。可单用,或与地榆、侧柏叶、藕节炭等同用。

此外,本品研末外敷能平胬肉,消疮毒,治胬肉外翻、疮疡久溃不敛。

【用法用量】 煎服,6～12 g。或入丸、散。外用适量,捣烂或炒炭,研末外撒或调敷患处。

【使用注意】 表邪未解或内有实热积滞者均不宜服。

【文献摘要】

(1)《神农本草经》:"主下气,除热烦满,安心,止肢体痛,偏枯不仁,死肌,去青黑痔,蚀恶肉。"

(2)《本草纲目》:"敛肺涩肠,止久嗽泻痢,反胃噎膈,蛔厥吐利。"

（3）《本草求真》："乌梅酸涩而温……故于久泻久痢，气逆烦满，反胃骨蒸，无不因其收涩之性，而使下脱上逆皆治。且于痈毒可敷，中风牙关紧闭可开，蛔虫上攻眩扑可治，口渴可止，宁不为酸涩收敛之一验乎。"

肉豆蔻 Ròudòukòu

《药性论》

为肉豆蔻科植物肉豆蔻 *Myristica fragrans* Houtt. 的种仁。主产于马来西亚、印度尼西亚及西印度群岛；中国广东、广西、云南等地有栽培。冬、春二季果实成熟时采收。生用或麸皮煨制用，用时捣碎。

【药性】 辛，温。归脾、胃、大肠经。

【功效】 涩肠止泻，温中行气。

【应用】

1. 虚寒泻痢 本品能温中暖脾、涩肠止泻，为治疗虚寒性泻痢之要药。治脾胃虚寒、久泻久痢，常与肉桂、白术、诃子等同用，如真人养脏汤。治脾肾虚寒、久泻不止，或五更泄泻，常与补骨脂同用，增强温肾暖脾止泻之功，如四神丸。

2. 胃寒气滞证 本品能温中行气止痛。治胃寒气滞、脘腹胀痛、食少呕吐，常与干姜、木香、半夏等同用。

【用法用量】 煎服，3～10 g。入丸、散，每次 0.5～1 g。止泻须煨熟去油用。

【使用注意】 湿热泻痢及阴虚火旺者不宜使用。本品不可过量服用。

【文献摘要】

（1）《药性论》："能主小儿吐逆、不下乳、腹痛，治宿食不消、痰饮。"

（2）《本草经疏》："肉豆蔻，辛味能散能消，温气能和中调畅。其气芬芳，香气先入脾，脾主消化，温和而辛香，故开胃，胃喜暖故也。故为理脾开胃、消宿食、止泄泻之要药。"

（3）《本草备要》："辛温气香，理脾暖胃，下气调中，逐冷祛痰，消食解酒。治积冷心腹胀痛……又能涩大肠，止虚泻冷痢。"

五倍子 Wǔbèizǐ

《本草拾遗》

为漆树科植物盐肤木 *Rhus chinensis* Mill.、青麸杨 *Rhus potaninii* Maxim. 或红麸杨 *Rhus punjabensis* Stew. var. *sinica*（Diels）Rehd. et Wils. 叶上的虫瘿，主要由五倍子蚜 *Melaphis chinensis*（Bell）Baker 寄生而形成。主产于四川、贵州等地。秋季采摘，置沸水中略煮或蒸至表面呈灰色，杀死蚜虫。生用。

【药性】 酸、涩，寒。归肺、大肠、肾经。

【功效】 敛肺降火，涩肠止泻，敛汗，止血，收湿敛疮。

【应用】

1. 肺虚久咳，肺热痰嗽 本品既能敛肺止咳，又能清肺降火。治肺虚久咳，常与五味子、罂粟壳等同用。治肺热咳嗽痰黄，须与瓜蒌、黄芩、浙贝母等同用。

2. 久泻久痢 本品能涩肠止泻，治久泻久痢，可单用煎服，或与诃子、五味子等同用。

3. 遗精滑精 本品收涩，入肾经，可用于肾虚精关不固之遗精滑精，可单用研末贴敷肚脐，或与龙骨、茯苓等配伍内服，如玉锁丹。

4. 自汗，盗汗 本品能收敛止汗，治自汗盗汗，可单用研末服，或与荞麦面等分作饼，煨熟食之；或研末，用水调敷肚脐处。

5. 出血证 本品有收敛止血作用，可用于多种出血证，以治崩漏、便血多用。治崩漏下血，可单用，或与艾叶、乌梅等同用。治便血痔血，常与槐花、地榆等同用。治疗鼻衄、齿衄，可单用，内服外用均可。

6. 痈肿疮毒，皮肤湿烂 本品外用能解毒消肿，收湿敛疮。治疮疖肿毒、湿疮流水、溃疡不敛等，可单味研末外敷，或煎汤熏洗患处。

此外，本品亦可用治内热消渴。

【用法用量】 煎服，3～6 g。入丸、散，每次 1～1.5 g。外用适量。

【使用注意】 外感风寒咳嗽或湿热泻痢者不宜服。

【文献摘要】

（1）《本草拾遗》："治肠虚泻痢，熟汤服。"

（2）《本草纲目》："敛肺降火，化痰饮，止咳嗽、消渴、盗汗、呕吐、失血、久痢……治眼赤湿烂，消肿毒、喉痹，敛溃疮金疮，收脱肛子肠坠下。"

（3）《本草求真》："内服敛肺泻火除热，止嗽固脱，外祛风湿，杀虫。"

诃 子 Hēzǐ

《药性论》

为使君子科植物诃子 *Terminalia chebula* Retz. 或绒毛诃子 *Terminalia chebula* Retz. var. *tomentella* Kurt. 的成熟果实。主产于云南、广东、广西等地。秋、冬二季果实成熟时采收。生用。

【药性】 苦、酸、涩，平。归肺、大肠经。

【功效】 涩肠止泻，敛肺止咳，降火利咽。

【应用】

1. 久泻久痢，脱肛 本品善涩肠止泻。治脾肾虚寒、久泻久痢，常与人参、肉桂、肉豆蔻等同用，如真人养脏汤。若治泻痢日久夹湿热者，须与黄连、木香、甘草等同用。治泻痢日久、中气下陷、便血脱肛，可与人参、黄芪、升麻等配伍。

2. 肺虚喘咳，久嗽不止 本品有敛肺下气止咳之功。治肺虚喘咳、久嗽不止，常与人参、五味子等同用。

3. 咽痛音哑 本品能清降肺火、利咽开音，为治咽痛失音之要药。治久咳失音，可单用，或与桔梗、甘草同用，即诃子汤。治声音嘶哑、咽喉肿痛，可与青黛、硼砂、冰片等制蜜丸噙化。治痰火郁肺、久咳失音者，常与瓜蒌、川贝母、青黛等同用。

【用法用量】 煎服，3～10 g。涩肠止泻宜煨用，敛肺清热、利咽开音宜生用。

【使用注意】 凡外感表邪、内有湿热积滞者不宜用。

【文献摘要】

（1）《药性论》："通利津液，主破胸膈结气，止水道，黑髭发。"

（2）《药类法象》："主心腹胀痛，饮食不下，消痰下气，通利津液，破胸膈结气。治久痢赤白，肠风泻血。"

（3）《本经逢原》："诃子苦涩降敛，生用清金止嗽，煨熟固脾止泻。"

石榴皮　Shíliúpí

《名医别录》

为石榴科植物石榴 *Punica granatum* L. 的果皮。中国大部分地区有栽培。秋季果实成熟后收集果皮。生用或炒炭用。

【药性】　酸、涩，温。归大肠经。

【功效】　涩肠止泻，收敛止血，驱虫。

【应用】

1. 久泻久痢　本品善于止泻止痢。治久泻久痢，可单用本品，烘焙研细末，米饮调下；或与赤石脂、煨诃子等同用。治久泻久痢而致脱肛者，常与人参、黄芪等同用。治湿热泻痢，久延不愈者，须与黄连、黄柏等同用。

2. 便血崩漏　本品有收敛止血之功。治便血，单用本品炙研末，茄子汤送服。治妊娠胎漏下血，常与阿胶、艾叶炭等同用。

3. 肠道寄生虫病　本品有驱虫作用。治绦虫、蛔虫、钩虫等肠道寄生虫病，可与槟榔、使君子等同用。

【用法用量】　煎服，3～9 g。或入丸、散。入汤剂生用，入丸散多炒用，止血多炒炭用。

【文献摘要】

（1）《名医别录》："疗下痢，止漏精。"

（2）《滇南本草》："治日久水泻，同炒砂糖煨服，又治痢脓血、大肠下血。"

（3）《本草纲目》："止泻痢、下血、脱肛、崩中带下。"

罂粟壳　Yīngsùqiào

《本草发挥》

为罂粟科植物罂粟 *Papaver somniferum* L. 的成熟果壳。原产于欧洲南部及亚洲，中国在药物种植场有栽培。秋季采集成熟果实或已割取浆汁后的成熟果实，除去种子和枝梗。生用或蜜炙用。

【药性】　酸、涩，平。有毒。归肺、大肠、肾经。

【功效】　敛肺，涩肠，止痛。

【应用】

1. 肺虚久咳　本品有较强的敛肺止咳作用。治肺虚久咳，可单用本品，蜜炙研末冲服；或与乌梅同用，即小百劳散。

2. 久泻久痢　本品善涩肠止泻。对久泻久痢伴腹痛而无邪滞者尤为适宜，可单用醋炒煎服；或与陈皮、诃子、砂仁等同用。治脾肾虚寒之久泻久痢，常与肉豆蔻、肉桂、诃子等同用，如真人养脏汤。

3. 脘腹疼痛，筋骨疼痛　本品有良好的止痛作用，单用有效，亦可随证作相应配伍。若属中寒腹痛者，常与干姜、高良姜等同用；兼气滞胀满者，常与木香、陈皮等同用。若筋骨疼痛属瘀血阻滞者，常与乳香、没药等同用。

【用法用量】 煎服，3～6 g。或入丸、散。止泻止痛宜醋炒用，止咳宜蜜炙用。

【使用注意】 本品可成瘾，不宜常服或过量服用。咳嗽及泻痢初起有邪者忌用。孕妇及儿童禁用。运动员慎用。

【文献摘要】

(1)《本草纲目》："止泻痢，固脱肛，治遗精久嗽、敛肺涩肠、止心腹筋骨诸痛。"

(2)《本草求真》："功专敛肺涩肠固肾，凡久泻、久痢、脱肛、久嗽气乏，并心腹筋骨诸痛者最宜。"

(3)《本经逢原》："蜜炙止嗽，醋炙止痢。"

赤石脂 Chìshízhǐ

《神农本草经》

为硅酸盐类矿石多水高岭石，主含四水硅酸铝 [$Al_4(Si_4O_{10})(OH)_8 \cdot 4H_2O$]。主产于福建、山东、河南等地。全年均可采挖。打碎或研细粉，生用或醋调火煅用。

【药性】 甘、酸、涩，温。归大肠、胃经。

【功效】 涩肠，止血，生肌敛疮。

【应用】

1. 久泻久痢 本品能温暖脏腑，涩肠止泻。治虚寒久泻久痢、滑脱不禁，多与禹余粮相须为用，即赤石脂禹余粮汤。治虚寒下痢、大便脓血不止，常与干姜、粳米同用，即桃花汤。

2. 便血，崩漏 本品能收敛止血，质重入下焦，尤多用治下部出血证。治便血、痔血，可与煅龙骨、白矾等同用。治崩漏下血，可与海螵蛸、侧柏叶等同用。

3. 疮疡不敛，湿疹湿疮 本品外用有收湿生肌敛疮之效。治疮疡久溃不敛，湿疹湿疮，可单用；或与龙骨、炉甘石、血竭等同用，研末撒敷患处。

此外，本品有收湿止带之功。治肝肾亏虚而冲任不固、妇女赤白带下，常与鹿角霜、芡实等同用。

【用法用量】 煎服，9～12 g，宜打碎先煎。或入丸、散。外用适量，研末敷患处。

【使用注意】 湿热积滞泻痢者忌服。孕妇慎用。不宜与肉桂同用。

【文献摘要】

(1)《神农本草经》："主黄疸，泄痢，肠澼，脓血，阴蚀，下血赤白，邪气痈肿，疽痔恶疮，头疡疥瘙。"

(2)《名医别录》："疗腹痛肠澼、下痢赤白……女子崩中漏下。"

(3)《本草纲目》："补心血，生肌肉，厚肠胃，除水湿，收脱肛。"

表 23-1-1 敛肺涩肠药的参考药

药名	药性	功效	主治	用法用量	备注
禹余粮	甘、涩，微寒。归胃、大肠经	涩肠止泻，收敛止血，收涩止带	久泻久痢；崩漏下血；带下清稀	煎服，9～15 g，宜先煎。或入丸、散。外用适量，研末撒或调敷患处	暴病实邪不宜使用。孕妇慎用

第二节　固精缩尿止带药

本类药物酸涩收敛，主入肾、膀胱经，以固精、缩尿、止带为主要作用，部分药物还兼有补肾之功，主治肾虚不固、膀胱失约所致的遗精、滑精、遗尿、尿频以及妇人带下等。并常与补肾药配伍，以标本兼治。

对湿热下注所致的遗精、尿频、带下等，均不宜用。

山茱萸　Shānzhūyú

《神农本草经》

为山茱萸科植物山茱萸 *Cornus officinalis* Sieb. et Zucc. 的成熟果肉。主产于浙江、河南、安徽等地。秋末冬初果皮变红时采摘。生用或酒制用。

【药性】　酸、涩，微温。归肝、肾经。

【功效】　补益肝肾，收涩固脱。

【应用】

1. 肝肾亏虚证　本品味酸质润，温而不燥，补而不峻，既能补益肾精，又能温肾助阳，为平补阴阳之要药。治肝肾阴虚、头晕目眩、腰膝酸软，常与熟地黄、山药等同用，如六味地黄丸。治肾阳不足、腰膝冷痛、小便不利、阳痿早泄，常与附子、桂枝等同用，如《金匮》肾气丸。

2. 遗精滑精，遗尿尿频　本品能补肾益精，固精缩尿。治肾虚不固之遗精滑精，常与熟地黄、山药等同用，如左归丸。治肾虚不固、膀胱失约之遗尿尿频，常与金樱子、桑螵蛸、沙苑子等同用。

3. 崩漏下血，月经过多　本品能收敛止血。治肝肾亏损、冲任不固所致的崩漏下血、月经过多，常与熟地黄、当归等同用。治脾肾虚弱、冲任不固之崩漏者，常与黄芪、白术、煅龙骨等同用，如固冲汤。

4. 大汗不止，体虚欲脱证　本品能敛汗固脱。对大汗不止、体虚欲脱之证，每大剂量使用，并常与人参、龙骨、牡蛎等同用，如来复汤。

此外，本品还常用治消渴证，可与生地黄、天花粉等同用。

【用法用量】　煎服，6～12 g。或入丸、散。急救固脱可用至 20～30 g。

【使用注意】　命门火炽、素有湿热、小便淋涩者不宜用。

【文献摘要】

（1）《神农本草经》："主心下邪气，寒热，温中，逐寒湿痹。"

（2）《药性论》："治脑骨痛，止月水不定，补肾气，兴阳道，添精髓，疗耳鸣，除面上疮，主能止发汗，止老人尿不节。"

（3）《景岳全书》："固阴补精，调经收血。"

【备注】　现代药理研究发现，本品具有调节免疫、抗菌、抗炎、升白细胞、降血糖、保肝、抗氧化、延缓衰老、保护心肌细胞、抗心律失常、抗休克、利尿、抗肿瘤等作用。

莲 子 Liánzǐ

《神农本草经》

为睡莲科植物莲 *Nelumbo nucifera* Gaertn. 的成熟种子。主产于湖南、福建、江苏等地。秋季果实成熟时采收。生用。

【药性】 甘、涩，平。归脾、肾、心经。

【功效】 补脾止泻，益肾涩精，收涩止带，养心安神。

【应用】

1. 脾虚泄泻 本品既补益脾气，又涩肠止泻，为健脾止泻要药，素有"脾之果"美称。治脾虚久泻不止，可单用本品为末服；亦常与人参、茯苓、白术等同用，如参苓白术散。

2. 遗精滑精，带下清稀 本品有益肾涩精、固涩止带作用。治肾虚精关不固之遗精滑精，常与芡实、沙苑子、煅龙骨等同用，如金锁固精丸。治脾肾两虚、带下清稀、腰膝酸软者，常与芡实、山茱萸、山药等同用。

3. 虚烦心悸，失眠多梦 本品能益心气，补肾气，交通心肾而安神。治心肾不交之虚烦心悸、失眠多梦，常与酸枣仁、柏子仁、远志等同用。

【用法用量】 煎服，6～15 g。或入丸、散。去心打碎用。

【使用注意】 中满痞胀、大便燥结者不宜用。

【文献摘要】

(1)《神农本草经》："主补中，养神，益气力。"

(2)《日用本草》："治泻痢，止白浊。"

(3)《本草纲目》："交心肾，厚肠胃，固精气，强筋骨，补虚损……止脾泄久痢、赤白浊、女儿带下崩中诸血病。"

【附药】

1. 莲须

为莲的雄蕊。甘、涩，平。归心、肾经。功能固肾涩精。适用于肾虚遗精滑精，带下清稀，遗尿尿频。煎服，3～5 g。

2. 莲房

为莲的花托。苦、涩，温。归肝经。功能化瘀止血。适用于崩漏、尿血、痔血、产后瘀阻、恶露不尽。煎服，5～10 g。

3. 莲子心

为莲的成熟种子中的幼叶及胚根。苦，寒。归心、肾经。功能清心安神，交通心肾，涩精止血。适用于热入心包、神昏谵语、心肾不交、失眠遗精、血热吐衄。煎服，2～5 g，亦可开水泡服。

4. 荷叶

为莲的叶片。苦，平。归肝、脾、胃经。功能清暑化湿，升发清阳，凉血止血。适用于暑热烦渴、暑湿泄泻、脾虚泄泻、血热吐衄、便血崩漏。荷叶炭能收涩化瘀止血，用于多种出血证及产后血晕。煎服，3～10 g，鲜品 15～30 g。荷叶炭 3～6 g。

5. 荷梗

为莲的叶柄及花柄。苦，平。归肝、脾、胃经。功能通气宽胸，和胃安胎。适用于夏季感受暑湿、胸闷不舒、头重困倦及妊娠呕吐、胎动不安。煎服，10～15 g，鲜品15～30 g。

芡　实　Qiànshí
《神农本草经》

为睡莲科植物芡 *Euryale ferox* Salisb. 的成熟种仁。主产于江苏、山东、安徽等地。秋末冬初采收。生用或麸炒用。

【药性】　甘、涩，平。归脾、肾经。

【功效】　益肾固精，补脾止泻，除湿止带。

【应用】

1. 遗精遗尿，小便白浊　本品能益肾固精，且药性平和。治肾虚不固之遗精滑精，常与金樱子相须为用，增强补肾固涩止遗之效，即水陆二仙丹；或与沙苑子、莲须、煅牡蛎等同用，如金锁固精丸。治肾虚小便频数、遗尿或失禁，常与菟丝子、桑螵蛸、益智等同用。治肾气不足、水湿不化而小便混浊、尿如米泔者，常与茯苓、车前子等同用。

2. 脾虚久泻，带下清稀　本品能补气健脾，涩肠止泻，兼能除湿止带。治脾虚湿盛、久泻不愈，常与党参、白术、茯苓等同用。治脾虚湿浊下注或脾肾两虚之带下清稀，常与山药、莲子、茯苓等同用。若治湿热带下黄稠，须与车前子、黄柏等同用，如易黄汤。

【用法用量】　煎服，9～15 g。或入丸、散。亦可适量煮粥食，为食疗佳品。

【使用注意】　大小便不利者及食滞不化者不宜服用。

【文献摘要】

(1)《神农本草经》："主治湿痹腰脊膝痛，补中，除暴疾，益精气，强志，令耳目聪明。"

(2)《药性解》："主安五脏，补脾胃，益精气，止遗泄，暖腰膝，去湿痹，明耳目，治健忘。"

(3)《本草纲目》："止渴益肾，治小便不禁、遗精白浊带下。"

海螵蛸　Hǎipiāoxiāo
《神农本草经》

为乌贼科动物无针乌贼 *Sepiella maindroni* de Rochebrune 或金乌贼 *Sepia esculenta* Hoyle 的内壳。主产于辽宁、江苏、山东等地。收集乌贼的骨状内壳。砸成小块，生用。

【药性】　咸、涩，温。归脾、肾经。

【功效】　涩精止带，收敛止血，制酸止痛，收湿敛疮。

【应用】

1. 遗精滑精，赤白带下　本品善涩精止带。治肾虚遗精，常与山茱萸、菟丝子、沙苑子等同用。治脾虚赤白带下，常与山药、龙骨、牡蛎等同用，如清带汤。

2. 出血证　本品内服外用均有收敛止血作用，可用于多种出血证。治崩漏下血，常与煅牡蛎、山茱萸、茜草等同用，如固冲汤。治吐血咯血，常与白及等分为末服，即乌及散。治尿血血淋，常配伍生地黄、白茅根等。治外伤出血，常单用研末外敷。

3. 胃痛吐酸 本品有良好的制酸止痛作用，为治胃痛吐酸之常用品，每与浙贝母同用，即乌贝散，或配瓦楞子、延胡索等以增强疗效。

4. 湿疮湿疹，溃疡不敛 本品外用能收湿敛疮。治湿疮湿疹，常与黄柏、煅石膏、青黛等同用，研末外敷。治溃疡久不愈合，可单用研末外敷；或与煅石膏、枯矾、冰片等配伍，共研细粉，撒敷患处。

【用法用量】 煎服，5～10 g。研末吞服，每次 1.5～3 g。外用适量，研末敷患处。

【使用注意】 阴虚有热者不宜服。

【文献摘要】

(1)《神农本草经》："主女子漏下赤白经汁、血闭、阴蚀肿痛、寒热、癥瘕、无子。"

(2)《名医别录》："止疮多脓汁不燥。"

(3)《日华子本草》："疗血崩。"

桑螵蛸　Sāngpiāoxiāo

《神农本草经》

为螳螂科昆虫大刀螂 *Tenodera sinensis* Saussure、小刀螂 *Statilia maculata*（Thunberg）或巨斧螳螂 *Hierodula patellifera*（Serville）的卵鞘，以上三种分别习称"团螵蛸""长螵蛸"及"黑螵蛸"。中国大部分地区均产。深秋至次春收集，蒸至虫卵死。生用。

【药性】 甘、咸，平。归肝、肾经。

【功效】 固精缩尿，补肾助阳。

【应用】

1. 遗尿尿频，遗精滑精 本品能补肾固精缩尿，尤以缩尿止遗见长。治肾气亏虚、膀胱失约的遗尿尿频，可单用为末，米汤送服；或与人参、龙骨、远志等同用，如桑螵蛸散。治肾虚不固之遗精滑精，常与山茱萸、龙骨、五味子等同用。

2. 肾虚阳痿 本品能补肾助阳。治肾虚阳痿，常与淫羊藿、巴戟天、肉苁蓉等同用。

【用法用量】 煎服，5～10 g。或入丸、散。

【使用注意】 阴虚火旺、膀胱湿热而小便频数者慎服。

【文献摘要】

(1)《神农本草经》："主伤中、疝瘕、阴痿、益精生子、女子血闭腰痛，通五淋，利小便水道。"

(2)《名医别录》："疗男子虚损、五藏气微、梦寐失精、遗溺。"

(3)《本经逢原》："桑螵蛸，肝肾命门药也，功专收涩，故男子虚损、肾衰阳痿、梦中失精、遗溺白浊，方多用之。"

覆盆子　Fùpénzǐ

《名医别录》

为蔷薇科植物华东覆盆子 *Rubus chingii* Hu 的果实。主产于浙江、福建、湖北等地。夏初果实由绿变绿黄时采摘。生用。

【药性】 甘、酸，温。归肝、肾、膀胱经。

【功效】 益肾固精缩尿，养肝明目。

【应用】

1. 遗精滑精，遗尿尿频 本品能补肾固精缩尿，药力和缓，多在复方中作辅助之用。治肾虚遗精滑精、阳痿早泄，常与枸杞子、菟丝子、车前子等同用，如五子衍宗丸。治肾虚遗尿尿频，常与补骨脂、桑螵蛸、益智等同用。

2. 目暗昏花 本品能养肝明目。治肝肾不足、两目昏花、视物不清，常与菟丝子、枸杞子、熟地黄等同用。

【用法用量】 煎服，6～12 g。或入丸、散。或浸酒、熬膏服。

【使用注意】 阴虚火旺、小便短赤者不宜用。

【文献摘要】

(1)《名医别录》："主益气轻身，令发不白。"

(2)《药性论》："主男子肾精虚竭，女子食之有子。"

(3)《本草备要》："益肾脏而固精，补肝虚而明目，起阳痿，缩小便。"

金樱子 Jīnyīngzǐ

《雷公炮炙论》

为蔷薇科植物金樱子 *Rosa laevigata* Michx. 的成熟果实。主产于广东、四川、贵州等地。10～11月果实成熟变红时采摘。生用。

【药性】 酸、甘、涩，平。归肾、膀胱、大肠经。

【功效】 固精缩尿，固崩止带，涩肠止泻。

【应用】

1. 遗精遗尿 本品功专收敛，有固精缩尿作用。治肾虚不固的遗精滑精、遗尿尿频，可单用本品熬膏服，或与芡实相须为用，即水陆二仙丹；若兼有肝肾亏虚者，可加配熟地黄、枸杞子等；若兼相火妄旺动者，须与黄柏、知母等同用。

2. 脾虚带下 本品能固崩止带。治脾虚带下，常与党参、山药、茯苓等同用。

3. 久泻久痢 本品善涩肠止泻。治脾虚泻痢日久、滑脱不禁，常与党参、白术、芡实等同用。

【用法用量】 煎服，6～12 g。或入丸、散，或熬膏内服。

【使用注意】 有实火邪热者慎用。

【文献摘要】

(1)《名医别录》："止遗泄。"

(2)《蜀本草》："疗脾泄下痢，止小便利，涩精气。"

(3)《滇南本草》："治日久下痢、血崩带下、涩精遗泄。"

椿 皮 Chūnpí

《新修本草》

为苦木科植物臭椿 *Ailanthus altissima*（Mill.）Swingle 的根皮或干皮。主产于浙江、江苏、河北等地。全年均可剥取。生用或麸炒用。

【药性】 苦、涩，寒。归大肠、胃、肝经。

【功效】 清热燥湿，涩肠止泻，止血，止带。

【应用】

1. 湿热泻痢，久泻久痢　本品既能清热燥湿以止泻，又能涩肠止泻。治湿热泻痢，可与黄连、地榆同用。治久泻久痢，可与诃子、母丁香等同用，即诃黎勒丸。

2. 崩漏下血，便血痔血，赤白带下　本品能清热燥湿，收敛止血止带。治崩漏下血，月经过多，常与黄柏、白芍、龟甲等同用，如固经丸。治湿热下注、便血痔血，可与地榆、槐花等同用。治湿热下注、赤白带下，可与黄柏、苦参等同用。

此外，本品燥湿杀虫止痒，外用可治疗皮肤疥癣。

【用法用量】　煎服，6～9 g。外用适量。

【使用注意】　用量过大易致恶心呕吐。脾胃虚弱者慎用。

【文献摘要】

(1)《药性论》："治赤白痢、肠滑、痔疾、泻血不住。"

(2)《药性解》："樗白皮，味苦涩，性寒……主月经过度、带漏崩中、梦泄遗精、肠风痔漏、久痢脱肛。"

● 第三节　固表止汗药 ●

本节药物性味多为甘涩而平，主入肺、心经，以固表止汗为主要作用，主治肺气虚弱、肌表不固、津液外泄之自汗，以及肺肾阴虚，内热迫津外泄之盗汗。

如治气虚自汗，当配伍益气固表药；治阴虚盗汗，当配伍滋阴清热药，以标本同治。

凡实邪所致的汗出，应以祛邪为主，非本类药物所宜。

浮小麦　Fúxiǎomài

《本草蒙筌》

为禾本科植物小麦 *Triticum aestivum* L. 干瘪轻浮的颖果。中国产麦区均有生产。夏至前后，成熟果实采收后，取瘪瘦轻浮与未脱净皮的麦粒。生用或炒用。

【药性】　甘，凉。归心经。

【功效】　固表止汗，益气，除热。

【应用】

1. 自汗，盗汗　本品能益心气，养心阴，为养心敛汗之佳品。治虚汗，可单用炒焦，研为细末，米汤调下；或与益气养阴、收敛止汗之品同用。治气虚自汗，常与黄芪、煅牡蛎、麻黄根同用，即牡蛎散。治阴虚盗汗，常与麦冬、五味子、地骨皮等同用。

2. 骨蒸劳热　本品能益气阴，除虚热。治阴虚发热、骨蒸劳热，常与麦冬、生地黄、地骨皮等同用。

【用法用量】　煎服，10～30 g。研末服，3～5 g。

【使用注意】　有表邪汗出者不宜用。

【文献摘要】

(1)《本草纲目》："益气除热，止自汗盗汗，骨蒸劳热，妇人劳热。"

(2)《本经逢原》："能敛盗汗，取其散皮腠之热也。"

（3）《本草备要》："止虚汗盗汗，劳热骨蒸。"

【附药】

小麦

为小麦的成熟颖果。甘，微寒。归心经。功能补益心气，滋养心阴，除烦止渴。适用于心神不安、烦躁失眠、妇人脏躁、烦热消渴等。煎服，30～60 g。

麻黄根　Máhuánggēn

《本草经集注》

为麻黄科植物草麻黄 *Ephedra sinica* Stapf 或中麻黄 *Ephedra intermedia* Schrenk et C. A. Mey. 的根及根茎。主产于河北、山西、内蒙古等地。秋末采挖。生用。

【药性】　甘、涩，平。归心、肺经。

【功效】　固表止汗。

【应用】

自汗，盗汗　本品功专敛肺以固表止汗。治气虚自汗，常与黄芪、浮小麦等同用，如牡蛎散。治阴虚盗汗，常与生地黄、五味子、煅牡蛎等同用。治产后虚汗不止，常与煅牡蛎共研细粉，外扑身上。

【用法用量】　煎服，3～9 g。外用适量，研粉撒扑。

【使用注意】　有表邪者不宜用。

【文献摘要】

（1）《名医别录》："止汗，夏月杂粉扑之。"

（2）《药性论》："麻黄根、节，止汗。"

（3）《本草正义》："麻黄发汗，而根、节专于止汗。"

糯稻根　Nuòdàogēn

《本草再新》

为禾本科植物糯稻 *Oryza sativa* L. var. *glutinosa* Matsum. 的根及根茎。中国水稻产区均产。夏、秋二季，糯稻收割后采收。生用。

【药性】　甘，平。归心、肝、肺经。

【功效】　固表止汗，退虚热，益胃生津。

【应用】

1. 自汗，盗汗　本品有固表止汗之功。治表虚自汗，可单用水煎服；或与黄芪、麻黄根等同用。治阴虚盗汗，常与生地黄、地骨皮、浮小麦等同用。

2. 阴虚内热，骨蒸潮热　本品有轻微的退虚热作用。治阴虚内热、骨蒸潮热，常与麦冬、北沙参、地骨皮等同用。

3. 阴虚口渴　本品能益胃生津。治阴虚口渴，常与生地黄、天花粉等同用。

【用法用量】　煎服，15～30 g，大剂量可用至 60～120 g。以鲜品为佳。

【文献摘要】

（1）《本草再新》："补气化痰，滋阴壮胃，除风湿。"

（2）《中国医学大辞典》："养胃，清肺，健脾，退虚热。"

学习小结

一、知识要点

分类	药名	相同点	不同点
敛肺涩肠药	五味子	收敛固涩	益气生津,补肾宁心
	乌梅	敛肺止咳,涩肠止泻	止血,安蛔,生津止渴
	诃子		降火利咽
	五倍子		降火,止汗,固精止遗,止血,收湿敛疮
	罂粟壳		止痛
	肉豆蔻	涩肠止泻	温中行气
	赤石脂		止血,止带,生肌敛疮
	石榴皮		止血,驱虫
固精缩尿止带药	山茱萸	收涩固脱	补益肝肾
	莲子	补脾止泻,益肾固精收涩止带	养心安神
	芡实		除湿
	金樱子	固精缩尿	固崩止带,止泻
	覆盆子		益肾,养肝明目
	桑螵蛸		补肾助阳
	海螵蛸	止血,止带,涩精	制酸止痛,收湿敛疮
	椿皮	止血,止带,止泻	清热燥湿
固表止汗药	麻黄根	固表止汗	
	浮小麦		益气,除热
	糯稻根		退虚热,益胃生津

二、用药鉴别

需掌握五味子与乌梅、肉豆蔻与豆蔻,莲子与芡实的功用异同点。

三、思维拓展

《素问·至真要大论》指出"散者收之",结合该理论思考收涩药的临床应用及使用注意。

收涩药用药鉴别参考答案

收涩药思维拓展答题要点

收涩药自测题及答案

第二十四章

驱虫药

驱虫药 PPT

驱虫药图片

知识链接：驱虫药的现代应用

知识目标

1. 掌握药物：槟榔。
2. 熟悉药物：使君子、苦楝皮。
3. 了解药物：榧子、雷丸、南瓜子、鹤草芽。

一、含义

凡以驱除或杀灭人体内寄生虫为主要功效，用于治疗虫证的药物，称为驱虫药。

二、药性特点

驱虫药主入脾、胃、大肠经，部分药物具有一定的毒性，对人体内的寄生虫，特别是对肠道寄生虫有杀灭或麻痹作用，可促使其排出体外，故长于治疗蛔虫病、蛲虫病、绦虫病、钩虫病、姜片虫病等多种肠道寄生虫病。

三、功效主治

驱虫药以驱虫为主要功效，主治肠道寄生虫病，如蛔虫病、蛲虫病、绦虫病、钩虫病、姜片虫病等，症见不思饮食或多食善饥，嗜食异物，或绕脐腹痛，时发时止，或胃中嘈杂，呕吐清水，或肛门、鼻、耳瘙痒等；迁延日久，则见面色萎黄，形瘦腹大，青筋浮露，周身浮肿等。另有部分患者症状较轻，无明显表现，只在检查大便时才被发现。有些驱虫药物对机体其他部位的寄生虫，如血吸虫、阴道滴虫等亦有驱杀作用。个别驱虫药物兼具行气、消积、润肠等功效，可用治食积气滞、小儿疳积、便秘等。

四、配伍原则

应用驱虫药时，一般应配伍泻下药，以利虫体排出。此外，应根据寄生虫的种类及患者体质情况，选用适宜的驱虫药物，并视兼证的不同作相应的配伍。如兼有积滞者，可配消积导滞药；脾胃虚弱者，配健脾和胃药；兼热者，配清热药；兼寒者配温里药；体质虚弱者，须先补后攻或攻补兼施。

五、使用注意

驱虫药一般应在空腹时服用，使药物充分作用于虫体而保证疗效。驱虫药多具毒性，应用时须注意用量用法，以免损伤正气或中毒。素体虚弱、年老体弱者及孕妇慎用。对发热或腹痛剧烈者，暂不宜使用驱虫药，待症状缓解后再行应用。

槟 榔 Bīngláng

《名医别录》

为棕榈科植物槟榔 *Areca catechu* L. 的成熟种子。主产于海南、福建、云南等省。春末至秋初采收成熟果实。生用、炒用或炒焦用。

【药性】 苦、辛，温。归胃、大肠经。

【功效】 杀虫消积，行气利水，截疟。

【应用】

1. 肠道寄生虫病 本品驱虫谱广，可用治多种肠道寄生虫病。对绦虫疗效最佳，可单用本品 60 g，捣为末，以槟榔皮煎水调服，或与南瓜子配伍以增强疗效。治蛔虫病、蛲虫病，常与使君子、苦楝皮、雷丸等同用。治姜片虫病，常与乌梅、甘草等配伍。

2. 食积气滞，泻痢后重，小儿疳积 本品善能行气消积导滞。治食积气滞、腹胀便秘，常与木香、青皮、大黄等同用，如木香槟榔丸。治湿热泻痢、里急后重，须与黄连、白芍、木香等同用，如芍药汤。治小儿疳积，常与芦荟、使君子、胡黄连等同用。

3. 水肿，脚气肿痛 本品能行气利水。治疗水肿喘息、二便不利，常与商陆、泽泻、木通等同用，如疏凿饮子。治寒湿脚气肿痛，常与木瓜、吴茱萸、陈皮等配伍，如鸡鸣散。

4. 疟疾 本品尚有截疟之功，用于疟疾寒热、久发不止，常与常山、草果等同用，如截疟七宝饮。

【用法用量】 煎服，3～10 g。单用驱杀绦虫、姜片虫时，可用至 30～60 g。生用力佳，炒用力缓，鲜者优于陈久者。

【使用注意】 脾虚便溏、气虚下陷者忌用。孕妇慎用。

【文献摘要】

(1)《名医别录》："主消谷，逐水，除痰癖，杀三虫伏尸，疗寸白。"

(2)《药性论》："宣利五脏六腑壅滞，破坚满气，下水肿，治心痛，风血积聚。"

(3)《本草纲目》："治泻痢后重、心腹诸痛、大小便气秘、痰气喘息。疗诸疟，御瘴疠。"

使君子 Shǐjūnzǐ

《开宝本草》

为使君子科植物使君子 *Quisqualis indica* L. 的成熟果实。主产于广东、广西、四川等省。秋季果皮变紫黑时采收。生用或炒用。

【药性】 甘，温。归脾、胃经。

【功效】 杀虫消积。

【应用】

1. 蛔虫病，蛲虫病 本品味甘气香，有杀虫之效，善驱蛔虫及蛲虫，尤宜于小儿。轻者可单用本品炒香嚼服，或研末冲服；重者可与苦楝皮、槟榔等同用。

2. 小儿疳积 本品既能驱虫，又能健脾消积。治小儿疳积、面色萎黄、形瘦腹大、腹痛有虫者，常与胡黄连、神曲、麦芽等配伍，如肥儿丸；兼气滞腹胀，可配陈皮、枳壳、厚朴等；兼食积不化者，可配山楂、鸡内金、神曲等。

【用法用量】 煎服，9～12 g，捣碎入煎。亦可入丸、散。取仁炒香嚼服，6～9 g。小儿每岁 1～1.5 粒，每日总量不超过 20 粒。空腹服用，每日 1 次，连用 3 日。

【使用注意】 服药时忌饮热茶，否则易引起呃逆、腹泻。大量服用亦可致眩晕、呃逆、呕吐、腹泻等反应。

【文献摘要】

(1)《开宝本草》："主小儿五疳，小便白浊，杀虫，疗泻痢。"

(2)《本草纲目》："健脾胃，除虚热，治小儿百病疮癣。""忌饮热茶，犯之即泻。"

(3)《景岳全书》："凡小儿食此，亦不宜频而多，大约性滑，多则能伤脾也。"

苦楝皮 Kǔliànpí

《名医别录》

为楝科植物楝 *Melia azedarach* L. 或川楝 *Melia toosendan* Sieb. et Zucc. 的树皮及根皮。中国大部分地区均产楝，主产于湖北、安徽、江苏等地；川楝主产于四川、贵州、湖南等地。春、秋二季剥取。切丝，生用。

【药性】 苦，寒。有毒。归肝、脾、胃经。

【功效】 杀虫疗癣。

【应用】

1. 肠道寄生虫病 本品有较强的杀虫作用。治蛔虫病，可单用水煎或熬膏服用，亦可与使君子、槟榔等同用，如化虫丸。治蛲虫病，可与百部、乌梅同用，煎取浓汁于晚间作保留灌肠，连用 2～4 天。治钩虫病，可与石榴皮同用。治绦虫病，可配槟榔。

2. 疥癣湿疮 本品能清热燥湿，杀虫疗癣。治疥疮头癣、湿疮湿疹，可单用本品研末，用醋或猪脂调涂患处，或煎汤浴洗。

【用法用量】 煎服，3～6 g，因有效成分难溶于水，需文火久煎。外用适量。

【使用注意】 不宜过量或持续服用。脾胃虚寒者慎用，孕妇及肝肾功能不全者忌用。

【文献摘要】

(1)《名医别录》："疗蛔虫，利大肠。"

(2)《日华子本草》："治游风热毒、风疹恶疮疥癫、小儿壮热，并煎汤浸洗。"

(3)《滇南本草》："根皮杀小儿寸白虫。"

雷 丸 Léiwán

《神农本草经》

为白蘑科真菌雷丸 *Omphalia lapidescens* Schroet. 的菌核。主产于四川、贵州、云南等地。秋季采挖，晒干。粉碎，生用。不得蒸煮或高温烘烤。

【药性】　微苦，寒。归胃、大肠经。

【功效】　杀虫消积。

【应用】

1. 肠道寄生虫病　本品对多种肠道寄生虫均有驱杀作用，以驱杀绦虫效果最佳。治绦虫，可单用研末吞服。治钩虫、蛔虫，与槟榔、牵牛子、苦楝皮等同用，如追虫丸。治蛲虫，与大黄、牵牛子配伍。

2. 小儿疳积　本品能杀虫消疳。治小儿疳积，常配伍使君子、榧子、槟榔等，如雷丸散。

【用法用量】　入丸、散，15～21 g。一次 5～7 g，饭后温开水调服，一日 3 次，连服 3 天。

【使用注意】　因本品有效成分为蛋白酶，加热至 60℃ 左右即易于破坏而失效，故不宜入煎剂。脾胃虚寒者慎服。

【文献摘要】

（1）《神农本草经》："主杀三虫，逐毒气，胃中热。"

（2）《名医别录》："逐邪气，恶风汗出，除皮中热，结积，蛊毒，白虫、寸白自出不止。"

（3）《本草求真》："功专入胃除热，消积化虫，故凡湿热内郁，癫痫狂走，汗出恶风，虫积殆甚，腹大气胀，虫作人声者，服之即能有效。"

榧　子　Fěizǐ

《名医别录》

为红豆杉科植物榧 *Torreya grandis* Fort. 的成熟种子。主产于安徽、福建、江苏等省。秋季种子成熟时采收。生用或炒用，用时捣碎。

【药性】　甘，平。归肺、胃、大肠经。

【功效】　杀虫消积，润肺止咳，润肠通便。

【应用】

1. 肠道寄生虫病　本品能杀虫消积，为驱虫常用药。治蛔虫，常与使君子、苦楝皮同用。治钩虫，可单用，亦可与槟榔、雷丸同用。治绦虫，可与槟榔、南瓜子同用。治胆道蛔虫、腹痛剧烈，可与乌梅、木香、枳壳等同用。

2. 肺燥咳嗽　本品能润肺止咳。治肺燥咳嗽，痰少而黏，常与川贝母、瓜蒌子、北沙参等同用。

3. 肠燥便秘　本品有润肠通便之效。治肠燥便秘，常与火麻仁、郁李仁、瓜蒌子等同用。

【用法用量】　煎服，9～15 g。炒熟嚼服，每次 15 g。

【使用注意】　大便溏泄者不宜用。

【文献摘要】

（1）《名医别录》："主五痔，去三虫蛊毒。"

（2）《日用本草》："杀腹间大、小虫，小儿黄瘦、腹中有虫积者食之即愈。又带壳细嚼食下，消痰。"

（3）《本草备要》："润肺，杀虫。"

南瓜子　Nánguāzǐ

《现代实用中药》

为葫芦科植物南瓜 *Cucurbita moschata*（Duch. ex Lam.）Duch. ex Poir. 的种子。中国各地均产。夏、秋季果实成熟时采收。生用，用时捣碎或研粉。

【药性】　甘，平。归胃、大肠经。

【功效】　杀虫。

【应用】

绦虫病　本品有杀虫作用，且味甘性平，不伤正气。治绦虫，可单用新鲜南瓜子研烂，加水、冰糖或蜂蜜调匀，空腹顿服；若与槟榔同用，则疗效更佳。

此外，南瓜子仁研末服，亦可用治蛔虫及血吸虫病。本品与花生仁、核桃仁共服，可用于营养不良、面色萎黄及小儿疳积的治疗。

【用法用量】　研粉，60～120 g。冷开水调服。

【文献摘要】

（1）《现代实用中药》："驱杀绦虫。"

（2）《安徽药材》："能杀蛔虫。"

鹤草芽　Hècǎoyá

《中华医学杂志》

为蔷薇科植物龙芽草 *Agrimonia pilosa* Ledeb. 的带短小根茎的冬芽（地下根茎芽）。中国南北各地均有分布，尤多产于浙江、江苏、湖北等省。冬、春季新株萌发前采收。研粉，生用。

【药性】　苦、涩，凉。归肝、小肠、大肠经。

【功效】　杀虫。

【应用】

绦虫病　本品善驱杀绦虫，兼有泻下作用，有利于虫体排出，为治绦虫病要药。可单用研粉，晨起空腹顿服，一般服药后5～6 h 可排出虫体。此外，本品制成栓剂，治滴虫性阴道炎，有一定疗效。

【用法用量】　研粉，晨起空腹顿服，30～45 g，小儿 0.7～0.8 g/kg。

【使用注意】　有效成分不溶于水，故不宜入煎剂。部分患者服药后可见恶心呕吐，头晕冷汗等症状，一般可自行缓解。

表 24-0-1　驱虫药的参考药

药名	药性	功效	主治	用法用量	备注
鹤虱	苦、辛，平。有小毒。归脾、胃经	杀虫消积	多种肠道寄生虫病	煎服，3～9 g。或入丸、散。外用适量	本品有小毒，服后可有头晕耳鸣，恶心腹痛等反应，故孕妇、腹泻者忌用
芜荑	辛、苦，温。归脾、胃经	杀虫消积	多种肠道寄生虫病；小儿疳积	煎服，3～10 g。入丸、散，每次 2～3g。外用适量	脾胃虚弱者慎服

学习小结

一、知识要点

药名	相同点	不同点
槟榔		消积,行气利水,截疟
使君子		消积
苦楝皮		疗癣
榧子	杀虫	润肺止咳,润肠通便
雷丸		消积
南瓜子		
鹤草芽		

二、思维拓展

《本草纲目》记载:"使君子既能杀虫,又益脾胃……为小儿诸病要药。"但其使用不当,亦可引起不良反应,应如何合理使用使君子?

驱虫药思维拓展答题要点

驱虫药自测题及答案

第二十五章

涌 吐 药

涌吐药 PPT

知识目标

1. 熟悉药物：常山、瓜蒂。
2. 了解药物：藜芦。

一、含义

凡以促使呕吐为主要功效，用于治疗毒物、宿食、痰涎等停滞胃脘或胸膈以上所致病证的药物，称为涌吐药，又叫催吐药。

二、性能特点

涌吐药性偏寒凉，多具苦味，主归胃经，均有毒性。作用趋向偏于升浮，具升散涌泄之性，对胃有强烈的刺激作用，能引起呕吐，使停留于胃脘或胸膈以上的毒物、宿食、痰涎等病邪从口涌泄而去。

三、功效与主治

涌吐药以涌吐为主要作用，通过涌吐，使毒物、宿食、痰涎等从口涌泄而出。主治误食毒物，尚停留胃中；或宿食停滞，尚未入肠，胃脘胀痛；或痰涎壅盛，阻于胸膈或咽喉，呼吸急促；或痰浊蒙蔽清窍所致的癫痫、发狂等。涌吐药物的运用，属于中医"八法"中的吐法，目的是因势利导，驱邪外出。此即《素问·阴阳应象大论》所谓："其高者，因而越之。"

四、配伍原则

使用本章药物时，应根据患者的病情及体质情况选择合适的催吐药。应用涌吐作用峻猛的药物时，可考虑配伍能降低其烈性与毒性的药物。

五、使用注意

本章药物均有毒性，作用强烈，易败胃伤中，损津耗气，故只用于体壮邪实者。凡年老体弱、小儿、妇女胎前产后，以及高血压、心脏病、肺结核、慢性咳喘、出血证、动脉瘤、胃溃疡及贫血等人均当忌用。宜从小剂量开始，逐渐增加剂量，切忌骤用大量。应中病即止，不可连服或久服，谨防过量中毒或涌吐太过，反伤正气。若用药后不吐或未达到必要的呕吐程度，可饮热开水以助药力，或用翎毛探喉以助涌吐。若药后呕吐不止，应立即停药，并积极采取措施止呕。吐后宜适当休息，不应马上进食，胃肠功能恢复后，再进易消化的食物，以养胃气，忌食油腻辛辣及不易消化食物。

本章药物因毒性较大，作用峻猛，药后患者反应强烈而痛苦不堪，故现代临床已很少使用。

常　山　Chángshān

《神农本草经》

为虎耳草科植物常山 *Dichroa febrifuga* Lour. 的根。主产于四川、贵州、湖南等地。秋季采挖。切片，生用或炒用，或酒炙用。

【药性】　苦、辛，寒。有毒。归肺、肝、心经。

【功效】　涌吐痰涎，截疟。

【应用】

1. 胸中痰饮停聚证　本品性善上行，有涌吐之功。古人治胸中痰饮停积，胸膈痞塞，欲吐而不能吐者，常以本品与甘草同用，水煎和蜜温服。

2. 疟疾　本品能祛痰截疟，适用于各种疟疾，尤长于治疗间日疟、三日疟，常与槟榔、草果、青皮等配伍，如截疟七宝饮。

【用法用量】　煎服，5～9 g。入丸、散酌减。涌吐宜生用，截疟宜酒制用。治疟疾宜在寒热发作前半天或 2 h 服用，并配伍槟榔、半夏、生姜等以减轻其致吐的副作用。

【使用注意】　有催吐副作用，用量不宜过大；体虚之人及孕妇不宜用。

【文献摘要】

（1）《神农本草经》："主伤寒寒热、温疟、鬼毒、胸中痰结、吐逆。"

（2）《药性论》："治诸疟，吐痰涎。"

（3）《本草纲目》："常山、蜀漆有劫痰截疟之功，须在发散表邪及提出阳分之后，用之得宜，神效立见；用失其法，真气必伤。""常山生用则上行必吐，酒蒸炒熟则气稍缓，少用亦不致吐也。"

瓜　蒂　Guādì

《神农本草经》

为葫芦科植物甜瓜 *Cucumis melo* L. 的果柄。中国各地均产。夏季采收成熟果实。生用。

【药性】　苦，寒。有毒。归胃经。

【功效】　涌吐痰食，祛湿退黄。

【应用】

1. 痰热壅滞，宿食停积，误食毒物　本品可引吐热痰、宿食、毒物等，为临床常用的涌吐药。治痰热郁于胸中之癫痫发狂，宿食停积之胸脘胀满，误食毒物不久，尚停留于胃者，均可单用本品取吐，或与赤小豆为散，用香豉煎汁送服，即瓜蒂散。

2. 湿热黄疸　本品能祛湿退黄。治湿热黄疸，多单用研末，吹入鼻中，令鼻中黄水流出，可引去湿热而达退黄之效；亦可单用本品煎汤内服，或研末内服，均有退黄作用。

【用法用量】　煎服，2～5 g。或入丸、散，每次 0.3～1 g。外用适量。

【使用注意】　体虚、胃弱、失血、上部无实邪者及孕妇忌用。

【文献摘要】

（1）《神农本草经》："咳逆上气，及食诸果不消，病在胸腹中，皆吐下之。"

（2）《名医别录》："疗黄疸。"

（3）《本草纲目》："吐风热痰涎，治风眩头痛、癫痫喉痹、头目有湿气。"

藜　芦　Lílú

《神农本草经》

为百合科植物黑藜芦 *Veratrum nigrum* L. 等同属多种植物的根及根茎。主产于山西、河南、山东等地。5～6月未抽花茎前采挖。生用。

【药性】　辛、苦，寒。有毒。归肺、肝、胃经。

【功效】　涌吐风痰，杀虫疗疮。

【应用】

1. 中风痰壅，癫痫喉痹，误食毒物　本品内服有强烈的催吐作用，善涌吐风痰。治中风痰壅、癫痫惊狂，或误食毒物不久，尚停留于胃者，可与瓜蒂、防风研末为散服，即三圣散。治咽喉肿痛、喉痹不通，可配猪牙皂、白矾、雄黄等。

2. 疥癣秃疮　本品外用有杀虫疗疮功效。治疥癣秃疮，可用本品研末，猪脂调涂。

【用法用量】　入丸、散服，0.3～0.9 g。外用适量。

【使用注意】　本品有毒，内服宜慎。失血体弱者及孕妇忌服。不宜与细辛、白芍、赤芍、人参、沙参、丹参、玄参、苦参等同用。

【文献摘要】

（1）《神农本草经》："主蛊毒……头疡、疥瘙、恶疮、杀诸虫毒。"

（2）《药性论》："治恶风疮、疥癣、头秃、杀虫。"

（3）《图经本草》："大吐上膈风涎，暗风痫病。"

表 25-0-1　涌吐药的参考药

药名	药性	功效	主治	用法用量	备注
胆矾	酸、涩、辛，寒。有毒。归肝、胆经。	涌吐痰涎，解毒收湿，祛腐蚀疮。	癫痫喉痹，误食毒物；疮疡肿毒不溃，胬肉疼痛。	温水化服，0.3～0.6g，或入丸、散。催吐，限服1次。外用适量。	体虚者忌用。内服对口腔、胃黏膜有损害，以外用为宜。

学习小结

一、知识要点

药名	相同点	不同点
常山	涌吐痰涎	截疟
瓜蒂		祛湿退黄
藜芦		杀虫疗疮
胆矾		解毒收湿，祛腐蚀疮

二、思维拓展

涌吐药均具毒性，应如何合理用药？

涌吐药思维拓展答题要点

涌吐药自测题及答案

第二十六章

攻毒杀虫止痒药

攻毒杀虫止痒药 PPT

攻毒杀虫止痒药图片

知识链接：中药中的矿物药

知识目标

1. 掌握药物：硫黄、雄黄。
2. 熟悉药物：蛇床子、白矾、蟾酥。
3. 了解药物：蜂房、土荆皮、大蒜。

一、含义

凡以攻毒疗疮、杀虫止痒为主要功效，常用以治疗疮痈疔毒、虫蛇咬伤、疥癣、湿疹等病证的药物，分别称为攻毒药及杀虫止痒药，统称攻毒杀虫止痒药。

因上述药物均以外用为主，许多药物在功效上有交叉，故将其并为一章介绍。

二、性能特点

本章药物以外用为主，其性味、归经与其外用功效之间没有必然联系，多与各药内服功效的适应证有关，故缺乏共性，多数具有一定的毒性。

三、功效主治

本章药物具有攻毒疗疮、杀虫止痒等作用，主要适用于疮痈疔毒、虫蛇咬伤、疥癣、湿疹等病证。

四、配伍原则

治疗疮疡时应根据不同的病理阶段，作适当的配伍。如疮疡初期，应配伍清热解毒药，以促其消散；疮疡中期脓成未溃者，应配伍溃疮托毒药，以促其溃破排脓；后期正气不足、久溃不敛者，当配补气药，以促进生肌收口。治疗疥癣、湿疹等，可配伍其他祛风、燥湿、止痒药。治疗肿瘤时，可根据患者的具体情况，随证配伍。

五、使用注意

中药外用方法很多，常见的有研末外撒，煎汤洗渍，用油脂及水调敷，制成软膏涂抹，热敷，浴泡，含漱，制成药捻、栓剂栓塞等。外用本类药物时，应根据所治疾病及所用药物的不同选择适宜的给药方法，以提高疗效。内服时，常作丸散剂应用，使其缓慢溶解吸收，且便于掌握剂量。多具毒性，无论外用或内服，均应严格掌握剂量及用法，以防发生毒副反应。制剂时应严格遵守炮制、制剂法度，确保用药安全。

<h2 style="text-align:center">硫 黄 Liúhuáng</h2>

《神农本草经》

为自然元素类矿物硫族自然硫。主产于山西、山东、陕西等地。采挖后加热熔化，除去杂质；或用含硫矿物经加工制得。生硫黄只作外用，内服常与豆腐同煮至豆腐显黑绿色时取出阴干用。

【药性】 酸，温。有毒。归肾、大肠经。

【功效】 外用攻毒杀虫疗疮，内服补火助阳通便。

【应用】

1. 疥癣，湿疹，阴疽疮疡 本品外用能攻毒杀虫止痒，为皮肤科外用之良药。尤长于治疗疥疮，常单用硫黄粉，用麻油或凡士林调涂。治酒渣鼻、粉刺，常与大黄配伍；硫黄酸温有毒，可解毒杀虫止痒，大黄苦寒清泄，可清热活血消肿，二者相配，外用可清热杀虫、燥湿止痒。治顽癣瘙痒，可与轻粉、冰片等为末，加香油、面粉为膏，涂敷患处。治湿疹瘙痒，常与枯矾等配伍。治阴疽疮疡，可与荞麦面、白面为末贴敷患处，如真君妙贴散。

2. 阳痿，虚喘冷哮，虚寒便秘 本品内服能补火助阳通便。治肾阳不足、阳痿足冷，常与鹿茸、补骨脂、巴戟天等同用。治肾不纳气之虚喘冷哮，可配附子、肉桂、沉香等，如黑锡丹。治虚寒便秘，常与半夏同用，即半硫丸。

【用法用量】 外用适量，研末油调，涂敷患处。内服，1.5～3 g，炮制后入丸散服。

【使用注意】 阴虚火旺者及孕妇忌服。不宜与芒硝、玄明粉同用。

【文献摘要】

(1)《神农本草经》："主妇人阴蚀、疽痔、恶血，坚筋骨，除头秃。"

(2)《药性论》："能下气，治脚弱腰肾久冷。""生用治疥癣及寒热咳逆，炼服主虚损泄精。"

(3)《本草纲目》："主虚寒久痢、滑泄、霍乱，补命门不足，阳气暴绝，阴毒伤寒，小儿慢惊。"

<h2 style="text-align:center">雄 黄 Xiónghuáng</h2>

《神农本草经》

为硫化物类矿物雄黄的矿石，主含二硫化二砷（As_2S_2）。主产于广东、湖南、湖北等地。采挖后除去杂质。水飞，生用。切忌火煅。

【药性】 辛，温。有毒。归肝、大肠经。

【功效】 解毒杀虫，燥湿祛痰，截疟。

【应用】

1. 痈肿疔疮，湿疹疥癣，蛇虫咬伤 本品攻毒杀虫作用较强，兼有燥湿之功。治痈肿疔疮，常与乳香、没药、麝香同用，即醒消丸。治湿疹疥癣，可与白矾等份，共研为末，用茶水调敷，即二味拔毒散。治蛇虫咬伤，可单用本品，用香油调涂。

2. 虫积腹痛 本品的杀虫作用又可用治寄生虫病。治蛔虫等肠道寄生虫病引起的虫积腹痛，可与牵牛子、槟榔等同用。治蛲虫所致的肛门瘙痒，可单用本品研粉，用凡士林调膏，以纱布塞于肛内。

此外，本品内服尚有祛痰、截疟之功，古代用治哮喘，疟疾等，今已少用。

【用法用量】 外用适量，研末撒敷，或用香油调敷。入丸、散服，$0.05 \sim 0.1$ g。

【使用注意】 内服宜慎，不可久服。外用不宜大面积涂擦及长期持续使用。孕妇禁用。切忌火煅，火煅后分解为三氧化二砷（As_2O_3），有剧毒。

【文献摘要】

（1）《神农本草经》："主寒热、鼠瘘、恶疮、疽痔、死肌，杀百虫毒。"

（2）《日华子本草》"治疥癣、风邪、癫痫、岚瘴、一切蛇虫犬兽伤咬。"

（3）《本草纲目》："雄黄，乃治疮杀毒要药也。"

蛇床子 Shéchuángzǐ

《神农本草经》

为伞形科植物蛇床 *Cnidium monnieri*（L.）Cuss. 的成熟果实。中国各地均产，以河北、山东、浙江等地产量较大。夏、秋二季果实成熟时采收，晒干。生用。

【药性】 辛、苦，温。有小毒。归肾经。

【功效】 杀虫止痒，燥湿祛风，温肾壮阳。

【应用】

1. 皮肤瘙痒，阴痒带下，湿疹疥癣 本品有杀虫止痒、燥湿祛风作用，为治瘙痒性皮肤病的常用药，每与黄柏、苦参、地肤子等同用。治妇女阴痒、男子阴囊湿痒，可单用或配白矾、黄柏、苦参等煎汤外洗。治肾虚之寒湿带下，可与鹿角胶、五味子、山茱萸等配伍，为丸内服。治湿疹疥癣，可配苦参、地肤子、苦楝皮等煎水泡洗患处。

2. 湿痹腰痛 本品能散寒祛风燥湿。治湿痹腰痛，常与杜仲、牛膝、续断等同用。

3. 肾虚阳痿，宫冷不孕 本品内服能温肾暖宫、壮阳起痿。治肾阳不足、男子阳痿不育，常配伍枸杞子、淫羊藿、肉苁蓉等。治女子下元不足、宫冷不孕，可配菟丝子、五味子等同用，即三子丸。

【用法用量】 煎服，$3 \sim 10$ g。外用适量，多煎汤熏洗或研末调敷。

【使用注意】 阴虚火旺、下焦有湿热者不宜内服。

【文献摘要】

（1）《神农本草经》："主男子阴痿湿痒、妇人阴中肿痛，除痹气，利关节、癫痫、恶疮。"

（2）《名医别录》："温中下气，令妇人子脏热，男子阴强，好颜色，令人有子。"

（3）《药性论》："治男子、女人虚，湿痹，毒风，顽痛，去男子腰疼。浴男子阴，去风冷，大益阳事。主大风身痒，煎汤浴之瘥。疗齿痛及小儿惊痫。"

白 矾 Báifán

《神农本草经》

为硫酸盐类矿物明矾石经加工提炼制成，主含含水硫酸铝钾 ［$KAl(SO_4)_2 \cdot 12H_2O$］。

主产于安徽、浙江、山西等地。用时捣碎，生用或煅用。煅后称枯矾。

【药性】 酸、涩，寒。归肺、脾、肝、大肠经。

【功效】 外用解毒杀虫，燥湿止痒；内服止血止泻，祛除风痰。

【应用】

1. 疥癣、湿疹、疮疡 本品外用能解毒杀虫，燥湿止痒。治疥癣瘙痒，常与硫黄、轻粉等同用。治湿疹瘙痒、抓破后黄水淋沥，可单用化水洗患处，或与煅石膏、黄连等同用。治口疮聤耳，可与硫黄、乳香等合用。治痔疮脱肛，现代临床常用以白矾、五倍子为主组成的消痔灵注射液。

2. 出血证 本品内服外用均有收敛止血作用。治吐衄下血、外伤出血，配儿茶研末，内服外用均可。治便血痔血、崩漏下血，常与五倍子、地榆等同用。

3. 久泻久痢 本品内服能涩肠止泻。治久泻久痢，可与五味子、诃子等配伍，如玉关丸。

4. 中风痰厥，癫痫癫狂 本品能祛风痰，开窍闭。治中风痰厥、喉中痰声漉漉、神昏失语，与猪牙皂为散，用温开水灌服，即稀涎散。治痰壅心窍、癫痫发狂，配郁金为末，薄荷糊丸服，即白金丸。

【用法用量】 外用适量，研末调敷，或化水洗患处。入丸、散服，0.6～1.5 g。

【使用注意】 体虚胃弱、无湿热痰火者忌服。

【文献摘要】

(1)《神农本草经》："主寒热泄痢、白沃、阴蚀、恶疮、目痛，坚齿骨。"

(2)《日华子本草》："除风去劳，消痰止渴，暖水脏，治中风失音、疥癣。"

(3)《本草纲目》："矾石之用有四：吐利风热之痰涎，取其酸苦涌泄也；治诸血痛、脱肛、阴挺、疮疡，取其酸涩而收也；治痰饮、泄痢、崩带、风眼，取其收而燥湿也；治喉痹、痈疽、中蛊、蛇虫伤螫，取其解毒也。"

【附药】

皂矾

为硫酸盐类矿物水绿矾的矿石。主含含水硫酸亚铁（$FeSO_4 \cdot 7H_2O$）。性味酸，凉。归肝、脾经。功能解毒燥湿，杀虫，补血。适用于黄肿胀满、疳积久痢、肠风便血、血虚萎黄，湿疮疥癣，喉痹口疮。煎服，0.8～1.6 g；外用适量。孕妇慎用。

蟾 酥 Chánsū

《药性论》

为蟾蜍科动物中华大蟾蜍 *Bufo bufo gargarizans* Cantor 或黑眶蟾蜍 *Bufo melanostictus* Schneider 的耳后腺分泌液经加工干燥而成。主产于河北、山东、四川等地。夏、秋二季捕捉。生用。

【药性】 辛，温。有毒。归心经。

【功效】 解毒，止痛，开窍醒神。

【应用】

1. 痈疽疔疮，咽喉肿痛，牙痛 本品内服、外用均有良好的攻毒散结、消肿止痛作用。治痈疽疔疮、恶疮肿毒，常配雄黄、麝香、朱砂等为丸，葱白汤送服，如蟾酥丸。治咽喉肿痛、烂喉丹痧、喉风乳蛾等，常与牛黄、雄黄、冰片等同用，如六神丸。治各种牙痛，可单用本品研细少许点患处。

2. 痧胀腹痛，神昏吐泻 本品辛温走窜，有辟秽化浊、开窍醒神作用。治夏伤暑湿秽浊之气，或饮食不洁所致的痧胀腹痛、吐泻不止，甚至昏厥等，常与麝香、丁香、苍术等同用。

【用法用量】 多入丸散，0.015～0.03 g。外用适量。

【使用注意】 本品有毒，内服不可过量。外用切勿入目。孕妇忌用。

【文献摘要】

(1)《药性论》："治脑疳，以奶汁调，滴鼻中。"

(2)《本草汇言》："疗疳积，消臌胀，解疗毒之药也。能化解一切瘀郁壅滞诸疾，如积毒、积块、积脓、内疗痈肿之证，有攻毒拔毒之功。"

(3)《本草便读》："善开窍避恶搜邪，惟诸闭证救急诸药方中用之，以开其闭。然服食总宜谨慎，试以少许置肌肤，顿时起泡蚀烂，其性可知。研末时鼻闻之，即嚏不止，故取嚏药中用之。"

【附药】

蟾皮

为蟾蜍科动物中华大蟾蜍或黑眶蟾蜍等的皮。辛，凉。有小毒。功能清热解毒，利水消胀。适用于疮痈肿毒、疳积腹胀、瘰疬痰核、肿瘤等。煎服，3～6 g。研末入丸、散，每次0.3～0.9 g。外用适量，研末调敷患处，或以鲜皮外贴患处。

蜂 房 Fēngfáng

《神农本草经》

为胡蜂科昆虫果马蜂 *Ploistes olivaceous* （DeGeer）、日本长脚胡蜂 *Ploistes japonicus* Saussure 或异腹胡蜂 *Parapolybia varia* Fabricius 的巢。中国各地均产，南方较多。秋、冬二季采收。剪块，生用。

【药性】 甘，平。归胃经。

【功效】 攻毒杀虫，祛风止痛。

【应用】

1. 疮疡肿毒，瘰疬痰核，疥疮头癣 本品能攻毒杀虫、疗疮止痛。外用、内服均可。治痈疽初起，常与生南星、生草乌、赤小豆等共为细末，用米醋调涂。治瘰疬痰核，常与蛇蜕、黄丹、玄参等熬膏外用。治疥疮头癣，可单用为末，用猪油调涂。

2. 风湿痹痛，牙痛，风疹瘙痒 本品能祛风止痒止痛。治风湿痹痛，可与川乌、草乌同用，用乙醇浸泡外涂痛处。治各种牙痛，可配细辛水煎漱口用。治风疹瘙痒，常与蝉衣、苦参等同用。

此外，本品尚可用治癌肿，常与莪术、全蝎、僵蚕等配用。

【用法用量】 外用适量，研末调敷，或煎水漱口，或熏洗患处。煎服，3～5 g。

【文献摘要】

(1)《神农本草经》："主惊痫瘈疭、寒热邪气、癫疾、肠痔。"

(2)《日华子本草》："治牙齿疼、痢疾、乳痈、蜂叮、恶疮。"

（3）《本草纲目》："露蜂房，阳明药也。外科、齿科及他病用之者，亦皆取其以毒攻毒，兼杀虫之功耳。"

土荆皮 Tǔjīngpí

《本草纲目拾遗》

为松科植物金钱松 *Pseudolarix amabilis* （Nelson） Rehd 的根皮或近根树皮。主产于江苏、浙江、安徽等地。夏季剥取。切丝，生用。

【药性】 辛，温。有毒。归肺、脾经。

【功效】 杀虫疗癣，祛湿止痒。

【应用】

疗癣瘙痒 本品有良好的杀虫疗癣、祛湿止痒作用。治各种癣证，如头癣、体癣、手足癣等，可单用浸酒涂擦或研末加醋调敷。现代多制成 10%～50% 土荆皮酊，或与水杨酸、苯甲酸等制成复方土荆皮酊外用。

此外，本品单用浸酒外擦，或配苦参、黄柏等同用，亦可用治湿疹瘙痒。

【用法用量】 外用适量，用酒或醋浸涂擦，或研末调涂患处。

【使用注意】 只供外用，不可内服。

【文献摘要】

《本草纲目拾遗》："其皮治一切血，杀虫瘑癣，合芦荟香油调搽。"

大 蒜 Dàsuàn

《名医别录》

为百合科植物大蒜 *Allium sativum* L. 的鳞茎。中国各地均有栽培。夏季叶枯时采挖。生用。

【药性】 辛，温。归脾、胃、肺经。

【功效】 解毒消肿，杀虫止痒，止痢。

【应用】

1. 痈肿疔毒，疗癣瘙痒 本品外用有解毒消肿、杀虫止痒作用。治痈肿初起，可切片贴患处，再用艾火灸之。治疗癣瘙痒，可用大蒜切片外擦或捣烂外敷。

2. 肺痨顿咳，泄泻痢疾 本品内服能解毒、杀虫、止痢。治肺痨咳血，可用本品煮粥，送服白及粉。治顿咳，可将本品捣烂，凉开水浸泡 12 h 后，过滤取液，加白糖调服。治泄泻、痢疾，可单用本品生食，或煎汤内服；若属湿热泻痢，亦可与黄连、黄柏等配伍。

3. 钩虫病，蛲虫病 本品的杀虫作用，尚可治寄生虫病，常与槟榔、苦楝皮、使君子等同用。将大蒜捣烂，加茶油少许，于睡前涂于肛门周围，可治蛲虫病。

【用法用量】 外用适量，捣烂外敷，或切片涂擦，或隔蒜艾灸。煎服，9～15 g。或生食，或捣汁，或制成糖浆服。

【使用注意】 外敷不可太久，以免引起皮肤发红、灼热甚至起泡。有目、舌、喉、口齿诸疾及阴虚火旺者不宜服。孕妇忌灌肠用。

【文献摘要】

（1）《名医别录》："散痈肿蜃疮，除风邪，杀毒气。"

（2）《本草经集注》："散痈肿……除风邪，杀毒气。"

（3）《本草纲目》："其气熏烈，能通五脏，达诸窍，去寒湿，辟邪恶，消痈肿，化癥积肉食，此其功也。"

表 26-0-1　攻毒杀虫止痒药的参考药

药名	药性	功效	主治	用法用量	备注
樟脑	辛，热。有毒。归心、脾经	除湿杀虫，温散止痛，开窍辟秽	疥癣瘙痒，湿疮溃烂；跌打伤痛，龋齿牙痛；痧胀腹痛，神昏吐泻	外用适量，研末撒布或调敷。内服入丸、散，或用酒化服，每次 0.1～0.2 g	本品有毒，内服宜慎。气虚阴亏、有实热者及孕妇忌服
木鳖子	苦，微甘，凉。有毒。归肝、脾、胃经	攻毒疗疮，散结消肿	疮疡肿毒，瘰疬痰核，痔疮肿痛，干癣秃疮	内服，0.5～1 g，多入丸、散。外用适量，研末调敷，磨汁涂或煎水熏洗	孕妇及体虚者忌服

学习小结

一、知识要点

药名	相同点	不同点
硫黄	攻毒杀虫	外用疗疮，内服补火助阳通便
雄黄		燥湿祛痰，截疟
蛇床子		止痒，燥湿祛风，温肾壮阳
白矾		外用燥湿止痒；内服止血止泻，祛除风痰
蟾酥		止痛，开窍醒神
蜂房		祛风止痛
土荆皮		疗癣，祛湿止痒
大蒜		消肿，杀虫止痒，止痢

二、用药鉴别

需掌握硫黄与雄黄的功用异同点。

三、思维拓展

攻毒杀虫止痒药的用法及使用注意有何特点？

攻毒杀虫止痒药用药鉴别参考答案　　攻毒杀虫止痒药思维拓展答题要点　　攻毒杀虫止痒药自测题及答案

第二十七章

拔毒化腐生肌药

拔毒去腐生肌药 PPT

📚 **知识目标**

1. 掌握药物：升药。
2. 熟悉药物：炉甘石、砒石。
3. 了解药物：硼砂、轻粉、铅丹。

一、含义

凡以拔毒化腐、生肌敛疮为主要功效，用于治疗外科痈疽疮疡的药物，称为拔毒化腐生肌药。

二、性能特点

本章药物多为矿石、重金属类之品，多具辛味，性多偏寒，多具有毒性，性峻力猛，善于拔毒化腐、攻毒蚀疮，能收"以毒攻毒"之功。

三、功效主治

本章药物以拔毒化腐、生肌敛疮为主要作用，主治外科痈疽疮疡，症见溃后脓出不畅，或溃后腐肉不脱、新肉难生、伤口久不收口等。部分药物兼有解毒、收湿、退翳等功效，可用于治疗癌肿、梅毒、湿疹瘙痒、口疮、目赤翳障等。

四、配伍原则

本章药物多以外用为主，可根据病情及用途而选用适当的方法，如研末外撒，加油调敷，制膏涂抹，或制成药捻，或外用膏剂贴敷，或点眼、吹喉、滴耳等。可单用，亦可结合病情配伍相应的药物。

五、使用注意

本章药物多有剧烈毒性或强刺激性，应严格控制剂量和用法；外用也不可过量或过久应用，宜从低浓度、小面积开始试用，尽可能避免刺激，用药过程中如发现有不良反应，应立刻停药或更换其他药物；具有较强刺激性的药物还应避免在头面及黏膜上使用，以确保使用安全。含砷、汞、铅类的药物毒副作用甚强，更应严加注意。

升　药　Shēngyào

《外科大成》

为水银、火硝、白矾各等份混合升华制成。红色者为"红升"，黄色者为"黄升"。主产于河北、湖北、湖南等地。研细末入药。

【药性】　辛，热。有大毒。归肺、脾经。

【功效】　拔毒，去腐。

【应用】

痈疽恶疮　本品功擅拔毒去腐排脓，为外科常用之品，多与煅石膏研末外用以治疗痈疽溃后，脓出不畅，腐肉不去，新肉难生。病情不同，两药用量比例亦不同。煅石膏与升药之比为9∶1者，名九一丹，收湿生肌作用较强，但拔毒去腐之力较弱，适用于疮疡后期、脓毒较轻、疮口不敛者。煅石膏与升药之比为5∶5者，名五五丹，拔毒去腐排毒力较强，适用于疮疡中期，脓毒较盛者。煅石膏与升药之比为1∶9者，名九转丹，拔毒去腐排毒力最强，适用于痈疽初溃、脓毒极盛、腐肉不去者。可将药物撒布患处，亦可将药物黏附于纸捻上插入脓腔内。

此外，本品也可用治湿疮、黄水疮、顽癣、梅毒等。

【用法用量】　外用适量。常与煅石膏配伍，研末外用，不用纯品。

【使用注意】　本品有大毒，只供外用，不可内服。外用亦不可过量或持续使用。疮疡腐肉已去或脓水已尽者，不宜用。孕妇及体虚者忌用。

【文献摘要】

(1)《外科大成》："治一切顽疮，及杨梅粉毒、喉疳、下疳、痘子毒。"

(2)《疡医大全》："提脓长肉。"

(3)《沈氏经验方》："治痈疽烂肉未清、脓水未净。"

炉甘石　Lúgānshí

《外丹本草》

为碳酸盐类矿物方解石族菱锌矿，主含碳酸锌（$ZnCO_3$）。主要产于广西、湖南、四川等地。全年可采。打碎，生用或煅后水飞用。

【药性】　甘，平。归肝、脾经。

【功效】　解毒明目退翳，收湿止痒敛疮。

【应用】

1. 目赤肿痛，目生翳膜　本品有良好的解毒明目退翳之功，为眼科外用之常品。治目赤暴肿，可与玄明粉等分为末，化水点眼。治风眼流泪，可与海螵蛸、冰片为细末点眼。治目生翳膜，可与青矾、朴硝等分为末，沸水化开，温洗患处。

2. 疮疡不敛，湿疮瘙痒　本品能解毒敛疮、收湿止痒。治疮疡不敛，可与龙骨研极细末，干掺患处。治湿疮瘙痒，可与煅石膏、滑石、青黛等研末外用。

【用法用量】　外用适量。

【使用注意】　宜炮制后使用，专作外用，不宜内服。

【文献摘要】

（1）《本草纲目》："止血，消肿毒，生肌，明目，去翳退赤，收湿除烂，同龙脑点治目中一切诸病。"

（2）《本草品汇精要》："主风热赤眼，或痒或痛，渐生翳膜，及治下部湿疮，津唾调敷。"

（3）《玉楸药解》："最能收湿合疮，退翳除烂。"

硼　砂　Péngshā

《日华子本草》

为硼酸盐类矿物硼砂族硼砂，经提炼精制而成的结晶体，主含四硼酸钠（$Na_2B_4O_7 \cdot 10H_2O$）。又名月石、蓬砂。主产于青海、西藏、四川等地。一般 8～11 月采挖。生用或煅用。

【药性】　甘、咸，凉。归肺、胃经。

【功效】　外用清热解毒；内服清肺化痰。

【应用】

1. 咽喉肿痛，口舌生疮，目赤翳障　本品外用能清热解毒消肿，为喉科及眼科之常用药物。治咽喉肿痛、口舌生疮，常与冰片、玄明粉、朱砂共研细末，吹敷患处，即冰硼散。治鹅口疮，配冰片、甘草、雄黄同用，即四宝丹。治目赤翳障，可单用化水洗眼，亦可配炉甘石、冰片等制成眼药水滴用，如白龙丹。

2. 痰热咳嗽　本品内服能清热化痰。治痰热壅肺，痰黄黏稠，可与川贝母、瓜蒌、黄芩等同用。

【用法用量】　外用适量。研细末干撒，或调敷患处，或化水含漱、外洗。入丸、散内服，每次 1.5～3 g。

【使用注意】　本品以外用为主，内服宜慎。

【文献摘要】

（1）《日华子本草》："消痰止嗽，破癥结喉痹。"

（2）《本草衍义》："含化咽津，治喉中肿痛、膈上痰热。"

（3）《本草纲目》："治上焦痰热，生津液，去口气，消障翳，除噎膈反胃，积块结瘀肉、阴溃、骨鲠、恶疮及口齿诸病。"

砒　石　Pīshí

《日华子本草》

微视频：砒石

为氧化物类矿物砷华，或由硫化物类矿物毒砂、雄黄、雌黄为原料的加工制成品，主含三氧化二砷（As_2O_3）。砒石又名砒黄、信砒、信石。砒石升华的精制品即为砒霜。主产于江西、湖南、广东等地。商品有红砒和白砒之分，药用以红砒为主。研细水飞，生用，或以豆腐制用，或煅制用。

【药性】 辛，热。有大毒。归肺、肝经。

【功效】 外用蚀疮去腐、攻毒杀虫；内服劫痰平喘、截疟。

【应用】

1. 痈疽恶疮，瘰疬，痔疮，皮肤顽癣 本品外用有强烈的蚀疮去腐、攻毒杀虫作用。治痈疽恶疮、腐肉不脱，可与硫黄、苦参等同用，调油为膏外涂。治瘰疬，可与明矾、雄黄、乳香为细末外用，即三品一条枪。治痔疮，可与明矾配伍作散用。治皮肤顽癣，可配枯矾、斑蝥，用白醋浸泡后涂搽。

2. 寒痰哮喘，疟疾 本品内服能劫痰定喘、截疟。治寒痰哮喘，久治不愈，古人用本品配淡豆豉为丸服，即紫金丹。古人用本品与硫黄研末制丸服，治疗疟疾，如一剪金。现代均已少用。

【用法用量】 外用适量。研末外撒、调敷或入膏药中贴之。入丸、散内服，每次 0.002～0.004 g。

【使用注意】 有大毒，用时宜慎，不可持续或过量使用。体虚及孕妇忌服。不可作酒剂服。忌火煅。

【文献摘要】

(1)《日华子本草》："治疟疾、肾气。"

(2)《本草纲目》："除齁喘、积痢、烂肉、蚀瘀腐、瘰疬。"

(3)《本草别说》："以冷水磨服，解热毒，治痰壅。"

轻 粉 Qīngfěn

《本草拾遗》

为氯化亚汞（Hg_2Cl_2）。又名汞粉、水银粉、腻粉。主产于湖北、湖南、山西等地。研细末用。

【药性】 辛，寒。有毒。归大肠、小肠经。

【功效】 外用杀虫，攻毒，敛疮；内服祛痰消积，逐水通便。

【应用】

1. 疮疡不敛，疥疮顽癣，梅毒下疳 本品外用攻毒杀虫，去腐敛疮。治疮疡溃烂、久不收口，可与当归、血竭、紫草等同用，如生肌玉红膏。治疥疮，可与吴茱萸、硫黄等共研细末，油调外涂。治干湿顽癣，可与铅丹、硫黄共为细末，油调外涂。治杨梅疮，可配苦杏仁，捣烂外涂，即白杏膏。治下疳阴疮、皮损肉烂，可与珍珠配用，即月白珍珠散。

2. 痰壅喘逆，水肿臌胀，二便不利 本品内服能祛痰消积、逐水通便。治痰壅喘逆、不能平卧，古人单用本品，入鸡子清拌匀，蒸熟服食。治水肿臌胀、二便不利，可与大戟、芫花等同用，如舟车丸。

【用法用量】 外用适量，研末掺敷患处。内服每次 0.1～0.2 g，一日 1～2 次，多入丸剂或装胶囊服，服后漱口。

【使用注意】 本品毒性强，不可过量或持续使用。内服尤应慎重，以防中毒。服后应及时漱口，否则易致口腔糜烂、牙齿损伤。体虚及孕妇忌服。保存时宜避光，光照下可分解而产生剧毒。

【文献摘要】

(1)《本草拾遗》："通大肠，转小儿疳并瘰疬，杀疮疥癣虫及鼻上酒齄，风疮瘙痒。"

(2)《本草纲目》："治痰涎积滞，水肿臌胀，毒疮。"

(3)《景岳全书》："治瘰疬诸毒疮，去腐肉，生新肉。"

铅 丹 Qiāndān

《神农本草经》

为用纯铅加工制成的四氧化三铅（Pb_3O_4）。又名广丹、黄丹。主产于河南、广东、福建等地。生用或炒用。

【药性】 辛，微寒。有毒。归心、脾、肝经。

【功效】 外用拔毒生肌，杀虫止痒；内服坠痰镇惊、截疟。

【应用】

疮疡溃烂，湿疹湿疮 本品外用有拔毒生肌、收湿敛疮之效，李时珍称之"为外科必用之物"。治上述诸证，常与煅石膏研末外用。本品又为制备外用膏药的常用原料，常与植物油及解毒止痛、活血生肌的药物制成各种膏药，以供外用。

此外，本品内服能坠痰镇惊、截疟，古人用治惊痫癫狂、疟疾等。因其有毒，现已很少应用。

【用法用量】 外用适量，研末撒布，或熬膏贴敷。入丸、散服，每次 0.3～0.6 g。

【使用注意】 本品用之不当可引起铅中毒，应慎用。不可持续使用以防蓄积中毒。

【文献摘要】

(1)《神农本草经》："主吐逆胃反、惊痫癫疾，除热下气。"

(2)《药性论》："治惊悸狂走、呕逆、消渴。煎膏用，止痛生肌。"

(3)《本草纲目》："坠痰杀虫，去怯除忤，恶止痢，明目。"

【附药】

密陀僧

为硫化物类方铅矿族矿物方铅矿提炼银、铅时沉积的炉底，或为铅熔融后的加工制品。味咸、辛，性平。有毒。归肝、脾经。适用于疮疡溃烂久不收敛及湿疮、湿疹。外用适量，研末撒或调涂，或制成膏药、软膏、油剂等；内服研末，每次 0.2～0.5 g，或入丸、散。本品以外用为主，内服宜慎，不可持续使用以防蓄积中毒，孕妇、儿童及体虚者禁用。

学习小结

一、知识要点

药名	相同点	不同点
升药		
硼砂		清肺化痰
轻粉	拔毒化腐生肌	逐水通便,祛痰
砒石		劫痰平喘,截疟
铅丹		坠痰镇惊
炉甘石		收湿止痒

二、思维拓展

主要含汞成分的中药有哪些？各药的功效及使用注意是什么？

拔毒去腐生肌药思维拓展答题要点

拔毒去腐生肌药自测题及答案

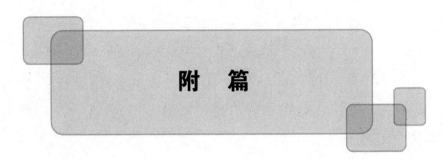

附　篇

引用方剂组成
（凡由单味药组成的方剂不列入）

A

阿魏化痞膏（《中国药典》）　香附　厚朴　三棱　莪术　当归　生草乌　生川乌　大蒜　使君子　白芷　生穿山甲　木鳖子　蜣螂　胡黄连　大黄　蓖麻子　乳香　没药　芦荟　血竭　雄黄　樟脑　阿魏

艾附暖宫丸（《仁斋直指方》）　艾叶　香附　吴茱萸　川芎　白芍　黄芪　续断　生地黄　肉桂　花椒

安宫牛黄丸（《温病条辨》）　牛黄　麝香　水牛角　郁金　黄芩　黄连　雄黄　栀子　朱砂　冰片　珍珠　金箔衣

安神定志丸（《医学心悟》）　石菖蒲　远志　茯苓　龙齿　茯神　人参

安息香丸（《太平惠民和剂局方》）　安息香　香附　小茴香　肉桂　诃子　阿魏　茯苓　当归　炮姜　肉豆蔻　川芎　丁香皮　砂仁　五味子　巴戟天　益智仁　白豆蔻　硇砂　槟榔　荜澄茄　三棱　莪术　芍药　胡椒　高良姜　木香　沉香　丁香　乳香

B

八厘散（《医宗金鉴》）　苏木　没药　乳香　自然铜　血竭　红花　马钱子　丁香　麝香

八正散（《太平惠民和剂局方》）　木通　车前子　栀子　滑石　瞿麦　萹蓄　大黄　甘草

白虎加苍术汤（《类证活人书》）　石膏　知母　甘草　粳米　苍术

白虎加人参汤（《伤寒论》）　石膏　知母　甘草　粳米　人参

白虎汤（《伤寒论》）　石膏　知母　甘草　粳米

白僵蚕散（《世医得效方》）　僵蚕　荆芥　桑叶　木贼　甘草　细辛　旋覆花

白芥子散（《妇人良方》）　芥子　马钱子　没药　肉桂　木香

白金丸（《本事方》）　白矾　郁金

白龙丹（《证治准绳》）　硼砂　炉甘石　冰片　玄明粉

白通汤（《伤寒论》）　附子　干姜　葱白

白头翁汤（《伤寒论》）　白头翁　黄柏　黄连　秦皮

白薇汤（《全生指迷方》）　白薇　人参　当归　甘草

白杏膏（《古今医鉴》）　苦杏仁　轻粉

百部散（《太平圣惠方》）　百部　浙贝母　紫菀　葛根　石膏

百合固金汤（《慎斋遗书》）　百合　熟地黄　地黄　玄参　川贝母　桔梗　生甘草　麦

冬　白芍　当归身

百花膏（《济生方》）　百合　款冬花　蜂蜜

柏子仁丸（《本事方》）　柏子仁　半夏曲　牡蛎　人参　白术　麻黄根　五味子　麦麸　大枣

柏子养心丸（《体仁汇编》）　柏子仁　枸杞子　麦冬　当归　石菖蒲　茯神　玄参　熟地黄　甘草　蜂蜜

败毒散（《小儿药证直诀》）　柴胡　前胡　川芎　枳壳　羌活　独活　茯苓　桔梗　人参　甘草

半硫丸（《太平惠民和剂局方》）　半夏　硫黄

半夏白术天麻汤（《医学心悟》）　半夏　白术　茯苓　天麻　陈皮　甘草　生姜　大枣　蔓荆子

半夏厚朴汤（《金匮要略》）　半夏　厚朴　紫苏叶　茯苓　生姜

半夏泻心汤（《伤寒论》）　半夏　黄芩　干姜　人参　甘草　黄连　大枣

保和丸（《丹溪心法》）　莱菔子　山楂　神曲　陈皮　半夏　茯苓　连翘

萆薢分清饮（《医学心悟》）　绵萆薢　黄柏　茯苓　白术　莲子心　丹参　车前子　石菖蒲

鳖甲煎丸（《金匮要略》）　鳖甲　射干　桃仁　大黄　土鳖虫　牡丹皮　柴胡　黄芩　鼠妇　干姜　赤芍　葶苈子　石韦　厚朴　瞿麦　紫葳　阿胶　露蜂房　赤硝　蜣螂　半夏　人参　桂枝

冰硼散（《外科正宗》）　冰片　硼砂　朱砂　玄明粉

补肺阿胶汤（《小儿药证直诀》）　阿胶　马兜铃　牛蒡子　炙甘草　苦杏仁　粳米

补肺汤（《妇人良方》）　黄芪　五味子　桑白皮　熟地黄　人参　紫菀

补阳还五汤（《医林改错》）　生黄芪　桃仁　红花　赤芍　川芎　当归　地龙

补中益气汤（《内外伤辨惑论》）　黄芪　人参　白术　当归　升麻　柴胡　陈皮　甘草

不二散（《集验良方》）　蜈蚣　雄黄　猪胆汁

不换金正气散（《太平惠民和剂局方》）　藿香　苍术　陈皮　半夏　甘草　生姜　厚朴

不忘散（《证治准绳》）人参　石菖蒲　远志　茯苓　茯神

布袋丸（《补要袖珍小儿方论》）　夜明砂　芜荑　使君子　茯苓　白术　人参　甘草　芦荟

C

蚕矢汤（《霍乱论》）　蚕沙　生薏苡仁　大豆黄卷　木瓜　黄连　制半夏　黄芩　通草　焦栀子　吴茱萸

苍耳子散（《良方集验》）　苍耳子　辛夷　白芷　薄荷

草果饮（《医贯》）　草果　常山　槟榔　知母　乌梅　甘草　穿山甲

柴葛解肌汤（《伤寒六书》）　柴胡　葛根　甘草　黄芩　白芍　羌活　白芷　桔梗　生姜　大枣　石膏

柴胡疏肝散（《医学统旨》）　柴胡　白芍　陈皮　香附　川芎　枳壳　甘草

蟾酥丸（《绛囊撮要》）　蟾酥　牛黄　苍术　朱砂　雄黄　麝香　丁香

菖蒲郁金汤　（《温病全书》）　石菖蒲　炒栀子　鲜竹叶　牡丹皮　郁金　连翘　灯心

木通　淡竹沥（冲）　紫金片（冲）

　　沉香桂附丸（《医学发明》）　沉香　附子　干姜　高良姜　肉桂　川乌　吴茱萸　小
茴香

　　沉香四磨汤（《卫生家宝》）　沉香　乌药　木香　槟榔

　　赤石脂禹余粮汤（《伤寒论》）　赤石脂　禹余粮

　　川芎茶调散（《太平惠民和剂局方》）　川芎　白芷　防风　细辛　羌活　荆芥　薄荷
甘草　茶叶

　　川芎散（《卫生宝鉴》）　僵蚕　菊花　石膏　川芎

　　磁朱丸（《备急千金要方》）　神曲　磁石　朱砂

　　葱豉汤（《肘后备急方》）　葱白　淡豆豉

　　撮风散（《直指小儿方》）　蜈蚣　钩藤　朱砂　僵蚕　全蝎　麝香

D

　　大半夏汤（《金匮要略》）　半夏　人参　蜂蜜

　　大补阴丸（《丹溪心法》）　熟地黄　龟甲　知母　黄柏　猪脊髓　蜂蜜

　　大承气汤（《伤寒论》）　大黄　芒硝　枳实　厚朴

　　大定风珠（《温病条辨》）　生白芍　阿胶　生龟甲　生鳖甲　生地黄　火麻仁　五味子
生牡蛎　麦冬　炙甘草　生鸡子黄

　　大黄䗪虫丸（《金匮要略》）　水蛭　土鳖虫　虻虫　桃仁　大黄　干漆　蛴螬　生地黄
白芍　黄芩　苦杏仁　甘草

　　大黄牡丹汤（《金匮要略》）　大黄　芒硝　牡丹皮　桃仁　冬瓜子

　　大建中汤（《金匮要略》）　花椒　人参　干姜　饴糖

　　大山楂丸（《北京市中药成方选集》）　生山楂　神曲　麦芽

　　大乌头煎（《金匮要略》）　川乌　蜂蜜

　　大陷胸丸（《伤寒论》）　大黄　芒硝　甘遂　葶苈子　苦杏仁　蜂蜜

　　黛蛤散（《中国药典》）　青黛　蛤壳

　　丹参饮（《时方歌括》）　丹参　檀香　砂仁

　　当归补血汤（《内外伤辨惑论》）　当归　黄芪

　　当归建中汤（《备急千金要方》）　当归　桂枝　白芍　生姜　甘草　大枣

　　当归龙荟丸（《医学六书》）　当归　龙胆　栀子　黄连　黄柏　黄芩　大黄　青黛　芦
荟　木香　蜂蜜

　　当归散（《金匮要略》）　当归　黄芩　白芍　白术　川芎

　　当归生姜羊肉汤（《金匮要略》）　当归　生姜　羊肉

　　导赤散（《小儿药证直诀》）　木通　生地黄　竹叶　生甘草

　　导气汤（《医方集解》）　川楝子　木香　小茴香　吴茱萸

　　导痰汤（《重订严氏济生方》）　半夏　天南星　橘红　赤茯苓　枳实　甘草　生姜

　　涤痰汤（《奇效良方》）　制南星　制半夏　枳实　橘红　人参　石菖蒲　竹茹　茯苓
生姜　甘草

　　抵当汤（《伤寒论》）　水蛭　虻虫　桃仁　大黄

　　地黄膏（《世医得效方》）　生地黄　黄连　黄柏　寒水石

丁香柿蒂汤（《症因脉治》）　丁香　柿蒂　人参　生姜

定喘汤（《摄生众妙方》）　白果　麻黄　半夏　款冬花　桑白皮　紫苏子　苦杏仁　黄芩　甘草

定命散（《圣济总录》）　蕲蛇　乌梢蛇　蜈蚣

豆蔻饮（《世医得效方》）　陈米　肉豆蔻　五味子　赤石脂

都气丸（《症因脉治》）　熟地黄　山茱萸　山药　茯苓　泽泻　牡丹皮　五味子

独活寄生汤（《备急千金要方》）　独活　桑寄生　杜仲　牛膝　细辛　秦艽　茯苓　肉桂　防风　川芎　人参　甘草　当归　白芍　熟地黄

E

阿胶四物汤（《杂病源流犀烛》）　阿胶　川芎　当归　白芍　熟地黄

耳聋左慈丸（《重订广温热论》）　熟地黄　山茱萸　山药　牡丹皮　茯苓　泽泻　磁石　石菖蒲　五味子

二陈汤（《太平惠民和剂局方》）　半夏　陈皮　茯苓　甘草　生姜　乌梅

二冬膏（《摄生秘剖》）　麦冬　天冬　蜂蜜

二姜丸（《太平惠民和剂局方》）　干姜　高良姜

二精丸（《圣济总录》）　黄精　枸杞子

二母散（《太平惠民和剂局方》）　知母　川贝母

二味拔毒散（《医宗金鉴》）　雄黄　白矾

二至丸（《医方集解》）　女贞子　墨旱莲

F

防己黄芪汤（《金匮要略》）　防己　黄芪　白术　甘草　生姜　大枣

肥儿丸（《古今医鉴》）　人参　白术　茯苓　神曲　黄连　胡黄连　山楂　甘草　芦荟　使君子　炒麦芽

腐尽生肌散（《医宗金鉴》）　乳香　没药　血竭　儿茶　三七　冰片　麝香

复方丹参滴丸（《中国药典》）　丹参　三七　冰片

复元活血汤（《医学发明》）　大黄　桃仁　穿山甲　甘草　红花　柴胡　天花粉　当归

附子理中丸（《太平惠民和剂局方》）　附子　人参　干姜　甘草　白术

G

甘草附子汤（《伤寒论》）　甘草　附子　白术　桂枝

甘露消毒丹（《医效秘传》）　滑石　茵陈　黄芩　石菖蒲　木通　川贝母　射干　连翘　薄荷　豆蔻　广藿香

甘麦大枣汤（《金匮要略》）　甘草　小麦　大枣

甘松汤（《普济方》）　甘松　荷叶心　藁本

葛根芩连汤（《伤寒论》）　葛根　黄芩　黄连　甘草

葛根汤（《伤寒论》）　葛根　麻黄　桂枝　甘草　白芍　生姜　大枣

更衣丸（《先醒斋医学广笔记》）　芦荟　朱砂

钩藤饮（《医宗金鉴》）　钩藤　天麻　山羊角　全蝎　人参　炙甘草

钩藤饮子（《小儿药证直诀》） 钩藤　蝉蜕　防风　人参　麻黄　僵蚕　天麻　蝎尾　甘草　川芎　麝香

骨碎补散（《普济方》） 骨碎补　乳香　没药

固肠丸（《证治准绳》） 乌梅　肉豆蔻　罂粟壳　苍术　人参　茯苓　木香　诃子

固冲汤（《医学衷中参西录》） 白术　生黄芪　山茱萸　煅龙骨　煅牡蛎　生白芍　茜草　五倍子　海螵蛸　棕榈炭

固经丸（《丹溪心法》） 黄芩　黄柏　白芍　龟甲　椿皮　香附

瓜蒂散（《伤寒论》） 瓜蒂　赤小豆

瓜蒌薤白白酒汤（《金匮要略》） 瓜蒌　薤白　白酒

瓜蒌薤白半夏汤（《金匮要略》） 瓜蒌　薤白　半夏　白酒

冠心苏合丸（《中国药典》） 苏合香　檀香　青木香　乳香　朱砂　冰片

归脾汤（《济生方》） 白术　茯苓　黄芪　龙眼肉　酸枣仁　人参　木香　甘草　当归　远志　生姜　大枣

桂附理中丸（《中国药典》） 肉桂　附子　党参　白术　炮姜　炙甘草

桂枝茯苓丸（《金匮要略》） 桂枝　茯苓　牡丹皮　桃仁　白芍

桂枝附子汤（《伤寒论》） 桂枝　附子　生姜　甘草　大枣

桂枝甘草龙骨牡蛎汤（《伤寒论》） 桂枝　甘草　龙骨　煅牡蛎

桂枝加桂汤（《伤寒论》） 桂枝　白芍　甘草　生姜　大枣

桂枝加厚朴杏子汤（《伤寒论》） 桂枝　白芍　甘草　生姜　大枣　厚朴　苦杏仁

桂枝汤（《伤寒论》） 桂枝　白芍　甘草　生姜　大枣

H

海马拔毒散（《急救仙方》） 海马　穿山甲　朱砂　水银　雄黄　冰片　麝香　轻粉

海马汤（《本草纲目》） 木香　海马　炒大黄　青皮　牵牛子　巴豆　童便

海藻玉壶汤（《外科正宗》） 海藻　昆布　半夏　连翘　浙贝母　当归　独活　青皮　川芎　陈皮　甘草　海带

寒降汤（《医学衷中参西录》） 生赭石　瓜蒌仁　生白芍　清半夏　竹茹　炒牛蒡子　甘草

蒿芩清胆汤（《重订通俗伤寒论》） 青蒿　黄芩　枳壳　竹茹　制半夏　陈皮　赤茯苓　碧玉散

诃黎勒丸（《脾胃论》） 诃子　母丁香　椿皮

诃子汤（《宣明论》） 诃子　桔梗　甘草　童便

河车大造丸（《不居集》） 紫河车　人参　龟甲　黄柏　杜仲　牛膝　生地黄　天冬　麦冬

何人饮（《景岳全书》） 何首乌　当归　人参　陈皮　煨生姜

何首乌汤（《疡医大全》） 何首乌　防风　金银花　荆芥　苍术　白鲜皮　甘草　苦参　连翘　木通　灯心草

黑锡丹（《太平惠民和剂局方》） 黑锡　硫黄　沉香　附子　胡芦巴　肉豆蔻　川楝子　阳起石　小茴香　补骨脂　木香　肉桂

厚朴三物汤（《金匮要略》） 厚朴　大黄　枳实

胡连追毒丸（《外科正宗》） 胡黄连　麝香　刺猬皮

胡芦巴丸（《太平惠民和剂局方》） 胡芦巴 小茴香 川楝子 巴戟天 川乌 吴茱萸

琥珀抱龙丸（《鳞爪集》） 琥珀 胆南星 朱砂 沉香 茯苓 月石 天竺黄 山药 雄黄 枳壳 麝香 甘草

化斑汤（《温病条辨》） 石膏 知母 生甘草 玄参 水牛角 粳米

化虫丸（《医方考》） 使君子 铅粉 鹤虱 槟榔 苦楝皮 白矾 芜荑

化血丹（《医学衷中参西录》） 花蕊石 三七 血余炭

黄连阿胶汤（《伤寒论》） 黄连 黄芩 白芍 阿胶 鸡子黄

黄连解毒汤（《肘后备急方》） 黄芩 黄连 黄柏 栀子

黄龙汤（《伤寒六书》） 大黄 芒硝 枳实 厚朴 人参 当归 甘草

黄芩滑石汤（《温病条辨》） 黄芩 滑石 茯苓皮 猪苓 大腹皮 豆蔻 通草

黄土汤（《金匮要略》） 甘草 生地黄 白术 附子 阿胶 黄芩 灶心土

活络效灵丹（《医学衷中参西录》） 当归 丹参 生乳香 生没药

藿香正气散（《太平惠民和剂局方》） 藿香 紫苏 厚朴 茯苓 陈皮 白芷 半夏 桔梗 大腹皮 白术 甘草 生姜 大枣

J

鸡鸣散（《类编朱氏集验医方》） 槟榔 陈皮 木瓜 吴茱萸 紫苏叶 桔梗 生姜

己椒苈黄丸（《金匮要略》） 防己 椒目 葶苈子 大黄

济川煎（《景岳全书》） 当归 牛膝 肉苁蓉 泽泻 升麻 枳壳

季德胜蛇药片（《中国药典》）七叶一枝花 蟾蜍皮 蜈蚣 地锦草 等

加减葳蕤汤（《通俗伤寒论》） 生玉竹 生葱白 桔梗 白薇 淡豆豉 薄荷 炙甘草 大枣

加味地黄丸（《古今医统大全》） 熟地黄 山茱萸 山药 泽泻 牡丹皮 茯苓 鹿茸 牛膝

健脾丸（《中国药典》） 党参 白术 陈皮 麦芽 山楂 枳实

建瓴汤（《医学衷中参西录》） 山药 牛膝 赭石 生龙骨 生牡蛎 生地黄 白芍 柏子仁

胶艾汤（《金匮要略》） 阿胶 艾叶 川芎 当归 白芍 熟地黄 甘草

交泰丸（《韩氏医通》） 黄连 肉桂

接骨紫金丹（《疡医大全》） 骨碎补 自然铜 巴豆霜 乳香 血竭 没药 当归 硼砂 土鳖虫 地龙

桔梗汤（《伤寒论》） 桔梗 甘草

截疟七宝饮（《医学正传》） 常山 草果 槟榔 青皮 厚朴 陈皮 甘草

金刚丸（《医略六书》） 绵萆薢 杜仲 肉苁蓉 菟丝子 鹿胎 紫河车 巴戟天

金匮肾气丸（《金匮要略》） 熟地黄 山药 茯苓 牡丹皮 山茱萸 泽泻 附子 桂枝

金铃子散（《圣惠方》） 川楝子 延胡索

金锁固精丸（《医方集解》） 沙苑子 芡实 莲须 煅龙骨 煅牡蛎 莲子

荆防败毒散（《摄生众妙方》） 荆芥 防风 羌活 独活 前胡 柴胡 桔梗 枳壳 茯苓 川芎 甘草

九味羌活汤（《此事难知》） 羌活 防风 苍术 细辛 川芎 白芷 生地黄 黄芩

甘草

　　九仙散（《卫生宝鉴》）　人参　款冬花　桑白皮　桔梗　阿胶　五味子　乌梅　川贝母
罂粟壳

　　九一丹（《医宗金鉴》）　煅石膏　升药

　　九转丹（《内外验方秘传》）　升药　煅石膏　雄黄　桃丹

　　举元煎（《景岳全书》）　人参　黄芪　甘草　升麻　白术

　　橘皮竹茹汤（《金匮要略》）橘皮　竹茹　大枣　生姜　甘草　人参

　　橘核丸（《济生方》）橘核　海藻　昆布　海带　川楝子　桃仁　厚朴　木通

　　蠲痹汤（《杨氏家藏方》）　羌活　姜黄　当归　黄芪　赤芍　防风　甘草

　　蠲痛散（《妇人良方》）　香附子　荔枝核

K

　　咳血方（《丹溪心法》）　诃子　瓜蒌仁　海浮石　栀子　青黛

　　孔圣枕中丹（《备急千金要方》）　龟甲　龙骨　远志　石菖蒲

　　控涎丹（《三因方》）　大戟　甘遂　芥子

　　快气汤（《太平惠民和剂局方》）　香附　砂仁　炙甘草

L

　　来复汤（《医学衷中参西录》）　山茱萸　生龙骨　生牡蛎　生白芍　人参　炙甘草

　　雷丸散（《杨氏家藏方》）　雷丸　使君子　鹤虱　榧子　槟榔

　　理中丸（《伤寒论》）　人参　干姜　白术　甘草

　　利胆排石片（《中国药典》）　金钱草　茵陈　黄芩　木香　郁金　大黄　槟榔　枳实
芒硝　厚朴

　　连朴饮（《霍乱论》）　厚朴　黄连　石菖蒲　半夏　淡豆豉　焦栀子　芦根

　　良附丸（《良方集腋》）　高良姜　香附

　　凉膈散（《太平惠民和剂局方》）　连翘　大黄　芒硝　甘草　栀子　黄芩　薄荷　竹叶

　　凉惊丸（《小儿药证直诀》）　龙胆　防风　青黛　冰片　钩藤　黄连　牛黄　麝香

　　苓甘五味姜辛汤（《金匮要略》）　茯苓　甘草　干姜　细辛　五味子

　　苓桂术甘汤（《金匮要略》）　茯苓　桂枝　白术　甘草

　　羚角钩藤汤（《重订通俗伤寒论》）　羚羊角　钩藤　桑叶　川贝母　鲜地黄　菊花　茯
神　生白芍　竹茹　生甘草

　　羚羊角散（《太平惠民和剂局方》）　羚羊角　决明子　黄芩　龙胆　升麻　甘草　车前
子　栀子

　　羚羊角汤（《医醇賸义》）羚羊角　龟版　生地　白芍　丹皮　柴胡　薄荷　菊花　夏
枯草　蝉蜕　大枣　石决明

　　六神丸（《雷允上诵芬堂方》）　牛黄　珍珠　蟾酥　冰片　雄黄　麝香

　　六味地黄丸（《小儿药证直诀》）　熟地黄　茯苓　山药　牡丹皮　山茱萸　泽泻

　　六味汤（《喉科指掌》）　桔梗　甘草　防风　荆芥　僵蚕　薄荷

　　六一散（《伤寒标本》）　滑石　炙甘草

　　龙胆泻肝汤（《医方集解》）　龙胆　黄芩　栀子　泽泻　木通　车前子　当归　生地黄

柴胡　生甘草

M

麻黄附子细辛汤（《伤寒论》）　麻黄　附子　细辛

麻黄连翘赤小豆汤（《伤寒论》）　麻黄　连翘　甘草　生姜　赤小豆　生梓白皮　苦杏仁　大枣

麻黄汤（《伤寒论》）　麻黄　桂枝　苦杏仁　甘草

麻杏甘石汤（《伤寒论》）　麻黄　苦杏仁　石膏　甘草

麻子仁丸（《伤寒论》）　火麻仁　苦杏仁　大黄　枳实　厚朴　白芍

麦味地黄丸（《医部全录》）　熟地黄　山药　牡丹皮　山茱萸　泽泻　麦冬　五味子　茯苓

礞石滚痰丸（《痘疹舍镜录》）　青礞石　沉香　黄芩　熟大黄

牡蛎散（《太平惠民和剂局方》）　煅牡蛎　黄芪　麻黄根　浮小麦

木瓜煎（《普济本事方》）　木瓜　生地黄　乳香　没药

木香槟榔丸（《儒门事亲》）　木香　槟榔　枳壳　陈皮　青皮　香附　大黄　牵牛子　莪术　黄连　黄柏

木香调气散（《医方大成》）　豆蔻　丁香　檀香　木香　藿香　甘草　砂仁

N

内消瘰疬丸（《医学启蒙》）　夏枯草　玄参　青盐　海藻　川贝母　薄荷　天花粉　海粉　白蔹　连翘　熟大黄　生甘草　生地黄　桔梗　枳壳　当归　硝石

牛黄解毒丸（《中国药典》）　牛黄　雄黄　石膏　大黄　黄芩　桔梗　冰片　甘草

牛黄散（《卫生总微》）　牛黄　朱砂　蝎尾　钩藤　天竺黄　麝香

暖肝煎（《景岳全书》）　当归　枸杞子　乌药　小茴香　茯苓　沉香　肉桂　生姜

P

平胃散（《太平惠民和剂局方》）　苍术　厚朴　陈皮　甘草　生姜　大枣

普济消毒饮（《东垣试效方》）　黄芩　黄连　玄参　生甘草　桔梗　柴胡　陈皮　牛蒡子　板蓝根　马勃　连翘　薄荷　僵蚕　升麻

Q

七宝美髯丹（《本草纲目》）　何首乌　茯苓　牛膝　当归　枸杞子　菟丝子　补骨脂

七厘散（《同寿录》）　乳香　没药　血竭　朱砂　儿茶　红花　麝香　冰片

七味白术散（《小儿药证直诀》）　人参　茯苓　白术　木香　葛根　藿香　甘草

杞菊地黄丸（《麻疹全书》）　枸杞子　菊花　熟地黄　茯苓　山药　牡丹皮　山茱萸　泽泻

千金散（《万病回春》）　全蝎　天麻　胆南星　僵蚕　朱砂　冰片　牛黄　黄连　甘草

牵正散（《杨氏家藏方》）　白附子　僵蚕　全蝎

羌活胜湿汤（《内外伤辨惑论》）　羌活　独活　藁本　防风　蔓荆子　川芎　甘草

秦艽鳖甲散（《卫生宝鉴》）　秦艽　青蒿　鳖甲　知母　地骨皮　柴胡　当归　乌梅

青黛石膏汤（《重订通俗伤寒论》）　青黛　鲜地黄　生石膏　升麻　黄芩　焦栀子　葱头

清带汤（《医学衷中参西录》）　山药　生龙骨　生牡蛎　海螵蛸　茜草

青娥丸（《太平惠民和剂局方》）　杜仲　补骨脂　核桃仁

清宫汤（《温病条辨》）　玄参　莲子心　竹叶卷心　连翘心　水牛角尖　麦冬

清骨散（《证治准绳》）　银柴胡　地骨皮　青蒿　胡黄连　知母　秦艽　鳖甲　甘草

青蒿鳖甲汤（《温病条辨》）　青蒿　鳖甲　生地黄　牡丹皮　知母

青龙丸（《集验良方拔萃》）　马钱子　穿山甲　僵蚕

青皮丸（《杂病源流犀烛》）　青皮　山楂　麦芽　神曲　草果

清气化痰丸（《医方考》）　黄芩　胆南星　枳实　瓜蒌仁　陈皮　苦杏仁　茯苓　半夏

清暑益气汤（《温热经纬》）　西洋参　石斛　麦冬　黄连　竹叶　荷梗　知母　甘草　粳米　西瓜翠衣

清胃散（《医宗金鉴》）　生地黄　升麻　黄连　当归　牡丹皮　石膏

清瘟败毒饮（《疫疹一得》）　生石膏　生地黄　栀子　桔梗　赤芍　竹叶　水牛角　牡丹皮　玄参　知母　黄连　黄芩　连翘　甘草

清营汤（《温病条辨》）　水牛角　生地黄　玄参　竹叶心　麦冬　丹参　黄连　金银花　连翘

清燥救肺汤（《医门法律》）　苦杏仁　麦冬　桑叶　石膏　甘草　人参　黑芝麻　阿胶　枇杷叶

清震汤（《症因脉治》）　升麻　苍术　荷叶　葛根　甘草

琼玉膏（《洪氏集验方》）　人参　生地黄　茯苓　蜂蜜

驱风膏（《医垒元戎》）　蕲蛇　天麻　荆芥　薄荷

R

人参蛤蚧散（《御药院方》）　人参　蛤蚧　苦杏仁　甘草　知母　茯苓　川贝母　桑白皮

人参胡桃汤（《济生方》）　人参　核桃仁

人参养荣汤（《太平惠民和剂局方》）　人参　白术　茯苓　炙甘草　熟地黄　当归　白芍　黄芪　肉桂　五味子　远志　陈皮　生姜　大枣

肉苁蓉丸（《奇效良方》）　肉苁蓉　熟地黄　炒五味子　菟丝子

S

三拗汤（《太平惠民和剂局方》）　麻黄　苦杏仁　甘草

三才封髓丹（《医学发明》）　天冬　熟地黄　人参　黄柏　砂仁　甘草

三妙丸（《医学正传》）　黄柏　苍术　川牛膝

三品一条枪（《外科正宗》）　砒石　明矾　雄黄　乳香

三仁汤（《温病条辨》）　豆蔻　生薏苡仁　苦杏仁　滑石　通草　竹叶　厚朴　半夏

三圣散（《儒门事亲》）　藜芦　瓜蒂　防风

三石汤（《温病条辨》）　生石膏　寒水石　滑石　金银花　苦杏仁　竹茹　通草

三物备急丸（《金匮要略》）　巴豆　干姜　大黄

三物小白散（《伤寒论》） 桔梗 巴豆 川贝母

三子丸（《备急千金要方》） 五味子 菟丝子 蛇床子

三子养亲汤（《韩氏医通》） 紫苏子 莱菔子 芥子

桑菊饮（《温病条辨》） 桑叶 菊花 苦杏仁 连翘 桔梗 薄荷 芦根 甘草

桑麻丸（《医方集解》） 桑叶 黑芝麻 蜂蜜

桑螵蛸散（《本草衍义》） 桑螵蛸 远志 石菖蒲 龙骨 茯神 人参 龟甲 当归

桑杏汤（《温病条辨》） 桑叶 苦杏仁 浙贝母 沙参 淡豆豉 栀子 梨皮

沙参麦冬汤（《温病条辨》） 沙参 麦冬 天花粉 玉竹 白扁豆 生甘草 桑叶

芍药甘草汤（《伤寒论》） 白芍 甘草

芍药汤（《素问病机气宜保命集》） 白芍 木香 槟榔 黄连 黄芩 当归 甘草 大黄 肉桂

少腹逐瘀汤（《医林改错》） 小茴香 干姜 延胡索 没药 川芎 肉桂 赤芍 五灵脂 蒲黄 当归

射干麻黄汤（《金匮要略》） 射干 麻黄 生姜 细辛 紫菀 款冬花 五味子 半夏 大枣

参附汤（《医方类聚》） 人参 附子

参苓白术散（《太平惠民和剂局方》） 人参 白术 茯苓 甘草 山药 莲子 白扁豆 砂仁 薏苡仁 桔梗

参茸固本丸（《中国医学大辞典》） 人参 当归 熟地黄 枸杞子 鹿茸 白芍 小茴香 陈皮 白术 黄芪 牛膝 肉桂 巴戟天 菟丝子 山药 茯神 肉苁蓉 炙甘草

参赭镇气汤（《医学衷中参西录》） 党参 山萸肉 生赭石 生芡实 紫苏子 生山药 生龙骨 生牡蛎 生白芍

神术散（《杨氏家藏方》） 苍术 白芷 川芎 藁本 细辛 羌活 甘草 生姜 葱白

神犀丹（《医效秘传》） 水牛角 石菖蒲 黄芩 生地黄 金银花 金汁 连翘 板蓝根 淡豆豉 玄参 天花粉 紫草

神效瓜蒌散（《妇人良方》） 瓜蒌 当归 甘草 乳香 没药

生化汤（《傅青主女科》） 当归 川芎 桃仁 炮姜 甘草

生肌玉红膏（《外科正宗》） 白芷 当归 血竭 白蜡 轻粉 甘草 紫草 芝麻油

生肌散（《疡医大全》） 象皮 乳香 没药 儿茶 冰片 珍珠 血竭 轻粉 铅粉 石蜡

升麻葛根汤（《太平惠民和剂局方》） 升麻 葛根 白芍 甘草

生脉散（《医学启源》） 人参 麦冬 五味子

生铁落饮（《医学心悟》） 生铁落 天冬 麦冬 浙贝母 胆南星 橘红 远志 玄参 石菖蒲 连翘 茯苓 茯神 钩藤 丹参 朱砂

失笑散（《太平惠民和剂局方》） 五灵脂 蒲黄

十滴水（《中国药典》） 樟脑 干姜 大黄 小茴香 肉桂 辣椒 桉油

石斛夜光丸（《瑞竹堂经验方》） 石斛 菊花 菟丝子 青葙子 枸杞子 生地黄 熟地黄 决明子 天冬 人参 茯苓 五味子 麦冬 苦杏仁 山药 牛膝 蒺藜 肉苁蓉 炙甘草 川芎 枳壳 防风 黄连 水牛角 羚羊角

十灰散（《十药神书》） 大蓟 小蓟 白茅根 侧柏叶 荷叶 栀子 茜草 大黄 棕

桐　牡丹皮

十全大补汤（《传信适用方》）　熟地黄　当归　川芎　白芍　人参　白术　茯苓　甘草　黄芪　肉桂　大枣　生姜

十枣汤（《伤寒论》）　大戟　甘遂　芫花　大枣

柿蒂汤（《济生方》）　柿蒂　丁香　生姜

首乌延寿丹（《世补斋医书》）　何首乌　女贞子　墨旱莲　豨莶草　菟丝子　杜仲　牛膝　桑叶　金银藤　生地黄　桑椹　金樱子　黑芝麻　蜂蜜

寿胎丸（《医学衷中参西录》）　续断　桑寄生　菟丝子　阿胶

疏凿饮子（《济生方》）　泽泻　赤小豆　茯苓皮　槟榔　羌活　秦艽　商陆　大腹皮　生姜皮　椒目　木通

薯蓣纳气汤（《医学衷中参西录》）　山药　熟地黄　生龙骨　山茱萸　柿霜饼　白芍　炒牛蒡子　炒紫苏子　炙甘草

水陆二仙丹（《洪氏集验方》）　金樱子　芡实

四宝丹（《疡医大全》）　硼砂　雄黄　冰片　甘草

四君子汤（《圣济总录》）　人参　茯苓　白术　甘草

四妙丸（《成方便读》）　苍术　黄柏　牛膝　薏苡仁

四妙勇安汤（《验方新编》）　金银花　玄参　当归　甘草

四逆汤（《伤寒论》）　附子　干姜　炙甘草

四神丸（《内科摘要》）　补骨脂　肉豆蔻　五味子　吴茱萸　生姜　大枣

四生丸（《杨氏家藏方》）　生地黄　生侧柏叶　生荷叶　生艾叶

四物汤（《仙授理伤续断秘方》）　熟地黄　白芍　当归　川芎

苏合香丸（《太平惠民和剂局方》）　白术　青木香　水牛角　香附　朱砂　诃子　檀香　安息香　沉香　麝香　丁香　荜茇　冰片　熏陆香　苏合香　炼蜜

苏子降气汤（《太平惠民和剂局方》）　紫苏子　厚朴　半夏　前胡　肉桂　当归　陈皮　炙甘草　生姜　大枣

酸枣仁汤（《金匮要略》）　酸枣仁　知母　茯苓　川芎　甘草

遂心丹（《济生方》）　甘遂　朱砂　猪心

缩泉丸（《妇人良方》）　益智　山药　乌药

T

泰山磐石散（《景岳全书》）　人参　黄芪　当归　续断　黄芩　川芎　白芍　熟地黄　白术　炙甘草　砂仁　糯米

桃核承气汤（《伤寒论》）　大黄　桃仁　桂枝　甘草　芒硝

桃红四物汤（《医宗金鉴》）　桃仁　红花　熟地　当归　川芎　白芍

桃花汤（《伤寒论》）　赤石脂　干姜　粳米

天麻钩藤饮（《杂病证治新义》）　天麻　钩藤　石决明　黄芩　栀子　川牛膝　杜仲　桑寄生　益母草　首乌藤　茯神

天台乌药散（《医学发明》）　乌药　小茴香　木香　青皮　高良姜　槟榔　巴豆　川楝子

天王补心丹（《摄生秘剖》）　生地黄　玄参　柏子仁　酸枣仁　远志　桔梗　五味子

当归 天冬 麦冬 人参 丹参 茯苓

调胃承气汤（《伤寒论》）大黄 甘草 芒硝

葶苈大枣泻肺汤（《金匮要略》）葶苈子 大枣

通关散（《丹溪心法附余》）细辛 猪牙皂

通窍活血汤（《医林改错》）赤芍 川芎 桃仁 红花 老葱 生姜 大枣 麝香 黄酒

通乳汤（《古今医鉴》）猪蹄 通草 川芎 炒穿山甲 甘草

通瘀煎（《景岳全书》）当归 山楂 香附 红花 乌药 木香 青皮 泽泻

痛泻要方（《丹溪心法》）防风 白术 陈皮 白芍

透脓散（《外科正宗》）生黄芪 当归 川芎 穿山甲 皂角刺

托里消毒散（《外科正宗》）生黄芪 当归 金银花 皂角刺 白芷 川芎 白芍 桔梗 人参 白术 茯苓 甘草

W

外敷麻药方（《医宗金鉴》）川乌 草乌 生天南星 生半夏 荜茇 胡椒 细辛 蟾酥

完带汤（《傅青主女科》）白术 山药 人参 白芍 车前子 苍术 甘草 陈皮 荆芥 柴胡

苇茎汤（《备急千金要方》）芦根 冬瓜仁 薏苡仁 桃仁

胃苓汤（《丹溪心法》）苍术 陈皮 厚朴 甘草 泽泻 猪苓 茯苓 白术 桂枝

温胆汤（《三因极一病证方论》）半夏 陈皮 茯苓 甘草 生姜 枳实 竹茹 大枣

温经汤（《金匮要略》）当归 川芎 吴茱萸 生姜 白芍 人参 桂枝 阿胶 牡丹皮 半夏 麦冬 甘草

温脾汤（《备急千金要方》）人参 附子 干姜 大黄 甘草

乌贝散（录自《中药文献研究摘要》）乌贼骨 浙贝母

乌及散（《中医方剂手册新编》）乌贼骨 白及

乌梅丸（《伤寒论》）乌梅 细辛 干姜 黄连 当归 附子 花椒 桂枝 人参 黄柏

乌头赤石脂丸（《金匮要略》）川乌 附子 赤石脂 干姜 花椒

乌头汤（《金匮要略》）川乌 蜂蜜 麻黄 白芍 黄芪 甘草

乌药汤（《兰室秘藏》）乌药 香附 当归 甘草 木香

吴茱萸汤（《伤寒论》）吴茱萸 人参 生姜 大枣

五虎追风散（山西省·史全恩家传方，录自广州中医学院主编《方剂学》）全蝎 天南星 蝉蜕 僵蚕 天麻 朱砂

五苓散（《伤寒论》）茯苓 猪苓 泽泻 白术 桂枝

五皮散（《华氏中藏经》）茯苓皮 大腹皮 生姜皮 桑白皮 陈皮

五皮饮（《麻科活人全书》）茯苓皮 大腹皮 生姜皮 五加皮 陈皮

五仁丸（《世医得效方》）桃仁 苦杏仁 郁李仁 松子仁 柏子仁 陈皮

五味沙棘散（《医法海鉴》）沙棘 木香 白葡萄干 甘草 栀子

五味消毒饮（《医宗金鉴》）蒲公英 金银花 野菊花 紫花地丁 紫背天葵子

五五丹（录自广州中医学院《外伤科学》） 煅石膏 升药

五痫丸（《杨氏家藏方》） 天南星 乌梢蛇 全蝎 半夏 雄黄 蜈蚣 僵蚕 白附子
麝香 猪牙皂 朱砂 白矾

五子衍宗丸（《摄生众妙方》） 枸杞子 覆盆子 五味子 车前子 菟丝子

X

犀黄丸（《外科全生集》） 牛黄 麝香 乳香 没药 黄米饭

犀角地黄汤（《备急千金要方》） 犀角 生地黄 芍药 牡丹皮

豨桐丸（《济世养生集》） 臭梧桐叶 豨莶草

稀涎散（《本事方》） 猪牙皂 白矾

下瘀血汤（《金匮要略》） 大黄 桃仁 土鳖虫

仙方活命饮（《校注妇人良方》） 金银花 甘草 赤芍 穿山甲 皂角刺 白芷 防风
浙贝母 当归 天花粉 乳香 没药 陈皮

仙灵脾散（《太平圣惠方》） 淫羊藿 威灵仙 苍耳子 川芎 肉桂

香桂散（《济生方》） 麝香 肉桂

香连丸（《太平惠民和剂局方》） 木香 黄连

香薷散（《太平惠民和剂局方》） 香薷 白扁豆 厚朴

香砂六君子汤（《古今名医方论》） 人参 白术 茯苓 甘草 半夏 陈皮 木香
砂仁

香参丸（《奇方类编》） 木香 苦参 甘草

香苏散（《太平惠民和剂局方》） 紫苏叶 香附 陈皮 甘草

香砂枳术丸（《摄生秘剖》） 木香 砂仁 枳实 白术

消风散（《外科正宗》） 当归 黑芝麻 荆芥 防风 蝉蜕 生地黄 苦参 牛蒡子
苍术 知母 石膏 甘草 木通

消瘰丸（《医学心悟》） 牡蛎 玄参 浙贝母

逍遥散（《太平惠民和剂局方》） 柴胡 白芍 当归 白术 茯苓 生姜 甘草 薄荷

小百劳散（《宣明论》） 乌梅 罂粟壳

小半夏汤（《金匮要略》） 半夏 生姜

小柴胡汤（《伤寒论》） 柴胡 黄芩 生姜 半夏 人参 大枣 甘草

小活络丹（《太平惠民和剂局方》） 制川乌 制草乌 制天南星 地龙 乳香 没药

小蓟饮子（《济生方》） 小蓟 蒲黄 藕节 生地黄 木通 滑石 淡竹叶 当归 栀
子 炙甘草

小建中汤（《伤寒论》） 桂枝 白芍 生姜 大枣 甘草 饴糖

小青龙汤（《伤寒论》） 麻黄 桂枝 白芍 干姜 细辛 半夏 五味子 甘草

小陷胸汤（《伤寒论》） 黄连 瓜蒌 半夏

泻白散（《小儿药证直诀》） 桑白皮 地骨皮 炙甘草 粳米

泻心汤（《金匮要略》） 黄连 黄芩 大黄

新加香薷饮（《温病条辨》） 香薷 厚朴 连翘 金银花 鲜扁豆花

醒脾散（《活幼口议》） 天麻 僵蚕 全蝎 白附子 人参 白术 茯苓 木香 大枣
甘草

醒脾丸（《普济本事方》）厚朴　白术　天麻　硫黄　全蝎　防风　人参　肉桂　蒸饼为丸

醒消丸（《外科全生集》）乳香　没药　麝香　雄黄　黄米饭

杏苏散（《温病条辨》）杏仁　紫苏　陈皮　生姜　桔梗　茯苓　半夏　甘草　前胡　枳壳　大枣

续断丹（《证治准绳》）续断　绵萆薢　牛膝　杜仲　木瓜

续断丸（《太平圣惠方》）续断　黄芪　熟地黄　当归　乌贼骨　五味子　龙骨　赤石脂　水牛角　甘草　地榆　艾叶　附子　干姜　川芎

宣痹汤（《温病条辨》）防己　薏苡仁　滑石　苦杏仁　连翘　栀子　半夏　蚕砂　赤小豆皮

旋覆代赭汤（《伤寒论》）旋覆花　半夏　生姜　人参　赭石　甘草　大枣

玄麦甘桔汤（《中成药制剂手册》）玄参　麦冬　甘草　桔梗

Y

鸭掌散（《摄生方》）白果　麻黄　炙甘草

阳和汤（《外科全生集》）鹿角胶　熟地黄　肉桂　姜炭　麻黄　芥子　甘草

阳起石丸（《济生方》）阳起石　鹿茸

一服散（《朱氏集验方》）乌梅　罂粟壳　半夏　苦杏仁　阿胶　紫苏叶　生姜　甘草

一剪金（《卫生宝鉴》）硫黄　砒石

异功散（《小儿药证直诀》）人参　白术　茯苓　炙甘草　陈皮

易黄汤（《傅青主女科》）黄柏　芡实　山药　车前子　白果

益脾饼（《医学衷中参西录》）白术　干姜　鸡内金　熟枣肉

益胃汤（《温病条辨》）麦冬　生地黄　玉竹　冰糖　南沙参

薏苡附子败酱散（《金匮要略》）薏苡仁　附子　败酱草

茵陈蒿汤（《伤寒论》）茵陈　栀子　大黄

茵陈四逆汤（《伤寒微旨论》）茵陈　附子　干姜　炙甘草

茵陈五苓散（《金匮要略》）茵陈　猪苓　茯苓　泽泻　白术　桂枝

银翘散（《温病条辨》）金银花　连翘　薄荷　桔梗　竹叶　甘草　荆芥　淡豆豉　牛蒡子　芦根

右归丸（《景岳全书》）熟地黄　山药　枸杞子　菟丝子　鹿角胶　杜仲　山茱萸　当归　附子　肉桂

玉关丸（《景岳全书》）白矾　诃子　五味子　文蛤　白面

玉灵膏（《随息居饮食谱》）龙眼肉　白糖

玉女煎（《景岳全书》）生石膏　知母　熟地黄　麦冬　牛膝

玉屏风散（《医方类聚》）黄芪　防风　白术

玉泉丸（《仁斋直指方》）葛根　天花粉　生黄芪　炙黄芪　麦冬　人参　茯苓　乌梅　甘草

玉锁丹（《太平惠民和剂局方》）五倍子　茯苓　龙骨

玉液汤（《医学衷中参西录》）生黄芪　葛根　知母　天花粉　生山药　生鸡内金　五味子

玉真散（《外科正宗》）　防风　白芷　羌活　天麻　天南星　羌活　白附子

月白珍珠散（《外科正宗》）　珍珠　轻粉

越婢加术汤（《金匮要略》）　麻黄　石膏　白术　甘草　生姜　大枣

月华丸（《医学心悟》）　天冬　麦冬　生地黄　熟地黄　山药　百部　南沙参　川贝母　阿胶　茯苓　獭肝　三七　菊花　桑叶

Z

增液承气汤（《温病条辨》）　生地　麦冬　玄参　大黄　芒硝

增液汤（《温病条辨》）　生地　麦冬　玄参

真君妙贴散（《外科正宗》）　硫黄　荞麦面　白面

真人养脏汤（《太平惠民和剂局方》）　人参　当归　白术　肉豆蔻　肉桂　甘草　白芍　木香　诃子　罂粟壳

真武汤（《伤寒论》）　附子　白芍　生姜　白术　茯苓

珍珠母丸（《普济本事方》）　珍珠母　当归　熟地黄　人参、酸枣仁　柏子仁　犀角　茯神　沉香　龙齿

镇肝息风汤（《医学衷中参西录》）　生赭石　生牡蛎　生龙骨　生白芍　牛膝　生龟甲　玄参　天冬　川楝子　生麦芽　茵陈　甘草

震灵丹（《太平惠民和剂局方》）　赭石　禹余粮　赤石脂　紫石英　五灵脂　朱砂　乳香　没药

整骨麻药方（《救伤秘旨》）　麻黄　胡茄子　川乌　草乌　洋金花

知柏地黄丸（《医方考》）　知母　黄柏　熟地黄　茯苓　牡丹皮　山药　山茱萸　泽泻

栀子柏皮汤（《伤寒论》）　栀子　黄柏　甘草

栀子豉汤（《伤寒论》）　栀子　淡豆豉

止痉散（《方剂学》上海中医学院编）　全蝎　蜈蚣

枳实导滞丸（《内外伤辨惑论》）　枳实　大黄　黄连　黄芩　神曲　白术　茯苓　泽泻

枳实消痞丸（《兰室秘藏》）　枳实　厚朴　半夏曲　白术　干姜　炙甘草　麦芽　茯苓　人参　黄连

枳实薤白桂枝汤（《金匮要略》）　枳实　薤白　桂枝　瓜蒌　厚朴

枳术丸（《内外伤辨惑论》）　枳实　白术

止嗽散（《医学心悟》）　荆芥　桔梗　陈皮　紫菀　百部　白前　甘草

至宝丹（《太平惠民和剂局方》）　生水牛角屑　生玳瑁屑　琥珀　朱砂　雄黄　冰片　麝香　牛黄　安息香　金箔　银箔

炙甘草汤（《伤寒论》）　炙甘草　人参　阿胶　生地黄　桂枝　麦冬　火麻仁　生姜　大枣

舟车丸（《景岳全书》引刘河间方）　大黄　牵牛子　甘遂　大戟　轻粉　芫花　青皮　陈皮　木香　槟榔

珠黄散（《常用中成药新用途手册》）　牛黄　珍珠

猪苓汤（《伤寒论》）　猪苓　茯苓　泽泻　滑石　阿胶

朱砂安神丸（《内外伤辨惑论》）　朱砂　黄连　甘草　当归　生地黄

竹叶柳蒡汤（《先醒斋医学广笔记》）　淡竹叶　柽柳　牛蒡子　蝉蜕　荆芥　玄参　麦

冬　薄荷　葛根　知母　甘草

竹叶石膏汤（《伤寒论》）　竹叶　生石膏　人参　麦冬　粳米　半夏　甘草

驻景丸（《太平惠民和剂局方》）　菟丝子　熟地黄　车前子

追虫丸（《证治准绳》）　牵牛子　槟榔　木香　雷丸　皂角　苦楝皮　茵陈

紫金丹（《本事方》）　砒石　淡豆豉

紫金锭（《万氏秘传片玉心书》）　雄黄　朱砂　山慈菇　五倍子　千金子霜　麝香
大戟

紫雪丹（《外台秘要》）　水牛角屑　羚羊角屑　石膏　寒水石　磁石　滑石　青木香
沉香　玄参　升麻　甘草　朱砂　丁香　芒硝　硝石　麝香　金箔

左归丸（《景岳全书》）　熟地黄　山药　枸杞子　山茱萸　川牛膝　菟丝子　鹿角胶
龟板胶

左金丸（《丹溪心法》）　黄连　吴茱萸

药名拼音索引

参 考 文 献

1. （魏）吴普，述.（清）孙星衍，辑. 石学文，点校. 神农本草经 [M]. 沈阳：辽宁科学技术出版社，1997.

2. （唐）苏敬，撰. 尚志钧，辑复.《新修本草》辑复 [M]. 北京：北京科学技术出版社，2019.

3. （清）黄宫绣. 本草求真 [M]. 北京：人民卫生出版社，1987.

4. （明）李时珍. 本草纲目 [M]. 北京：中医古籍出版社，2017.

5. （宋）唐慎微，撰. 尚志钧，校点. 证类本草 重修政和经史证类备急本草 [M]. 北京：华夏出版社，1993.

6. （清）汪昂，撰. 余力，陈赞育，校注. 本草备要 [M]. 北京：中国中医药出版社，1998.

7. （明）缪希雍，撰. 夏魁周，赵瑗，校注. 神农本草经疏 [M]. 北京：中国中医药出版社，1997.

8. 赵国平，戴慎，陈仁寿. 中药大辞典 [M]. 上海：上海科学技术出版社，2009.

9. 国家中医药管理局《中华本草》编委会. 中华本草 [M]. 上海：上海科学技术出版社，1999.

10. 国家药典委员会. 中华人民共和国药典（2020 年版）[M]. 北京：中国医药科技出版社，2020.

11. 张廷模，彭成. 中华临床中药学 [M]. 北京：人民卫生出版社，2015.

12. 钟赣生，杨柏灿. 中药学 [M]. 北京：中国中医药出版社，2021.

13. 唐德才，吴庆光. 中药学 [M]. 北京：人民卫生出版社，2021.

14. 周祯祥，唐德才. 临床中药学 [M]. 北京：中国中医药出版社，2021.